Orbis

Herausgegeben und zusammengestellt von

Irene Zandanel, Heilpraktikerin
Dr. B. Mauser, Apotheker
Dr. Joachim Blasy, Internist
Bernhard Bojanowski, Masseur
Friederike Allgeier, Medizinjournalistin
Kurt Allgeier, Wissenschaftsautor

Die besseren PILLEN

Gesundheit
durch natürliche Medikamente
und Heilmethoden

Mit Naturkosmetik zum Selbermachen

Orbis Verlag

Sonderausgabe 1996 Orbis Verlag für
Publizistik GmbH, München

Satz: Filmsatz Schröter GmbH, München
Druck und Bindung: Graphischer Großbetrieb Pößneck
Printed in Germany · ISBN 3-572-00875-1

Inhalt

4 **Schmerzen** 127

5 **Schlafstörungen** 181

6 **Allergien** 203

7 **Hauterkrankungen** 222

»Es gibt zwar eine Wissenschaft vom menschlichen Körper. Sie hat aber zwei hervorragende und besondere Teilgebiete: Das eine ist die Gesundheitspflege, das andere die Heilkunde. Beide verhalten sich in ihrer Auswirkung verschieden, denn das eine bedeutet ja, den bestehenden Zustand zu erhalten, das andere will ihn verändern.
Da der Zeit wie der Wertschätzung nach die Gesundheit vor der Krankheit kommt, müssen wir doch wohl zuerst darauf schauen, wie man sie bewahren kann. Erst in zweiter Linie steht dann der Versuch, die Krankheit zu heilen.« *Galenos* (129–199 n. Chr.)

»Ein vernünftiger Mensch muß es verstehen, sich bei Krankheitsfällen durch eigene Kenntnisse zu helfen, wohl wissend, daß für die Menschen die Gesundheit das wertvollste Gut ist.«
Hippokrates (460–375 v. Chr.)

Vorwort

Gesundbleiben und Gesundwerden mit natürlichen Mitteln und Heilweisen: Steckt hinter solchen Vorstellungen mehr als nur ein frommer Wunsch? Sind Versprechen dieser Art nicht sogar eine Irreführung? Oder noch deutlicher gefragt: Greift nicht jeder Patient spätestens dann zu starken Tabletten oder bittet gar um eine Spritze, wenn er schreien möchte vor Schmerzen und nur noch den einen Wunsch besitzt, von den höllischen Qualen befreit zu werden? Dieses Buch versucht, eine Antwort zu geben auf solche und viele ähnliche Fragen, die heute drängender denn je gestellt werden. Es ist keine Aufforderung, eine nötige ärztliche Behandlung zu unterlassen, zu unterbrechen oder gar auf sinnvolle Notmaßnahmen zu verzichten. Es behauptet nicht, natürliche Heilmittel und Behandlungsmethoden wären die einzigen und in jedem Fall richtigen Heilmittel und Heilweisen.

Wohl aber zeigt es, wie man auf natürliche Weise dafür sorgen kann, daß eine massive Behandlung möglichst gar nicht nötig wird, wenn Unstimmigkeiten und Fehlfunktionen rechtzeitig behoben werden. Und es in informiert über die Möglichkeiten, jene Schäden zu beseitigen, die durch »schwere Geschütze« in der Notfallsituation angerichtet wurden.

In einer Zeit, geprägt von Umweltskandalen, Luftverschmutzung, Nahrungsmittelvergiftungen, der Zunahme an gesundheitlichen Schäden, entstanden durch Medikamente – wobei falsche Anwendung und Mißbrauch im Vordergrund stehen –, kann keiner mehr die Verantwortung für seine Gesundheit allein dem Arzt aufbürden. Jeder sollte sich um sein Wohlbefinden selbst kümmern und fähig werden, Störungen frühzeitig wahrzunehmen, damit Schlimmeres verhütet wird.

Gleichzeitig sollten wir alle lernen, mit den Heilmitteln der Natur wieder richtig umzugehen, damit sie auch wirklich helfen können. In einer Situation der Hilflosigkeit und Unsicherheit war längst ein Buch fällig, das die Heilschätze unserer Eltern und Großeltern wiederentdeckt und verständlich darstellt, das zugleich aufzeigt, welche Fertigpräparate aus natürlichen Bestandteilen heute in der Apotheke rezeptfrei gekauft werden können, wann und wo sie sinnvoll sind. Doch nicht nur der medizinische Laie, auch der Arzt und der Heilpraktiker finden in dieser Zusammenstellung alter und neuer Rezepte wertvolle Anregungen und Hinweise.

Ausdrücklich wird darauf verwiesen, daß auch Naturheilmittel nicht immer unbedenklich und frei von Nebenwirkungen sind. Rezeptfrei darf nicht mit »harmlos«, aber auch nicht mit »unwirksam« gleichgesetzt werden.

 Kurz: Hier wird ein Nachschlagewerk vorgelegt, zusammengesetellt von Praktikern, die täglich mit Naturheilmitteln umgehen. Die Grundlage ihres Wissens ist die Erfahrung, nicht die Theorie, die eigene Erfahrung und die der großen Ärzte der Geschichte, die sich nicht mit Beschwerdefreiheit und rascher »Besserung« zufriedengaben, sondern eine dauerhafte, echte Heilung anstrebten.

Wir sind jedem Kollegen, der sich mit Kritik und Anregungen an uns wendet, dankbar, betrachten wir dieses Buch doch nicht als abgeschlossen. Es muß Schritt um Schritt durch neue Informationen ergänzt werden, damit der Tag kommt, an dem die Naturheilkunde in der Medizin den Platz einnehmen kann, der ihr zukommt.

Irene Zandanel, Heilpraktikerin

Einleitung

Dieses Buch ist ein Kompaß, der die Richtung zu Gesundheit und Wohlbefinden weist. Hier finden Sie so ziemlich alles, was Sie brauchen, um leistungsstark, wohlauf und gesund zu bleiben – oder es wieder zu werden. Es beginnt daher nicht erst bei Erkrankungen und Leiden, sondern bereits dort, wo allererste Anzeichen auf eine beginnende gesundheitliche Störung hinweisen könnten. Breiter Raum ist sodann jenen Alltagsbeschwerden gewidmet, die das Leben so sehr beeinträchtigen können: Befindensstörungen, Schmerzen, Schlafprobleme, Kreislaufstörungen, Allergien. Sie lernen, wie Sie sich wieder besser auf das Wetter einstellen können, damit Sie nicht jede Veränderung aus der Bahn wirft, und erfahren, wie Sie Umweltstörungen und Umweltgifte unschädlich machen können.

Das sind die unerläßlichen Voraussetzungen, ohne die es letztlich keine Gesundheit und keine Gesundung geben kann, wie die Darstellung der chronischen Leiden bis hin zu den Krebserkrankungen zeigt, gegen die unsere moderne Medizin so machtlos ist. Sie finden in diesem Buch eine Fülle natürlicher Heilmittel und Heilmethoden. Sie sind eingeteilt in:

▷ *Heilpflanzen*, die Sie sich – am besten in der Apotheke – besorgen können, um mit ihnen einen Tee, einen Sirup, einen Heilwein, einen »Geist« zu bereiten. Frische Kräuter sollten Sie im Kräuterladen oder bei einer erfahrenen Kräuterfrau kaufen.
▷ *Fertigpräparate*, also Medikamente, in denen natürliche Substanzen kombiniert und wirkungsvoll dosiert angeboten werden, so daß Ihnen die eigene Zubereitung erspart bleibt.
▷ *Homöopathische Zubereitungen*, potenzierte Heilmittel, die Sie ebenfalls rezeptfrei in Apotheken bekommen. Sie enthalten neben Naturheilmitteln auch Gifte, Krankheitserreger, chemische Stoffe, die jedoch in so winzigen Spuren vorhanden sind, daß sie den Organismus weder belasten noch schädigen können, ihn aber anregen, seine körpereigenen Abwehrkräfte zu mobilisieren.
▷ *Behandlungsmethoden*, die von Akupressur, Bädern, Güssen, Wickeln bis zu Auflagen und anderen Naturheilweisen reichen.

Wenn Sie in den gründlichen, mit vielen Hinweisen versehenen Listen Medikamente empfohlen finden, die anderswo abgelehnt werden, weil ihnen angeblich der wissenschaftlich exakte Nachweis ihrer Wirksamkeit fehle, dann offenbaren sich hier die unterschiedlichen Auffassungen der

 Heilkunst: Unsere Empfehlungen stützen sich auf Erfahrungen, die nicht selten Jahrtausende zurückreichen. Jeder Nachweis einer Wirksamkeit ist angesichts der Placebo-Effekte nach wie vor fragwürdig. Scheinmedikamente, die keinerlei Wirkstoffe enthalten, erweisen sich nicht gerade selten als nahezu ebenso wirksam wie starke und mit massiven Nebenwirkungen behaftete Medikamente.

Sollte Sie es erstaunen, daß Ihnen bei Schnupfen vielleicht dasselbe Medikament empfohlen wird wie bei Herzschwäche, dann sind Sie zum Kern jeder Naturheilung vorgestoßen: Einzig die Heilkräfte des Körpers selbst sind in der Lage, wieder gesund zu machen. Ein Medikament kann deshalb nicht gegen einen Krankheitserreger, gegen ein Gift, gegen eine funktionelle Störung gerichtet sein, sondern es muß den Körper in die Lage versetzen, sich selbst zu helfen. Er muß bekommen, was ihm momentan fehlt, was ihn aufweckt oder was sein Handeln korrigiert. Wenn es gilt, Schmerzen auszuschalten – um nur ein Beispiel zu nennen –, dann darf nicht kurzerhand der Alarm ausgeschaltet werden, der eine Not anzeigt, sondern es muß zur Ursache der Schmerzen vorgestoßen werden, die sie auslöst. Das ist letztlich die einzige Heilung.

Keinem wird hier geraten, einen unbedingt notwendigen Gang zum Arzt oder zum Heilpraktiker zu unterlassen, um zu versuchen, sich selbst zu kurieren. Dieses Buch richtet sich auch keineswegs gegen die »Schulmedizin« und ihre großartigen, segensreichen Leistungen.

Doch mehr denn je scheint es notwendig zu sein, daß sich jeder von uns für seine Gesundheit wieder selbst verantwortlich fühlt, daß er seinen Körper und dessen Äußerungen wieder kennenlernt und erfährt, wie er ihm helfen kann – auf ganz natürliche Weise. Die vielen kleinen Alltagsbeschwerden und die überhandnehmenden chronischen Erkrankungen machen deutlich, wie anfällig der Mensch geworden ist, weil er sich viel zu wenig und viel zu spät um seine Gesundheit kümmert und weil er so viel selbstverständliches Wissen um die Heilkraft der Natur vergessen hat.

Bedenken Sie auch, daß sich ein Übel, das sich über Jahre oder Jahrzehnte eingeschlichen hat, nicht über Nacht aus der Welt schaffen läßt. Naturheilmittel sind im Gegensatz zu vielen anderen Medikamenten nicht darauf ausgerichtet, lästige Symptome wegzuwischen. Sie verhelfen zur Heilung. Und das setzt gelegentlich Geduld voraus. Doch wer sich vor Schlimmerem bewahren will, der sollte diese Geduld aufbringen. Je früher man eine Störung angeht, desto schneller kann sie behoben werden.

In unseren Listen der Fertigpräparate finden Sie zuerst Medikamente, die sehr ausführlich vorgestellt werden, dann kurz erwähnt weitere Medikamente. Die Empfehlung gilt für alle. Die einen sind deshalb hervorgehoben, weil sich in der Praxis herausgestellt hat, daß sie besonders gründlich wirken und deshalb von den Autoren bevorzugt werden.

1 Befindensstörungen

Weitaus die meisten Medikamente, Drogen und Heilmittel werden nicht von kranken Menschen eingenommen, sondern von jenen, die nicht so recht wissen, wie sie ihren Gesundheitszustand bezeichnen sollen. Sie befinden sich – und das dürfte heute nach vorsichtigen Schätzungen für nahezu 90 (!) Prozent aller Menschen in hochzivilisierten Ländern zutreffen – in der »Grauzone« zwischen gesund und krank. Wir alle, die wir dazu gehören, fühlen uns zumindest zeitweise unwohl, kraftlos, müde, leistungsschwach, verstimmt oder gar verängstigt. Wir leiden nicht unter heftigen Schmerzen, doch das beinahe ständige Mißbefinden, ein leichtes Drücken da, ein Stechen dort, Abgeschlagenheit, Herzklopfen, Blähungen, Sodbrennen – das alles kann einem schon die Lust am Leben gründlich verderben, mißmutig stimmen, die Lebensqualität entscheidend herabsetzen und den Verdacht, möglicherweise doch ernsthaft krank zu sein, unterschwellig schüren. In dieser Situation greift der eine zum Alkohol oder bildet sich sogar ein, eine Zigarette könne sein Befinden beleben. Der andere schluckt Tabletten. Der dritte kocht sich einen besonders starken Kaffee. Der vierte erinnert sich daran, daß es Zeit wäre, wieder einmal etwas für Kondition und Fitness zu tun. Der fünfte resigniert, weil er sich für vorzeitig alt und verbraucht hält.

Aber kaum einer versucht herauszufinden, warum er sich überhaupt so unwohl fühlt. Selbst vom Arzt oder vom Heilpraktiker erwarten wir weniger eine genaue Untersuchung und Maßnahmen zur Heilung als vielmehr Arzneien, die möglichst umgehend beschwerdefrei machen. Verlorengegangen ist uns modernen Menschen das natürliche Gespür für die Signale des Körpers, die auf einen Bedarf, einen Mangel, eine Vergiftung, eine Fehlfunktion, eine Not im Organismus hinweisen. Wer von uns könnte beispielsweise noch mit Sicherheit sagen, ob das Bohren in der Magengegend tatsächlich Hunger vermeldet, oder ob Hunger vielleicht nur durch übermäßigen Streß vorgetäuscht wird?

Wer aber nicht mehr begreift, was sein Körper ihm sagen will, der kann ihm auch nicht mehr wirksam helfen. Eine Tasse Kaffee zur rechten Zeit kann wach machen. Zur falschen Zeit, nämlich zu spät getrunken, mobilisiert sie die letzten Reserven, so daß sich nach kurzem Aufflackern die totale Erschöpfung einstellt. Abgesehen davon: Zur besseren Konzentration brauchen wir oft keinen »Aufputscher«, also keinen Kaffee, sondern im Gegenteil ein Beruhigungsmittel. Doch wann ist nun das eine, wann das andere angezeigt? Oder: ein Schluck Alkohol kann den Kreislauf auf Trab bringen

 – vorausgesetzt die Leber ist nicht schon so überlastet, daß ihre zusätzliche Arbeit den Körper zum »Hilferuf« Übelkeit oder Magenschmerzen zwingt.

Kurz: Wer zur Hebung des Wohlbefindens nach Arzneien oder Drogen greift, wer irgendwelche kleinen Beschwerden unklarer Ursache selbst mit Medikamenten zu beheben versucht, der muß, will er keinen ernsthaften Schaden riskieren, zuvor die Hintergründe seines Mißbefindens klären. Das gilt besonders dann, soll eine Maßnahme, ein Trainingsprogramm oder eine bestimmte Substanz – und wäre es nur ein vermeintlich gesundes Produkt – über einen längeren Zeitraum und regelmäßig zur Anwendung gelangen.

Bevor Sie sich also entschließen, etwas für Ihre Gesundheit zu tun, um sich wieder wohler zu fühlen, bevor Sie sich für eine bestimmte Teesorte, ein Beruhigungsmittel, eine Aufputschdroge, ein Aufbaupräparat entscheiden, unterziehen Sie sich folgendem »Checkup«. Die Beantwortung der Fragen soll Ihnen helfen, sich besser kennenzulernen. Gleichzeitig finden Sie Anhaltspunkte, die Sie Ihrem Arzt oder Heilpraktiker mitteilen können. Am besten ist es, Sie machen sich anhand des Fragenkatalogs Notizen, die Sie zum Arztbesuch mitnehmen.

1. Sind Sie morgens ausgeschlafen, nach kurzer Anlaufzeit einigermaßen wach und fit?

Wenn das nicht so sein sollte:

○ *Fehlt es am gesunden Schlaf?*

Dann brechen Sie hier gleich ab und befassen Sie sich, ehe Sie weitermachen, mit dem Kapitel *Schlafstörungen*. Überprüfen Sie dort eingehend, ob Sie Ihre Schlafgewohnheiten ändern müssen. Wann legen Sie sich schlafen? Womit befassen Sie sich vor dem Schlafengehen? Nehmen sie regelmäßig Schlafmittel? Sind Bett und Bettwäsche gesund, ist die Zimmertemperatur richtig?

○ *Werden vorhandene Beschwerden über Nacht stets schlimmer?*

Dann müssen Sie sich intensiv mit dem Kapitel *Geopathien/Umweltgifte* beschäftigen. Es könnte sein, daß Sie unnötig leiden, vielleicht sogar krank werden, weil Ihr Bett falsch steht, weil Sie sich systematisch vergiften oder weil Sie mit elektrischem Strom Ihr Nervensystem belasten. Das gilt vor allem dann, wenn Sie regelmäßig mit Kopfschmerzen aufwachen oder den Eindruck haben, überhaupt nicht geschlafen zu haben.

○ *Sind Sie ein Morgenmuffel?*

Dann besitzen Sie aller Wahrscheinlichkeit nach einen zu niedrigen Blutdruck oder überhaupt einen labilen Kreislauf. Nehmen Sie sich das Kapitel *Herz-Kreislauf-Erkrankungen* vor und überprüfen Sie dort, was Sie tun können, um Ihren Blutkreislauf anzukurbeln (Wechselduschen, Kneipp-Kuren, gymnastische Übungen).

○ *Sind Sie morgens nicht nur abgeschlafft, sondern richtig müde? Haben Sie vor allem schwere Glieder?*
Dann könnte sich Ihr Körper mit einer verschleppten Infektion herumschlagen. Wann waren Sie zum letztenmal »erkältet«? Sind Sie es häufiger als dreimal im Jahr? Werden solche Infektionen wirklich auskuriert? Verschaffen Sie sich über solche Fragen Klarheit im Kapitel *Erkältungen*. Man müßte aber auch prüfen lassen, ob es sich nicht um eine beginnende Zuckerkrankheit (s. *Diabetes*) oder um Bluthochdruck handelt (s. *Zu hoher Blutdruck* und *Zu niedriger Blutdruck*). Bleierne Müdigkeit, für die es sonst keinen Grund gibt, kann auch ein Anzeichen für eine Krebserkrankung sein. Nicht erschreckt abwenden! Lesen Sie in Ruhe den Abschnitt *Krebs* und klären Sie die Situation mit Ihrem Arzt ab.

2. Fühlen Sie sich bereits eine, zwei Stunden nach dem Aufstehen wieder müde und zerschlagen?

Angenommen, Sie erwachen zwar einigermaßen frisch und munter, ermüden aber schon wieder, noch ehe Sie mit der Arbeit richtig begonnen haben, dann müßte die Frage lauten:

○ *Haben Sie kräftig und gesund gefrühstückt?*
Falls Sie normalerweise nur eine Tasse Kaffee hinunterschütten und in Eile ein halbes Brötchen verschlingen, ist Müdigkeit nach zwei Stunden nicht außergewöhnlich: Ihrem Körper fehlt der »Kraftstoff«. Lesen Sie im Kapitel über *Gesunde Ernährung*, wie wichtig er ist.

○ *Waren Sie schon an der frischen Luft?*
Je weniger Sauerstoff der Körper bekommt, desto rascher ermüdet er. Wenn Sie sich darauf beschränken, zur Garage zu gehen und vom Parkplatz zum Fahrstuhl, ohne sich wenigstens einmal am Tag für einen kurzen Augenblick körperlich anzustrengen und außer Atem zu geraten, kann Ihr Organismus nicht ausreichend Sauerstoff aufnehmen. Die Versorgung reicht dann für den Ruhezustand. Bei der kleinsten Tätigkeit aber bricht sie zusammen. Das bedeutet vorzeitige Müdigkeit. Näheres dazu finden Sie im Kapitel *Herz-Kreislauf-Erkrankungen*.

○ *Sind Sie ein starker Raucher? Beginnt Ihr Tag mit einer Zigarette?*
Dann brauchen Sie sich über frühzeitige Müdigkeit überhaupt nicht zu wundern.

○ *Fängt Ihr Tag grundsätzlich mit Ärger und Streß an?*
Haben Sie vielleicht sogar Angst vor dem, was auf Sie zukommen könnte? Ist Ihre Arbeit bedrückend, hassen oder fürchten Sie Ihre Aufgaben und Pflichten? Dann sollten Sie sich das Kapitel über *Auto-Heilhypnose* vornehmen und versuchen, auf eine der dort beschriebenen Weisen zur inneren Ruhe zu finden. Beginnen Sie Ihren Tag mit einem freundlichen, lieben Wort und reagieren Sie nicht gewohnheitsmäßig mürrisch und aggressiv.

○ *Leiden Sie unter Blutarmut?*
Nicht nur viele Frauen, auch Männer und vor allem Kinder haben Anämie: Sie besitzen zuwenig rote Blutkörperchen, oder die Blutkörperchen sind unfähig, Sauerstoff aufzunehmen. Ohne Sauerstoff aber keine Leistung. In dem Kapitel über *Anämie* finden Sie das Wichtigste.

○ *Kennen Sie Ihre Blutzuckerwerte?*
Sind Sie sicher, daß Sie kein Diabetiker sind?
Oder umgekehrt: Könnte es sein, daß Sie Unterzucker haben? Ist Ihre Müdigkeit mit großem Durst verbunden? Haben Sie deutlich Übergewicht – oder sind Sie in letzter Zeit merklich abgemagert? Im Abschnitt *Diabetes* finden Sie die Zusammenhänge erklärt. Befassen Sie sich vor allem dann mit diesem Thema, wenn Sie viel Süßigkeiten (Weißbrot) verzehren, viel unter Streß stehen und um die fünfundvierzig, fünfzig Jahre alt sind.

○ *Spüren Sie das Wetter?*
Dann sollten Sie wissen, daß Ihr Körper das Wetter als eine Art »Gesundheitsgradmesser« benutzt, ein sehr empfindsames und, falls Sie darauf achten, ebenso hilfreiches Instrument, das Ihnen über Ihre Kondition recht genaue Auskunft gibt. Versuchen Sie unbedingt herauszufinden, auf welche typische Wetterlage Sie mit Leistungsabfall und Mißbefinden reagieren. Fühlen Sie sich zerschlagen, wenn es nach warmen Tagen kalt wird? Dann könnte Ihr Herz angegriffen sein, und Sie neigen möglicherweise zu Krampfleiden. Oder ist Ihr Befinden gestört, wenn es plötzlich wärmer wird? Dann sind Sie wahrscheinlich erschöpft und brauchen dringend Erholung. Spüren Sie den Wetterwechsel schon Tage vorher oder erst, wenn er sich durchsetzt? Näheres dazu finden Sie in den Kapiteln *Kopfschmerzen* sowie *Geopathien/Umweltgifte*. Übrigens: Wetterleiden können sich gleich morgens nach dem Aufstehen oder später, im Laufe des Vormittags, zeigen. Auch daraus kann man den Anfälligkeitsgrad ablesen.

Falls das der Fall ist, sollten Sie sich folgende Fragen stellen:

○ *Haben Sie unentwegt »Hunger«?*
Dann müssen Sie sich zuerst darüber klar werden, ob das Bohren überhaupt einen »leeren Magen« signalisieren kann, oder ob es nicht vielleicht von zu üppigem Essen, verbunden mit großem Streß herrührt. Nehmen Sie sich die Kapitel *Gesunde Ernährung* und *Verdauungsstörungen* vor. Überprüfen Sie vor allem, ob Sie beim Essen eine gewisse Ordnung einhalten, nach der sich der Körper richten kann (geregelte Zeiten, Verzicht auf jedes Naschen dazwischen, ausgewogene, gesunde Nahrung etc.).

○ *Wird Ihnen häufig am Tag übel?*
Bedenken Sie zunächst, daß Übelkeit auch eine Vorstufe des Schmerzes sein kann. Am Anfang vieler Krankheiten steht die Aussage: »Mir ist schlecht.« Übelkeit muß keineswegs immer vom Magen kommen. Sie kann auf eine Kreislaufschwäche oder eine Herzschwäche hinweisen (s. *Herz-Kreislauf-Erkrankungen*). Sie kann Durchblutungsstörungen des Gehirns anzeigen (s. *Kopfschmerzen*) oder auch Hormonumstellungen wie beispielsweise bei einer Schwangerschaft (s. *Frauen- und Männerleiden*). Doch auch dem Gesündesten kann übel werden, wenn er nur etwas sieht, riecht, schmeckt, was ihn ekelt. Gelegentlich reicht sogar der bloße Gedanke daran. Lassen Sie nicht zu, daß Übelkeit – und wäre sie noch so leicht zu ertragen – als Befindensfärbung alltäglich wird. Gehen Sie der Sache in jedem Fall auf den Grund: Könnte die Übelkeit von bestimmten Nahrungsmitteln stammen? Oder ist Ihnen schlecht vor Hunger? Achten Sie genau darauf, wann sich die Übelkeit einstellt: Vor dem Essen, unmittelbar danach, oder nur dann, wenn Sie lange Zeit nichts gegessen haben? (Beachten Sie das Kapitel *Gesunde Ernährung.*) Könnte sie mit Leber und Galle zu tun haben? Ist sie vielleicht mit Blähungen oder Verstopfungen verbunden (s. *Verdauungsstörungen*)? Wird Ihnen nur an bestimmten Orten übel (am Arbeitsplatz, in der Küche, im Wohnzimmer)? Dann könnte diese Befindensstörung unter Umständen auf Umweltgifte oder Strahlungen zurückzuführen sein (s. *Geopathien/Umweltgifte*).

○ *Leiden Sie unter Blähungen und »Winden«?*
Und zwar nicht nur nach dem Verzehr von Bohnen, Erbsen, Kohl oder anderen stark gasbildenden Produkten? Dann wird die Nahrung nicht mehr vollständig zerlegt. Möglicherweise fehlen Enzyme (weil die Bauchspeicheldrüse erkrankt oder erschöpft oder die Nahrung falsch zusammengesetzt ist) oder Gallensäure (weil die Leber krank oder die Gallenblase verstopft ist), vielleicht auch Darmbakterien. Näheres finden Sie in den Kapiteln *Gesunde Ernährung* und *Verdauungsstörungen* sowie im Abschnitt

 Spezielle Aufbau- und Stärkungsmittel. Gehen Sie aber auch der Frage nach, ob die Blähungen vielleicht nur das Ergebnis mangelhafter körperlicher Bewegung sind. Und übersehen Sie nicht: Blähungen können auch auf eine Herzschwäche hinweisen (s. *Herz-Kreislauf-Erkrankungen*).

○ *Neigen Sie zu Übergewicht?*
Überlegen Sie zunächst einmal, ob Sie nicht – zumindest unbewußt – etwas »darstellen« wollen. Waren Ihre Eltern, Großeltern imponierend »stattliche« Personen? Wenn ja, dürfte der Versuch, dem Modediktat »schlank« nachzukommen, von vornherein mit Problemen verbunden sein. Sind Sie dick, weil Ihnen das Essen so gut schmeckt – oder stopfen Sie es nur aus Kummer, Ärger oder im Streß in sich hinein? Streben Sie vielleicht danach, »dick und häßlich« zu werden, um irgendwelchen Ansprüchen oder Verpflichtungen entgehen zu können? (»Klar, daß mich keiner mag. Ich bin ja fett!«) Nur im ersten Fall hätte es einen Sinn, an Ihre Eitelkeit zu appellieren und eine Diät anzufangen. Wo Essen zur Ersatzbefriedigung oder zur Flucht vor der Wirklichkeit wird, muß erst im Kopf Ordnung geschaffen werden, ehe es im Bauch geschehen kann (s. *Gesunde Ernährung* und *Verdauungsstörungen*).

○ *Leiden Sie unter chronischer Verstopfung?*
Und zwar so, daß die unverwertbaren Bestandteile des Essens regelmäßig drei, vier Tage im Körper verweilen? Dann muß der Darm nicht unbedingt erschlafft (träge) oder krampfartig verspannt sein. Wahrscheinlicher ist, daß Sie ihn zuwenig füllen, das heißt: Ihre Nahrung ist zu ballaststoffarm, so daß es relativ wenig »Abfall« gibt. Außerdem sitzen Sie vermutlich zu viel und zu unbeweglich. Es fehlen die Muskelbewegungen, die den Darm unterstützen sollen (s. *Verstopfung*).

4. Sind Sie übermäßig nervös?
Wenn ja, sollten Sie folgende Fragen beantworten:

○ *Sind Sie aufgrund Ihrer körperlichen Konstitution überempfindlich?*
Haben Sie es bisher versäumt, sich abzuhärten? Gehen Sie zu selten an die frische Luft, um sich an Hitze und Kälte gewöhnen zu können? Leben Sie vorwiegend in überheizten oder vollklimatisierten Räumen? Befassen Sie sich mit dem Abschnitt *Herzschwäche, vegetative Dystonie*.

○ *Sind Ihre Arbeit, Ihre Familie eine übergroße nervliche Belastung?*
Dann können Sie nicht einfach die Koffer packen, den Job aufgeben oder den Chef auswechseln – doch es läßt sich lernen, weniger heftig auf vermeintliche Streßsituationen, persönliche Angriffe, verlangte Leistungen zu reagieren. Lesen Sie das Kapitel *Auto-Heilhypnose*. Prüfen Sie aber auch,

ob sie möglicherweise belastenden Umweltgiften ausgesetzt sind (s. *Geopathien/Umweltgifte*).

○ *Führen Sie eine zu aufregende Lebensweise?*
Greifen Sie pausenlos zu aufputschenden Drogen wie Kaffee, Tee, Cola, Medikamenten? Sind Sie ein starker Raucher? Ein gewohnheitsmäßiger Alkoholtrinker? Essen Sie gern stark gewürzt? Verwenden Sie häufig gefärbte oder künstlich konservierte Lebensmittel? Dann nützen alle Beruhigungsmittel auf Dauer nichts. Sie müssen Ihre Lebensweise ändern und alles ausschalten, was innerlich unruhig machen könnte. Denken Sie daran: Körper und Seele beeinflussen sich gegenseitig so stark, daß der eine nicht nervös sein kann, ohne daß der andere mitleidet. Deshalb sollte ein nervöser Mensch auch unnötige Aufregungen wie Krimis, Gruselfilme und ähnliches meiden, seine Freizeit »nervenschonend« gestalten und Entspannung suchen (s. *Streß*, *Auto-Heilhypnose*, *Wasseranwendungen*).

5. Reagieren Sie allergisch?
Können Sie sich keinem Hund, keiner Katze nähern, ohne sofort niesen und schnupfen zu müssen? Bekommen Sie einen Ausschlag, nachdem Sie beispielsweise Erdbeeren gegessen haben? Verträgt Ihre Haut bestimmte Zusätze in Salben und Cremes nicht? Es gibt praktisch nichts in unserer Umwelt, worauf das Abwehrsystem des Körpers nicht überempfindlich reagieren könnte. Die Folgen reichen von minimalen Befindensstörungen bis hin zur akuten Lebensgefährdung. Die eigentliche Problematik: In den seltensten Fällen nur werden speziell die leichteren Allergiefolgen als solche erkannt. Man glaubt, erkältet zu sein, überarbeitet, übernervös, seelisch verstimmt. Falls Sie sich seit einiger Zeit scheinbar grundlos unwohl fühlen, sollten Sie sich folgende Fragen stellen:

○ *Haben Sie in Ihrer Wohnung etwas verändert?*
Wurden die Wände neu gestrichen oder tapeziert. Haben Sie neue Möbel gekauft, die mit Kunststoffen gefüllt oder überzogen sind? Die vielleicht Federn (Kissen) oder Tierhaare (Matratzen) enthalten? Lederpolster? Es könnte sein, daß Ihr Körper das Neue nicht toleriert. Sie müssen herausfinden, was es ist (s. *Allergien*).

○ *Verwenden Sie neue Kosmetika? Deodorantien? Waschmittel? Reinigungsmittel? Medikamente?*
Dann ist es denkbar, daß Ihr Körper darauf allergisch reagiert – wozu nicht unbedingt ein Hautausschlag gehören muß.

○ *Haben Sie Ihren Speisezettel wesentlich verändert?*
Essen Sie beispielsweise in einer neuen Kantine, in einem anderen Lokal

als bisher? Verwenden Sie im Gegensatz zu früher mehr Konserven, Fertiggerichte, Treibhauserzeugnisse oder dergleichen? Dann besteht die Möglichkeit, daß Ihr Körper die ungewohnte Kost oder Bestandteile daraus nicht akzeptiert. Auch in diesem Fall gilt es herauszufinden, wogegen sich der Körper wehrt. Vergessen Sie nicht, gegebenenfalls auch neue Kleidungsstücke, neue Schuhe etc. als Auslöser in Erwägung zu ziehen. Und vor allem: Hinter jeder Allergie steckt eine Erkrankung, die bisher verborgen geblieben ist. Beispielsweise lassen sich bei 90 Prozent der Heuschnupfenpatienten Darmparasiten oder die noch vorhandenen Toxine der längst vertriebenen Parasiten nachweisen. Beachten Sie, was unter *Allergien* dazu aufgeführt wird.

6. Können Sie nicht mehr richtig schlafen?

Dann befinden Sie sich in bester Gesellschaft: Jedem siebten Erwachsenen geht es wie Ihnen. Das sollte ein Trost für Sie sein und Ihnen helfen, das Problem vor allem nicht überzubewerten, sonst machen Sie alles nur noch schlimmer. Wenn Sie dann noch herausfinden, was an Ihrem Schlaf nicht stimmt – und warum das so ist –, sind Sie schon auf dem besten Weg, Ihrer »Folter« zu entrinnen:

○ *Können Sie trotz großer Müdigkeit nicht einschlafen?*
Sie sind vermutlich nervlich-seelisch erschöpft, aber körperlich nicht müde. Ihre rastlosen Gedanken verscheuchen den Schlaf. Sie brauchen sowohl innerliche Ruhe als auch sportliche Betätigung (s. *Einschlafstörungen*).

○ *Wachen Sie mitten in der Nacht auf?*
Das passiert vor allem Menschen über Vierzig – und es ist ein Zeichen starker nervlicher Überforderung. Versuchen Sie unbedingt, Ihre Probleme (Beruf, Partnerschaft) zu lösen, und erlauben Sie sich kein Nickerchen am Nachmittag (s. *Schlafunterbrechungen* und *»Ausgeschlafen« – mitten in der Nacht*).

○ *Haben Sie morgens oft den Eindruck, nicht geschlafen zu haben?*
Lassen Sie sich nicht täuschen: Ihr Schlaf war besser, als Sie meinen. Sie werden bald tief schlafen können, wenn Sie eine oder gar zwei Stunden früher aufstehen (s. *Zu leichter Schlaf*).

○ *Ist Ihr Schlaf zu kurz? Leiden Sie unter Alpträumen?*
Dann brauchen Sie vermutlich wesentlich weniger Schlaf, als Sie meinen. Reden Sie sich anderntags nur nicht ein, völlig müde und zerschlagen zu sein. Körperliche Erholung braucht normalerweise nicht mehr als höchstens drei Stunden. Achten Sie aber auf Umweltstörungen in Ihrem Schlafzimmer (s. *Das künstliche »Klima« zu Hause, »Ausgeschlafen« – mitten in der Nacht* und *Alpträume*).

Hier noch ein Hinweis für den Fall, daß Sie sich tagsüber oder auch während der Nacht regelmäßig zu genau festgesetzter Stunde besonders unwohl oder müde fühlen sollten: Die Organuhr der alten chinesischen Akupunktur zeigt – was auch die alten abendländischen Ärzte, allen voran Paracelsus, behauptet haben –, daß jedes Leiden seine bevorzugte Zeit besitzt. Wenn ein Kleinkind beispielsweise in jeder Nacht pünktlich um vier Uhr aufwacht und zu schreien beginnt, und für dieses Erwachen und Weinen keine naheliegende Erklärung gefunden werden kann, sollte die Mutter die Lunge des Kindes untersuchen lassen. Für Männer älterer Jahrgänge ist es wichtig zu erfahren, daß sich Herzprobleme vorwiegend zwischen elf und ein Uhr mittags »melden«. Und Magenkranke wissen, daß die Schmerzen besonders häufig zwischen sieben und neun Uhr morgens beginnen.

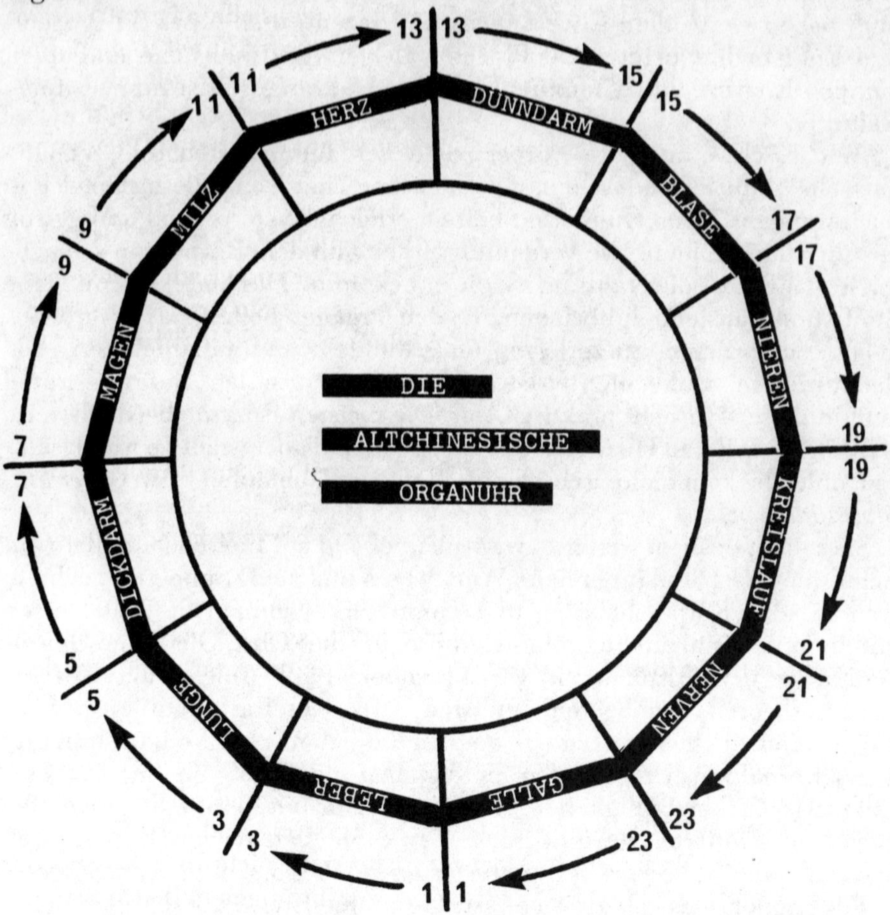

Organuhr. Sie zeigt, was es bedeuten kann, wenn Unwohlsein oder Schmerzen immer zur selben Uhrzeit verspürt werden.

Sind Sie aufgrund der Checkliste zur Einsicht gelangt – und wird Ihnen das vom Arzt oder Heilpraktiker bestätigt –, daß Sie eigentlich nicht krank sind, Ihr Organismus aber nicht optimal und präzise auf Reize und Anforderungen reagiert, fühlen Sie sich also unwohl, schlapp, leistungsschwach, weil etwas nicht hundertprozentig stimmt, dann sollten Sie zur Rückgewinnung der vollen Fitness zuerst einmal an eine gesündere Ernährung denken. Ihr Essen muß so zusammengesetzt sein, daß der Körper alles vorfindet, was er zum Aufbau, zur Selbstheilung, zur »Reparatur« entstandener Schäden, zur Beseitigung von Giften und Schlacken und als »Brennstoff« braucht. Wer gesund bleiben will, darf nicht zuviel und nicht zuwenig essen. Vor allem aber muß die Nahrung richtig zusammengesetzt sein. Und das heißt: Sie muß neben wertvollem Eiweiß (etwa 15 Prozent), Fett (etwa 35 Prozent) und Kohlehydraten (etwa 50 Prozent) »lebendige« Bausteine enthalten, nämlich Enzyme und Vitamine. Gekochte Nahrung ist fast immer »tote« Nahrung.

Welche Schwerarbeit der Körper bei der Verdauung leisten muß, zeigt die Tatsache, daß sich Menschen, die unter ärztlicher Kontrolle fasten, schon nach wenigen Tagen wunderbar befreit, erleichtert, körperlich und geistig leistungsfähig fühlen. Die Verdauungsarbeit fällt dem Körper um so leichter, je »potenter« die Nahrung ist, die er bekommt. Das heißt, sie muß jene Stoffe und Bausteine mitbringen, die den Organen helfen, das »Warenangebot« zu sortieren, zu zerlegen, umzuwandeln und aufzunehmen. Alle denaturierten, verkochten, pasteurisierten, sterilisierten Nahrungsmittel sind in dieser Hinsicht praktisch leer. Die meisten Enzyme beispielsweise werden bei 50 Grad Hitze schon zerstört. Sie sind aber wichtige Katalysatoren, ohne die kein biologisch-chemischer Prozeß ablaufen kann (s. *Verdauungsstörungen*).

Sie sollten deshalb wenigstens vorübergehend auf Fleisch (vor allem auf Schweinefleisch und Innereien), Wurstwaren und heiße Suppen verzichten, weil Sie den Körper belasten und »vergiften«. Nehmen Sie statt dessen zumindest einmal am Tag rohes Gemüse, frisches Obst, Obst- und Gemüsesäfte zu sich. Trinken Sie vor allem rote Säfte (rote Bete, schwarze Johannisbeeren, Himbeeren) und den Saft roher Kartoffeln. Legen Sie wöchentlich auch einen Tag ein, an dem Sie sich nur von Vollkornbrot und Wasser ernähren. Und meiden Sie daneben möglichst alle »leeren« Produkte wie Zucker, Süßigkeiten, Gebäck und Brot aus Feinmehl, geschälten Reis, vollraffinierte Öle und Fette. Essen Sie statt dessen Vollkornbrot, Weizenkeime, Vollreis, Nüsse, naturbelassene Preßöle, pflanzliche Fette.

Für Hippokrates galt als wichtigste Gesundheitsregel überhaupt: »Euere Nahrungsmittel sollen Heilmittel und euere Heilmittel sollen Nahrungsmittel sein.« So darf es nicht verwundern, daß seine besten Rezepte Kochrezepte sind, Empfehlungen besonders gesunder Nahrungsmittel. Beispielsweise Spargel im Frühjahr. Acht Tage lang, so riet er, soll jede Mahlzeit Spargel enthalten, weil sie den Körper »auffrischen«, die Leber und die Nieren »öffnen«, Gelbsucht und »Hüftweh« (Nierenleiden, Ischias) vertreiben. Galenos erkannte bereits die Einflüsse des Essens auf Gemüt und Temperament. Er schrieb: »Ohne selbst krank zu sein, vermag der Körper die Eigenschaften der Seele beträchtlich zu verändern... Darum sollten jene sich auf den Verstand besinnen, die starrsinnig nicht wahrhaben wollen, daß die Nahrung manche zurückhaltender machen kann, manche gieriger und ungehemmter, manche eher selbstbeherrscht und manche liederlicher, manche mutiger und manche feiger, manche ruhiger und friedfertiger und manche hartnäckiger und rechthaberischer...« Für Galenos war der Wein die Grundsubstanz für jedes Kräftigungsmittel – wobei er schon sehr genau zwischen weißem und rotem, leichtem und schwerem Wein unterschied. Als besonders heilsam, kräftigend, reinigend und verdauungsfördernd empfahl er den herben, sprich naturbelassenen sauren Weißwein. Sehr nervöse Menschen sollten seiner Meinung nach jedoch milden Wein bevorzugen. Auf Galenos gehen letztlich die vielen Kräuterweine zurück, die für unsere Großeltern als Stärkungsmittel noch selbstverständlich waren.

Paracelsus, im gleichen Sinn auch Nostradamus, legte seinen Zeitgenossen immer wieder beschwörend die »Heilkraft Heimat« ans Herz: »Wenn du dich nicht mehr wohl fühlst, ermattet, kraftlos geworden bist, dann kehre heim an deinen Geburtsort. Jener Ort, dem du selbst entstammst, ist wie eine natürliche Vorratskammer, die alles enthält, was du zur Gesundung brauchst. Nirgendwo sonst kannst du so rasch und so ausgewogen das natürliche Heilmittel finden in allem, was du einatmest, ißt und trinkst.«

Heilmittel	*Anwendungsweise*
Hafer *(Avena sativa)* **Wirkstoffe:** Eiweiß, Lecithin, Vitamine A, B, E und K, Mineralstoffe, Spurenelemente. **Wirkung:** Hafer ist eine der ganz seltenen Pflanzen, die alles enthält, was der menschliche Körper braucht. Deshalb ist er so kräftigend.	**Haferschleim:** Man gibt 2 Handvoll Haferflocken in 1 Liter kaltes Wasser und läßt es höchstens 5 Minuten lang unter häufigem Umrühren kochen. Erwachsene bekommen die Suppe so, leicht gesalzen. Für Kinder kann man statt des Wassers Milch nehmen. Der Schleim wird nach dem Kochen durch ein feines Sieb gegossen, damit die gröberen Flockenteilchen zurückgehalten werden. **Hinweis:** Hafer (auch gekocht!) gehört zu den besten und wichtigsten Aufbauprodukten überhaupt – speziell für Kinder und Patienten, die eine schwere Erkrankung hinter sich haben.
Himbeere *(Rubus idaeus)* **Wirkstoffe:** Pektin, Spurenelemente, Vitamin A und C, Gerbstoffe. **Wirkung:** Auffrischend, reinigend, fiebersenkend. **Hinweis:** Besonders geeignet für Kinder, die sich matt und kränklich fühlen. Das ideale Stärkungsmittel für Winter und Frühjahr.	**Sirup:** Frische Himbeeren werden in einen Kochtopf gegeben, leicht zerdrückt und mit der Hälfte der Menge Zucker versehen. Sie werden bei kleiner Flamme eingekocht. Dabei schöpft man von Zeit zu Zeit den Schaum ab. Wenn das Ganze schön dick geworden ist, gießt man es durch ein Tuch. Der Beerensatz wird gut ausgepreßt. Den Saft füllt man in gut verschließbare Flaschen. Im Bedarfsfall verdünnt man den Saft mit Wasser.
Kartoffel *(Solanum tuberosum)* **Wirkstoffe:** Solanin, Basen, Vitamine B und C, Kalium. **Wirkung:** Entsäuernd, krampflösend, aufbauend, hilft bei Magenübersäuerung. **Hinweis:** Es dürfen nur Kartoffeln verwendet werden, die noch nicht keimen und keine grünen Stellen aufweisen.	**Frisch gepreßter roher Saft:** Gesunde, nicht keimende oder angegrünte Kartoffeln werden 10 Minuten lang in Salzwasser gebadet, anschließend gründlich gereinigt. Man zerkleinert sie und preßt sie samt Schale aus. Vom gewonnenen Saft trinkt man 3- bis 4mal täglich ein halbes Glas (⅛ Liter). Weil dieser Saft nicht gut schmeckt, sollte man ihn für Kinder mit einem Fruchtsaft mischen.

Heilmittel	*Anwendungsweise*
Kraut *(Brassica capitata alba)* **Wirkstoffe:** Pflanzliches Eiweiß, Harze, viele Spurenelemente, viele Vitamine – und ein besonderer Schutzstoff für die Magenschleimhaut. **Wirkung:** Ergänzt nahezu alle fehlenden Heil- und Lebensstoffe.	**Sauerkraut, roh:** Am besten ißt man vor dem Mittagessen ein paar Gabeln voll. **Hinweis:** Für Ärzte wie Paracelsus war Kraut (Weißkohl) das »Allheilmittel« schlechthin. Auch gekochtes – nicht nur rohes Kraut! – stellt eine natürliche Heilquelle dar.
Müsli *(nach Dr. Bircher)* **Bestandteile:** 100 bis 150 Gramm Obst, 15 Gramm Haferflocken, Weizenkeime oder Hirse, der Saft ½ Zitrone, 1 Teelöffel geriebene Mandeln oder Haselnüsse, Sahne oder Kondensmilch. **Wirkung:** Ergänzt fehlende Stoffe und entgiftet gleichzeitig. Entlastet Herz und Kreislauf.	**Frühstück:** Die Haferflocken, Weizenkeime oder gemahlenen Hirsekörner werden am Vorabend in etwa 5 Eßlöffel Wasser eingeweicht. Am Morgen gibt man das zerkleinerte Obst, die Nüsse, 1 Eßlöffel Sahne oder Kondensmilch und den Zitronensaft bei. Man findet rasch heraus, ob das Müsli etwas dicker oder flüssiger besser schmeckt. **Hinweis:** Müsli, im Wechsel mit rohem Gemüse, sollte gelegentlich als Vorspeise die Suppe ersetzen.
Nüsse *(Juglans regia)* **Wirkstoffe:** Ätherische Öle, Juglon, Gerbstoffe. **Wirkung:** Blutreinigend, aufbauend.	**Frische oder getrocknete Früchte:** Man esse täglich 3, 4 Walnüsse, Haselnüsse oder Mandeln außerhalb der Mahlzeiten. **Hinweis:** Besonders zu empfehlen bei Drüsenschwellungen, Haut- oder Knochenproblemen.
Quitten *(Cydonia vulgaris)* **Wirkstoffe:** Schleim, Pektin, Amygdalin, Vitamin C, Gerbstoff. **Wirkung:** Entzündungshemmend, regelnd für Magen/Darm, durchblutungsfördernd, potenzsteigernd.	**Gelee:** 12 schöne Quitten werden geschält und zerschnitten. Die Kerne entfernt man. Dann werden die Quitten in reichlich Wasser gekocht, bis sie fast ganz zerfallen sind. Nun gibt man 1 Scheibe natürliche Gelatine hinzu und läßt das Ganze kurz weiterkochen. Jetzt gießt man den Brei durch ein Tuch. Der aufgefangene Saft wird erneut gekocht. Sobald ein Tropfen davon wie eine leuchtende Perle auf einem Teller stehenbleibt, ist der Gelee fertig. Nach einem letzten Aufkochen gießt man ihn in Gläser. **Hinweis:** Bewährtes Kräftigungsmittel vor allem nach Erkältungskrankheiten und anderen Infektionen.

Heilmittel	*Anwendungsweise*
Rote Bete *(Beta vulgaris)* **Wirkstoffe:** Betanin, Anthocyan, Vitamin B, C, viele Spurenelemente, Aminosäure, Eisen. **Wirkung:** Aktiviert die Zellatmung, blutbildend. Krebshemmend? **Hinweis:** Sollte kurmäßig über Wochen und Monate angewandt werden.	**Roher Saft:** Man reibt oder raspelt die rohen, gut gewaschenen Wurzelknollen und preßt sie kräftig aus. Vom Saft, der täglich frisch hergestellt werden sollte, trinkt man zunächst ½ Liter schluckweise über den ganzen Tag verteilt. Nach 2 Wochen wird die Trinkmenge auf ¼ Liter reduziert. In alten Rezepten wird empfohlen, gleichzeitig mit dem Rote-Bete-Saft täglich 1 Liter Buttermilch zu trinken.
Rotwein **Wirkstoffe:** Gerbstoffe, Vitamine, Säuren, Mineralstoffe. **Wirkung:** Blutbildend, stärkend, aufbauend.	**Rotwein mit Ei:** 2 frische Eidotter werden in ¼ Liter Wein so lange gequirlt, bis sie sich völlig aufgelöst haben. Dieses Kräftigungsmittel trinkt man 1- bis 2mal täglich schluckweise (eventuell Honig beigeben). **Hinweis:** Vorzügliches Stärkungsmittel vor allem für ältere Menschen bei Erschöpfungszuständen.

Unsere Lebensmittel sind heute leider nicht mehr so, daß sie im Sinne von Hippokrates als eigentliche Heilmittel ausreichen. Vieles, was wir zum Essen vorgesetzt bekommen, stammt aus ausgelaugten Ackerböden oder wurde in Treibhäusern künstlich gezogen und ist so nahezu wertlos. Es hat in der Bearbeitung oder Lagerung seine wertvollsten Bestandteile verloren und ist durch Düngung, Konservierung oder Färbung sogar mit Giftstoffen behaftet, die unseren Organismus beträchtlich belasten können. Chronisches Unwohlsein ist oft ein Hinweis dafür, daß unserem Körper wichtige Stoffe fehlen, die er sich selbst nicht beschaffen kann, oder daß das eine oder andere Organ, speziell die Leber, eine gezielte Hilfe zur Entgiftung braucht. Bei unerklärlicher Müdigkeit und Leistungsschwäche ist in erster Linie an einen Vitaminmangel zu denken. Ob er (oder auch ein Überschuß an Vitaminen) tatsächlich gegeben ist, dafür gibt es Hinweise:

▷ Wenn Sie nachts oder auch schon in der Dämmerung schlecht sehen oder gar »blind« sind, weil Ihre Augen zwar Farben unterscheiden können, aber keine Grauwerte, sobald die Farben verblaßt sind, wenn Schleimhäute und Haut sehr trocken sind und Wunden schlecht heilen, wenn Sie einer Überfunktion der Schilddrüse wegen hektisch oder nervös agieren, dann leiden Sie mit hoher Wahrscheinlichkeit unter einem Vitamin-A-Mangel.
▷ Wenn Sie zu Nervenentzündungen, zu Neuralgien, Migräne, Lähmungserscheinungen neigen und sich in ihrem Körper Wasser bildet, dann fehlt Vitamin B_1.
▷ Wenn sich Ihre Haut rötet (vor allem um die Augen), wenn die Lippen leicht einreißen und Sie Verdauungsstörungen nach fettem Essen bekommen, dann könnten Sie Vitamin B_2 brauchen.
▷ Wenn Sie unter Blutarmut leiden, blaß sind und häufig Kopfschmerzen haben, müssen Sie an einen Vitamin-B_{12}-Mangel denken.
▷ Wenn Sie anfällig sind für Infektionen, »frühjahrsmüde«, seelisch kaum belastbar, fehlt Vitamin C.
▷ Wenn Ihre Knochen weich oder spröde werden, sich Ihr Rücken verbiegt, fehlt (eventuell neben dem Hormon Östrogen) Vitamin D. Beachten Sie: Dieses so wichtige Vitamin wird von der Sonne unter der Haut gebildet. Im Winter und an trüben Tagen, wenn diese Vitaminquelle fast ganz versiegt oder Sie sich praktisch nur in der Wohnung aufhalten, muß verstärkt eine andere Quelle herangezogen werden, beispielsweise Fleisch. Umgekehrt aber: Wenn Sie im Sommer viel Fleisch essen und sich gleichzeitig intensiver Sonnenbestrahlung aussetzen, ist das Angebot an Vitamin D rasch zu hoch. Das aber würde dann verstärkt zu Ablagerungen von Kalk in Gefäßen und Organen beitragen und somit Arteriosklerose beschleunigen.

▷ Wenn Sie bei körperlichen Anstrengungen rasch müde werden, unter Potenzstörungen leiden, dann fehlt Vitamin E. Wenn in jüngster Zeit gelegentlich behauptet wurde, gerade nach diesem Vitamin bestehe keinerlei Bedürfnis, weil es in der Nahrung ausreichend vorhanden sei, dann muß man dem entgegenhalten, daß unseren verfeinerten Nahrungsmitteln nichts gründlicher entzogen wird als gerade dieses Vitamin. Ohne Vitamin E ist unser Körper aber nicht in der Lage, Leistungen zu vollbringen. Sportler wissen das. Für sie gehört es zu den unverzichtbaren »Wundermitteln«.
▷ Wenn Sie zu Haut- und Schleimhautblutungen neigen, Galle- oder Leberprobleme haben, könnte Vitamin K fehlen. Das ist etwa nach starkem Durchfall oder noch eher nach einer Antibiotikabehandlung möglich, wenn die Darmbakterien vernichtet wurden, die dieses Vitamin bilden.

Greifen Sie nicht wahllos nach Multivitaminen, um nach dem Gießkannenprinzip für alle Fälle etwas zu erwischen. Nehmen Sie sie nur, wenn der Arzt oder der Heilpraktiker es für richtig hält. Abgesehen davon, daß sie sehr teuer sind, ist der Körper nicht imstande, alle Vitamine, die überflüssigerweise angeboten werden, auszuscheiden. Zuviel Vitamin A kann schwere Kopfschmerzen auslösen, weil es den Druck im Kopf erhöht. Zuviel Vitamin D kann schuld sein am Herzinfarkt oder Schlaganfall und zu Verstopfung führen – um nur einige »Nebenwirkungen« zu nennen. Nähere Hinweise zu den einzelnen Vitaminen finden Sie in den nachfolgenden Listen.

Eine zweite Mangelerscheinung kann durch fehlende Enzyme auftreten. Enzyme liefern ebenso wie die Vitamine keine Energie. Sie stellen auch kein »Baumaterial« für Wachstum und Heilung dar. Doch in sämtlichen Stoffwechselprozessen fällt ihnen eine Schlüsselrolle zu: Ohne Enzyme wäre kein Leben möglich. Der Körper produziert sie, vornehmlich in der Bauchspeicheldrüse, in großen Mengen und vielen tausend verschiedenen Arten. Der Pankreassaft, rund drei Liter täglich, besteht zu 20 Prozent aus wertvollen Enzymen. Es handelt sich um komplizierte Gebilde, die zu ihrem Aufbau als wichtigen Bestandteil meistens ein Vitamin benötigen. Vielleicht ist das die Erklärung dafür, warum deren Einnahme gelegentlich erfolglos bleibt: Wenn die »Partner« fehlen, die mit ihnen zusammen zum Enzym werden, kann der Organismus nichts damit anfangen.

Enzyme aber sind sogenannte Biokatalysatoren. Ohne ihre Anwesenheit könnten die chemisch-biologischen Prozesse im Körper entweder gar nicht oder nur viel zu langsam ablaufen. Jeder Prozeß besitzt sein eigenes Enzym. Das eine spaltet Fette auf, das andere Eiweiß, das dritte Kohlehydrate. Eines braucht der Körper zur Verdauung, ein zweites zur Aufnahme des Sauerstoffs, ein drittes zur Blutgerinnung, ein viertes zur Heilung. Normalerweise ist unser Körper nicht direkt auf die Aufnahme von Enzymen durch die Nahrung angewiesen. Er braucht nur ihre »Bausteine«, vor allem Vitamine, Spurenelemente, Mineralien. Doch nach anhaltendem Dauerstreß, nach Schlankheitskuren oder häufigen Infektionen können mit zunehmendem Alter die Enzymquellen im Körper erschöpft sein. Dann klappt es mit der Verdauung nicht mehr. Dann ist die Heilung verzögert. Dann werden vor allem die abgestorbenen Zellen und der sonstige Müll im Körper nicht mehr beseitigt. Allein im Gehirn müssen täglich zehntausend abgestorbene Zellen weggeschafft werden. Wenn die Enzyme fehlen, können schließlich Viren im Körper die Oberhand gewinnen, weil eine sehr wirksame, wenn nicht überhaupt die stärkste Abwehrwaffe gegen sie ausfällt. Dem erschöpften Körper könnte mit enzymreicher Nahrung entscheidend geholfen werden. Doch es gibt sie heute kaum noch. Enzyme fehlen fast ganz in gekochten, pasteurisierten und sterilisierten Nahrungsmitteln. So ist beispielsweise die Milch direkt von der Kuh eine der reichhaltigsten Enzymquellen. Die Milch, die wir kaufen können, ist enzymleer. Im rohen Fleisch sind ebenfalls wertvolle Enzyme enthalten, im gebratenen und gekochten sind sie zerstört. Wer unter Enzymmangel leidet, der sollte viel rohes Gemüse, rohes Obst (vor allem Ananas) essen und sich gelegentlich ein Tartar gönnen. Enzyme kann man heute auch rezeptfrei in der Apotheke kaufen. Ob und welche Enzyme fehlen, das läßt sich leicht feststellen:

▷ Wenn Sie im Gegensatz zu früher nicht nur gelegentlich, sondern eigentlich nach jedem Essen unter heftigen Blähungen leiden, dann kann durch die verminderte Leistung der Bauchspeicheldrüse ein Mangel an Verdauungsenzymen vorliegen. Welche fehlen, das finden Sie rasch heraus, wenn Sie zwei, drei Tage lang ganz auf Fett verzichten. Verspüren Sie eine Besserung, dann mangelt ein fettspaltendes Enzym, was Sie übrigens auch daran erkennen können, daß Ihr Stuhl sehr fettig ist. Werden die Blähungen nicht besser, essen Sie vorübergehend kein Fleisch, keine Wurst und kein anderes tierisches Eiweiß, um herauszufinden, ob Sie ein eiweißspaltendes Enzym brauchen. Hat auch das keinen Erfolg, lassen Sie eine Zeitlang Weißbrot, Nudeln und Kartoffeln beiseite, denn es könnte auch ein kohlehydratspaltendes Enzym fehlen. Einfacher wäre es allerdings, sie ließen sich vom Arzt den Enzymspiegel im Magen-Darm-Bereich bestimmen.

▷ Wenn Sie im Gegensatz zu früher zu Blutungen neigen, wenn Wunden schlecht heilen, Blutergüsse sich nur langsam verfärben, als wollten sie überhaupt nicht mehr verschwinden, dann brauchen Sie Enzyme, die die Blutgerinnung fördern.

▷ Wenn Sie bei Verletzungen besonders starke und langandauernde Schmerzen haben, leicht Ödeme bekommen, ein hohes Thromboserisiko besitzen, Wunden zu übermäßiger Narbenbildung neigen, oder wenn Sie an einer chronischen Erkrankung leiden, dann brauchen Sie eiweißspaltende Enzyme.

 ▷ Wenn Sie zu Arteriosklerose neigen und sich vielleicht schon Anzeichen bemerkbar gemacht haben (s. *Arteriosklerose*), sollten Sie sich ebenfalls eiweißspaltende Enzyme besorgen. Näheres erfahren Sie aus den nachfolgenden Listen.

Enzyme sind natürliche Stoffe, gewonnen aus tierischen Organen und Pflanzen. Sie haben keine Nebenwirkungen. Wenn heute vielfach immer noch an ihrer Zweckmäßigkeit gezweifelt wird, so nur, weil angeblich nicht nachgewiesen ist, daß der Körper Enzyme überhaupt resorbiert. Die Antwort darauf kann jeder Patient geben, dessen Magen teilweise oder fast ganz entfernt wurde – und der sich seither ohne Enzympräparate kaum mehr ernähren könnte.

Ein dritter Mangel: Vor allem bei nervösen Schwäche- oder Erschöpfungszuständen kann es nötig werden, dem Körper das fehlende Lecithin zu ersetzen. Er braucht es zur Herstellung der sogenannten Neurotransmitter, chemischer Stoffe, die den Kontakt der Nervenzellen untereinander herstellen. Alles, was unser Gehirn – und mit ihm das gesamte Nervensystem – zu leisten imstande ist, verdankt es letztlich seiner Fähigkeit, diese Transmitter herzustellen und als »Boten« einzusetzen. Lecithine sind aber auch zugleich »Transportmittel« für Blutfette. Fehlen sie, kommt es verstärkt zu deren Ablagerung in den Blutgefäßen. Anders gesagt: Lecithinmangel schwächt die Leistungskraft des Gehirns, macht nervös – und fördert den Herzinfarkt. Auch bei Lecithin handelt es sich um eine natürliche, organische Substanz. Sie findet sich vor allem in Eiern und in Sojabohnen.

Fertigpräparate	*Anwendungsweise*
A-Mulsin/-forte **Wirkstoff:** Vitamin A. **Wirkung:** Verbessert Haut und Schleimhäute, hilft gegen Nachtblindheit infolge Vitamin-A-Mangels.	**Tropfen:** A-Mulsin, 10 Tropfen täglich. A-Mulsin forte, 5 Tropfen täglich. **Hinweis:** Sollte nach Infektionen, nach jeder Behandlung mit Antibiotika oder Sulfonamiden vorübergehend genommen werden. **Achtung:** Bei Kopfschmerzen absetzen. In der Schwangerschaft nur nach Rücksprache mit dem Arzt.
A-Vicotrat **Wirkstoff:** Vitamin A. **Wirkung:** Verbessert Haut und Schleimhäute, hilft gegen Nachtblindheit infolge Vitamin-A-Mangels.	**Kapseln:** 1 Kapsel täglich. **Hinweis:** Sollte nach Infektionen, nach jeder Behandlung mit Antibiotika oder Sulfonamiden vorübergehend genommen werden. **Achtung:** Bei Kopfschmerzen absetzen. In der Schwangerschaft nur nach Rücksprache mit dem Arzt.
Vitamin-A-Saar **Wirkstoff:** Vitamin A. **Wirkung:** Verbessert Haut und Schleimhäute, hilft gegen Nachtblindheit infolge Vitamin-A-Mangels.	**Dragees:** 1 Dragee täglich. **Hinweis:** Sollte nach Infektionen, nach jeder Behandlung mit Antibiotika oder Sulfonamiden vorübergehend genommen werden. **Achtung:** Bei Kopfschmerzen absetzen. In der Schwangerschaft nur nach Rücksprache mit dem Arzt.
A-E-Mulsin/-forte **Wirkstoffe:** Vitamine A und E. **Wirkung:** Stärkt die körperliche Leistungskraft, reguliert Stoffwechsel und Kreislauf, verbessert Haut und Schleimhäute, beseitigt Nachtblindheit infolge Vitamin-A-Mangels.	**Tropfen:** A-E-Mulsin, 2mal täglich 15 Tropfen. A-E-Mulsin forte, 2mal täglich 15 Tropfen. **Hinweis:** Sinnvolle Kombination von Vitamin A und E. Da Vitamin A nicht überdosiert werden darf, sind die Hinweise bei Vitamin A zu beachten!
A+E Ratiopharm **Wirkstoffe:** Vitamine A und E. **Wirkung:** Stärkt die körperliche Leistungskraft, reguliert Stoffwechsel und Kreislauf, verbessert Haut und Schleimhäute, beseitigt Nachtblindheit infolge Vitamin-A-Mangels.	**Dragees:** 1 Dragee täglich. **Hinweis:** Sinnvolle Kombination von Vitamin A und E. Da Vitamin A nicht überdosiert werden darf, sind die Hinweise bei Vitamin A zu beachten.

Fertigpräparate	*Anwendungsweise*
Rovigon **Wirkstoffe:** Vitamine A und E. **Wirkung:** Stärkt die körperliche Leistungskraft, reguliert Stoffwechsel und Kreislauf, verbessert Haut und Schleimhäute, beseitigt Nachtblindheit infolge Vitamin-A-Mangels.	**Kaudragees:** 1 Dragee täglich. **Hinweis:** Sinnvolle Kombination von Vitamin A und E. Da Vitamin A nicht überdosiert werden darf, sind die Hinweise bei Vitamin A zu beachten.
Möhren-Vollfrucht-Saft Kneipp **Wirkstoffe:** Vitamine A, E, C. **Wirkung:** Verbessert Haut und Schleimhäute, hilft gegen Nachtblindheit infolge Vitamin-A-Mangels, stärkt die Abwehr.	**Saft:** 3mal täglich 1 Eßlöffel. **Hinweis:** Bei Einhaltung der Dosierung keinerlei Risiken. Doch sollte der Saft nicht länger als 3 Wochen eingenommen und dann für 2 Wochen abgesetzt werden.
Berubi **Wirkstoff:** Vitamin B_{12}. **Wirkung:** Baut das Blut auf, stärkt die Nerven, beseitigt Entwicklungsstörungen und Konzentrationsschwäche, macht Appetit.	**Tropfen:** 2- bis 3mal täglich 10 Tropfen. **Hinweis:** Nicht ohne Rücksprache mit Arzt oder Heilpraktiker verwenden.
B-Komplex-Vicotrat **Wirkstoffe:** Vitamine B_1, B_2, B_3, B_6, B_{11}, B_{12} und Vitamin PP. **Wirkung:** Behebt den gesamten Vitamin-B-Mangel, hilfreich nach Antibiotika- oder Sulfonamidbehandlungen, bei verzögerter Rekonvaleszenz, bei Röntgenkater.	**Dragees:** 3mal täglich 1 Dragee. **Hinweis:** Im allgemeinen gut verträglich. Kann auch Kindern gegeben werden. Das sollte man vor allem ein paar Tage lang nach schweren Infektionen, speziell nach Antibiotika- oder Sulfonamidbehandlungen tun.
Bryonon B_{12} **Wirkstoffe:** Vitamine B_1, B_2, B_6, $B1_1$, B_{12} und Vitamin PP in Weizenkeimextrakt. **Wirkung:** Behebt den gesamten Vitamin-B-Mangel, hilfreich nach Antibiotika- oder Sulfonamidbehandlungen, bei verzögerter Rekonvaleszenz und bei Röntgenkater.	**Tropfen:** Erwachsene 3mal täglich 30 Tropfen. Kinder 3mal täglich 10 Tropfen. **Hinweis:** Im allgemeinen auch für Kinder gut verträglich. Siehe oben.

Fertigpräparate	*Anwendungsweise*
BVK »Roche« **Wirkstoffe:** Vitamine B_1, B_2, B_3, B_6, B_{12}, Vitamin H und PP. **Wirkung:** Behebt Erschöpfungszustände, die durch Vitamin-B-Mangel hervorgerufen sind, hilft bei Hauterkrankungen.	**Dragees:** Erwachsene und Schulkinder 3mal täglich 1 Dragee. **Tropfen:** Erwachsene und Schulkinder 3mal täglich 15 bis 20 Tropfen. Kleinkinder 3mal täglich 2 Tropfen. **Hinweis:** Eines der wirksamsten Aufbaumittel. Sollte nach jeder Infektion, vor allem nach Antibiotika- oder Sulfonamidbehandlungen angewendet werden.
Folgamma **Wirkstoffe:** Vitamin B_{11} und B_{12}. **Wirkung:** Kräftigt, behebt Blutarmut, beseitigt Entwicklungsstörungen.	**Tabletten:** 3mal täglich 1 bis 2 Tabletten. **Hinweis:** Empfiehlt sich besonders bei Hauterkrankungen und -unreinheiten (Akne), wenn sie mit Blutarmut einhergehen.
Oxypangam **Wirkstoff:** Vitamin B_{15}. **Wirkung:** Durchblutungsfördernd, regt geistig und körperlich an.	**Dragees:** 10 Tage lang 3mal 2 Dragees, dann 2 Monate lang 1 bis 3 Dragees täglich. **Hinweis:** Besonders hilfreich, wenn die Leistungsminderung mit heftigen Kopfschmerzen verbunden ist.
Polyvital **Wirkstoffe:** Hefe-Trockenextrakt, Vitamine B_1, B_2, B_3, B_6 und Vitamin PP. **Wirkung:** Behebt nahezu den gesamten Vitamin-B-Mangel, kräftigt bei verzögerter Rekonvaleszenz, bei Erschöpfungszuständen, Konzentrationsschwäche.	**Kapseln:** Erwachsene 3mal täglich 1 Kapsel. Nach 3 Tagen nur noch 2 Kapseln täglich. **Hinweis:** Die Kapseln enthalten den Farbstoff Tartrazin, der allergische Reaktionen auslösen kann.
Promonta Nervennahrung **Wirkstoffe:** Vitamine B_1, B_2, B_3, B_6, B_{11}, Vitamin P, PP, Lecithin, Soja-Phosphatide, Eisen, Magnesium, Calcium, Kalium, Kupfer, Weizenkeimöl. **Wirkung:** Behebt Leistungsabfall, unerklärliche Ermüdungszustände, Infektionsanfälligkeit. Stärkt bei verzögerter Rekonvaleszenz.	**Pulver:** 3mal täglich 1 bis 2 Teelöffel. **Hinweis:** Bewährtes Aufbau- und Stärkungsmittel, das ohne Bedenken eingenommen werden darf. Jedoch: nicht ständig anwenden, sondern nach der Kur (3 Wochen) wieder absetzen.

Fertigpräparate	*Anwendungsweise*
Salus Vitamin-B-Komplex-Hefekapseln **Wirkstoffe:** Bierhefe, Vitamine B_1, B_2, B_6, Vitamin PP. **Wirkung:** Kräftigt im Fall besonderer nervlicher Belastungen, hilft bei empfindlicher Haut.	**Weichgelatine-Kapseln:** 2- bis 3mal täglich 1 Kapsel. **Hinweis:** Empfiehlt sich beispielsweise vor Prüfungen. Darf auch Schülern gegeben werden.
Vitamin-B-Komplex forte-ratiopharm **Wirkstoffe:** Vitamine B_1, B_2, B_3, B_6, B_{12}, Vitamin H, Vitamin PP. **Wirkung:** Hilft bei verzögerter Rekonvaleszenz und Erschöpfungszuständen.	**Dragees:** Zur Vorbeugung von Mangelzuständen täglich 1 bis 3 Dragees. Zur Behandlung 3mal täglich 1 bis 2 Dragees. **Hinweis:** Sollte nach schweren Infektionen und nach Behandlungen mit Antibiotika oder Sulfonamiden genommen werden.
Vitasprint B_{12} **Wirkstoffe:** Vitamin B_{12}, Glutamin. **Wirkung:** Behebt geistige und körperliche Erschöpfungszustände.	**Kapseln:** 3mal täglich 1 Kapsel einnehmen. **Trinkampullen:** Täglich 1 Ampulle trinken. **Hinweis:** Empfiehlt sich bei starker Überarbeitung und hohem Streß.
Calceno »C« **Wirkstoffe:** Vitamin C, Calciumphosphat, Calciumcitrat. **Wirkung:** Deckt erhöhten Kalkbedarf etwa in der Schwangerschaft und bei Parodontose. Stärkt die Abwehr.	**Tabletten:** 1 bis 3 Tabletten mehrmals täglich einnehmen. **Hinweis:** Darf bei Nierenfunktionsstörung nicht eingenommen werden. Sollte nicht zugleich mit Eisenpräparaten verwendet werden.
Calcipot C **Wirkstoffe:** Vitamin C, Vitamin P, Calciumcitrat, Calciumhydrogenphosphat. **Wirkung:** Deckt erhöhten Kalkbedarf etwa in der Schwangerschaft und bei Parodontose. Stärkt die Abwehr.	**Pulver:** 1 bis 2 Teelöffel täglich. **Tabletten:** 2 bis 3 Tabletten täglich. **Hinweis:** Darf bei Nierenfunktionsstörungen nicht genommen werden. Sollte nicht zugleich mit Eisenpräparaten verwendet werden.

Fertigpräparate	*Anwendungsweise*
Cebion **Wirkstoff:** Vitamin C. **Wirkung:** Stärkt die Abwehrkräfte, hilft bei verzögerter Wundheilung, bei Zahnfleischbluten.	**Tabletten:** 1 bis 2 Tabletten täglich (im akuten Notfall auch mehr). **Brausetabletten:** 1 bis 2 Tabletten täglich in 1 Glas Wasser auflösen. **Hinweis:** Wer zu Nierensteinen neigt, sollte die Dosierung mit Arzt oder Heilpraktiker besprechen.
Ce-ca-bion **Wirkstoffe:** Vitamin C, Calciumcarbonat, Vitamin D_3, Vitamin P. **Wirkung:** Steigerung der Abwehrkräfte, hilft bei Erschöpfungszuständen, unterstützt das Wachstum.	**Brausetabletten:** 1 Brausetablette täglich in ½ Glas Wasser auflösen. **Hinweis:** Gutes Stärkungsmittel für Kinder und Jugendliche, nichts für ältere Menschen. Verboten für alle, die zu Nierenkalksteinen neigen.
Cedoxon **Wirkstoff:** Vitamin C. **Wirkung:** Stärkt die Abwehrkräfte, hilft bei verzögerter Wundheilung, bei Zahnfleischbluten.	**Brausetabletten:** ½ bis 1 Tablette täglich in 1 Glas Wasser auflösen. **Hinweis:** Wer zu Nierensteinen neigt, sollte die Dosierung mit Arzt oder Heilpraktiker besprechen.
Ce-Fortin **Wirkstoff:** Vitamin C. **Wirkung:** Stärkt die Abwehrkräfte, hilft bei verzögerter Wundheilung, bei Zahnfleischbluten.	**Kapseln:** 1 bis 2 Kapseln täglich. **Hinweis:** Wer zu Nierensteinen neigt, sollte die Dosierung mit Arzt oder Heilpraktiker besprechen.
Ceglycon **Wirkstoffe:** Vitamin C und Traubenzucker. **Wirkung:** Stärkt die Abwehrkräfte, hilft bei verzögerter Wundheilung, bei Zahnfleischbluten.	**Kautabletten:** Mehrmals täglich 1 Tablette. **Hinweis:** Wer zu Nierensteinen neigt, sollte die Dosierung mit Arzt oder Heilpraktiker besprechen.
C-Vicotrat forte **Wirkstoff:** Vitamin C. **Wirkung:** Stärkt die Abwehrkräfte, hilft bei verzögerter Wundheilung, bei Zahnfleischbluten.	**Tabletten:** Bis zu 10 Tabletten täglich. **Hinweis:** Wer zu Nierensteinen neigt, sollte die Dosierung mit Arzt oder Heilpraktiker besprechen.

Fertigpräparate	*Anwendungsweise*
Hermes Vitamin-C-Orangentrunk **Wirkstoff:** Vitamin C. **Wirkung:** Stärkt die Abwehrkräfte, hilft bei verzögerter Wundheilung, bei Zahnfleischbluten.	**Brausetabletten:** 1 bis 2 Brausetabletten täglich in ½ Glas Wasser auflösen. **Hinweis:** Wer zu Nierensteinen neigt, sollte die Dosierung mit Arzt oder Heilpraktiker besprechen.
Taxofit **Wirkstoff:** Vitamin C. **Wirkung:** Stärkt die Abwehrkräfte, hilft bei verzögerter Wundheilung, bei Zahnfleischbluten.	**Granulat:** 1 Briefchen (1 Meßbecher) täglich in 1 Glas Wasser auflösen. **Brausetabletten:** 1 Tablette in 1 Glas Wasser auflösen. **Kautabletten:** 1 Tablette täglich im Mund zergehen lassen. **Kinderschmackies:** 1 bis 3 Dragees täglich. **Hinweis:** Wer zu Nierensteinen neigt, sollte die Dosierung mit Arzt oder Heilpraktiker besprechen.
Vitamin C Phythopharma **Wirkstoff:** Vitamin C. **Wirkung:** Stärkt die Abwehrkräfte, hilft bei verzögerter Wundheilung, bei Zahnfleischbluten.	**Tabletten:** 1 bis 5 Tabletten täglich. **Hinweis:** Wer zu Nierensteinen neigt, sollte die Dosierung mit Arzt oder Heilpraktiker besprechen.
PK 7 Hefetabletten/Sirup **Wirkstoffe:** Vitamin C und Vitamin-B-Komplex, Aminosäuren, Spurenelemente. **Wirkung:** Aufbauend, stärkend.	**Sirup:** 3 Teelöffel morgens in Saft oder Milch. **Tabletten:** Täglich zwischen 2 und 4 Tabletten. **Hinweis:** Dieses für Kinder wohl beste Aufbau- und Stärkungsmittel gibt es im Reformhaus.
Osspulvit **Wirkstoffe:** Mineralbausteine des Knochens (Calcium, Kalium, Phosphor) und Vitamine A, B, C, D, E. **Wirkung:** Festigt den Knochenbau, beseitigt Folgen des Kalkmangels, wie beispielsweise Leistungsabfall, Erschöpfung.	**Dragees:** Erwachsene 3mal täglich 2 bis 3 Dragees vor dem Essen. **Pulver:** Für kleinere Kinder verwendet man besser das Pulver und gibt davon täglich 1 gestrichenen Teelöffel in die Milch oder den Brei. **Hinweis:** Die Beimengung von Vitamin D verlangt besondere Vorsicht. Streng an die Dosierungsvorschriften halten, sonst Arzt oder Heilpraktiker befragen!

Fertigpräparate	*Anwendungsweise*
Vitamin-E-Kapseln **Wirkstoffe:** Vitamin E, Weizenkeimöl. **Wirkung:** Steigert die Leistung, kräftigt.	**Kapseln:** Man nimmt täglich 1 Kapsel mit etwas Flüssigkeit ein. **Hinweis:** Vorbeugend zur Vermeidung von Erschöpfung einnehmen.
Dr. Grandels Weizenkeimöl-Kapseln plus **Wirkstoffe:** Weizenkeimölkonzentrat mit hohem Vitamin-E-Gehalt. **Wirkung:** Reguliert den Stoffwechsel, fördert die periphere Durchblutung, kräftigt.	**Kapseln:** 3mal täglich 1 bis 2 Kapseln. **Ölige Lösung:** 1- bis 2mal täglich 1 Teelöffel nach den Mahlzeiten. **Hinweis:** Wenn es vom Geschmack her zusagt, sollte die Lösung den Kapseln vorgezogen werden.
Dr. Grandels Weizenkeim-Vollextrakt-Kapseln **Wirkstoffe:** Neben Vitamin E enthalten die Kapseln auch noch die Vitamine B_1, B_2. **Wirkung:** Aufbauend, regulierend für Stoffwechsel und Kreislauf.	**Kapseln:** 3mal täglich 1 bis 2 Kapseln. **Hinweis:** Empfiehlt sich bei starker nervlicher Erschöpfung und bei Schleimhautdefekten. Sonst sind die billigeren Präparate vorzuziehen.
E-Mulsin forte/fortissimum **Wirkstoff:** Vitamin E. **Wirkung:** Reguliert Stoffwechsel und Kreislauf, stärkt die Muskelleistung.	**Tropfen:** E-Mulsin forte 20 bis 40 Tropfen unverdünnt oder in nicht zu heißen Getränken einnehmen. Kinder 1 bis 20 Tropfen, je nach Alter. E-Mulsin fortissimum 40 bis 80 Tropfen (½ bis 1 Teelöffel). Nicht für Kinder geeignet. **Hinweis:** Das fortissimum-Präparat ist für Männer mit großen körperlichen Belastungen (Sportler) oder mit schweren Potenzstörungen gedacht.
Toco-scorbin **Wirkstoffe:** Vitamin E, Vitamin C, Calciumhydrophosphat. **Wirkung:** Verbesserung der Muskelleistung, Schutzwirkung gegen Umweltgifte.	**Kapseln:** 1- bis 2mal täglich 1 Kapsel mit Flüssigkeit einnehmen. **Hinweis:** Gutes, aber recht teures Stärkungsmittel, besonders für Sportler geeignet.
Weizenkeimöl-Kapseln **Wirkstoffe:** Neben Vitamin E und einem Vitamin-E-Konzentrat enthalten die Kapseln auch Vitamin P. **Wirkung:** Reguliert Stoffwechsel und Kreislauf, stärkt.	**Kapseln:** 3mal täglich 1 Kapsel, ½ Stunde vor dem Essen. **Hinweis:** Sinnvolle Kombination, die vor allem bei Beschwerden durch verschmutzte Luft helfen kann.

Fertigpräparate	*Anwendungsweise*
Weizenkeimölkapseln Pohl **Wirkstoffe:** Weizenkeimöl mit Vitamin E. **Wirkung:** Reguliert den Stoffwechsel, fördert die periphere Durchblutung, kräftigt.	**Kapseln:** Zur Vorbeugung 3mal täglich 1 bis 2 Kapseln, zur Behandlung bis zu 3mal 3 Kapseln. **Hinweis:** Deutlich billiger als die Konzentrate, aber auch weniger wirksam.
Brennesselsamen Vital-Tonikum **Wirkstoffe:** Histamin (natürliches Gewebshormon), Chlorophyll, Vitamin C. **Wirkung:** Revitalisierend, frischt die Hormonproduktion auf.	**Alkoholischer Auszug:** 3mal täglich 1 Meßbecher. Sollte kurmäßig 3 Wochen lang eingenommen werden. **Hinweis:** Empfiehlt sich besonders für ältere, erschöpfte Menschen.
Buerlecithin **Wirkstoffe:** Lecithin, Kephalin, Inositphosphatide aus Sojabohnen. **Wirkung:** Hilft bei Leistungsabfall, starker Nervosität, Konzentrationsschwäche, rascher Ermüdbarkeit.	**Flüssiges Tonikum:** 3mal täglich 1 Eßlöffel voll. **Kapseln:** 3mal täglich 1 Kapsel. **Hinweis:** Empfiehlt sich vor allem bei geistiger, nervlicher Erschöpfung. Tonikum, des Alkohols wegen, für Kinder ungeeignet.
Chinesisches Ginseng-Tonikum **Wirkstoffe:** Ginsengextrakt mit Saponinen und B-Vitaminen. **Wirkung:** Steigert die Vitalkraft, die körperliche und geistige Leistungsfähigkeit.	**Tonikum:** Abends 1 Likörglas voll nach dem Essen einnehmen. **Hinweis:** Naturtrüb, was einen sehr hohen Ginsenganteil anzeigt. Besonders ab dem 40. Lebensjahr zu empfehlen.
Ginseng lebend Elixier **Wirkstoffe:** Extrakte aus Ginseng, Weißdorn, Rosmarin, Melisse, Roßkastanie, Mistel, Wacholder, Natriumglyzerophosphat, Myoinositol, Cholinchlorit, Hefeextrakt, Reiskleieextrakt, Vitamine C, B_1, B_2, B_6, Vitamin P. Schwefelsäureester, Natriumsalz.	**Lösung in Wein:** Täglich 2- bis 3mal 1 Eßlöffel voll. **Kapseln:** Täglich 2mal 1 Kapsel. **Hinweis:** Bewährtes Aufbaumittel, empfiehlt sich besonders für ältere, stark gestreßte und erschöpfte Menschen.
Lecithin-Weizenkeimölkapseln **Wirkstoffe:** Lecithin und Weizenkeimöl. **Wirkung:** Stärkt die Vitalität, verbessert die Sauerstoffaufnahme, fördert die Durchblutung der Muskeln.	**Kapseln:** 1 bis 2 Kapseln täglich. **Hinweis:** In dieser Form auch für Kinder, vor allem Schüler, geeignet.

Multivitamin-Präparate können von uns als Stärkungs- und Aufbaumittel nicht empfohlen werden (S. 30).

Eine sehr alte Methode zur Stärkung der Gesundheit, die heute leider viel zu sehr vernachlässigt wird, ist die Massage. Sie vermag Leben in und unter die Haut zu bringen. Und das bedeutet vor allem, die Blutzirkulation in den feinsten Gefäßen wird angeregt, und die ins Stocken geratene Lymphe kommt wieder in Fluß. Beides trägt wesentlich zur schnelleren und gründlicherer Beseitigung von Stoffwechselschlacken und abgelagerten Giften bei. Begrüßenswerter Nebeneffekt: Mit der Lymphe werden auch die Abwehrkräfte mobil. Sie befinden sich ja großenteils in dieser wäßrigen Flüssigkeit, die wie das Blut ständig kreisen muß, im Gegensatz zum Blutkreislauf aber keine eigene »Pumpe« besitzt.

Da unsere Haut mit zahllosen Reflexzonen versehen ist, wirkt sich eine Massage zugleich auch immer auf die Organe aus, so daß man sich hinterher deutlich frischer und kräftiger fühlt. Massieren kann man erlernen und dann selbst am Partner ausüben. Voraussetzung dafür ist allerdings die exakte Einweisung durch den erfahrenen Fachmann. (Näheres zum Thema s. *Massage*.)

Als eine Form der Selbstmassage könnte man gymnastische, sportliche Betätigungen bezeichnen – und so sollten sie auch verstanden werden. Beim Laufen, Joggen, Kniebeugen und anderen speziellen Übungen geht es ja in erster Linie nicht darum, die Muskeln wachsen zu lassen, sondern sie zu bewegen, um den Blut- und Lymphkreislauf in Schwung zu bringen. Das Herz wird zwar gezwungen, schneller zu schlagen, der Atem geht heftiger, doch wenn es ohne Übertreibung geschieht, ist das für den gesamten Organismus eher eine Entlastung als eine Anstrengung. Das Herz braucht weniger Kraft als im Ruhezustand, dieselbe Blutmenge weiterzupumpen. Das Blut selbst wird durch die »Sauerstoffdusche« aufgefrischt. Überflüssige »Brennstoffe« in ihm, vor allem Zucker und Fett, vom Streß unnötig mobilisiert, werden verbrannt, womit die Arbeit, sie wegzuschaffen, wegfällt.

Ganz wichtig bei jeder körperlichen Betätigung: Sie darf nicht zu Verkrampfungen führen, sondern muß die Muskeln lockern. Deshalb sollten Sie sich anfangs nicht über den Ermüdungspunkt hinaus anstrengen und das Ganze eher spielerisch betreiben. Steigern Sie Ihre Leistung schrittweise, so stellt sich die Ermüdung immer später ein.

Bevorzugen Sie Übungen, bei denen die Gelenke nicht überbelastet werden. Radfahren (der Körper sitzt im Sattel, lastet nicht auf Fuß-, Bein-, Hüftgelenken) oder Schwimmen (das Wasser trägt den Körper) sind Kniebeugen und Liegestützen unbedingt vorzuziehen. Den ganzen Körper in Bewegung zu setzen ist gesünder als statische Übungen auszuführen. Man tut mit ein paar lockeren Schritten also mehr für seine Gesundheit als mit sogenannten isometrischen Übungen, bei denen aus dem Stand oder im

 Sitzen nur bestimmte Muskelgruppen angespannt werden. Sie lassen den Blutdruck hochschnellen – sind Hypertonikern daher unbedingt abzuraten –, während der Kreislauf unbeeinflußt bleibt. Alles, was die Ausdauer trainiert, hilft mehr als kurze, heftige, vielleicht sogar jähe Bewegungen. Ein leichter Trab durch den Wald oder Skilanglauf ist erholsamer als etwa Tischtennis. Sportliches Training oder auch gymnastische Übungen verbessern nur dann die Kondition, wenn sie regelmäßig (täglich wenigstens zehn Minuten oder wöchentlich zweimal eine Stunde lang) ausgeübt werden. Dabei sollte man kurz außer Atem und ins Schwitzen geraten.

Die letzte Übung, ohne die alles andere nutzlos bliebe, muß der Versuch sein, zur geistigen Ruhe und damit zur inneren Harmonie zu finden. Es ist sicherlich nicht entscheidend, ob man dafür Meditation oder Yogaübungen wählt. Der eine findet zur inneren Ruhe, indem er ein gutes Buch zur Hand nimmt, der andere durch ein Gebet.

Ohne diese innere Ausgeglichenheit bleibt der Körper gewissermaßen führungslos im Zwiespalt, weil verschiedene Systeme in ihrer Unsicherheit gegeneinander angehen, statt harmonisch zusammenzuwirken. Ein Beispiel: Der Herzschlag, seine Heftigkeit, sein Tempo werden von einem eigenen Nervenimpuls gesteuert. Er ist unabhängig von den Nerven, die die Straffung und Entspannung der Blutgefäße zu regeln haben. Wenn Herzrhythmus und Gefäßspannung aber nicht mehr synchron verlaufen, weil seelische Belastungen einwirken, droht Gefahr; die Gefäße verkrampfen sich, und das Herz, das die gesammelte Blutmenge an den Kreislauf weitergeben will, muß seine Pumpleistung erhöhen, weil die Schlagadern nicht weit geöffnet und aufnahmebereit, sondern verengt sind (s. *Zu hoher Blutdruck* und *Herz-Kreislauf-Erkrankungen*).

Besonders wichtig ist es deshalb, daß man abends vor dem Zubettgehen »abschalten« und ohne quälende Gedanken entspannt schlafen kann. Im Schlaf findet der Körper Zeit und Gelegenheit, sich zu regenerieren, vorausgesetzt, die Blutwege sind nicht durch Verkrampfungen blockiert; vorausgesetzt, im Gehirn spielen sich nicht tausend Auseinandersetzungen ab, die dem Organismus falsche »Befehle« erteilen (s. *Schlafstörungen*).

Es gehört zu den ältesten Beschwörungen der Menschheit, »den Teufel nicht an die Wand zu malen« – weil er sonst tatsächlich daherkommt. Statt dessen müsse das Gute und Heilsame ständig gedacht werden, möglichst bildlich, damit es sich verwirklichen kann. »Positives Denken« nennt man das heute. Paracelsus schrieb, jedes Wort, jeder Gedanke, jede Regung könne zu einem selbständigen Wesen werden, das Macht und Wirkung besitzt. Jeder noch so flüchtige Gedanke sei wie ein Samen. Je mehr er uns beschäftigt, wir darüber »brüten«, desto leibhaftiger nehme er Gestalt an. Schließlich werde er lebendig, sobald ihn der starke Wunsch oder die große Gemütsbewegung »beseele«.

Das ist im Grunde genau das, was der Begründer des Autogenen Trainings, der Berliner Nervenarzt Professor Dr. J.H. Schultz, später so formulierte: »Jede konkrete Vorstellung hat die Tendenz, sich zu verwirklichen.«

Es geht um den Glauben, der Berge zu versetzen vermag, um die positive Einstellung als Voraussetzung für jeden Erfolg – selbstverständlich auch für die Gesundheit. Mentales Training muß uns dazu verhelfen, damit wir nicht in Sorgen und Ängsten untergehen, nicht krank werden (s. *Auto-Heilhypnose*).

2 Erkältungen

Schnupfen, Husten, Halsschmerzen, »Grippe« haben mit Kälte oder »Verkühlung« nur indirekt zu tun. Man kann sich, ohne zu frieren, ohne kalte Füße, Zugluft, Durchnässung auch im Sommer »erkälten«. Bei klirrendem Winterfrost dagegen gibt es weit weniger »Erkältungskrankheiten« als in den Übergangszeiten Frühjahr und Herbst.

Der Hintergrund: Nahezu immer handelt es sich bei den sogenannten Erkältungskrankheiten um Virusinfektionen. Die vielen hundert verschiedenen Virusarten sind wohl immer und überall gegenwärtig. Bei naßkaltem Wetter, so scheint es, gelangen sie in besonders großer Zahl auf unseren Körper und in die Atemwege. Speziell zu diesem Zeitpunkt aber ist unser Abwehrsystem oft geschwächt, weil der Organismus zu stark damit beschäftigt ist, sich an ungewohnte Temperaturen anzupassen. Das Blut kann nicht ungehindert fließen, weil die feinen Blutgefäße in Haut- und Schleimhautbezirken verengt sind, damit sich das Blut an der Körperoberfläche nicht zu stark abkühlt. Diese momentane Schwäche versetzt die Krankheitserreger in die Lage, die Abwehrkräfte zu überrennen. Wir sind dann so lange krank, bis es dem Körper gelungen ist, eine Spezialabwehr zu mobilisieren, die den Eindringling ganz gezielt ausschaltet. Gegen ihn bleibt der Körper dann eine Zeitlang immun – nicht jedoch gegen andere Viren, die eine erneute »Erkältung« mit genau denselben Symptomen auslösen können.

Zu Virusinfektionen kann es aber jederzeit auch ohne schlechtes Wetter kommen. Weitaus häufiger als angenommen ist es dann keine Erkältung. Die Ursache liegt in körperlicher oder geistiger Überanstrengung, in mangelndem Schlaf, zu trockener Atemluft, die Nasen- und Rachenschleimhäute austrocknet, oder auch in vorübergehend geschwächten oder allgemein schwachen Abwehrkräften.

Da Erkältungskrankheiten Virusinfektionen sind, wäre es vollkommen falsch, ja gefährlich, sie mit Antibiotika zu behandeln. Antibiotika vernichten keine Viren, sondern nur Bakterien – auch die nützlichen, die unser Körper zur Verdauung und zur Herstellung wichtiger Vitamine dringend braucht. Auch jene Bakterien, die die Viren als deren natürliche Feinde vertilgen.

Abgesehen von eiweißspaltenden Enzymen gibt es bislang keine Mittel gegen Viren. Und auch die Enzyme können sie, soweit bekannt, nur angreifen, solange sie noch »tot« sind, sich also noch an keine lebende Zelle geheftet haben, um damit »lebendig«, virulent zu werden.

Seit altersher gibt es deshalb nur eine einzige Möglichkeit, Viren zu besiegen – der Körper muß in die Lage versetzt werden, selbst mit ihnen fertig zu werden. Das bedeutet: Die wichtigste Maßnahme gegen Erkältungen heißt abhärten. Wir müssen dafür sorgen, daß unser Körper auf wetterbedingte Temperaturschwankungen nicht allzu heftig reagiert. Die uralte, bewährte Regel dafür lautet: bei kalter Luft Wärme und Hitze (warme Bäder, Sauna im Winter); bei warmer Luft kaltes Wasser (Schwimmen, Kneipp-Kuren im Sommer).

Eines der wirksamsten Mittel des Körpers gegen Viren ist das Fieber. Die meisten gehen nämlich bei 40 Grad und mehr zugrunde. Deshalb darf bei banalen Infekten möglichst nichts unternommen werden, das Fieber zu senken. Nach wie vor wird man schnell und nachhaltig Herr über Virusinfektionen, wenn man sich ins Bett legt und zu schwitzen versucht. (Vorsicht bei Herzschwäche!)

Auch kann man den Körper rechtzeitig und vorbeugend dazu bringen, sich mit bestimmten Viren auseinanderzusetzen und gegen sie spezielle Abwehrkräfte zu bilden, die im Fall einer massiven Infektion sofort zur Stelle sind. Das geschieht, indem man den Organismus mit toten oder geschwächten Viren impft. Abgesehen von der echten Grippe muß das Impfen bei Erkältungskrankheiten scheitern, weil es zu viele verschiedene Viren gibt, die Schnupfen, Husten, Halsschmerzen oder »Grippe« auslösen können. Einige hundert Impfungen wären nötig. Und auch dann hielte der Impfschutz nur etwa ein Jahr lang an. Die Homöopathie geht im Fall von akuten Erkrankungen einen ähnlichen und recht erfolgreichen Weg zur Aktivierung des Körpers: Mit den sogenannten Nosoden gibt sie Material der Krankheitserreger in den Organismus. Auf sie reagieren die Abwehrkräfte erfahrungsgemäß energischer als auf die Krankheitserreger selbst.

Erkältungskrankheiten dürfen nicht auf die leichte Schulter genommen werden. Zwei bis drei Infektionen dieser Art pro Jahr sind zwar normal und kein Grund zur Beunruhigung. Doch jede muß voll auskuriert werden, damit nichts Schlimmeres daraus entstehen kann – verschleppte Infektionen werden leicht chronisch (s. *Abwehrschwäche*). Viren, die nicht energisch genug vom Körper bekämpft werden, können aber auch zu Organen vordringen und dort Schäden verursachen, beispielsweise Herzmuskelschäden oder Herzklappenfehler. Nicht selten sind Unterleibsinfektionen, Erkrankungen der Harnwege, der Nieren, der Blase ein deutliches Zeichen dafür, daß eine scheinbar harmlose Erkältung nicht auskuriert wurde. Viren, die sich im Nervengewebe angesiedelt haben, werden für die multiple Sklerose verantwortlich gemacht. Sie stehen aber auch am Anfang mancher Krebserkrankung.

Da man ihnen auch bei sorgfältigster Hygiene nicht ganz aus dem Weg gehen kann, muß man dem Körper im Fall einer Infektion die Ruhe geben, die er braucht, um mit ihr fertig zu werden. Das heißt: vorübergehend nicht arbeiten und nicht unter Menschen gehen. Man würde damit die Heilung nur behindern und andere anstecken.

Hat man mehr als dreimal pro Jahr mit Erkältungskrankheiten zu tun, ist wahrscheinlich das Abwehrsystem nicht mehr ganz intakt. Dann muß man einiges tun, um es wieder zu stabilisieren (s. *Abwehrschwäche*). Und wer von einer Erkältung in die andere fällt – das gilt vor allem für ältere Menschen –, der sollte auch prüfen lassen, ob seine Leber angegriffen, vielleicht sogar krank ist.

Schnupfen

Von den Erkältungskrankheiten her kann man die Menschen in zwei Typen einteilen: Die einen beginnen, haben sie sich erkältet, zu husten, die anderen bekommen einen Schnupfen. Erst in fortgeschrittenem Stadium wird gleichzeitig gehustet und geschnupft.

Schnupfen fängt meist trocken an: Man hat das Gefühl, sich schneuzen zu müssen, doch es kommt kein Schleim. Die Nasenschleimhaut ist entzündet und angeschwollen.

Wer starke Schnupfenmittel mit chemischen Wirkstoffen nimmt (Nasentropfen, Spray), muß wissen, daß er damit den Schnupfen keineswegs heilen, auch nicht verkürzen kann. Die Mittel bewirken lediglich ein leichtes Abschwellen der Nasenschleimhaut. Das verschafft zwar vorübergehend Linderung, doch sie wird mitunter teuer erkauft: Die Heilung kann behindert, möglicherweise sogar verhindert werden. Denn Entzündung und Schwellung werden nicht von den Krankheitserregern verursacht, sondern sind, wie Fieber auch, ein Zeichen dafür, daß der Körper sich massiv zur Wehr setzt. Der Gebrauch von Nasentropfen oder Sprays über zwei, drei Tage hinaus kann zur Verdickung der Nasenschleimhaut und damit zu einem medikamentösen Schnupfen führen, der leicht chronisch wird.

Der eigentliche, voll ausgebildete Schnupfen besteht aus einer vermehrten Schleimabsonderung durch die Nasenschleimhaut. Dieser Schleim, zuerst wäßrig, wird bald zähflüssig, vielleicht sogar gelb und grün. Eiter im Schleim spricht für eine bakterielle Infektion, die zur Virusinfektion hinzugekommen ist. Im schlimmsten Fall greift die Erkältungskrankheit auf die Kieferhöhlen oder die Stirnhöhle über. Vor allem Kinder bekommen bei starkem Schnupfen, der nicht in Grenzen gehalten werden kann, leicht eine Mittelohr- oder Mandelentzündung (s. *Ohrenschmerzen*).

Bei jedem Schnupfen muß größte Sauberkeit eingehalten werden. Es ist ratsam, nur Papiertaschentücher zu verwenden und diese, um eine Selbstinfektion zu verhüten, jeweils nur einmal. Nach jedem Niesen und Schneuzen sollte man die Hände waschen. Die schlimmsten Ansteckungsquellen sind Telefon, Türklinken und Geld. Besonders Telefonmuscheln und Türklinken sollten deshalb während einer Schnupfenphase täglich mit einem Desinfektionsmittel (zum Beispiel *Sagrotan*) abgewischt werden. Muß man öffentliche Telefonzellen benutzen, ist es ratsam, Hör- und Sprechmuschel vor dem Gespräch mit einem Tempotaschentuch zu reinigen.

Achtung: Bei jedem Schnupfen, der nicht so recht zu erklären ist (weil er offensichtlich nicht ansteckend ist und auch nicht aus einer Ansteckung zu resultieren scheint) und der nach drei Wochen nicht wieder verschwindet, muß an eine Allergie gedacht werden (s. *Allergien*). Auch sollte man, speziell bei Kindern, einen möglichen Wurmbefall des Darms in Erwägung ziehen.

Hier einige Hausmittel früherer Zeiten gegen Schnupfen: Ein kleines Leinensäckchen wurde mit Dillsamen halb gefüllt, zugenäht und auf einem heißen Stein (Herdplatte) erwärmt; dabei besprengte man es mit etwas Wein. War es gut warm (aber nicht heiß) geworden, legte man es auf die Stirn, bis es die Wärme abgegeben hatte. Auch Leinsamen und Nardensamen wurden auf die heiße Herdplatte gestreut, der Rauch eingeatmet.

Pfarrer Kneipp empfahl kalte Fußwickel vor dem Zubettgehen (s. *Wasseranwendungen und Wickel*) oder, noch besser, nasse Socken anzuziehen, die mit einem Handtuch gut umwickelt wurden. Sie blieben die ganze Nacht über an den Füßen.

Pfarrer Künzles Mittel gegen hartnäckigen Schnupfen (wie gegen Husten): Man koche zwei Handvoll Gerste in einem Liter Milch, seihe die Gerste ab und trinke davon eine Tasse vor dem Schlafengehen.

Heilmittel	*Anwendungsweise*
Engelwurz *(Angelica archangelica)* **Wirkstoffe:** Ätherische Öle, Bitterstoffe, verschiedene Säuren, Harze, Wachs, Pektin, Gerbstoffe. **Wirkung:** Desinfizierend, krampflösend, entgiftend. **Hinweis:** Nicht mehr als höchstens 3 Tassen Tee täglich trinken, nach 3 Wochen eine ebenso lange Pause einlegen.	**Tee:** 1 Teelöffel der getrockneten Wurzel (man kann auch Stengel, Blätter und Blüten neben der Wurzel verwenden) wird mit 1 Tasse Wasser kalt angesetzt und kurz aufgekocht. Man trinkt von diesem Tee 1 bis 2 Tassen täglich nach den Mahlzeiten. **Homöopath. Zubereitung:** *Angelica archangelica*, Urtinktur 1/10.
Hagebutte *(Rosa canina)* **Wirkstoffe:** Hoher Vitamin-C-Gehalt, Vitamin A, B, K, E, Lecithin, Eisen, Gerbstoffe. **Wirkung:** Steigert die natürliche Abwehr.	**Tee:** Die frischen Früchte (mit den Kernen), insgesamt etwa 15 Gramm, werden 5 Minuten lang in ½ Liter Wasser gekocht. Der Tee wird heiß getrunken. **Mus:** Man reinigt die Schalen der reifen Hagebutten von den Kernen, dreht sie durch die Fruchtmühle und gibt etwas Honig hinzu. Das kann man so, roh, essen. **Hinweis:** Der Vitamin-C-Gehalt ist im Mus wesentlich höher als im Tee. **Homöopath. Zubereitung:** *Rosa canina,* Urtinktur aus frischen Rosenblättern 1/3.
Holunder *(Sambucus nigra)* **Wirkstoffe:** Ätherische Öle, Cholin, Gerbstoffe, Glykoside, Flavonide, Schleim. **Wirkung:** Schweißtreibend, stärkt die Abwehrkräfte, reinigt das Blut.	**Tee:** 2 Teelöffel Holunderblüten werden mit 1 großen Tasse kochendem Wasser überbrüht. Man läßt den Tee ein paar Minuten ziehen. Zur Vorbeugung gegen Schnupfen trinkt man 1 bis 2 Tassen täglich, mäßig warm; zur Schnupfenheilung 2 oder 3 Tassen, möglichst heiß. **Mus:** Reife Holunderbeeren werden von den Stielen gestreift, mit Honig gesüßt und mit Gelatine eingekocht, bis das Mus schön dick geworden ist. **Hinweis:** Empfiehlt sich besonders für eine Frühjahrskur. Der Tee sollte 14 Tage lang regelmäßig getrunken werden. **Homöopath. Zubereitung:** *Sambucus nigra,* Urtinktur aus frischen Blüten und Blättern 1/3.

Heilmittel	*Anwendungsweise*
Kamille *(Matricaria chamomilla)* **Wirkstoffe:** Ätherisches Öl mit Azulen, Flavone, Cholin, Salicylsäure, Glykoside. **Wirkung:** Entzündungswidrig, krampflösend, heilend.	**Tee:** 1 Teelöffel Kamillenblüten wird mit 1 Tasse kochendem Wasser überbrüht. Man läßt den Tee 10 Minuten ziehen, ehe man ihn, nicht zu heiß, trinkt. **Hinweis:** Kamillentee darf nicht zum »Haustee« werden, den man täglich trinkt. Er könnte zu nervöser Unruhe führen. **Dampfbad:** 1 gute Handvoll Kamillenblüten wird in einer Schüssel oder einem großen Topf mit 1 Liter Wasser überbrüht. Man beugt sich dann sofort über den Topf, wobei ein großes Tuch über Kopf und Topf gelegt wird, damit der Dampf nicht entweichen kann, und atmet ihn durch Mund und Nase ein. Danach wird die Gesichtshaut leicht eingecremt. **Homöopath. Zubereitung:** *Chamomilla,* Urtinktur aus frischer blühender Pflanze 1/3.
Lindenblüten *(Tilia cordata)* **Wirkstoffe:** Ätherische Öle, Flavonoide, Gerbstoffe, Vitamin C, P. **Wirkung:** Schweißtreibend.	**Tee:** 1 Teelöffel der getrockneten Lindenblüten wird mit 1 Tasse kochendem Wasser überbrüht und möglichst sofort abgeseiht. Nicht ziehen lassen! Will man einen Tee, um tüchtig schwitzen zu können – vorausgesetzt, man besitzt ein gesundes Herz! –, dann läßt man ihn 5 Minuten ziehen, bevor man ihn möglichst heiß trinkt. **Hinweis:** Der Tee ist für Kinder und Herzkranke ungeeignet. Auch stark nervöse Menschen sollten ihn meiden. Es gibt bessere Schnupfenmittel (s. o.). **Homöopath. Zubereitung:** *Tilia,* Urtinktur aus frischen Blüten 1/3.

Heilmittel | *Anwendungsweise*

Majoran *(Origanum majorana)*

Wirkstoffe: Ätherische Öle, Bitterstoffe, Gerbstoffe, Mineralsalze, Kampfer.
Wirkung: Beruhigend, leicht krampflösend, desinfizierend.

Tee: 1 Teelöffel der Blüten oder Blätter mit 1 Tasse kaltem Wasser ansetzen, 5 Minuten lang kochen, schluckweise, nicht zu heiß trinken.
Hinweis: Nicht bei zu hohem Blutdruck anwenden, da Majoran die Blutzirkulation verstärkt. Nicht mehr als 2 Tassen täglich und nicht länger als 8 Tage anwenden, sonst kann es zu Benommenheit und Kopfschmerzen kommen.
Nasensalbe (nach Apotheker M. Pahlow): Gepulverten Majoran übergießt man mit 1 Teelöffel Weingeist und läßt das Gemisch einige Stunden stehen. Dann gibt man 1 Teelöffel frische Butter dazu und erwärmt das Ganze etwa 10 Minuten lang im Wasserbad. Zuletzt durch ein Taschentuch abseihen und abkühlen lassen. Mit dieser Salbe, die aromatisch duftet, kann man die Nase innen und außen leicht einreiben. Wegen der geringen Haltbarkeit sollte man immer nur kleine Mengen herstellen.
Homöopath. Zubereitung: *Majorana,* Urtinktur aus frischen blühenden Pflanzen 1/3.

Pfefferminze *(Mentha piperita)*

Wirkstoffe: Ätherische Öle mit Menthol, Gerbstoffe, Bitterstoffe, Enzyme.
Wirkung: Lindernd, vermindert die Schleimabsonderung, galletreibend und krampflösend.
Hinweis: Sollte des Menthols wegen (leicht lähmende Wirkung) bei Kleinkindern nicht angewendet werden.

Tee: 1 Eßlöffel der Blätter wird überbrüht (nicht gekocht!). Man läßt den Tee zugedeckt gut 5 Minuten ziehen, ehe man ihn abseiht und nicht zu heiß trinkt.
Gewürz: Frische Pfefferminzblätter werden feingehackt über Salate, Suppen, Gemüse gestreut. Das wirkt noch besser als Tee.
Homöopath. Zubereitung: *Mentha piperita,* Urtinktur aus der frischen blühenden Pflanze 1/3.

Heilmittel	*Anwendungsweise*
Salbei *(Salvia officinalis)* **Wirkstoffe:** Ätherische Öle, Salviol, Kampfer, Gerbstoffe, Bitterstoffe. **Wirkung:** Heilt Entzündungen, beruhigt, schweißhemmend, desinfizierend.	**Tee:** 1 Teelöffel der Blüten und Blätter wird mit 1 Tasse kaltem Wasser übergossen und kurz zum Kochen gebracht. Man läßt den Tee 2 Minuten ziehen, ehe man ihn trinkt. Bei starkem Schnupfen kann man ihn auch als Heilwasser benutzen: Man taucht ein Taschentuch in den lauwarmen Tee und betupft damit die Gegend rund um die Nasenlöcher. **Hinweis:** Salbeitee muß sehr genau dosiert werden: 1 kleiner Teelöffel voll wirkt schweißtreibend. Nimmt man 2 Teelöffel oder mehr, kehrt sich die Wirkung um. Dann ist der Tee schweißhemmend. **Homöopath. Zubereitung:** *Salvia officinalis,* Urtinktur aus frischen Blättern 1/3.
Spitzwegerich *(Plantago lanceolata)* **Wirkstoffe:** Glykosid Aucubin, Saponine, Bitterstoffe, Vitamin A, C, K, Eisen, Schleim, Kieselsäure. **Wirkung:** Schleimlösend, antibiotisch. **Hinweis:** Besonders bei eitrigem Schnupfen zu empfehlen.	**Tee:** 1 gehäufter Teelöffel der Blätter (es kann auch Breitwegerich sein) wird mit 1 großen Tasse kochendem Wasser überbrüht. Man läßt den Tee gut 10 Minuten ziehen, ehe man ihn, nicht zu heiß, trinkt. Mehrere Tassen täglich schaden nicht. **Saft:** Spitzwegerichsaft (fertig gekauft), möglichst mit Honig gesüßt, ist ein vortreffliches Schnupfenmittel. **Homöopath. Zubereitung:** *Plantago major,* Urtinktur aus frischen Pflanzen 1/2.
Thymian *(Thymus vulgaris)* **Wirkstoffe:** Ätherisches Öl mit Thymol, Saponine, Borneol, Gerbstoffe, Glykoside. **Wirkung:** Krampflösend, schleimlösend, desinfizierend, appetitanregend, wirkt belebend auf den Verdauungstrakt. **Hinweis:** Abzuraten für stark nervöse Menschen, bei Herzschwäche und Schwangerschaft. Kann zur Überfunktion der Schilddrüse führen.	**Tee:** 1 Teelöffel des ganzen Krautes wird mit 1 großen Tasse kochendem Wasser übergossen. Man läßt den Tee kurz ziehen und trinkt ihn eher warm als heiß. Nicht mehr als 3 Tassen täglich. **Umschlag:** Ein Tuch in heißen Tee getränkt, wird über die Nase gelegt. Das lindert die Schnupfenbeschwerden. **Homöopath. Zubereitung:** *Thymus vulgaris,* Urtinktur 1/3.

Fertigpräparate	*Anwendungsweise*
Esberitox N **Wirkstoffe:** Thuja, Wilder Indigo, Sonnenhut, Vitamin C. **Wirkung:** Steigert die Abwehrkräfte, baut auf.	**Tropfen:** Erwachsene 3mal täglich 50 Tropfen. Kinder 3mal täglich 10 bis 30 Tropfen. **Tabletten:** Erwachsene 3mal täglich 2 Tabletten. Kinder 3mal täglich 1 bis 1½ Tabletten. **Hinweis:** Empfiehlt sich vor allem nach chemotherapeutischer Behandlung und Bestrahlung.
JHP Japanisches Heilpflanzenöl **Wirkstoffe:** Japanisches Mentholöl, 3fach rektifiziert. **Wirkung:** Verhilft rasch zu freiem Atem.	**Tropfen:** Äußerlich: mehrmals täglich 2 bis 5 Tropfen um die Nase herum einreiben. Innerlich: täglich 1 bis 2 Tropfen in einem Glas Wasser oder Milch trinken. **Hinweis:** Oft genügt es, mehrmals täglich am Fläschchen zu riechen.
Lyobalsam **Wirkstoffe:** Kampfer, Thymol, Eukalyptusöl, Muskatbaumöl, Zypressenöl, Kiefernöl, Terpentinöl (Menthol). **Wirkung:** Beschleunigt den Heilprozeß, wärmt, löst den Schleim.	**Salbe:** 2- bis 3mal täglich Brust und Rücken einreiben. **Inhalation:** Eine Messerspitze ins kochende Wasser geben. **Hinweis:** Das Mittel gibt es mit und ohne Menthol. Beide sind für Kinder unter 2 Jahren nicht geeignet (Kampfer, Menthol, S. 57).
Pascotox **Wirkstoffe:** Sonnenhut, Wilder Indigo D4, Zaunrübe D1, Wasserdost D2, Arnika D3, Eisenphosphat D8, Lebensbaum D4, Chinarinde D3, Lachesis-Schlangengift D8, Kupfersulfat D4. **Wirkung:** Steigert die Abwehr, baut auf.	**Tropfen:** Erwachsene zuerst 40 bis 60 Tropfen in 2 Eßlöffel Wasser, dann stündlich 20 Tropfen. Kinder die Hälfte. **Tabletten:** Erwachsene zuerst 4 bis 6 Tabletten, dann stündlich 2 Tabletten. Kinder die Hälfte. **Hinweis:** Hilft bei allgemeiner Abwehrschwäche, starker Anfälligkeit.
Po-Ho Balsam **Wirkstoffe:** Pfefferminzöl, Eukalyptusöl, Wintergrünöl, Menthol. **Wirkung:** Verschafft Linderung, löst Schleim.	**Nasencreme:** 3- bis 4mal täglich einreiben. **Hinweis:** Nicht geeignet für Kinder unter 2 Jahren. Nicht länger als 3 Tage anwenden.

Fertigpräparate	*Anwendungsweise*
Pumilen **Wirkstoffe:** Eukalyptusöl, Kiefernöl, Pfefferminzöl, Thymol, Azulen, Lecithin. **Wirkung:** Lindert die Beschwerden, dämpft die Entzündung, löst den Schleim.	**Nasentropfen:** Mehrmals täglich 1 bis 3 Tropfen in jedes Nasenloch träufeln. **Inhalation:** Unverdünnt 2mal täglich im Inhalationsgerät. **Hinweis:** Nicht geeignet für kleinere Kinder.
rhino-loges **Wirkstoffe:** Gujazulen, Eukalyptusöl, Salbeiöl, Kiefernöl, Meerettichtinktur D2, Kanadische Gelbwurzeltinktur D3, Lebensbaumtinktur D2. **Wirkung:** Löst den Schleim, schafft Linderung, reinigt.	**Nasentropfen:** 3- bis 5mal täglich 3 bis 5 Tropfen in jedes Nasenloch träufeln. **Hinweis:** Nicht länger als 3 Tage anwenden.
Rhino-Vasogen **Wirkstoffe:** Kamillenauszug, Menthol, Eukalyptusöl. **Wirkung:** Beschleunigt den Heilprozeß, lindert die Beschwerden.	**Nasentropfen:** Mehrmals täglich 3 bis 4 Tropfen in jedes Nasenloch träufeln. **Hinweis:** Nicht länger als 3 Tage anwenden. Ungeeignet für Kinder.
Sinupret **Wirkstoffe:** Auszug aus Gelbem Enzian (Wurzel), Schlüsselblume, Sauerampfer, Holunder, Eisenkraut. **Wirkung:** Kräftigt, löst den Schleim, beruhigt, lindert die Beschwerden.	**Tropfen:** Erwachsene 3mal täglich 50 Tropfen einnehmen. Schulkinder 3mal täglich 25 Tropfen. **Hinweis:** Besonders als Vorbeugungsmittel während Epidemien und bei chronischem Schnupfen geeignet.
Soledum-Nasentropfen **Wirkstoffe:** Kampfer, Eukalyptusöl, Sumpfporstöl, Kiefernöl, Kamillenöl. **Wirkung:** Schleimlösend, beruhigt entzündete Schleimhäute.	**Nasentropfen:** Bei Bedarf 1 bis 3 Tropfen in jedes Nasenloch träufeln. **Hinweis:** Empfiehlt sich bei hartnäckigem Schnupfen mit zähem Schleim. Nicht geeignet für Kinder unter 2 Jahren.
Turipol **Wirkstoffe:** Eukalyptusöl, Fenchelöl, Thymianöl, Latschenkiefernöl, Anisöl, Sandelholzöl, Vitamin A, Kampfer. **Wirkung:** Schleimlösend, lindert die Beschwerden, dämpft Schleimhautentzündungen.	**Nasentropfen:** Erwachsene mehrmals täglich 3 bis 5 Tropfen in jedes Nasenloch träufeln. **Hinweis:** Darf bei Schluckbeschwerden (Halsschmerzen) nicht genommen werden. Ungeeignet zum Inhalieren und Gurgeln. Nicht für Kinder.

Fertigpräparate	*Anwendungsweise*
Wobenzym **Wirkstoffe:** Eiweißspaltende Enzyme pflanzlicher und tierischer Herkunft. **Wirkung:** Die Enzyme schädigen Viren und Bakterien und sind entzündungshemmend.	**Dragees:** Mindestens 3mal täglich 2 Dragees. **Hinweis:** Empfiehlt sich vor allem zur Vorbeugung während Epidemien und zur »Nachkur«. Nicht geeignet bei akutem Blutungsrisiko.

Weitere empfehlenswerte Mittel

Arum-Nasentropfen-Spray (Spray). Aronstab, verhindert das Austrocknen der Nase.
Fluor-Zäpfchen (Zäpfchen). Homöopath., hilft besonders bei eitrigem Schnupfen.
Grippe-Gastreu R6 (Tropfen). Homöopath., hat sich bei fiebrigem Schnupfen bewährt.
Habstal-Nasula (Salbe). Kräuteröle, auch für Kleinkinder gut geeignet.
Luffa-Nasentropfen (Tropfen). Luffaschwamm, hilft bei trockenem Schnupfen.
Pharhin (Inhalation). Kräuteröle, Ephedrin. Nicht geeignet bei grauem Star.
Sinuselect (Tropfen). Homöopath., angezeigt bei chronischem, eitrigem Schnupfen.
Sinusitis-Komplex (Tabletten). Homöopath., gut bei Nasennebenhöhlen-Entzündungen.

Behandlungsmethoden bei Schnupfen

Akupressur

Bei allen Infektionskrankheiten der Atemwege müssen zunächst zwei Punkte gefunden werden, die rechts und links vom dritten Brustwirbel liegen. (Dazu braucht man einen Helfer.)
Bei Schnupfen kommen drei Punktpaare hinzu: Das erste liegt direkt über der Nase, und zwar über dem Beginn der Augenbrauen; das zweite rechts und links der Nasenwurzel; das dritte unterhalb der Nasenflügel.

Der Helfer tastet am Rücken die Wirbel vom Hals her ab, bis er den dritten Brustwirbel gefunden hat. Rechts und links davon, in einer deutlich spürbaren Mulde, liegen die Akupressurpunkte. Sie werden vom Helfer mit beiden Daumenkuppen etwa fünfmal kurz und kräftig gedrückt. (Zweimal täglich machen lassen.)
Massieren Sie dann, mit beiden Zeigefingern gleichzeitig, die Punktpaare über dem Beginn der Augenbrauen. Tun Sie das leicht und ruhig, zählen Sie dabei langsam bis sechzig.
Danach nehmen Sie die Nase bei den Augen zwischen Daumen und Zeigefinger. Drücken Sie rhythmisch, aber nicht zu fest etwa zehnmal zu. (Finger vorher gründlich waschen, damit keine Krankheitskeime in die Augen gelangen.) Schließlich drücken Sie mit beiden Daumen etwa sechsmal leicht von unten gegen die Nasenflügel. Das sollte mehr ein kurzes Stoßen als ein Drücken sein. Am wirkungsvollsten ist die Schnupfen-Akupressur morgens, gleich nach dem Aufstehen.

Kamillendampfbad/Inhalation

s. Kamille (S. 49) und Lyobalsam (S. 52)

Fußwickel

s. Wasseranwendungen und Wickel (S. 471–472)

JHP-Bad

Man gibt ins Badewasser etwa 5 Tropfen JHP (S. 52). Besonders für Kinder geeignet.

Salzwasser schnupfen

Man gibt etwas Wasser und eine Prise Salz in einen Unterteller, benetzt die Fingerspitzen und schnupft das Salzwasser hoch (zweimal täglich).

Husten ist zunächst einmal ein wichtiger Körperreflex: Wenn etwas in die Luftwege geraten ist (Staub, Nahrungsmittel, Wasser oder Getränke) oder sich in ihnen zu viel Schleim gebildet hat, versucht unser Körper, diese »Verstopfung« mit einem kräftigen Ausstoßen der Luft zu beseitigen. Zum Hustenreiz kann es aber auch bei Entzündungen der Schleimhäute kommen. Man spricht dann vom trockenen Husten, der nunmehr lästig ist. Schließlich liegt manchem Husten, vor allem dem Hüsteln, eine nervöse Störung zugrunde, die überhaupt nichts mehr mit dem unwillkürlichen Reinigungsbedürfnis zu tun hat. Ein mit einer Erkältungskrankheit einhergehender Husten, der nicht quält und nicht schmerzt, bedarf also keiner speziellen Behandlung, da er hilfreich ist. Er sollte allerdings nach etwa einer Woche wieder abklingen und dann rasch ganz verschwinden. Wichtig ist bei jedem Husten, daß zusätzliche Reizquellen vermieden beziehungsweise ausgeschaltet werden:

▷ Halten Sie sich möglichst nicht in verrauchten Räumen auf, und stellen Sie selbst das Rauchen – wenigstens vorübergehend – ein.
▷ Sorgen Sie dafür, daß die Räume, in denen Sie leben, arbeiten, schlafen, nicht überheizt sind und ausreichend Luftfeuchtigkeit besitzen. Lassen Sie über der Heizung frisches Wasser verdampfen, in dem sich vielleicht ein Heilkräuterzusatz befindet. Lüften Sie mehrmals am Tag.
▷ Trinken Sie mehr als sonst (bis zu drei Litern täglich; Kinder, soviel sie wollen), vor allem warme und heiße Getränke über den ganzen Tag verteilt und in kleinen Schlucken.

Gezielte Maßnahmen gegen einen Erkältungshusten können nötig werden, wenn der Körper auf die Infektion allzu heftig reagiert. Nach allem, was bisher über Virusinfektionen gesagt wurde, bieten sich für jede Behandlung aber nur drei Zielrichtungen:

1. Die Entzündung soll auf ein gesundes Maß zurückgeführt, der Heilvorgang möglichst beschleunigt werden.
2. Der Schleim soll leichter abhustbar gemacht werden.
3. Der Hustenreflex soll soweit gedämpft werden, daß nicht schon der leichteste Reiz zu einem Hustenanfall führt.

Werden, wie heute bei manchen Hustenmedikamenten der Fall, Punkt 2 und 3 miteinander kombiniert, treibt man unter Umständen ein verhängnisvolles Doppelspiel: Auf der einen Seite wird der Schleim verflüssigt (und dabei vermehrt!), auf der anderen der Abhustreflex betäubt, so daß der Körper den Schleim nicht los wird. Vielleicht fühlt man sich nach der

Einnahme solcher Mittel momentan etwas erleichtert. Die Krankheit selbst aber wurde eher verschlimmert.

Hustenmittel sind ein besonders eklatantes Beispiel dafür, daß »rezeptfrei« nicht unbedingt mit »harmlos« gleichgesetzt werden darf. In den meisten von ihnen befinden sich als »Reizdämpfer« oder Schleimlöser Wirkstoffe, die bei sorgfältiger Anwendung im akuten Notfall normalerweise wohl keinen Schaden anrichten. Doch allein schon diese Formulierung läßt erahnen, daß nicht einmal ein Hustenbonbon zum Dauerlutscher werden darf.

Ein Medikament gegen Husten, Schnupfen, Halsschmerzen, eingenommen vor dem Zubettgehen, um überhaupt Schlaf zu finden, kann durchaus angezeigt sein. Solche Mittel gibt es rezeptfrei, was aber nicht heißt, daß sie jeder sorglos beim leichtesten Husten einnehmen dürfte. Wenn sie eine Ephedrinverbindung enthalten, können sie für Hypertoniker und für Patienten mit schweren Herz- und Gefäßveränderungen geradezu gefährlich werden, weil sie den Blutdruck erhöhen und Herzrhythmusstörungen auszulösen vermögen; für Menschen mit Schilddrüsenfunktionsstörungen, weil sie zentral erregen.

Wenn sie Paracematol enthalten – womöglich zusätzlich zum Ephedrin –, können sie für Patienten mit schweren Nierenfunktionsstörungen oder Leberschäden sogar Gift sein. Wer ein solches Medikament als regelmäßigen Schlaftrunk über Wochen einnehmen würde, müßte sogar damit rechnen, seine Leber zu schädigen. Verständlich, daß solche Präparate für Kleinkinder völlig ungeeignet sind. Sie sollten auch keine Hustenmittel bekommen, die Alkohol, Menthol oder Kampfer enthalten. Nahezu alle Hustenmittel vermindern die Reaktionsfähigkeit. Das muß vor allem der Autofahrer wissen.

Grundsätzlich gilt: Alles, was den Hustenreflex dämpfen soll, zielt auf das Nervensystem. Es wird nicht nur das Hustenzentrum leicht narkotisiert, sondern der gesamte Organismus gedämpft. Das macht speziell jene – rezeptpflichtigen – Hustenmittel so riskant, die Codein enthalten. Es ist ein Opiat, eine Droge, die süchtig machen kann. Codeinhaltige Hustenmittel werden leider immer noch selbst für Kleinkinder verschrieben, was besonders leichtfertig ist. In früheren Zeiten kannte man ein Hustenmittel, das völlig harmlos und auch leicht verfügbar ist: Kopfsalat. Der griechische Arzt Claudius Galenos (129–199 n. Chr.) hat jeden Abend vor dem Schlafengehen eine Portion Salat als Beruhigungsmittel verzehrt. In Frankreich preßt man Kopfsalatblätter aus und gewinnt damit einen Saft, der »Tridace« genannt wird. Man verwendet ihn tropfenweise gegen Nervosität, große Erregbarkeit – und Hustenanfälle (Dosierung: drei bis fünf Tropfen in einem Teelöffel Wasser).

Tatsächlich ist der Salat nicht nur eine vorzügliche Vitaminquelle. Er besitzt neben Kupfer, Eisen und anderen Metallen und Mineralien eine ganze Reihe wichtiger Heil- und Wirkstoffe. Vor allem die Beruhigungsdroge Lactuin, die den großen Vorzug besitzt, nicht abhängig zu machen. Sie ist Bestandteil vieler Hustensäfte.

Den Kopfsalat hat man früher auch zur Bereitung eines Hustentees verwendet: Man gab einen ganzen Kopfsalat in kaltes Wasser, das ihn fast bedeckte, und fügte ein paar Krautblätter hinzu. Das wurde auf kleiner Flamme fünf Minuten gekocht. Von diesem Hustentee trank man abends vor dem Schlafengehen ein Glas voll; er sollte lauwarm sein.

Hippokrates empfahl gegen Husten Veilchentee, der folgendermaßen zubereitet wird: Man sammelt Veilchenblüten, zupft die violetten Blättchen aus ihren grünen Täschchen, weil diese dem Tee einen unangenehmen Geschmack verleihen. Die Blütenblätter werden dann im Schatten getrocknet. Zum Tee werden sie nicht überbrüht, sondern mit kaltem Wasser angesetzt und kurz aufgekocht. Das Ganze muß etwa fünf Minuten lang ziehen.

Die heilige Hildegard von Bingen hinterließ folgendes Rezept gegen Husten: »Wer den Schnupfen hat und hustet, der esse Rainfarn, entweder in Suppen oder Kuchen oder mit Fleisch oder wie auch immer. Der Rainfarn unterdrückt die Säfte, damit sie nicht überhand nehmen, und trocknet sie aus. Wer unter trockenem Husten leidet, der bereite mit feinem Mehl und Rainfarn Suppen und esse sie oft. Damit werden die Trockenheit und die inneren Geschwüre seines Hustens gelöst, und man wird den Schleim los ...«

Hier noch einige Rezepte von Pfarrer Künzle. Er verordnete bei allen Erkältungskrankheiten unter anderem auch Nierentee: »Die gründliche Heilung erwirkt man durch Regelung der Nierentätigkeit, vor allem indem man Tee von wärmenden und lösenden Kräutern trinkt. Zu diesen gehören Engelwurz, Hanfnessel, Majoran, Minze, Salbei, Thymian, Wegerich. Äußerlich legt man auf Brust und Rücken während mehrerer Nächte zerschnittene, etwas angewärmte Zwiebeln, welche bedeutende Krankheitsstoffe ausziehen ... Bei leichten Erkältungshusten trinke man sofort einige Tassen Lindenblütentee oder Holuntertee, mit Honig gesüßt. Dann nehme man ein warmes Bad und schwitze im Bett. Die bewährten Heilkräuter gegen Husten sind: Lungenkraut, Isländisches Moos, Wollblume, Pfefferminze, Bitterklee, Huflattich, Spitzwegerich, Salbei, Veilchenblätter und -blüten, Ehrenpreis, Anis.«

Lösend wirkt nach Pfarrer Künzle auch Knoblauch in Wein gesotten. (Am einfachsten preßt man den Saft einer Knoblauchzehe aus und gibt ihn in etwa einen halben Liter trockenen Weißwein, der kurz aufgekocht wird. Man trinkt von dieser Zubereitung stündlich einen Schluck.) Ausgepreßter Saft von Brunnenkresse, mit Honig vermischt, wirkt seiner Meinung nach ebenfalls gut. Man trinke davon drei- bis fünfmal am Tag je einen Teelöffel voll. (Diesen Brunnenkressesaft besorgt man sich am besten im Reformhaus.) Wurzeln und Sprossen von Brennesseln, in Wein gekocht (etwa eine Handvoll auf einen Liter Wein) und mit Honig gesüßt, haben auch eine gute Wirkung. (Abseihen und davon häufig in kleinen Schlucken trinken.)

Bei hartnäckigem Husten empfahl Künzle folgendes Mittel: »Man siedet zwei Handvoll Gerste in einem Liter Milch, siebt ab und trinkt von dieser Gerstenmilch vor dem Schlafengehen eine Tasse voll.«

Pfarrer Kneipp verordnete bei schwerem Husten Fasten, Essigwasserwaschungen und Rettichsaft.

Essigwasserwaschungen: Man gibt in eine Schüssel etwas Essig und etwa die dreifache Menge nicht zu kaltes Wasser. Wenn man das Bett bereits wohlig angewärmt hat, setzt man sich auf, taucht ein Tuch in das Essigwasser, wringt es gut aus und reibt den Oberkörper rasch aber nicht zu hastig damit ab. Dabei hält man sich an folgenden Ablauf: rechter Arm in mehreren Strichen, Tuch neu anfeuchten, dann Hals und Brust. Neues Anfeuchten, linker Arm. Tuch anfeuchten, jetzt ist der Rücken dran. Nicht abtrocknen, sondern hinlegen und gut zudecken.

Rettichsaft: Man schneidet den Rettich in Scheiben, süßt ihn mit Honig und wartet ab, bis er viel Saft gezogen hat. Diesen Vorgang kann man beschleunigen, wenn man die Scheiben gelegentlich kräftig schüttelt oder drückt. Von diesem Saft trinkt man nach jeder Mahlzeit einen Eßlöffel voll. Er reizt nicht und löst rasch auch hartnäckigen Husten.

Nach Pfarrer Kneipp bereitet man aus folgenden Pflanzen besonders wirkungsvolle Hustentees: Alant, Weißem Andorn, Bibernelle, Eibisch, Isländischem Moos, Süßholz, Holunderblüten oder Huflattichblüten (Zubereitung s. Liste).

Achtung: Bei jedem Husten, der nach drei Wochen nicht wieder abklingt, um schließlich ganz zu verschwinden, ist an eine Allergie zu denken (s. *Allergien*), an ein nervöses Leiden, eine chronische Bronchitis (s. *Chronische Bronchitis*), eine Rippenfell- oder Lungenentzündung oder, was heute wieder bedrohlich akut geworden ist, an eine Tuberkulose.

Bei Kindern muß – vor allem bei krampfartigen Hustenanflällen – ein Keuchhusten oder auch ein Pseudokrupp in Betracht gezogen werden (s. *Geopathien/Umweltgifte*).

Heilmittel	*Anwendungsweise*
Alant *(Inula helenium)* **Wirkstoffe:** Helenin, Inulin, Bitterstoffe, Kampfer, ätherisches Öl. **Wirkung:** Schleimlösend, dämpfend, krampflösend. **Hinweis:** Überdosierung kann zu Erbrechen und Magenschmerzen führen.	**Tee:** 1 Teelöffel Alantwurzel wird mit 1 großen Tasse kochendem Wasser übergossen. Der Tee soll 5 Minuten ziehen, ehe man ihn nicht zu heiß und mit Honig gesüßt schluckweise trinkt. Bei starkem Husten darf bis zu 4mal je 1 Tasse des Tees getrunken werden. **Homöopath. Zubereitung:** *Inula helenium,* Urtinktur aus frischen Wurzeln 1/3.
Anis *(Pimpinella anisum)* **Wirkstoffe:** Ätherisches Öl, vor allem Anethol. **Wirkung:** Krampfstillend. **Hinweis:** Fenchel ist wirksamer als Anis, der aber besser schmeckt und sich nicht zuletzt deshalb für Kleinkinder eignet.	**Tee:** 1 Teelöffel zerdrückter Anissamen wird mit 1 großen Tasse kochendem Wasser übergossen. Wenn der Tee 10 Minuten gezogen hat, seiht man ihn ab. Man darf dann täglich bis zu 5 Tassen, mit Honig gesüßt, trinken. **Homöopath. Zubereitung:** *Anisum,* Urtinktur aus reifen Früchten 1/10.
Bibernelle *(Pimpinella major)* **Wirkstoffe:** Ätherische Öle, Saponine, Bitterstoffe, Gerbstoffe. **Wirkung:** Schleimlösend, entgiftet die Nieren, harntreibend. **Hinweis:** Bewährt vor allem bei Husten, der mit Halsschmerzen verbunden ist.	**Tee:** 1 gehäufter Teelöffel Bibernellewurzeln wird mit 1 großen Tasse kaltem Wasser übergossen und zum Kochen gebracht. Nach kurzem Kochen abseihen. Man trinkt von diesem Tee 3mal täglich 1 Tasse, mit Honig gesüßt. **Homöopath. Zubereitung:** *Pimpinella alba,* Urtinktur auf frischen Wurzeln 1/3.
Eibisch *(Althaea officinalis)* **Wirkstoffe:** Schleim, Pektin, Gerbstoffe, lecithinähnliche Stoffe. **Wirkung:** Reizlindernd, erleichtert das Abhusten.	**Tee:** 1 bis 2 Teelöffel Eibischwurzeln werden in 1 großen Tasse kaltem Wasser angesetzt. Das Ganze soll wenigstens 1 gute Stunde lang stehenbleiben, ehe man es abseiht und auf Trinkwärme erhitzt (niemals kochen!). Man trinkt diesen Tee, mit Honig gesüßt, am besten nach jeder Mahlzeit. **Hinweis:** Eignet sich vor allem bei sehr hartnäckigem Husten, trockenem Husten und zur Mund- und Rachenspülung. **Homöopath. Zubereitung:** *Althaea,* Urtinktur aus frischen Wurzeln 1/3.
Engelwurz s. **Schnupfenmittel** (S. 48)	**Tee:** ebd.

Heilmittel	*Anwendungsweise*
Huflattich *(Tussilago farfara)* **Wirkstoffe:** Schleim, Bitterstoffe, Gerbstoffe, Inulin. **Wirkung:** Schleimlösend, reizlindernd, entzündungshemmend.	**Tee:** Etwa 2 Teelöffel der Blüten und Blätter werden mit 1 großen Tasse kochendem Wasser überbrüht. Man läßt den Tee 10 Minuten ziehen, ehe man ihn abseiht und nicht zu heiß, mit Honig gesüßt, trinkt. 2, höchstens 3 Tassen täglich genügen. **Hinweis:** Darf nicht länger als höchstens 4 Wochen angewendet werden, da Huflattich die Leber stark belasten kann. Nicht geeignet für Kinder. **Homöopath. Zubereitung:** *Farfara,* Urtinktur aus frischen Blättern 1/2.
Isländisches Moos *(Cetraria islandica)* **Wirkstoffe:** Schleim, Flechtensäuren, Enzyme, Vitamine. **Wirkung:** Schleimlösend, reizmildernd, antibiotisch. **Hinweis:** Bewährt bei Reizhusten, Hustenanfällen, Lungenleiden, Tuberkulose.	**Tee:** 1 Teelöffel der ganzen getrockneten Pflanze wird auf 1 große Tasse kaltes Wasser gegeben und langsam kurz zum Aufkochen gebracht, sofort abgeseiht und getrunken. Diesen Tee sollte man vor allem morgens trinken, um den Nachtschleim zu lösen. **Homöopath. Zubereitung:** *Cetraria islandica,* Urtinktur aus getrockneten Flechten 1/10.
Lungenkraut *(Pulmonaria officinalis)* **Wirkstoffe:** Schleim, Saponine, Mineralien, Kieselsäure, Gerbstoffe. **Wirkung:** Schleimlösend, lindernd. **Hinweis:** Bei Dauergebrauch, doch nur dann, sind Nebenwirkungen nicht auszuschließen. Notfalls fachlichen Rat einholen.	**Tee:** 2 Teelöffel des zerstoßenen Krautes werden mit 1 großen Tasse kochendem Wasser überbrüht. Der Tee sollte dann 5 bis 10 Minuten ziehen, ehe man ihn, mit Honig gesüßt, trinkt. Nicht mehr als 3 Tassen täglich. **Homöopath. Zubereitung:** *Pulmonaria officinalis,* Urtinktur aus frischem blühendem Kraut 1/2.
Malve *(Malva silvestris)* **Wirkstoffe:** Schleim, Gerbstoffe, ätherische Öle, Melvidin. **Wirkstoffe:** Schleimlösend, lindernd, heilsam bei allen Lungenleiden und Tuberkulose. **Hinweis:** Die Malve ist eines der ältesten Heilmittel gegen Husten. Darf bedenkenlos auch Kindern gegeben werden.	**Tee:** 2 Teelöffel der Blüten, Blätter (oder aller Teile der Pflanze) werden in 1 große Tasse kaltes Wasser gegeben. Am besten setzt man diesen Tee schon am Vorabend an, damit er gut 8 Stunden stehen kann, ehe man ihn abseiht und auf Trinktemperatur erwärmt (nicht kochen und nicht überbrühen!). Man trinkt den Tee vornehmlich morgens. **Homöopath. Zubereitung:** *Malva silvestris,* Urtinktur aus blühenden Pflanzen 1/3.

Heilmittel	*Anwendungsweise*
Salbei s. Schnupfenmittel (S. 51)	**Tee:** ebd.
Schlüsselblume *(Primula veris)* **Wirkstoffe:** Saponine, ätherische Öle, Flavone, Gerbstoffe, Kieselsäure. **Wirkung:** Schleimlösend, wasserausscheidend.	**Tee:** 1 Teelöffel der Blüten oder/und Wurzeln (nie der Blätter!) wird in 1 großen Tasse Wasser gekocht. Man läßt den Tee gut 5 Minuten ziehen, ehe man ihn trinkt. Bewährte Dosierung 2 bis 3 Tassen täglich. **Homöopath. Zubereitung:** *Primula veris,* Urtinktur aus frischen blühenden Pflanzen 1/3.
Schöllkraut *(Chelidonium majus)* **Wirkstoffe:** Saponine, Alkaloide, ätherische Öle. **Wirkung:** Beruhigend, krampflösend. **Hinweis:** Der Alkaloide wegen (Zellgift!) sollte Schöllkraut nicht oder nur nach Rücksprache mit dem Arzt oder dem Heilpraktiker verwendet werden. Nicht geeignet für Hypertoniker.	**Tee:** 2 Teelöffel des Krautes werden mit 1 großen Tasse kochendem Wasser überbrüht. Man läßt den Tee kurz ziehen, ehe man ihn trinkt. Nicht mehr als 2 bis 3 Tassen täglich. **Homöopath. Zubereitung:** *Chelidonium,* Urtinktur aus frischer Wurzel 1/3.
Seifenkraut *(Saponaria officinalis)* **Wirkstoffe:** Saponine. **Wirkung:** Schleimlösend, wassertreibend, leicht abführend. **Hinweis:** Das Seifenkraut darf nicht überdosiert werden, sonst kann es zu Magen- und Darmstörungen kommen. Für kleinere Kinder ist es nicht geeignet.	**Tee:** 1 Teelöffel der Wurzel wird in 1 große Tasse kaltes Wasser gegeben. Das läßt man einige Stunden stehen, ehe man das Ganze kurz aufkocht und den Satz auspreßt. Man trinkt von diesem Tee nicht mehr als 2 Tassen täglich. **Homöopath. Zubereitung:** *Saponaria,* Urtinktur aus getrockneten Wurzeln 1/10.
Spitzwegerich s. Schnupfenmittel (S. 51)	**Tee:** ebd.

Fertigpräparate	*Anwendungsweise*
Escarol	**Dragees:** 3mal täglich 2 Dragees. Kinder 3mal täglich 1 Dragee.
Wirkstoff: Trockenextrakt aus Haselwurz. **Wirkung:** Mildert entzündliche Erkrankungen der Schleimhäute, krampflösend.	**Hinweis:** Bringt als Nebenwirkungen Müdigkeit, Brechreiz, Sodbrennen, vermehrtes Schwitzen mit sich.
Gelomyrtol	**Kapseln:** Bei akuter Erkrankung 3- bis 5mal täglich 2 Kapseln vor den Mahlzeiten unzerkaut einnehmen. Bei chronischen Prozessen 3mal täglich 1 bis 2 Kapseln.
Wirkstoff: Myrtol. **Wirkung:** Schleimlösend, lindert Entzündungen der Schleimhaut, wirkt speziell auf Stirnhöhle, Nasennebenhöhlen, Luftröhre und Bronchien.	**Hinweis:** Empfiehlt sich bei sehr schwerer, hartnäckiger Erkrankung.
Huflattich-Pflanzensaft Kneipp	**Saft:** 2- bis 3mal täglich 1 Eßlöffel.
Wirstoff: Preßsaft aus Huflattichblättern. **Wirkung:** Zusammenziehend, abschwellend, reizlindernd, schleimlösend.	**Hinweis:** Empfehlenswertes Zusatzmittel bei Erkältungskrankheiten. Auch für Kinder geeignet.
Jsephca-Hustensirup	**Sirup:** Erwachsene 3- bis 4mal täglich 1 Eßlöffel.
Wirkstoffe: Eisenhut, Tollkirsche, Zaunrübe, Bilsenkraut, Brechwurzel (je D4), Frauenhaar, Ringelblume, Sonnentau, Meerträubchen, Ackerschachtelhalm, Bibernell, Schlüsselblume, Salbei, Veilchen (je D2), Spitzwegerichsaft, Thymiansaft. **Wirkung:** Beruhigt, dämpft stark den Hustenreiz, ohne lähmende Wirkung.	**Hinweis:** Besonders empfehlenswerter Hustensaft, vor allem für Kinder und Kleinkinder.
Melrosum	**Sirup:** Erwachsene 3mal täglich 1 Eßlöffel. Kinder 3mal täglich 2 Teelöffel.
Wirkstoffe: Honig, Grindeliakraut, Bibernell, Schlüsselblume, Rosenblüten, Thymian (jeweils Tinktur 1/5). **Wirkung:** Beruhigt, dämpft den Hustenreiz, lindert die Beschwerden.	**Hinweis:** Empfehlenswerter Hustensaft vor allem für kleinere Kinder.
Salbei-Bonbons mit Vitamin C Dallmanns	**Lutschbonbons:** Stündlich 1 Bonbon im Mund zergehen lassen.
Wirkstoffe: Extrakt aus Salbei, Salbeiöl und Vitamin C. **Wirkung:** Leicht abschwellende, antiseptische, entwässernde Wirkung.	**Hinweis:** Die Bonbons dürfen auch Kindern gegeben werden.

Fertigpräparate	*Anwendungsweise*
Salbei-Pastillen Wirkstoffe: Salbei, Pestwurz, Spitzwegerich, Fichte, Thymianöl, Eukalyptusöl, Menthol. Wirkung: Schmerzlindernd, abschwellend, schleimlösend.	Pastillen: Nach Bedarf lutschen. Sie dürfen auch Kindern gegeben werden, dann aber nicht mehr als alle 3 Stunden 1 Pastille. Hinweis: Die Pastillen empfehlen sich besonders bei Ansteckungsgefahr als Vorbeugungsmittel.
Spitzwegerich-Pflanzensaft Kneipp Wirkstoff: Preßsaft aus Spitzwegerichblättern. Wirkung: Schleimlösend, leicht antibiotisch.	Saft: 3mal täglich 1 Eßlöffel. Hinweis: Empfiehlt sich als Ergänzungsmittel bei Erkältungskrankheiten. Auch für Kinder geeignet.
Tavipec-Montavit Wirkstoff: Spiköl aus Lavendelblüten. Wirkung: Dämpft den Hustenreiz, beruhigt, heilt.	Kapseln: 1 bis 3 Kapseln täglich unzerkaut vor den Mahzeiten. Hinweis: Weniger für Kinder geeignet.
Thymian-Pflanzensaft Kneipp Wirkstoff: Preßsaft aus Thymiankraut. Wirkung: Schleimlösend, auswurffördernd, lindernd, stark antiseptisch.	Saft: 3mal täglich 1 Eßlöffel. Hinweis: Besonders hilfreich, wenn eine bakterielle Infektion zur Virusinfektion hinzugekommen ist (grüner Schleim).

Weitere empfehlenswerte Mittel

Aralia Hustenhonig (Kräuterhonig). Nimmt Hustenreiz, löst Schleim, gut für Kinder.
Arnica-Heel (Tropfen). Homöopath., hilfreich bei Schnupfenkomplikationen.
Aschauer-Hustentropfen. Kräuterextrakte, beruhigt den Hustenreiz.
Eucalyptus cpl. 305 (Tabletten). Homöopath., gut bei Husten, verbunden mit »Grippe«.
Hedera helix Vitaplex forte (Tropfen). Efeupräparat, gut bei verstecktem Husten.
Influal (Tropfen). Homöopath., stärkt die Abwehr bei allen Atemwegsinfektionen.
Ipecacuanha cpl. 300 (Tabletten). Homöopath., gut bei starker Verschleimung.
Jsephca Dragees (Dragees). Homöopath., verflüssigt sehr zähen Schleim.
Jsephca Hustentropfen (Tropfen). Homöopath., eher für Kinder geeignet.
Kneipp Husten Bonbons:
Eucalyptus (Bonbon). Des Geschmacks wegen nicht für Kinder geeignet.
Fenchel (Bonbon). Empfehlenswertes Hustenbonbon für Kinder.
Pfefferminze (Bonbon). Eher für leichteren Husten.
Spitzwegerich (Bonbon). Besonders hilfreich bei Raucherhusten.
Liquiritia forte (Tropfen). Kräuterextrakte, gut bei Reizhusten.
Pertussis cpl. 320 (Tabletten). Homöopath., empfiehlt sich bei krampfartigem Husten.
Thymus A1 (Tropfen). Homöopath., gut bei nervösem Husten, Keuchhusten, Asthma.
Tussiflorin (Saft, Tropfen). Kräuterextrakte, auch für Kinder gut geeignet.

Akupressur

Sie brauchen drei Punktpaare: die beiden Punkte für Erkältungskrankheiten am Rükken (s. **Behandlungsmethoden bei Schnupfen, S. 54**), den Lungenpunkt in der Mulde zwischen den Schlüsselbeinen über dem Brustbein und die beiden Bronchienpunkte unterhalb der Nasenflügel.

Lassen Sie sich zunächst die Punkte für Erkältungskrankheiten am Rücken drücken.
Dann drücken Sie mit dem Zeigefinger leicht den Lungenpunkt über dem Brustbein. Schieben Sie die Haut spielerisch hin und her. Tun Sie das drei- bis fünfmal am Tag. (Nicht erschrecken, wenn der Punkt hinterher etwas weh tut. Das ist normal.)
Schließlich setzen Sie beide Daumen unter die Nasenflügel und stoßen gleichzeitig ein paarmal sanft dagegen. Diese Akupressur dürfen Sie im Laufe des Tages mehrmals wiederholen. Tun Sie es vor allem dann, wenn ein Hustenanfall droht.

Topfenwickel

Auf Hals und Brust.

Auf ein Tuch von der Größe eines Geschirrtuchs streichen Sie ein halbes Pfund frischen Quark. Er soll zimmerwarm sein, also nicht direkt aus dem Kühlschrank kommen. Legen Sie diesen Umschlag um den Hals – und darum einen warmen Schal. Über Nacht kommt derselbe Wickel auf die Brust. Gut abdecken.

Fast immer beginnt diese Erkältungskrankheit mit dem typischen Kratzen im Hals, mit heftigem Niesen und dem Gefühl, sich ständig räuspern zu müssen. Daraus entwickeln sich gleichsam über Nacht Halsschmerzen und Schluckbeschwerden: Die Schleimhaut des Rachens ist entzündet. Zu den Halsschmerzen kommen meistens auch noch Schnupfen oder Husten hinzu, vielleicht sogar beides. Das Krankheitsgefühl ist dabei weit stärker als bei deren Auftreten ohne Rachenentzündung. Auch Fieber macht sich deutlicher bemerkbar.

Halsschmerzen resultieren in aller Regel – ebenso wie Husten und Schnupfen – aus Virusinfektionen, sind aber weit schwieriger als jene von bakteriellen Infektionen wie etwa einer Mandelentzündung zu unterscheiden. Einen besonders wichtigen Hinweis können die geschwollenen »Drüsen« im Hals, unmittelbar unter dem Unterkieferbogen, geben.

Die Mandeln können bei einer Virusinfektion des Rachenraums ebenfalls mitbetroffen sein. Sie werden jedoch im Gegensatz zur bakteriellen Angina nicht eitrig, bekommen keinen weißen Belag. Erstreckt sich die Entzündung auf die lymphatischen Seitenstränge des Rachens, spricht man von einer Seitenstrangangina, auch fast immer eine Virusinfektion.

Wie bei allen virusbedingten Infektionen gilt auch bei der Rachenentzündung: Jede Behandlung muß sich darauf beschränken, die Beschwerden zu lindern und den Körper in die Lage zu versetzen, den Heilungsprozeß so zügig und so unbehindert wie möglich vornehmen zu können. So gut wie nutzlos, die Heilung nur verzögernd und den Körper unnötig belastend sind Lutschtabletten mit antibiotischen Bestandteilen.

Das weithin übliche Gurgeln mit desinfizierenden Mitteln bleibt stark umstritten. Normalerweise gelangt das Gurgelwasser bestenfalls in die obersten Randbezirke der Entzündung, so daß der kranke Rachen nur unnötig gereizt wird.

Wirksamer sind enzymhaltige Lutschtabletten (zum Beispiel *Wobe-Mugos*).

Ein äußerst hilfreiches Mittel gegen Halsschmerzen hat Pfarrer Kneipp wiederentdeckt: kalte Halswickel (s. *Wasseranwendungen und Wickel*). Fast noch besser sind freilich Quarkwickel. Dabei wird ein halbes Pfund Quark kalt auf ein Tuch gestrichen und um den Hals gelegt. Darüber kommt ein dicker Schal, und das Ganze behält man über Nacht an.

Eines der wichtigsten Gesetze der Heilkunde heißt: Wärme fördert die Durchblutung, verstärkt aber damit auch die Entzündung. Kälte hemmt die Durchblutung, drosselt somit die Entzündung. Seit altersher gilt deshalb bei Halsentzündungen: Nicht der Hals, sondern die Füße müssen warm gehalten werden. Kalte, also schlecht durchblutete Füße führen fast zwangsläufig zu Halsschmerzen. Deshalb gibt es in naßkalten Jahreszeiten kein besseres Vorbeugungsmittel gegen Erkältung als ein Fußbad vor dem Schlafengehen (s. *Wasseranwendungen und Wickel*). Auch sollte man unbedingt zu enge und zu leichte Schuhe meiden, sich angewöhnen, im Haus grundsätzlich die Schuhe zu wechseln, am Arbeitsplatz ein zweites Paar Schuhe bereit zu haben.

Im übrigen gelten alle Maßnahmen wie bei Schnupfen und Husten. Vor allem: nicht rauchen, keine zu trockene Luft in den Räumen und viel trinken.

Heilmittel	*Anwendungsweise*
Beinwell *(Symphytum officinale)* **Wirkstoffe:** Schleim, Gerbstoffe, Harz, Zucker, Cholin, Gummi, Allantoin. **Wirkung:** Durchblutungsfördernd, heilend. **Hinweis:** Empfiehlt sich bei Halsschmerzen mit sehr trockenem Husten. Bei Leberschaden nicht verwenden.	**Tee:** 2 Teelöffel der Beinwellwurzel werden mit 1 Tasse Wasser überbrüht. Gut 10 Minuten ziehen lassen. Man trinkt höchstens 2 bis 3 Tassen täglich. **Gurgelmittel:** Man kann den Tee (s. o.) auch als Gurgelmittel verwenden. **Homöopath. Zubereitung:** *Symphytum,* Urtinktur aus frischen Wurzeln 1/2.
Eibisch s. **Hustenmittel** (S. 60)	**Tee:** ebd.
Goldrute *(Solidago virgaurea)* **Wirkstoffe:** Gerbstoffe, Saponine, ätherisches Öl, Bitterstoffe, Flavonoide. **Wirkung:** Reinigend, entwässernd, nierenstärkend. **Hinweis:** Sollte bei jeder Erkältung als Nierenheilmittel und Blutreinigungsmittel zusätzlich zu anderen Mitteln genommen werden.	**Tee:** 1 bis 2 Teelöffel des Krautes werden in kaltem Wasser angesetzt und zum Kochen gebracht. Man läßt den Tee 2 Minuten ziehen, ehe man ihn trinkt. **Homöopath. Zubereitung:** *Solidago virgaurea,* Urtinktur aus frischen Blüten 1/3.
Holunder s. **Schnupfenmittel** (S. 48)	**Tee:** ebd. **Mus:** ebd.
Huflattich s. **Hustenmittel** (S. 61)	**Tee:** ebd.
Lein, Flachs *(Linum usitatissimum)* **Wirkstoffe:** Schleim, fettes Öl, Eiweiß, Linamarin. **Wirkung:** Schleimlösend, desinfizierend, leicht abführend. **Hinweis:** Vor allem bei Verdauungsstörungen während der Erkrankung zu empfehlen.	**Latwerge:** Leinsamen wird zermahlen und mit Honig verrührt. Davon ißt man immer mal wieder 1 Teelöffel voll. **Homöopath. Zubereitung:** *Linum usitatissimum,* Urtinktur aus frischen blühenden Pflanzen 1/3.
Lungenkraut s. **Hustenmittel** (S. 61)	**Tee:** ebd.

Heilmittel	*Anwendungsweise*
Malve s. Hustenmittel (S. 61)	**Malvenwein:** 3 Eßlöffel Blüten werden in Weißwein kurz aufgekocht. Man gibt etwas Honig bei. Das ist ein gutes Gurgelmittel.
Veilchen *(Viola odorata)* **Wirkstoffe:** Saponine, ätherische Öle, ein Glykosid, Salicylsäure. **Wirkung:** Schleimlösend, lindernd. **Hinweis:** Besonders bei heftiger Erkrankung zu empfehlen. Geeignet auch für Kinder. Sie nehmen vor allem den Sirup sehr gern.	**Tee:** 1 Teelöffel der Blüten und Blätter mit 1 Tasse kaltem Wasser übergießen, kurz aufkochen und etwa 5 Minuten ziehen lassen. Nicht zu heiß trinken. **Sirup:** 2 gehäufte Tassen frische Veilchenblüten werden mit etwa ½ Liter heißem Wasser übergossen. Das läßt man dann 10 Stunden stehen. Danach wird abgeseiht. Den Sud bringt man zum Kochen und gießt ihn auf frische Veilchenblüten (diesmal etwa 1 Tasse voll). Man läßt das wiederum 10 Stunden stehen, seiht wieder ab, kocht den Sud wieder auf. Das wiederholt man möglichst noch einmal, bis man einen schönen blauen Sirup bekommen hat. Er wird mit Honig gesüßt. Man nimmt davon mehrmals am Tag 1 Eßlöffel voll. **Homöophat. Zubereitung:** *Viola odorata,* Urtinktur aus frischen blühenden Pflanzen 1/3.
Zwiebel *(Allium cepa)* **Wirkstoffe:** Ätherische Öle, Glykoside, Vitamine, Stoffe, die das Wachstum von Bakterien hemmen. **Wirkung:** Regt die Drüsen der Schleimhäute an, krampflösend, blutreinigend, wundheilend. **Hinweis:** Zwiebelwickel sind ein wirksames Mittel zur Behandlung von Halsschmerzen aller Art bei Kindern.	**Zwiebelsaft:** Honig wird mit frisch gepreßtem Zwiebelsaft verrührt und teelöffelweise mehrmals am Tag eingenommen. Nimmt Heiserkeit und heilt die Rachenschleimhaut. **Wickel:** 2 rohe Zwiebeln werden fein gehackt und auf ein Tuch verteilt, das man um den Hals legt. Der Wickel sollte mehrmals am Tag erneuert werden. Bei Kindern macht man nur einen Wickel am Tag, am besten am Vormittag. **Homöopath. Zubereitung:** *Cepa,* Urtinktur aus frischen Zwiebeln 1/3.

Fertigpräparate	*Anwendungsweise*
Alymphon **Wirkstoffe:** Kohlensaurer Kalk D30, Blasentang D6, Reißblei D30, Bärlappsporen D30, Schwefel D30, Hefe. **Wirkung:** Steigerung der Abwehrkräfte, reguliert die Lymphdrüsen.	**Granulat:** Erwachsene nehmen 3- bis 5mal täglich 1 Teelöffel. Schulkinder 3- bis 5mal ½ Teelöffel, kleinere Kinder 3mal täglich eine Messerspitze. **Hinweis:** Nicht zu früh absetzen, sondern Packung zu Ende nehmen.
Esberitox N s. Schnupfenmittel (S. 52)	**Tropfen:** ebd. **Tabletten:** ebd.
Escarol s. Hustenmittel (S. 63)	**Dragees:** ebd.
Huflattich-Pflanzensaft Kneipp s. Hustenmittel (S. 63)	**Saft:** ebd.
Meer-Löß-Moor **Wirkstoffe:** Heilmoor, Heilerde, Meersalze. **Wirkung:** Entzündungshemmend, antibakteriell.	**Pulver:** ½ Teelöffel des Pulvers ohne Flüssigkeitszusatz vor dem Schlafengehen in den Mund nehmen, einspeicheln und so einwirken lassen. **Hinweis:** Kann Kindern nicht zugemutet werden.
Pascotox s. Schnupfenmittel (S. 52)	**Tropfen:** ebd. **Tabletten:** ebd.
Spitzwegerich-Pflanzensaft Kneipp s. Hustenmittel (S. 64).	**Saft:** ebd.
Splenubene Vitaplex **Wirkstoffe:** Arsentrijodid D3, Chinabaum, Quecksilberchlorid D3, Fuchssches Kreuzkraut D2, Afrikanische Akazie D5, Johanniskraut D4, Eibisch D4, Schwarzer Spießglanz D3, Brechnußbaum D8, Latschenkiefer. **Wirkung:** Stärkt das Lymphsystem bei akuten und chronischen Lymphentzündungen.	**Tropfen:** 3mal 20 bis 40 Tropfen vor dem Essen. Kinder 3mal 10 Tropfen. **Hinweis:** Auch für Kinder gut geeignet.

Fertigpräparate	*Anwendungsweise*
Utilin »S« Kapseln schwach Wirkstoffe: Keime des Mykobakteriums. Wirkung: Stärkt die Abwehrkräfte, regt die Drüsentätigkeit an, antibakteriell.	Kapseln: Man nimmt wöchentlich 1- bis 2mal morgens nüchtern ein. Anschließend sollte 3 bis 4 Stunden nichts gegessen werden. Hinweis: Für Kinder nicht geeignet. Am Tag der Einnahme möglichst viel trinken (wenigstens 3 Liter Flüssigkeit). Eignet sich besonders bei Mischinfektionen.

Weitere empfehlenswerte Mittel

Angibosan-Bock (Tabletten). Homöopath., hilft auch gut bei Angina.
Cefatonsillan (Tropfen). Homöopath., hilft gut bei Mandelentzündungen.
Echinacea-Mundspray (Spray). Kräuterextrakte, gut bei Entzündungen in Mund, Rachen.
Echte Sodener Mineralpastillen (Pastillen). Quellsalz, hilft bei rauhem Hals.
Echtrosept-Gurgeltinktur (Tinktur). Kräuteröle, hilft bei Halsentzündungen.
Emser Pastillen »stark« (Pastillen). Quellsalz, zur Desinfizierung von Mund, Rachen.
JHP-Öl-Rödler (Tropfen zur Inhalation). Mentholöl, lindert Entzündungen.
Infekt-Komplex Hofu (Tropfen). Homöopath., besonders hilfreich bei Mischinfektionen.
Inflammatio-Tropfen (Tropfen). Homöopath., hilft bei Erkältungen und Angina.
Isla-Moos (Pastillen). Isländisches Moos, schützt die Schleimhaut, lindert Reize.
Lomasatin (Tropfen). Kräuterextrakte, besonders gut zur Vorbeugung von Entzündungen.
Mandelo-katt (Dragees). Homöopath., empfehlenswert bei Schluckbeschwerden.
Petzo-Infekttropfen (Tropfen). Homöopath., gut vor allem zur Vorbeugung.
Septonsil (Tropfen). Homöopath., bewährtes Anginamittel.
Tonsiotren (Lutschtabletten). Homöopath., steigert die Abwehrkräfte.

Akupressur

Bei Halsschmerzen brauchen Sie drei Punktpaare: den Punkt für Erkältungskrankheiten (s. **Behandlungsmethoden bei Schnupfen,** S. 54); den Halsschmerzpunkt an der Daumenwurzel – er liegt genau dort, wo die Falte zwischen Daumen und Zeigefinger endet; und den Schmerzpunkt rechts und links vom Daumennagel.

Lassen Sie sich zuerst den Punkt für Erkältungskrankheiten am Rücken akupressieren.
Nehmen Sie dann die linke Hand so zwischen Daumen und Zeigefinger der rechten, daß Sie von unten und oben den Halsschmerzpunkt festhalten. Drücken Sie etwa im Rhythmus des Pulsschlags zehnmal dagegen. Tun Sie dasselbe dann mit der rechten Hand.
Nehmen Sie schließlich den linken Daumen zwischen Daumen und Zeigefinger der rechten Hand und drücken Sie den Daumennagel neben dem Nagelende kräftig in die Haut. Drehen Sie den Daumen um und drücken sie den Nagel auch auf der anderen Seite. Nur kurz, zwei, drei Sekunden lang. Dann kommt der rechte Daumen dran. Diese Akupressur dürfen Sie nach Bedarf wiederholen.

Zwiebelwickel

s. **Mittel bei Halsschmerzen** (S. 69).

Obstessigwickel

In eine Schüssel gibt man lauwarmes Wasser und drei Eßlöffel Obstessig. Man taucht ein Tuch hinein, preßt es nur so weit aus, daß es nicht mehr tropft, und legt es um den Hals. Darum wickelt man einen dicken Wollschal. Der Wickel sollte zwei Stunden verbleiben.

Nasse Socken

Bevor man schlafengeht, zieht man zwei nasse, aber nicht tropfende Socken an. Sie sollten nicht aus Wolle sein. Über die nassen Socken kommen trockene, etwas längere, so daß die nassen gut bedeckt sind. Damit geht man zu Bett und behält die Socken die ganze Nacht über an.

Über die Ohrentrompete, die sogenannte Eustachische Röhre, ist das Ohr mit dem Naseninnern verbunden. Man kann das selbst nachprüfen: Hält man sich die Nase zu und versucht dann zu schneuzen, verspürt man den Druck deutlich in den Ohren. Mit dieser Maßnahme lassen sich die Ohren, die bei raschem Druckabfall oder -anstieg »zugeschnellt« sind, etwa beim Starten oder Landen während eines Flugs, auch wieder öffnen. Die Verbindung zwischen Nase und Ohr können aber auch Krankheitserreger benutzen, um auf diesem Weg ins Mittelohr zu gelangen. Speziell bei Kindern wird so recht häufig aus einer nicht rasch und gründlich ausgeheilten Erkältung eine äußerst schmerzhafte Mittelohrentzündung. Ein Blick in das Ohr seines Patienten zeigt dem Arzt oder dem Heilpraktiker, daß das Trommelfell gerötet, also entzündet ist. Ein vorgewölbtes Trommelfell ist das Zeichen für eine bereits eingesetzte Vereiterung. Eine Mittelohrentzündung kann aber auch auf direktem Weg entstehen, wenn die Ohren Zug ausgesetzt sind oder etwa Wasser in sie gelangt.

Auch wenn die Schmerzen nicht übermäßig groß sein sollten, muß eine Mittelohrentzündung sehr ernst genommen werden, weil eine Ausbreitung der Entzündung überaus folgenschwer sein kann. Auch beim geringsten Verdacht auf eine Mittelohrentzündung muß der Arzt aufgesucht werden, damit die rechten Heilmaßnahmen eingeleitet werden können.

Als gutes Mittel gegen die Schmerzen und zur raschen Heilung haben sich Dampfbäder mit Holunderblüten und Kamille bewährt. Man überbrüht in einem großen Topf eine Handvoll Holunderblüten und etwa die Hälfte Kamillenblüten. Dann stellt man den Topf vor sich auf einen Stuhl und beugt sich darüber, damit der Dampf ins Ohr gelangen kann. Zuvor hat man ein großes Badetuch über sich und den Topf gestülpt, um den Dampf nicht entweichen zu lassen. Dieses Dampfbad sollte etwa fünfzehn Minuten lang dauern. Anschließend empfiehlt es sich, das Ohr und seine Umgebung in einen warmen Schal zu hüllen. Kleinen Kindern, die häufig an Ohrenschmerzen leiden, legt man ein kleines Kissen, gefüllt mit Holunder- und Kamillenblüten neben das Kissen des Bettchens. Ein altbewährtes Mittel zur Behandlung akuter und chronischer Mittelohrentzündung ist auch Knoblauch. Man schabt eine Zehe leicht an, entfernt so die äußersten Häute, wickelt sie in etwas Watte und steckt sie in die Ohren – am zweckmäßigsten gleich in beide, damit eine weitere Infektion des bisher noch schmerzfreien Ohrs möglichst verhindert wird.

Heilmittel	*Anwendungsweise*
Bitterklee s. **Mittel bei Leber- und Gallenbeschwerden** (S. 327)	**Tropfen D 3:** Man nimmt 2mal täglich 3 bis 5 Tropfen. **Hinweis:** Speziell für ältere Menschen, die von Ohrensausen geplagt werden. **Homöopath. Zubereitung:** *Menyanthes*, Urtinktur aus der frischen Pflanze 1/2.
Kamille s. **Schnupfenmittel** (S. 49)	**Spülungen:** s. **Mittel bei Zahnschmerzen** (S. 140) In diesem Fall wird der Tee entweder mit einer Pipette ins Ohr geträufelt oder auf ein Wattestäbchen gegeben, mit dem man vorsichtig das Ohr reinigt. Der Tee darf in keinem Fall zu heiß sein. **Hinweis:** Gutes Mittel bei stechenden Ohrenschmerzen.
Königskerze s. **Mittel bei Verletzungen** (Verbrennungen, S. 134)	**Öl:** 1 Handvoll frische Blüten wird mit 100 Gramm Olivenöl in eine weiße Glasflasche gegeben. Man stellt sie für 3 bis 4 Wochen in die Sonne. Zwischendurch sollte immer wieder geschüttelt werden. Bei Schmerzen wird das Öl in das Ohr geträufelt. **Hinweis:** Empfehlenswert bei Furunkel und Ekzemen im Ohr oder im Gehörgang und bei chronischer Mittelohrentzündung.
Spitzwegerich s. **Schnupfenmittel** (S. 51)	**Hinweis:** Sofortige Schmerzstillung bei starken Ohrenschmerzen. **Homöopath. Zubereitung:** *Plantago major* D 2. Man nimmt mehrmals täglich 5 bis 15 Tropfen.
Veilchen s. **Mittel bei Halsschmerzen** (S. 69)	**Tee:** ebd. **Hinweis:** Besonders geeignet bei erkälteten Ohren. **Homöopath. Zubereitung:** *Viola odorata* D 6. Man nimmt mehrmals täglich 5 bis 8 Tropfen, in ganz schweren Fällen bis zu 15.

Heilmittel	*Anwendungsweise*
Wundklee *(Anthyllis vulneraria)* **Wirkstoffe:** Saponine, Gerbstoffe, Xanthophyll, Farbstoffe. **Wirkung:** Antibiotisch, fördert die Wundheilung.	**Tee für Umschläge:** Man übergießt 1 Eßlöffel der Blüten mit ¼ Liter kochendem Wasser. Anschließend muß der Tee noch ¼ Stunde ziehen. Der Tee wird mit Hilfe eines Taschentuchs ins Ohr getupft. **Hinweis:** Gutes Zusatzmittel bei offenen Ekzemen und Verletzungen im Ohr.
Zwiebel s. **Mittel bei Halsschmerzen** (S. 69)	**Zwiebelsaft:** ebd. **Wickel:** In diesem Fall hackt man eine rohe Zwiebel so klein wie möglich. Sie wird in ein Taschentuch gewickelt und aufs Ohr gelegt. Man kann das Taschentuch noch mit einem Handtuch am Kopf fixieren. Die beste Wirkung erzielt man jedoch, wenn man sich mit dem umwickelten Ohr aufs Kopfkissen legt. **Hinweis:** Der Saft sollte zusätzlich zum Wickel verwendet werden. Hilft bei Mittelohrvereiterungen und nimmt den Schmerz.

Bewährte Kräutermischungen

Bei Ohrenentzündung: 20 Gramm Kamille, 40 Gramm Storchenschnabel, 10 Gramm Fliederblüten, 20 Gramm Ackerschachtelhalm.
Anwendungsweise: Die Kräuter werden gut gemischt. Man setzt 50 Gramm von der Mischung mit ½ Liter Wasser kalt an und läßt einmal aufkochen. Nachdem die Kräuter noch 10 Minuten gezogen haben, wickelt man sie in ein Tuch und legt dieses naß auf das entzündete Ohr.
Bei Furunkel: 10 Gramm Farn, 20 Gramm Storchenschnabel, 30 Gramm Kamille, 10 Gramm Ackerschachtelhalm, 20 Gramm Bockshornklee.
Anwendungsweise: Die Kräuter werden gemischt. Man setzt 50 Gramm davon mit 1 Liter Wasser kalt an und läßt einmal kurz aufkochen. Nachdem der Tee noch 10 Minuten gezogen hat, legt man ein Tuch in den Sud und gibt dieses 2mal täglich auf das Ohr.

Mittel bei Ohrenschmerzen

Fertigpräparate	*Anwendungsweise*
Infektkomplex *(Hofu)* **Wirkstoffe:** Sturmhut D 4, Honigbiene D 4, Bariumjodid D 4, Tollkirsche D 4, Sonnenhut (Urtinktur), Jasmin D 4, Guajakbaum D 4, Kaliumjodid D 4. **Wirkung:** Fördert die Heilung bei Entzündungen.	**Tropfen:** Je nach Beschwerden nimmt man 1- bis 3mal täglich 7 bis 9 Tropfen. **Hinweis:** Hilft gut und schnell bei allen Ohrenentzündungen.

Fertigpräparate	*Anwendungsweise*
Lymphomyosot s. Mittel bei Allergien der Atemwege (S. 211)	**Tropfen:** ebd. **Hinweis:** Nimmt die Schmerzen und fördert die Heilung bei allen entzündlichen Vorgängen im Ohr und in den Gehörgängen.
Lymphorobal s. Mittel bei »Grippe« (S. 83)	**Tropfen:** ebd. **Hinweis:** Empfehlenswert bei allen Entzündungen des Ohr- und Gehörgangs.
Lymphozil einfach/forte s. Mittel bei Allergien der Atemwege (S. 211)	**Tabletten:** ebd. **Hinweis:** Reinigt die Drüsen und stärkt die Abwehr. Sollte zu jeder Behandlung zusätzlich eingenommen werden.
Otitis media D 12 **Wirkstoff:** Nosode. **Wirkung:** Tötet die Bakterien, die für die Mittelohrentzündung verantwortlich sind.	**Tropfen:** Man nimmt, solange Beschwerden vorhanden, täglich 10 Tropfen. **Hinweis:** Die Schmerzen können sich am ersten Tag etwas verschlimmern, bis der Eiterherd sich öffnet und der Druck nachläßt.
Propolis-Komplex-Salbe **Wirkstoffe:** Bienenkittharzextrakt. **Wirkung:** Fördert die Heilung, entzündungswidrig.	**Salbe:** Die Salbe wird bei Bedarf in das Ohr aufgetragen. **Hinweis:** Hilft auch bei Ekzemen und Verletzungen im Ohr.

Behandlungsmethoden bei Ohrenschmerzen

Akupressur Im akuten Notfall lassen sich die Schmerzen lindern, wenn man einen Punkt drückt, der unmittelbar am oberen Rand der Ohrmuschel liegt.	Fahren Sie mit dem Zeigefinger vor der Ohrmuschel in die Höhe, bis Sie eine Stelle gefunden haben, die sich wie eine kleine Mulde anfühlt. Sie ist sehr druckempfindlich. Massieren Sie diesen Punkt ganz leicht. Wiederholen Sie diese Massage, bis die Ohrenschmerzen abgeklungen sind.
Dampfbad s. Ohrenschmerzen (S. 73)	

Olivenölbad

Erwärmen Sie ein gutes Olivenöl auf etwa 30, 35 Grad. Dann träufeln Sie es mit einer Pipette in das schmerzende Ohr. Das hilft besonders gut bei starkem bis schmerzhaftem Juckreiz infolge eines verhärteten Ohrenschmalzes.

Ohrdusche

Wenn die Ohren verstopft sind, so daß Sie am liebsten darin herumstochern würden, kochen Sie einen Kamillentee und lassen ihn auf Körpertemperatur abkühlen. Füllen Sie ihn in eine Mundddusche, die auf Stufe 1 geschaltet wird. Dann sprühen Sie den Tee in die Ohren. Das befreit sehr rasch und gründlich.

Wenn alles zusammenkommt, Schnupfen, Husten, Hals-, Kopf-, Gliederschmerzen, Fieber, so daß man sich nicht nur unwohl, sondern richtig krank fühlt, spricht man von der »Grippe«. Gemeint ist aber nicht die mitunter sehr schwere und bedrohliche, von Grippeviren ausgelöste Krankheit (Influenza), sondern der sogenannte grippale Infekt, eine fiebrige Erkältung, die einen mehr oder weniger heftig und mit schöner Regelmäßigkeit befällt, und vor der in unserem Klima, vor allem im Herbst und Frühjahr, so gut wie keiner sicher ist.

Diese »Grippe«, eine der häufigsten Krankheiten überhaupt, wird zu den »banalen Infekten« gezählt, eine fast schon verhängnisvolle Bezeichnung. Ursprünglich wollte man damit nur andeuten, daß sie im Gegensatz zu schlimmen Infektionskrankheiten wie etwa den Pocken, der Kinderlähmung, der Tuberkulose etc. nicht lebensbedrohend ist und Patienten deshalb auch nicht streng isoliert und massiv behandelt werden müssen. Mag die »Grippe« den Körper vorübergehend auch noch so heftig schütteln, letztlich wird er mit ihr fertig. Tut man nichts, so sagt der Volksmund ganz richtig, dauert sie acht Tage. Holt man den Arzt und nimmt Medikamente, heilt sie in einer Woche.

Solche Einsichten verleiten leicht zu der heute weit verbreiteten Meinung: Deswegen legt man sich doch nicht ins Bett. Das sollen Kinder und zarte Naturen tun. Wer sonst gesund und stabil ist, der beißt ein paar Tage die Zähne zusammen, sieht zu, daß das Fieber in Grenzen bleibt, schluckt Medikamente oder läßt sich vom Arzt eine Spritze geben. Das wird schon wieder... Genau hier aber liegt das vielleicht größte Gesundheitsrisiko unserer Tage überhaupt.

Eine »Grippe« ist nicht unbedingt ein Hinweis auf körperliche Schwäche. Schwach ist der Körper erst dann, wenn er nicht mehr in der Lage ist, nicht mehr die Kraft besitzt, auf Krankheitserreger energisch zu reagieren. Das wird viel zu häufig übersehen: Wer frei ist von Beschwerden, von Fieber, von Entzündungen und Schwellungen, besitzt noch lange keine Garantie dafür, auch gesund zu sein.

So gesehen sollte man – gerade in älteren Tagen – geradezu froh sein, wenn man akut krank werden kann. Das ist ein Zeichen dafür, daß die Abwehr noch funktioniert. Viele Menschen, die in jüngeren Jahren regelmäßig »grippekrank« waren, bleiben etwa ab dem fünfundvierzigsten Lebensjahr fast schlagartig verschont. Sie dürfen sich nicht in Sicherheit wiegen. Die Wahrscheinlichkeit ist groß, daß ihre Körperabwehr stumpf geworden ist – weil die »Grippe« niemals richtig ausgeheilt wurde. Das aber wäre der Anfang vorzeitigen Alterns, der Beginn der eigentlichen, der chronischen Erkrankung (s. *Abwehrschwäche*).

Noch wichtiger als Vorbeugen durch Abhärten und durch gesunde, vitamin- und enzymreiche Nahrung ist also die vollständige Ausheilung jeder scheinbar noch so »banalen« Infektion. Das aber heißt, alles, was den Körper in seiner heftigen Auseinandersetzung mit den Viren und Bakterien behindern könnte, muß vermieden werden.

▷ Der kranke Körper braucht Ruhe und Zeit, seine Abwehr zu formieren und einzusetzen. Dies kann er nicht, wenn der Kranke arbeitet oder gar in Streß gerät, wenn er sich trotz Fieber erheblichen Temperaturschwankungen aussetzt, zu früh wieder voll einsteigt und nur die Symptome der Krankheit unterdrückt (Verwendung von Schmerzmitteln, Linderungsmitteln), ohne an ihre Heilung zu denken. Wer unter heftigem Fieber und unter Gliederschmerzen leidet, der gehört für ein paar Tage ins Bett. Er sollte sich zunächst auch noch schonen, wenn es ihm wieder besser geht, und vor allem für reichlich Schlaf und eine angenehme ruhige Umgebung sorgen. Es wäre töricht, ein schmerzhaftes chronisches Leiden oder gar die drastische Verkürzung des Lebens zu riskieren – nur weil man glaubt, man könne sich ein paar Tage Krankheit nicht leisten. Genau das aber tun heute Millionen Menschen.

▷ Fieber, Schwellungen, Entzündungen sind Maßnahmen des Körpers gegen Krankheitserreger. Sie dürfen nur dort abgemildert werden, wo der Körper allzu heftig reagiert. Davon abgesehen ist die Chance einer vollkommenen Heilung größer, je kraftvoller sich diese Abwehrmaßnahmen äußern. Wenn eine Körperzelle erhöht aktiv wird, weil sie Abwehrkräfte, Enzyme, herstellt, vergrößert sie sich. Gleichzeitig steigt in ihr die Temperatur. Wer Schwellungen und Entzündungen bekämpft, drosselt also die Aktivität der Abwehr. Und damit zwingt er den Körper, verhängnisvolle Kompromisse zu schließen. Beispielsweise kommt er nicht mehr dazu, die »Unterlegenen« des Kampfes, die Reste von Viren und Abwehrkörpern, abzubauen und wegzuräumen. Dieser »Müll« wird dann irgendwo im Gewebe, in Gelenken, im Blut abgelagert und löst dort unter Umständen irgendwann einmal eine rheumatische Erkrankung aus.

Vollständige Heilung ist dann gewährleistet, wenn der Körper sich »austoben« kann, wenn er keine Medikamente bekommt, die das Fieber senken, die die Entzündung beseitigen.

▷ Besonders wichtig ist, daß man nicht von einer »Grippe« in die andere fällt, weil keine richtig ausgeheilt wurde – so harmlos sich solche Erkältungen auch äußern. Damit zwänge man den Organismus nur wieder zu Notmaßnahmen, die schlimme Folgen haben können.

Angenommen, eine »Grippe« ist halbwegs überstanden – oder man hält sie für überstanden, weil die Krankheitssymptome unter der Wirkung von Medikamenten verblaßt sind. Strengt man sich in dieser Situation körperlich oder auch geistig stark an, dann muß der Körper unter Umständen seine Abwehr- und Heilmaßnahmen abbrechen, weil seine Kräfte anderswo gefordert werden. In seiner Not bleibt ihm dann nichts anderes übrig, als den »Herd« abzuriegeln, damit die Krankheitserreger dort gefangen sind und verhungern. Dann werden »Dämme« gebaut und die Blutzufuhr blockiert. Vielleicht wird die betreffende Region sogar unter Wasser gesetzt.

Findet sich später Zeit und Gelegenheit, die Notmaßnahmen rückgängig zu machen, ist alles wieder in bester Ordnung. Fehlen sie, weil neue Infektionen bekämpft werden müssen, dann bleiben die »Herdnarben«. Und bald reihen sich solche Narben zu einem einzigen Geflecht aneinander. Das Gewebe wird hart und nutzlos, die Blutversorgung immer schlechter. Auf diese Weise baut man eher ab, altert man schneller.

Früher hatte man um solche Zusammenhänge noch gewußt und entsprechend gehandelt. Im Ägypten der Pharaonen riskierte der Arzt sein Leben, begann er mit der Behandlung eines fieberkranken Patienten vor Ablauf des dritten Tages. Ehe er tätig wurde, sollte die Krankheit erst einmal voll »aufblühen«. Am vierten Tag – das war schon damals so – zeigte sich dann, ob es sich um eine »Grippe« handelte, die von den Heilkräften des Körpers bereits gebrochen war, oder ob ärztliche Kunst nötig wurde, ein schlimmeres Übel zu besiegen. Hippokrates, der Vater der abendländischen Medizin, hat die fiebrige »Grippe« schon vor 2400 Jahren als heilsame Krankheit bezeichnet und seine Schüler beschworen, möglichst wenig einzugreifen und nachzuhelfen, sondern den Körper lediglich dabei zu unterstützen, die Heilung selbst vollbringen zu können.

Es ist das uralte Mißverständnis, wenn heute immer noch (oder wieder) behauptet wird, natürliche Heilmittel seien schon allein deswegen suspekt, weil sie nicht gezielt gegen ein bestimmtes Leiden, sondern gewissermaßen wie Allheilmittel eingesetzt werden: Sie sind keine Arznei gegen etwas, sondern in erster Linie Stärkungsmittel, Reinigungsmittel, Mittel zur Rückgewinnung der inneren Harmonie. Noch unsere Großeltern hatten ihren selbstzubereiteten Kräuterlikör, ihren Kräutergeist oder Fruchtwein – alles Mittel gegen die »Grippe«, zur Herzstärkung und Kreislaufregulierung.

Achtung: Viele Infektionen, die nichts mit einer Erkältung zu tun haben, verlaufen ähnlich (oder beginnen zumindest) wie eine »Grippe«. So kann ein ungeimpftes Kind beispielsweise besonders im Spätsommer eine leichte Form der Kinderlähmung durchstehen, die für eine Erkältung gehalten wird. Deshalb sollte bei jedem stark fiebrigen Infekt bei Kindern oder Jugendlichen der Arzt gerufen werden. Erwarten Sie von ihm aber nicht gleich Antibiotika, die sowieso nichts helfen würden, sondern sehen Sie gerade dann in ihm den verantwortungsbewußten Arzt, wenn er zunächst versucht, ganz ohne Medikamente, etwa mit Wickeln, Packungen oder Waschungen auszukommen. Dringend nötig ist der Ruf nach dem Arzt, wenn ein Kind über Nackensteife klagt: Dann muß der Verdacht auf Hirnhautentzündung abgeklärt werden.

Heilmittel	*Anwendungsweise*
Fichte *(Picea excelsa)* Wirkstoffe: Vitamin C, Harz, Terpentin. Wirkung: Blutreinigend, schweißtreibend, durchblutungsfördernd. Hinweis: Bei Überdosierung Erbrechen, Durchfall.	**Tee:** 1 bis 2 Teelöffel der jungen Zweigtriebe und Knospen läßt man in 1 Tasse heißem (nicht kochendem) Wasser 5 bis 10 Minuten ziehen und trinkt davon morgens und abends je 1 Tasse. **Tannenwipfelsirup:** Man sammelt im Frühjahr die hellgrünen Zweigtriebe von Fichten und Tannen, etwa 1 Kilogramm. Die Triebe werden zerrupft und in einen Kochtopf gegeben. Man übergießt sie mit Wasser, so daß sie gut bedeckt sind. Das kocht man nun rasch und unter ständigem Rühren zu einem dicken Brei und gibt es in Gläser. Diesen Sirup ißt man bei »Grippe«-Erkrankungen teelöffelweise.
Hagebutte s. Schnupfenmittel (S. 48)	**Tee:** ebd. **Mus:** ebd.
Holunder s. Schnupfenmittel (S. 48)	**Tee:** ebd. **Mus:** ebd.
Huflattich s. Hustenmittel (S. 61)	**Tee:** ebd.
Lindenblüten s. Schnupfenmittel (S. 49)	**Tee:** ebd.
Lungenkraut s. Hustenmittel (S. 61)	**Tee:** ebd.
Quitten s. Aufbau- und Stärkungsprodukte (S. 27)	**Gelee:** ebd. **Sirup:** 5 Gramm zerstoßene Quittenkerne werden in 100 Gramm Wasser angesetzt, bis eine schleimige Masse entstanden ist. Diese nimmt man teelöffelweise ein.
Schlüsselblume s. Hustenmittel (S. 62)	**Tee:** ebd.

Heilmittel	*Anwendungsweise*
Wacholder *(Juniperus communis)* **Wirkstoffe:** Ätherische Öle, Bitterstoffe, Gerbstoffe, Harz, Pektin, Glykosid, Vitamin C. **Wirkung:** Keimtötend, abwehrsteigernd, appetitanregend. **Hinweis:** Nicht geeignet in der Schwangerschaft und für kleinere Kinder.	**Tee:** Man übergießt 1 Teelöffel der zerquetschten Beeren mit 1 Tasse kaltem Wasser, läßt das zugedeckt 10 Minuten ziehen, seiht ab und erwärmt den Aufguß auf Trinkwärme. Von diesem Tee trinkt man täglich schluckweise 1 bis 2 Tassen. **Wein:** Legen Sie 1 Handvoll frische Beeren in 1 Liter Kornschnaps. Bewahren Sie die Flasche an kühlem Ort auf. Trinken Sie bei den ersten Anzeichen 2mal täglich ein Gläschen. **Homöopath. Zubereitung:** *Juniperus*, Urtinktur aus reifen Beeren 1/3.

Mittel bei »Grippe«

Fertigpräparate	*Anwendungsweise*
Actihaemyl **Wirkstoffe:** Getrocknetes Dialysekonzentrat aus eiweißfreiem Kälberblut. **Wirkung:** Durchblutungssteigernd und schmerzlindernd.	**Dragees:** 3mal täglich 1 bis 2 Dragees. **Hinweis:** In ganz seltenen Fällen kommt es zu allergischen Reaktionen. Dann sollte die Behandlung abgesetzt werden. Für Kinder nur nach Rücksprache mit Arzt oder Heilpraktiker.
Chinesische Bronchitis-Dragees **Wirkstoffe:** Extrakte tierischer und pflanzlicher Herkunft. **Wirkung:** Abwehrsteigernd, schleimhautabschwellend, drüsenreinigend.	**Dragees:** Erwachsene täglich 3mal 3 bis 6 Dragees mit lauwarmem, abgekochtem Wasser einnehmen. **Hinweis:** Für Kinder nicht geeignet.
Esberitox N s. **Schnupfenmittel** (S. 52)	**Tropfen:** ebd. **Tabletten:** ebd.
Euphorbium compositum – Nasentropfen **Wirkstoffe:** Wolfsmilchsaft D4, Küchenschelle D2, Luffaschwamm D2, Quecksilberjodid D6, Nasenschleimhaut D8, Schwefelleber D10, Silbernitrat D10, Schnupfennosode D13. **Wirkung:** Entschleimend, schmerzlindernd, schleimhautberuhigend, antibakteriell.	**Nasentropfenspray:** 3- bis 5mal täglich 1 bis 2 Sprühstöße in jedes Nasenloch. Bei Kindern unter 6 Jahren 3- bis 4mal täglich 1 Sprühstoß in jedes Nasenloch. **Hinweis:** Empfehlenswert besonders dann, wenn Nasennebenhöhlen, Kieferhöhlen, Stirnhöhlen in Mitleidenschaft gezogen sind.

Fertigpräparate	*Anwendungsweise*
Gripperobal **Wirkstoffe:** Weißer Sonnenhut, Roter Sonnenhut, Lebensbaum D4, Echter Eisenhut D3, Zaunrübe D3, Weißarsenik D4, Wilder Gamander, Gift der Kobra D7, Grippe-Nosode D12. **Wirkung:** Schmerzlindernd, schleimlösend, fiebersenkend.	**Ampullen:** 2mal wöchentlich 1 Ampulle bis zur vollständigen Wiederherstellung. **Hinweis:** Empfehlenswert im Falle häufiger oder besonders schwerer Erkrankungen.
Gripp-Heel **Wirkstoffe:** Blauer Eisenhut D4, Weiße Zaunrübe D4, Schlangengift der Lachesis D12, Wasserhanf D3, Phosphor D5. **Wirkung:** Abwehrstärkend, austreibend, entzündungsdämpfend.	**Tabletten:** 3- bis 5mal täglich 1 Tablette lutschen; bei starken Beschwerden bis zu 1 Tablette viertelstündlich. **Hinweis:** Empfiehlt sich bei starkem Krankheitsgefühl.
Influex **Wirkstoffe:** Blauer Eisenhut D4, Honigbiene D3, Weißer Sonnenhut D1, Schlangengift von Lachesis D5, Vitamin C. **Wirkung:** Steigerung der natürlichen Abwehr.	**Tabletten:** 3- bis 4mal täglich 2 bis 5 Tabletten auf der Zunge zergehen lassen. Kinder die Hälfte. **Hinweis:** Empfiehlt sich bei ersten Krankheitsanzeichen.
Luffa purgans **Wirkstoff:** Luffa. **Wirkung:** Reinigt die Nebenhöhlen, entschlackend, entwässernd. **Hinweis:** Nicht kurz nach Nasen- und Halsoperationen anwenden.	**Reinigungsschwamm:** Abends weicht man ¼ bis ½ Schwamm in ½ Tasse heißem Wasser ein. Am folgenden Morgen kocht man das Wasser mit dem Schwamm kurz auf, seiht ab und läßt den Absud auf Handwärme abkühlen. Nüchtern, also noch vor dem Frühstück, steckt man in jedes Nasenloch einen kleinen Wattebausch, der in dem Luffa-Wasser angefeuchtet wurde. Etwa 15 Minuten stecken lassen.
Lymphorobal **Wirkstoffe:** Bucco D6, Küchenschelle D4, Mönchspfeffer D5, Blutwurzel D8, Frauenwurzel D3, Hopfen D6, Weißer Sonnenhut D1, Löwenzahn (Urtinktur). **Wirkung:** Kräftigt das Lymphsystem, steigert die Abwehrkräfte.	**Tropfen:** 3mal täglich 25 bis 40 Tropfen. Auch für Kinder geeignet. **Hinweis:** Starke Dosis am Anfang, dann nach und nach reduzieren.

Fertigpräparate	*Anwendungsweise*
Pascotox s. Schnupfenmittel (S. 52)	**Tropfen:** ebd. **Tabletten:** ebd.
Splenubene Vitaplex forte **Wirkstoffe:** Arsentrijodit D3, Chinabaum, Quecksilberchlorid D3, Fuchssches Kreuzkraut D2, Afrikanische Akazie D4, Johanniskraut D2, Eibisch D2, Schwarzer Spießglanz D3, Brechnußbaum D4, Latschenkiefer. **Wirkung:** Stärkt das Lymphsystem, steigert die Abwehr.	**Tropfen:** 3mal täglich 30 bis 50 Tropfen vor dem Essen. **Hinweis:** Für Kinder die einfachen Tropfen verwenden (s. **Mittel bei Halsschmerzen,** S. 70).
Thymus »Mulli« **Wirkstoffe:** Extrakt aus Kälberthymus. **Wirkung:** Steigert die Abwehrkräfte.	**Dragees:** 3mal täglich 1 Dragee. **Hinweis:** Vor allem für ältere Menschen geeignet, deren Immunsystem »müde« geworden ist, und bei sehr hartnäckigen Erkrankungen. Für Kinder überflüssig.
Traumeel **Wirkstoffe:** Arnika D2, Ringelblume D2, Virginischer Zauberstrauch D2, Schafgarbe D3, Tollkirsche D4, Echter Sturmhut D3, Quecksilber D8, Schwefelleber D5, Kamille D3, Beinwurz D3, Gänseblümchen D2, Roter Sonnenhut D2, Weißer Sonnenhut D2, Johanniskraut D2. **Wirkung:** Schmerzlindernd, entzündungshemmend, stimmungsverbessernd.	**Tabletten:** 3mal täglich 1 Tablette. **Tropfen:** 3mal täglich 10 bis 30 Tropfen. **Hinweis:** Tropfen eignen sich für Kinder besser.
Utilin »S« Kapseln schwach s. Mittel bei Halsschmerzen (S. 71)	**Kapseln:** ebd.
Wobenzym s. Schnupfenmittel (S. 54)	**Dragees:** ebd.

Angina-Gastreu R1 (Tropfen). Homöopath., empfehlenswert bei allen Mundinfektionen.
Cefafebrin (Tropfen, Tabletten). Homöopath., hilfreich bei zu hohem Fieber.
Chinophyllin (Tropfen). Homöopath., hilft bei zu hohem Fieber, Gliederschmerzen.
DS Echinacea Vitamin Kräuterhefe (Tabletten). Kräuterextrakte, stärkt die Abwehr.
Echinacea aar (Dragees). Sonnenhutextrakt, steigert die Abwehrkräfte.
Echinacea »Nestmann« (Tabletten). Kräuterextrakte, abwehrstärkend.
elha-tonsangin (Tabletten). Homöopath., hilfreich bei häufiger »Grippe«.
Eupatorium-Komplex KPL (Tropfen). Homöopath., gut bei sehr starker »Grippe«.
Eupatorium Similiaplex (Tropfen). Homöopath., gut bei »Grippe« mit Husten, Schnupfen.
Fepyr (Tropfen). Homöopath., hilfreich bei allen fieberhaften Erkältungen.
Gernasept (Tropfen). Homöopath., verstärkt die Abwehrkräfte.
Grippe-Gastreu R6 (Tropfen). Homöopath., gut bei allen fieberhaften Erkältungen.
Gripps (Tropfen). Homöopath., auch für Kinder geeignet.
Hovnizym (Tropfen). Homöopath., verbessert die gesamte Konstitution.
Kneipp Rote Bete Pflanzensaft (Saft). Stärkt die Abwehrkräfte, baut auf.
Röwo-Infecthol (Tropfen). Homöopath., hilft gut bei Mischinfektionen.
Toxi-Dolan (Tropfen). Homöopath., hilft bei allen Infektionen der Atemwege.
Umckaloabo Stevenskur (Tropfen). Pflanzenextrakt, auch für Kinder geeignet.
Vita compositum (Kapseln). Pflanzenöle, Vitamine, aufbauend, kräftigend.

Behandlungsmethoden bei »Grippe«

Akupressur

s. **Behandlungsmethoden bei Halsschmerzen** (S. 72)
Es werden dieselben Punkte gedrückt wie bei Halsschmerzen. Dazu kommt aber noch der Punkt zur Stützung und Belebung des Kreislaufs. Er liegt am seitlichen inneren Nagelbett des kleinen Fingers.

Zusätzlich: Nehmen Sie die Spitze des kleinen Fingers zwischen Daumen und Zeigefinger der anderen Hand und pressen Sie diese ganz kurz, aber kräftig. Tun Sie das zuerst an der linken Hand, dann an der rechten. Wiederholen Sie das kurze Zusammenpressen dreimal. Nach einer Pause von einigen Minuten darf diese Akupressur erneut angewendet werden.

Schwitzen im Bett

Nach wie vor ist es die beste, wirkungsvollste Methode, »Grippe« zu heilen. Sie bleibt allerdings sonst gesunden Menschen (Herz!) vorbehalten.

Trinken Sie vor dem Zubettgehen einen heißen Lindenblüten- oder Kamillentee (Zubereitung s. **Schnupfenmittel**, S. 49). Dann legen Sie sich ins Bett und decken sich bis zum Hals zu. Nach 1 Stunde etwa dürfen Sie schweißgebadet sein. Machen Sie jetzt eine Ganzwaschung (s. *Wasseranwendungen und Wickel).*

Einlauf

Ganz wichtig bei jeder »Grippe« ist die Reinigung des Darms. Sie beschleunigt die Heilung wesentlich. Einen Einlauf kann man selbst machen. Besser ist es freilich, jemand geht einem zur Hand: Nehmen Sie 1 Liter Wasser (etwa 37 Grad). Darin verrühren Sie einen Eßlöffel Kochsalz. Das Ende des Einlaufschlauches wird etwas eingefettet und in den After gesteckt. Halten oder hängen Sie die Einlaufbirne möglichst hoch.

Hinweis: Bei Kindern nimmt man die Hälfte der angegebenen Mengen – falls man sie überhaupt zu einem Einlauf bewegen kann.

Grippe (Influenza)

Die echte Grippe ist weit seltener als der »grippale Infekt«, aber auch weit gefährlicher. Meist tritt sie in Epidemien auf, so daß es keinen Zweifel gibt, daß der Krankheitserreger ein Grippevirus ist. Besonders heimtückisch sind die Viren vom Typ A, die von Zeit zu Zeit weltweite Erkrankungswellen auslösen. 1918/19 sind einer solchen Grippeepidemie 20 Millionen Menschen erlegen. Meist waren es Kinder und ältere Menschen. 1957 wütete die »Asiatische Grippe«, 1968 die »Hongkong-Grippe«. Abgesehen von den großen Epidemien sterben alljährlich weltweit einige zehntausend Menschen an Grippe. Sie fallen Kreislaufversagen zum Opfer oder Komplikationen, die der Infektion folgen: Lugenentzündung, Hirnhautentzündung, Herzversagen. Die Virusgrippe ist also eine der letzten noch unbesiegten Infektionskrankheiten der Menschheit. Und sie ist hochansteckend. Die Symptome sind denen des grippalen Infekts zum Verwechseln ähnlich – nur zeigen sie sich bedrohlicher: Halsschmerzen, Kopfschmerzen, Schnupfen, Gliederschmerzen, Fieber. Dazu kommen in der Regel noch Rückenschmerzen, gelegentlich auch Magen-Darm-Beschwerden.

Etwa drei, vier Tage nach der Ansteckung steigt das Fieber rasch an und erreicht leicht Höhen um 40 Grad. Nicht selten ist es von Schüttelfrost begleitet. Wiederum etwa vier Tage später fühlt man sich langsam wieder besser. Doch bleiben im Gegensatz zum grippalen Infekt Müdigkeit und Abgeschlagenheit noch lange bestehen. Es dauert Wochen, wenn nicht gar Monate, bis man sich nach einer Grippe wieder richtig wohl und leistungsfähig fühlt.

Da es sich dabei um ein bestimmtes Virus handelt, kann man gegen die Grippe impfen. Der Schutz hält etwa ein Jahr lang an. Allerdings ist dieses Grippevirus so vielgestaltig und zugleich so wandlungsfähig, daß auch die beste, Jahr für Jahr sorgfältig durchgeführte Grippeschutzimpfung keine absolute Sicherheit vor Ansteckung bieten kann. Schon gar nicht darf man hoffen, nun auch vor grippalen Infekten gefeit zu sein. Neun von zehn sogenannten Grippeerkrankungen aber sind solche Infekte, deren Erreger es zu Hunderten gibt, so daß gegen sie auch nicht geimpft werden kann. Die Grippeimpfung wird zudem nicht von vielen vertragen: Heftige Eiweißallergien können die Folge sein. Somit ist sie nicht ganz unproblematisch. Vor allem Risikogruppen, etwa ältere Menschen, Herzpatienten, Nierenkranke, Diabetiker, Patienten, deren Immunsystem künstlich geschwächt werden muß, sollten mit ihrem Arzt sprechen, ob in ihrem speziellen Fall eine Gammaglobulinspritze nicht empfehlenswerter sei. Gammaglobuline sind Abwehrkörper, die aus fremdem Blut herausgefiltert werden. Da bei einer schweren Grippeerkrankung nicht selten bakterielle Infektionen hinzukommen – man spricht dann von den sogenannten Superinfektionen, die sich einstellen, wenn ein Organismus stark geschwächt ist –, kann es notwendig werden, daß der Arzt Antibiotika einsetzt. Das ist einer der Fälle, in denen es unverantwortlich wäre, auf Naturheilmitteln im engeren Sinn zu bestehen.

Pfarrer Künzle ist 1919 weltweit berühmt geworden, weil nicht ein einziger seiner Patienten während der schlimmen Grippeepidemie starb. Sein Mittel: »Am besten wird der Grippe vorgebeugt durch Genuß von Knoblauch oder Zwiebeln, weißen Suppenrüben, Bodenkohlraben, Zukkerrüben, Randen, weil diese Pflanzen wassertreibend sind. Grippepatienten werden im gewärmten, aber nicht überheizten Zimmer täglich drei- bis fünfmal abgewaschen. Wer es verträgt, den wasche man mit kaltem Wasser; wer zu empfindlich ist, den behandle man mit warmem. Die Abwaschung muß schnell vor sich gehen (s. *Wasseranwendungen und Wickel*). Beginnt der Patient zu schwitzen, was gewöhnlich schon nach der dritten Waschung eintritt, so lasse man ihn in Ruhe. Sodann empfehlen wir unseren Erkältungstee. Er enthält drei Teile Stechpalmen, je ein Teil Schießgraßwurzeln, Weiße Taubnessel, Wermut, Salbei, Angelika, Wasserdosten, Pestwurz, Pfefferminz, drei Teile alpines Benediktenkraut. Man gibt dem Kranken jede Stunde einen Schluck. Zur Unterstützung der Nierentätigkeit mache man folgende Auflage auf die Nierengegend: zwei rohe, zerquetschte Zwiebeln. Dauer der Auflage drei bis sieben Stunden, dann wieder erneuern.«

Pfarrer Künzle riet dringend, nach jeder Grippe zur Wiederherstellung der vollen Gesundheit folgende »Sonderkur« vorzunehmen:

▷ An sieben bis zehn Tagen hintereinander soll ein Vollbad mit Heublumenzusatz genommen werden. Danach kurz abduschen.
▷ An zehn Abenden hintereinander trinke man ein Glas guten, erwärmten Rotwein. Ein Teelöffel Zimtpulver, in den Glühwein gegeben, erhöht die Wirkung.
▷ Statt des Weins kann man auch zwei Tassen Holunderblütentee trinken.

Heilmittel	*Anwendungsweise*
Bockshornklee *(Trigonella Foenum graecum)* **Wirkstoffe:** Schleim, Eisen, Phosphor, Cholin, Saponin, Bitterstoffe. **Wirkung:** Schleimlösend, blutreinigend. **Hinweis:** Gilt seit mindestens 3000 Jahren als das beste Mittel, Schleim zu lösen.	**Tee:** 1 Teelöffel des Samens wird mit Watte kalt angesetzt. Maß läßt ihn zugedeckt gut 4 Stunden ziehen. Dann wird der Auszug mit den Samen ganz kurz aufgekocht, abgeseiht, eventuell mit Honig gesüßt. Man trinkt täglich 2 bis 3 Tassen. **Homöopath. Anwendung:** *Foenum graecum*, Urtinktur aus den reifen Samen 1/10.
Enzian *(Gentiana lutea)* **Wirkstoffe:** Bitterstoff, Glykoside, Gentiansäure, Mineralsalze. **Wirkung:** Verbessert das Blut, senkt das Fieber. **Hinweis:** Nicht geeignet für Hypertoniker, Schwangere.	**Wein:** 30 bis 40 Gramm feinzerhackte Wurzeln des Gelben Enzians werden in 1 Liter Wein (weiß oder rot) gegeben. Man läßt das Ganze gut verschlossen 14 Tage stehen. Dann seiht man die Wurzeln ab. Von diesem Enzianwein trinken Erwachsene bei Grippe ½ bis 1 Weinglas täglich. **Homöopath. Zubereitung:** *Gentiana lutea*, Urtinktur aus frischer Wurzel 1/3.
Holunder s. Schnupfenmittel (S. 48)	**Tee:** ebd. **Mus:** ebd.
Karotte *(Daucus carota)* **Wirkstoffe:** Karotin, Vitamin A, B_1, B_2, B_6, E, H, Pantothensäure, ätherische Öle, Pektin, Glutamin, Kalium. **Wirkung:** Blutreinigend, belebend, harntreibend, hilft auch gegen Würmer.	**Sirup:** Möglichst frische Karotten werden sauber gewaschen, kleingeschnitten und ausgepreßt. Der Saft wird mit ½ Blatt natürliche Gelatine etwas eingekocht. Von diesem Sirup ißt man immer wieder 1 Eßlöffel voll. **Hinweis:** Auch für Kinder geeignet, gegebenenfalls etwas süßen.
Rote Bete s. Aufbau- und Stärkungsprodukte (S. 28)	**Roher Saft:** ebd.
Salbei s. Schnupfenmittel (S. 51)	**Tee:** ebd.

Fertigpräparate	*Anwendungsweise*
Gripperobal **Wirkstoffe:** Weißer Sonnenhut D3, Roter Sonnenhut D3, Lebensbaum (Urtinktur), Eisenhut D4, Weißarsenik D4, Zaunrübe D4, Wilder Gamander D2, Gift der Kobra D6, Grippe-Nosode D12, Wurmkraut D6, Weißer Diptam D8. **Wirkung:** Schmerzlindernd, schleimlösend, fiebersenkend.	**Tropfen:** 3mal 50 Tropfen. In sehr schlimmen Fällen bis zu 50 Tropfen stündlich. **Hinweis:** Besonders empfehlenswertes homöopathisches Mittel bei schweren Erkrankungen; ohne Nebenwirkungen.
Horvitrigon-Reintoxin **Wirkstoffe:** Schlangengift der Lachesis, Kochsalzlösung. **Wirkung:** Entzündungshemmend, entgiftend, gefäßreinigend.	**Ampullen:** 3mal täglich 5 bis 6 Tropfen ½ Stunde vor dem Essen pur einnehmen. Für Kinder gilt dieselbe Dosierung. **Hinweis:** Keine Einschränkungen.

Bei der echten Grippe (Influenza) können auch alle bei der »Grippe« (grippaler Infekt) angeführten Medikamente verwendet werden.

Weitere empfehlenswerte Mittel

Aconitum Homaccord (Tabletten). Homöopath., hilfreich besonders im Anfangsstadium.
Bryaconeel (Tabletten). Homöopath., mildert die Krankheitserscheinungen stark.
Coxsachie-Virus B4 Injeel (Ampullen). Nosode, stärkt gegen das Grippevirus.
Engystol (Ampullen). Homöopath., stärkt gegen verschiedene Viren.
Grippe-Nosode-Injeel (Ampullen). Sehr gut zum Wiederaufbau nach einer Grippe.
Phosphorus-Injeel (Ampullen). Homöopath., beruhigt, dämpft Krankheitserscheinungen.
Pyrogenium-Injeel (Ampullen). Nosode, hilft bei Gliederschmerzen, sehr hohem Fieber.
Tartephedreel (Tropfen). Homöopath., empfehlenswert, wenn die Lunge angegriffen ist.

Akupressur

s. Behandlungsmethoden bei »Grippe« (S. 85)
Bei der echten Grippe werden dieselben Punkte gedrückt wie beim grippalen Infekt.

Schwitzen im Bett

s. Behandlungsmethoden bei »Grippe« (S. 85)

Fieberdämpfung

Im Gegensatz zum grippalen Infekt ist die echte Grippe gewöhnlich von sehr hohem Fieber begleitet. Sobald das Fieber über 39 Grad ansteigt, muß es gedrosselt werden. Das geschieht am wirkungsvollsten mit Wadenwickeln aus Quark.

Auf zwei nicht zu große Tücher streicht man je ein halbes Pfund Quark, der zimmerwarm ist. Um jede Wade legt man einen dieser Quarkwickel, umwickelt sie mit Handtüchern und läßt sie die ganze Nacht über dort. Quarkwickel besitzen gegenüber gewöhnlichen Wasserwickeln den Vorteil, daß sie ihre kühlende Wirkung länger beibehalten.

3 Kopfschmerzen

Vom »benebelten« Kopf, einem dumpfen Druck in den Schläfen über zermürbendes Bohren, Pochen, Klopfen, Ziehen bis hin zu unerträglichem Reißen oder höllischer Migräne gibt es beinahe unendlich viele Kopfschmerzen – und fast ebenso viele Ursachen. Vielleicht ist gerade diese Ungewißheit das Schlimmste an ihnen. Der Geplagte weiß nicht, woher sie kommen, was sie zu bedeuten haben und grübelt um so ängstlicher, je häufiger sie auftreten: Was ist mit mir los? Ist es das Wetter? Bin ich erschöpft, übermüdet, krank? Wie krank? Habe ich mich vergiftet? Habe ich einen Tumor?

Soviel ist sicher: Kopfschmerzen sind kein eigenständiges Leiden. Sie sind wichtige Warnsignale, auf die wir unbedingt achten müssen. »Wenn der Kopf weh tut, ist der Körper krank«, lautet eine alte Volksweisheit. In weit über neunzig von hundert Fällen stimmt das auch. Nur die allerwenigsten Kopfschmerzen haben etwas mit dem Kopf oder gar mit dem Gehirn zu tun. Es kann überhaupt nicht weh tun – schmerzempfindlich sind nur die Blutgefäße und die Hirnhaut.

Das Kopfweh zeigt in der Regel also keinen organischen Schaden oder einen schlimmen Vorgang im Kopf an, sondern Vergiftungen, mangelhafte Durchblutung, nervliche Störungen oder – und das ist wohl die häufigste Ursache überhaupt – eine allgemeine körperliche Schwäche. Das Warnsignal bedeutet: Aufgepaßt, irgend etwas mit deiner Gesundheit stimmt nicht mehr. Wenn der Fehler (in der Lebensweise, in der Körperfunktion) nicht behoben wird, mußt du damit rechnen, krank zu werden.

Wenn das tatsächlich so ist, gibt es nichts Unvernünftigeres und Verhängnisvolleres als unüberlegt zur Schmerztablette zu greifen und es dabei bewenden zu lassen. Denn kein Schmerzmittel vermag zu heilen, die Ursachen der Schmerzen zu beseitigen. Es schaltet lediglich den Alarm aus. Der Körper, der seine Not vermeldet, soll zum Schweigen gebracht werden, ohne daß man sich darum kümmert, um welche Not es sich handelt.

Selbstverständlich darf man, wird man von heftigen Kopfschmerzen geplagt, gelegentlich eine Tablette nehmen. Es kann weit gesünder sein, damit zur inneren Ruhe zu finden, als verkrampft und verspannt das Ende der Schmerzen abzuwarten. Doch immer, wenn man Schmerzmittel verwendet, sollte man sich fragen, warum sie nötig sind, und ob es nicht eine viel einfachere, harmlosere Möglichkeit gibt, die Schmerzen loszuwerden und womöglich gleichzeitig die Ursachen zu beseitigen. Um nur ein Beispiel anzuführen: Die Kopfschmerzen des geistig angestrengt Arbeitenden stammen in der Regel von Muskelverspannungen im Hals-Nacken-Bereich, von Sauerstoffmangel infolge solcher Verspannungen und fehlender Bewegung. Besser als eine Schmerztablette wären deshalb ein paar Schritte an der frischen Luft oder gymnastische Übungen am offenen Fenster. Doch darauf kommt nur, wer einmal darüber nachgedacht und den Erfolg bei entsprechenden Versuchen festgestellt hat. Deshalb an dieser Stelle wieder eine Checkliste, die Ihnen Klarheit über die Ursachen Ihrer Kopfschmerzen verschaffen und sie in die Lage versetzen soll, dem Heilpraktiker oder dem Arzt präziser Auskunft über Ihr Leiden zu geben.

Wann leiden Sie unter Kopfschmerzen?

Morgens nach dem Aufstehen

○ Ist Ihr Bett gesund, liegen Sie mit dem Kopf zu niedrig oder zu hoch? Verwenden Sie Bettwäsche aus natürlichen Stoffen oder aus Kunstfaser? (s. *Schlafstörungen, Verspannungskopfschmerzen*)

○ Schaffen Sie es, entspannt und gelöst einzuschlafen oder quälen Sie sich vor dem Einschlafen regelmäßig mit Sorgen, Befürchtungen, Ängsten? (s. *Schlafstörungen, Verspannungskopfschmerzen*)

○ Wird Ihr Schlafzimmer ausgiebig gelüftet? Schlafen Sie bei offenem oder geschlossenem Fenster? Steht das Bett unter dem Fenster? (s. *Schlafstörungen, Verspannungskopfschmerzen*)

○ Haben Sie ein Telefon neben dem Bett stehen oder einen elektrischen Wecker? Verlaufen elektrische Leitungen durch die Wand neben oder über dem Bett? Haben Sie die Kopfschmerzen nur, wenn Sie im eigenen Bett geschlafen haben oder auch, wenn Sie unterwegs (Urlaub, Hotel) sind? (s. *Geopathien/Umweltgifte*)

○ Trinken Sie vor dem Schlafengehen viel Alkohol, so daß Sie morgens einen »Kater« haben? Verwenden Sie bestimmte Gewürze wie beispielsweise Glutamat, das sich vor allem in chinesischen Soßen befindet? (s. *Vergiftungskopfschmerzen*)

○ Rauchen Sie viel vor dem Zubettgehen oder sitzen Sie zumindest stundenlang im verrauchten Zimmer? (s. *Vergiftungskopfschmerzen*)

○ Sind Ihre Kopfschmerzen von Blähungen oder sonstigen Verdauungsbeschwerden begleitet? (s. *Verdauungsstörungen*)

○ Wohnen Sie in einem typischen Föhngebiet, und melden sich die Kopfschmerzen nur bei bestimmter Wetterlage? (s. *Migräne* und *Geopathien/Umweltgifte*)

○ Wie steht es mit Ihrem Blutdruck, mit dem Kreislauf? Ist Ihnen morgens leicht schwindlig? Haben Sie Sehprobleme? (s. *Herz-Kreislauf-Erkrankungen*)

Tagsüber, vor allem am späten Nachmittag

○ Sobald Sie in die Kälte oder in die Wärme kommen? (s. *Durchblutungskopfschmerzen*)

○ Vor oder nach dem Essen? (s. *Migräne* und *Verdauungsstörungen*)
○ Wenn Sie lange stehen oder nahezu unbeweglich sitzen mußten? Ist Ihr Stuhl am Arbeitsplatz richtig eingestellt? Sitzen Sie gekrümmt oder gebeugt? (s. *Verspannungskopfschmerzen*)
○ Stellen sich die Schmerzen vor allem dann ein, wenn Sie Auto fahren, geistig angestrengt arbeiten? (s. *Verspannungskopfschmerzen*)
○ Oder sind sie da, sobald Sie sich entspannen, ausruhen, vor allem am Wochenende, am Abend, im Urlaub? (s. *Migräne* und *Durchblutungskopfschmerzen*)
○ Lassen die Schmerzen nach, wenn Sie sich körperlich anstrengen – oder werden sie dann stärker? (s. *Durchblutungskopfschmerzen* sowie *Herz-Kreislauf-Erkrankungen*)
○ Tragen Sie Kleidung, die den Hals abschnürt, etwa eine festgezurrte Krawatte, enge Hemden oder straffe Rollkragenpullis? (s. *Durchblutungskopfschmerzen* sowie *Verspannungskopfschmerzen*)
○ Verspüren Sie die Schmerzen, sobald Sie unter Menschen gehen oder wenn Sie allein sind? Sobald Sie ganz bestimmten Menschen begegnen oder diese vermissen müssen?

Vor allem in der Nacht

○ Schon kurz, nachdem Sie sich hingelegt haben? Mitten in der Nacht, so gegen zwei, drei Uhr, wobei Sie regelmäßig aufwachen? In den frühen Morgenstunden kurz vor dem Aufstehen? Immer, wenn Sie wirr geträumt haben? (s. *Schlafstörungen*)
○ Wie schlafen Sie? Im geheizten oder im kalten Zimer, dick oder nur leicht zugedeckt? Auf sehr weicher oder sehr harter Matratze? Besteht Ihre Nachtkleidung aus synthetischen Stoffen? (s. *Schlafstörungen*)
○ Wenn Sie zu Hause schlafen oder in einem fremden Bett nächtigen müssen? (s. *Geopathien/Umweltgifte*)
○ Wenn Sie zuviel gegessen oder getrunken haben? (s. *Vergiftungskopfschmerzen*)
○ Wenn Sie tagsüber starke Aufputschmittel (Kaffee, Tee, Medikamente) eingenommen haben? (s. *Herz-Kreislauf-Erkrankungen*)
○ Wenn Sie sich tagsüber körperlich ausgiebig betätigt haben – oder wenn Sie dazu keine Zeit fanden? Wenn der Tag besonders anstrengend und voller Streß war – oder wenn Sie den Eindruck hatten, einen Tag verloren zu haben? (s. *Streß*)

Wo haben Sie die Kopfschmerzen?

In der Stirn

○ Waren Sie kürzlich stark erkältet? Haben Sie einen Schnupfen, der nicht auskuriert wurde? Haben Sie Fieber? (s. *Erkältungen*)
○ Tun Ihnen die Augen weh? Sind sie druckempfindlich? Haben Sie Sehschwierigkeiten? (s. *Kopfschmerzen, die von Sehstörungen herrühren*)

○ Wie sind die Schmerzen: stechend, klopfend, ziehend – oder eher wie Wundschmerzen? Werden die Schmerzen stärker, wenn Sie sich bücken? (s. *Durchblutungskopfschmerzen* und *Trigeminusneuralgie*)
○ Haben Sie die Kopfschmerzen abwechselnd mit Magenbeschwerden? (s. *Verdauungsstörungen*)
○ Haben Sie die Kopfschmerzen in der Stirn zugleich mit Nackenschmerzen? (s. *Verspannungskopfschmerzen*)

In den Schläfen

○ Leiden Sie allgemein unter Kreislaufschwäche? Haben Sie einen zu niedrigen Blutdruck? (s. *Herz-Kreislauf-Erkrankungen*)
○ Sind die Schmerzen nur auf einer oder auf beiden Seiten? (s. *Trigeminusneuralgie*)
○ Gehören Sie zu den starken Rauchern (mehr als zwanzig Zigaretten täglich)? (s. *Durchblutungskopfschmerzen*)
○ Haben Sie schon einmal feststellen lassen, ob Sie unter Arteriosklerose leiden? Man kann schon mit dreißig Jahren betroffen sein. (s. *Arteriosklerose*)
○ Sind Ihre Ohren gesund? (s. *Ohrenschmerzen*)
○ Leiden Sie gleichzeitig unter starken Blähungen? (s. *Verdauungsstörungen*)

Im Hinterkopf

○ Sitzen Sie viel? Ist die Muskulatur von Hals, Nacken, Schultergürtel hart verspannt? Können Sie ohne Schwierigkeiten und Beschwerden den Kopf drehen, beugen, kippen? (s. *Verspannungskopfschmerzen*)
○ Haben Sie einen »Kater«? Könnten Sie sich sonst mit einem Nahrungsmittel, einem Getränk oder mit Gasen, Dämpfen »vergiftet« haben? (s. *Vergiftungskopfschmerzen*)
○ Gehen Sie regelmäßig und bei jedem Wetter an die frische Luft, oder halten Sie sich praktisch nur in geschlossenen Räumen auf? (s. *Herz-Kreislauf-Erkrankungen*)
○ Sind Sie stark nervös? (s. *Streß, Herzschwäche, vegetative Dystonie*)
○ Haben Sie neben den Kopfschmerzen auch Rücken- oder Kreuzschmerzen? Ist Ihre Wirbelsäule in Ordnung? (s. *Chiropraktik*)
○ Ist mit den Kopfschmerzen eine schmerzhafte Nackensteife verbunden? Dann könnte es sich um eine Gehirnhautentzündung handeln.

Mitten auf dem Kopf

○ Leiden Sie unter Bluthochdruck? Unter einer Schilddrüsenfehlfunktion? Sind Sie Diabetiker – oder haben Sie Unterzucker? (s. *Stoffwechselstörungen*)
○ Machen Sie gerade eine Schlankheitskur? (s. *Durchblutungskopfschmerzen*)
○ Wie steht es mit Ihrem Hormonhaushalt? Nehmen Sie die »Pille«? (s. *Migräne* und *Frauen- und Männerleiden*)

 ○ Verwenden Sie regelmäßig Schmerztabletten, Beruhigungsmittel, Psychopharmaka? (s. *Vergiftungskopfschmerzen*)
○ Sind Sie wetterfühlig? (s. *Migräne* und *Geopathien/Umweltgifte*)
○ Plagen Sie sich mit einer chronischen Bronchitis herum? (s. *Chronische Bronchitis* und *Abwehrschwäche*)
○ Ist Ihr Gebiß nicht in Ordnung? Stehen die Zähne schief, verkantet, verschoben aufeinander? Haben Sie Probleme beim Kauen? (s. *Verspannungskopfschmerzen*)
Mal da, mal dort
○ Haben Sie mehr oder weniger regelmäßig Kopfschmerzen, fällt es Ihnen aber schwer anzugeben, an welcher Stelle des Kopfes Sie diese verspüren? Oder wandern diese Kopfschmerzen? Tut es bald da, bald dort weh? (s. *Durchblutungskopfschmerzen*)
○ Machen sich die Schmerzen vor allem bemerkbar, wenn Sie müde, erschöpft, stark gestreßt sind? (s. *Herz-Kreislauf-Erkrankungen*)
○ Tun Sie etwas zur Abhärtung? (s. *Wasseranwendungen und Wickel*)
Gleichgültig, wann und wo die Schmerzen auftreten, müssen Sie sich fragen:
○ Kommen die Kopfschmerzen jeweils sehr plötzlich, geradezu anfallsweise, oder schleichen sie sich ein, wobei sie wachsend stärker werden? (s. *Trigeminusneuralgie* und *Durchblutungskopfschmerzen*)
○ Sind Sie von den Kopfschmerzen allein betroffen, oder klagt Ihre Umgebung über ähnliche Beschwerden? Haben Sie die Schmerzen vor den anderen, mit ihnen oder nach ihnen? (s. *Geopathien/Umweltgifte*)
○ Gehen die Schmerzen einher mit Übelkeit (s. *Verdauungsstörungen*), mit Schwindelgefühlen (s. *Geopathien/Umweltgifte* und *Vergiftungskopfschmerzen*), mit Fieber? (s. *Erkältungen*)

Verspannungskopfschmerzen

Der Mediziner spricht vom »Hartspann« und benutzt diesen Begriff, wenn einzelne Muskelpartien so massiv verspannt sind, daß sie sich steinhart anfühlen.

Solche Verspannungen fordern vom Körper einerseits eine Riesenarbeit, auch wenn wir den Eindruck haben, nichts zu tun. Andererseits wird der Blutfluß im betroffenen Bezirk abgedrosselt, so daß die entsprechenden Muskeln selbst, aber auch die dahinter liegenden Bereiche schlecht oder fast gar nicht mehr versorgt werden. Wer wissen möchte, wie anstrengend und letztlich schmerzhaft das werden kann, der braucht nur einmal mit aller Gewalt die Faust zu ballen und abzuwarten, wie lange er das aushalten kann. Die Muskeln im Hals-Nacken-Bereich – nicht selten ist der gesamte Schultergürtel mit einbezogen – haben ähnliche verkrampfte Anspannungen oft stundenlang durchzuhalten. Vor allem beim unbeweglichen Sitzen während anstrengender oder gleichförmiger Arbeit (am Schreibtisch, am Fließband, beim Autofahren) müssen sie den verhältnismäßig schweren Kopf nahezu unbeweglich ruhig halten. Und so, wie man bei einer Schreibtischlampe, die in der passenden Stellung feststehen soll, die Schrauben anziehen muß, muß der Körper die entsprechenden Muskeln »festzurren«. Das wäre für eine vorübergehende, kurze Zeitspanne kein Problem. Es bliebe auch ohne Folgen, dürften sich die angespannten Muskeln in regelmäßigen Abständen erholen. Eine solche Erholung wäre schon gegeben, würde man gelegentlich den Kopf ein wenig bewegen, die Schultern lockernd »ausschütteln«. Doch derartige Entspannungs- und Lockerungsübungen haben wir verlernt – mit dem Ergebnis, daß bei vielen älteren Menschen der gesamte obere Rücken nur noch eine einzige starre, steinharte Region ist. Die Folgen sind, daß zuwenig frisches Blut durch diesen Panzer hindurch zum Kopf gelangt. Das verbrauchte Blut staut sich in den Kopfvenen.

Verspannungskopfschmerzen liegen vornehmlich im Hinterkopf, sind bohrend, vergleichbar einem »Kater« nach durchzechter Nacht. Sie plagen einen vor allem ab dem späten Vormittag, während sie in der Nacht nachlassen. Es kann aber auch vorkommen, daß man mit solchen Kopfschmerzen morgens aufwacht, um sie erst nach und nach loszuwerden. Dann liegt man falsch im Bett, das heißt, verkrampft, weil das Kissen zu dick oder der Kopfkeil im Bett zu steil ist.

Verblüffend rasche Besserung bringen oft leichte, lockere Kopfbewegungen: Man läßt den Kopf auf die Brust sinken und legt ihn dann so weit wie möglich in den Nacken. Nun senkt man ihn auf die linke Schulter und hebt ihn hinüber zur rechten. Das geschieht ganz leicht, ohne jede Kraftanwendung, ohne Hast und eckige Bewegungen. So werden die obersten Halswirbel nicht zu sehr beansprucht oder gar abgenutzt. Solche Kopfbewegungen zur Lockerung der Hals-Nacken-Muskeln, das leichte Ausschütteln von Händen und Armen sowie das Heben und Kreisen der Schultern zur Lockerung des Schultergürtels sollte man gleich morgens nach dem Aufstehen im Stehen und mehrmals täglich im Sitzen durchführen.

Paracelsus wußte schon, daß sehr viele Kopfschmerzen aus Verkrampfungen und Verspannungen resultieren. Er verordnete als sofort wirksames Mittel Kamillenumschläge. Sein Rezept: Kamillenblüten werden zu Pulver zerstoßen und mit derselben Menge Gerstenmehl vermengt. Da hinein gibt man noch ein paar Tropfen Kamillenöl. Diese Mischung kocht man in nicht zuviel Wasser, und zwar so lange, bis ein dicker Brei entstanden ist. Ihn streicht man warm, aber nicht zu heiß auf ein Tuch und legt es in den Nacken, auf die Stirn oder die Schläfen, je nachdem, wo sich die Schmerzen befinden.

Hier eine Abwandlung dieses Mittels zur leichteren Handhabung –

 ebenfalls ein sehr altes, früher in vielen Familien wohlbekanntes Rezept: Zwei Handvoll Kamillenblüten werden in einem halben Liter Wein, verdünnt mit ebensoviel Wasser kurz aufgekocht. Dann gibt man drei Achtel frische Butter hinzu und läßt das Ganze so lange weiterkochen, bis die Flüssigkeit fast vollständig verdampft ist. Der Satz wird in einem Leinentuch fest ausgepreßt, wobei man eine Salbe erhält, die sich, gut verschlossen, für den Notfall aufbewahren läßt. Bei Kopfschmerzen reibt man ein wenig von der Salbe leicht in die Haut.

Ganz wichtig ist es zu wissen, daß Verspannungen im Nackenbereich auch durch Zug entstehen können – etwa beim Autofahren mit offenem Fenster, durch Klimaanlagen, durch kalte Luft in der Nacht, wenn beispielsweise das Bett in der Nähe des offenen Fensters steht. Solche »Erkältungen« sind im Sommer besonders häufig, wenn man geschwitzt hat und der Schweiß auf der Haut durch Zugluft stark abgekühlt wird. Auch in diesem Fall gilt: Bewegte, entspannte Muskeln lassen sich nicht so leicht unterkühlen wie bereits verspannte. Zugluft kann man nicht immer vermeiden – wohl aber starre Muskelgruppen. Ist es trotz aller Vorsicht zu einem Hartspann infolge Zugluft gekommen, hilft das Rezept des Paracelsus besonders gut.

Immer häufiger beobachten Ärzte heute Kopfschmerzen, für die sie den »Fernseh-Hartspann« verantwortlich machen. Diese Kopfschmerzen treten in der Nacht, spätestens am frühen Morgen auf, nachdem man zu lange, zu starr vor dem Fernsehgerät gesessen hat, den Kopf wie in einer Schraubzwinge, die Augen ebenfalls unbeweglich auf das Bild fixiert. Wer damit zu tun hat, sollte zumindest dafür sorgen, daß sein Kopf während des Fernsehens abgestützt ist. Also kein Sessel ohne hohe Rücken- und Kopflehne!

Schmerzen mitten auf dem Kopf oder in den Schläfen können auch von Muskelverspannungen im Gesichtsbereich herrühren. Wenn die Zähne nicht richtig aufeinanderpassen, weil das Gebiß verschoben ist (das ist bei Kindern häufig so und später bei Pfeifenrauchern), dann werden einzelne Muskeln überanstrengt. Ähnlich ist es bei einer Fehlfunktion des Kiefergelenks. In einem solchen Fall kann nur der Zahnarzt oder Kieferorthopäde weiterhelfen.

Die einfachste Maßnahme bei Verspannungskopfschmerzen ganz allgemein sind heiße Kompressen auf den Nacken. Sehr wirksam und rasch helfen auch Bindegewebsmassagen und eine Lymphdrainage (s. *Massage*).

Heilmittel	*Anwendungsweise*
Anis s. Hustenmittel (S. 60)	**Inhalation:** Die Samen werden auf der Herdplatte verbrannt, der Rauch mittels Trichter durch die Nase eingeatmet.
Baldrian *(Valeriana officinalis)* **Wirkstoffe:** Ätherische Öle, Gerbsäure, Schleim, verschiedene Säuren, Valepotriate. **Wirkung:** Entkrampfend, beruhigend. **Hinweis:** Die in jüngster Zeit gegen Baldrian erhobenen Vorwürfe (Veränderungen der Erbsubstanz) treffen, wenn überhaupt, für heimische Pflanzen nicht zu.	**Tee:** 1 bis 2 Teelöffel der feingeschnittenen Wurzel mit 1 Tasse kaltem Wasser ansetzen. 8 Stunden ziehen lassen. Dann auf Trinktemperatur erwärmen. **Kopfwickel:** Das frische Kraut wird zerstoßen und auf die Stirn gelegt. Man kann es mit einem Tuch festbinden. **Homöopath. Zubereitung:** *Valeriana*, Urtinktur aus getrockneten Wurzeln 1/3.
Eukalyptus *(Eucalyptus globulus)* **Wirkstoffe:** Ätherische Öle, Menthol. **Wirkung:** Entkrampfend, kühlend. **Hinweis:** Nicht für Kinder unter 3 Jahren.	**Einreibung:** Eukalyptusöl wird mit 70prozentigem Alkohol verdünnt (Mischungsverhältnis 1/1) und in Stirn und Schläfen einmassiert. **Inhalation:** 2 Tropfen Eukalyptusöl werden in 1 Liter kochendes Wasser gegeben. Der Dampf wird eingeatmet. **Homöopath. Zubereitung:** *Eucalyptus*, Urtinktur aus getrockneten Blättern 1/3.
Kartoffel s. Aufbau- und Stärkungsprodukte (S. 26) **Hinweis:** Nur schmerzlindernd, nicht heilend.	**Auflage:** Rohe Kartoffelscheiben werden auf die Stirn gelegt und durch frische ersetzt, sobald die kühlende Wirkung nachläßt.
Lavendel *(Lavandula officinalis)* **Wirkstoffe:** Ätherisches Öl, Saponin, Cumarin, Gerbstoffe, Bitterstoffe. **Wirkung:** Krampflösend und belebend. **Hinweis:** Auch für Kinder geeignet.	**Tee:** 1 Teelöffel der Blüten, Blätter und des Krautes werden mit 1 Tasse kochendem Wasser überbrüht. Man läßt den Tee 2 bis 3 Minuten ziehen. Nicht zu heiß trinken. **Öl:** 5 Tropfen des Öls werden auf einem Stück Zucker 2mal täglich eingenommen. **Homöopath. Zubereitung:** *Lavandula*, Urtinktur aus frischen Blüten 1/3.

Heilmittel	*Anwendungsweise*
Majoran s. **Schnupfenmittel** (S. 50)	**Salbe:** 1 Eßlöffel getrocknetes Majorankraut wird fein pulverisiert. Dazu kommen ½ Eßlöffel Minze und ½ Eßlöffel Salbei, ebenfalls pulverisiert. Die verschiedenen Pulver verrührt man in ¼ Pfund erwärmtem Schweineschmalz. Diese Salbe massiert man leicht in die Stirn. **Hinweis:** Sparsam anwenden. Zu häufiger Gebrauch kann selbst Kopfschmerzen auslösen. Deshalb nur 2mal am Tag, nicht über Wochen. Auch Majorantee (Zubereitung s. **Schnupfenmittel,** S. 50) hilft gegen Verspannungskopfschmerzen.
Melisse *(Melissa officinalis)* **Wirkstoffe:** Ätherisches Öl, Gerbstoffe. **Wirkung:** Krampflösend, beruhigend.	**Tee:** 1 Teelöffel des Krautes mit 1 Tasse kochendem Wasser überbrühen. Davon trinkt man bis zu 3 Tassen täglich. **Hinweis:** Empfiehlt sich vor dem Schlafengehen. **Homöopath. Zubereitung:** *Melissa*, Urtinktur aus frischen Blättern 1/3.
Steinklee *(Melilotus officinalis)* **Wirkstoffe:** Melilotin, Gerbstoffe, Cumarin, ätherisches Öl, Flavone, Schleim. **Wirkung:** Entkrampfend. **Hinweis:** Nicht für kleinere Kinder geeignet.	**Tee:** 1 bis 2 Teelöffel des Krautes mit ¼ Liter kochendem Wasser überbrühen, 10 Minuten ziehen lassen. Man trinkt davon 2 bis 3 Tassen täglich. **Homöopath. Zubereitung:** *Melilotus officinalis*, Urtinktur aus frischen Blättern und Blüten 1/3.

Mittel bei Verspannungskopfschmerzen

Fertigpräparate	*Anwendungsweise*
Aranidolor **Wirkstoffe:** Blauer Eisenhut (D4), Zahnstocher Ammei (D1), Tollkirsche (D4), Sonnenhut (D1), Schlangenwurzel (D4), Coffein (D4), Wasserdost (D1), Jasmin (D4), Natriumbromat (D2), Giftzumach (D4), Pestwurz-Trockenextrakt, Magnesiumoxid, Salicylamid. **Wirkung:** Schmerzstillend, fördert die Durchblutung, entspannt.	**Dragees:** Je nach Bedarf bis zu 3mal täglich 1 bis 2 Dragees. Für Kinder unter 3 Jahren empfiehlt der Hersteller höchstens 3 Dragees täglich. **Hinweis:** Die Mischung potenzierter Extrakte aus Naturheilmitteln mit Salicylsäure ist ein fragwürdiger Versuch, eine möglichst breite Wirkung zu erziehlen. Für kleinere Kinder abzuraten. Ebenfalls darf dieses Dragee nicht nehmen, wem Salicylsäure schaden könnte (s. *Aspirin*, S. 128).

Fertigpräparate	*Anwendungsweise*
Klosterfrau Franzbranntwein **Wirkstoffe:** Menthol, Kampfer, Thymianöl, Wacholderbeeröl, Muskatnußöl, Fichtennadelöl, Zitronenöl. **Wirkung:** Löst Verkrampfungen, fördert die Durchblutung. **Hinweis:** Nicht bei kleineren Kindern anwenden.	**Einreibung:** Mehrmals täglich wird der Franzbranntwein eingerieben, besser noch, leicht einmassiert. **Umschläge:** Mit derselben Menge Wasser verdünnt in eine Schale geben, ein kleines Tuch gut durchtränken und leicht auswringen. Der Umschlag sollte für gut 5 Minuten aufgelegt werden.
Lymphorobal s. **Mittel bei** »Grippe« (S. 83)	**Tropfen:** ebd.
Ma-Fra-Franzbranntwein mit Latschenkiefernöl **Wirkstoffe:** Latschenkiefernöl, Edeltannenöl, Menthol, Kampfer. **Wirkung:** Erfrischt, kräftigt, löst Verkrampfungen. **Hinweis:** Besonders wirksam bei Wetterfühligkeit, Erschöpfungskopfschmerzen. Nicht geeignet für Kinder.	**Einreibung:** Der Franzbranntwein wird nach Bedarf leicht eingerieben oder einmassiert – oder auch nur auf die schmerzende Stelle aufgetupft. Bei Hinterkopfschmerzen den verspannten Nacken nicht vergessen.
Spondylon **Wirkstoffe:** Heparin-Natrium, Methylnicotinat, Kampfer, Salicylsäure. **Wirkung:** Entkrampft, dämpft die Schmerzen, macht das Blut »flüssiger«, durchblutungsfördernd.	**Einreibung:** Mehrmals täglich mittels der Rollkugel in die Haut einmassieren. **Hinweis:** Sollte nicht verwendet werden, wenn Salicylsäure verboten ist (s. *Aspirin*, S. 128).

Weitere empfehlenswerte Mittel

Avenasativa cpl. 187 (Tropfen). Homöopath., stärkt die Nerven, schmerzlindernd.
Chionanthus virginica D2 (Tropfen). Homöopath., gut bei Übelkeitskopfschmerzen.
Dolo-Milneuron (Dragees). Spezielles Vitamin B_1, rasch schmerzlindernd.
Gelsemium cpl. 350 (Tabletten). Homöopath., hilft bei sehr schweren Kopfschmerzen.
Geranium maculatum D3 (Tropfen). Homöopath., hilft bei chronischen Kopfschmerzen.
Ignatia cpl. 189 (Tropfen). Homöopath., löst Verkrampfungen, schmerzlindernd.
Klar (Tabletten). Acetylsalicylsäure und Coffein (s. *Aspirin*).
Klar Schmerz-Brause + Vitamin C (Tabletten). Acetylsalicylsäure und Vitamin C.
Migraesol (Tropfen). Homöopath., hilft bei sehr starken Kopfschmerzen, Migräne.
Neuralgie 1 cpl. 189 (Tropfen). Homöopath., nimmt Nervenschmerzen.
Spigelon (Tropfen). Homöopath., bewährt bei Kopfschmerzen infolge von Schwäche.

Akupressur

Die hilfreichen Punkte finden Sie am Hinterkopf, unmittelbar am unteren Rand des Schädelknochens.

Legen Sie beide Hände so auf den Kopf, daß die Daumen sich dort treffen, wo Hals und Kopf ineinander übergehen. Sie spüren eine deutliche Vertiefung. Das ist die richtige Stelle. Drücken Sie mit beiden Daumen nicht zu fest. Am besten massiert man die Punkte mit leichten, kreisenden Bewegungen. War die Akupressur richtig, spüren Sie die beiden Punkte hinterher deutlich. Diese Akupressur, die Sie, falls notwendig, alle zwei Stunden wiederholen dürfen, sollte nie länger als zehn Sekunden dauern.

Massage des Schultergürtels

s. Massage (S. 458–460)

Der »Kater« nach durchzechter Nacht ist ein typisches Beispiel für diese Art von Kopfschmerzen: Der Schädel brummt, ohne daß man angeben könnte, wo genau die Schmerzen lokalisiert sind. Die ganze Kopfhaut ist überempfindlich, fühlt sich »roh« an. Mitunter glaubt man, selbst die Haare hätten Nerven.

Die Hintergründe: Der Alkohol raubt dem Körper wertvolle Salze, die mit der erhöhten Wasserausscheidung ausgeschwemmt werden. Daher der Durst und das Verlangen nach Salzig-Saurem. Gleichzeitig bringt der Alkohol die komplizierte Wärmeregulierung und den Blutkreislauf durcheinander. Er erweitert die Blutgefäße. Das bedeutet Abkühlung des Blutes und Blutdruckabfall vor allem im Kopf, weil das Blut in den unteren Regionen des Körpers versackt. Gleichzeitig sind Leber und Nieren hektisch dabei, den Alkohol zu zerlegen und auszuscheiden. Dazu braucht die Leber ein Vielfaches des normalen Sauerstoffbedarfs. Je mehr Sauerstoff sie bekommt, desto schneller wird sie mit ihrer Arbeit fertig, desto schneller auch lassen Beschwerden wie Kopfschmerzen nach. Deshalb muß der Zecher am nächsten Morgen möglichst an die frische Luft gehen.

Die Kopfschmerzen sind also zugleich Signal dafür, daß Leber und Nieren sich in Not befinden und daß die Blutversorgung von Gehirn und Gehirnhaut mangelhaft ist. Die Muskeln der Kopfarterien verkrampfen. Das tut weh, vergleichbar einem Wadenkrampf. Ganz ähnlich ist es bei den wahllosen anderen Vergiftungen, denen wir tagtäglich ausgesetzt sind: Autoabgase, Verschmutzungen der Luft durch Industrie und Heizungsanlagen, Chemikalien, die Kunststoffen, Preßplatten, Farbstoffen und Reinigungsmitteln entweichen, geraten über die Lungen ins Blut und besetzen die »Passagierplätze«, die an den roten Blutkörperchen für den Sauerstoff vorgesehen sind. Und da bleiben Sie eine ganze Weile sitzen. Wer sich beispielsweise über einen längeren Zeitraum in einem verrauchten Raum aufhielt, kann das nicht einfach mit einem kurzen Spaziergang wiedergutmachen. Der Sauerstoff findet für ein paar Stunden keinen »Platz«, das Blut vermag ihn nicht aufzunehmen. So kann die Fahrt durch verpestete Straßen zum Arbeitsplatz die Sauerstoffaufnahmefähigkeit für den ganzen Tag deutlich herabsetzen.

Die Entgiftungsorgane des Körpers sind Leber und Nieren. Wenn sie die Gift- und Abfallstoffe nicht mehr gründlich zerlegen und aus dem Blut filtern können, ist in erster Linie der Kopf der Leidtragende: Müdigkeit, Konzentrationsschwäche, von einem gewissen Grad der Vergiftung an Kopfschmerzen. Deshalb sollte man bei Kopfschmerzen, die häufig oder regelmäßig auftreten und deren Ursachen nicht auf der Hand liegen, auch an die Nieren denken.

Oftmals verschafft ein einfacher Test Klarheit: Man trinkt in möglichst kurzer Zeit zwei, drei Liter kohlensäurearmes Mineralwasser oder Tee, am besten gleich einen Blutreinigungstee. Wenn die Nieren richtig funktionieren, wird die Flüssigkeit nach spätestens zwei Stunden den Körper wieder verlassen. Ebenso schnell müßten die Kopfschmerzen nachlassen, weil das Gift ausgespült wurde. Solche Teekuren können auch ein hervorragendes Vorbeugungsmittel gegen Vergiftungskopfschmerzen sein. Banal ausgedrückt: Je mehr man mit Umweltgiften und Giften in der Nahrung in Berührung kommt, desto mehr und regelmäßiger sollte man trinken, desto sorgfältiger muß man auch auf regelmäßigen Stuhlgang achten. Eine weitere, sehr hilfreiche Methode, Gifte loszuwerden, ist die Sauna, die zumindest im Winter wöchentlich besucht werden sollte.

Eine besonders tückische Art der Vergiftung stellt heute der Medikamentenmißbrauch dar. Angeblich harmlose Schmerzmittel spielen dabei eine unerwartet böse Rolle: Sie schaffen die Schmerzen erst, die sie beseitigen sollen. Ärzte und Heilpraktiker beobachten immer häufiger, daß scheinbar chronische Kopfschmerzen, gegen die kein Medikament mehr wirksam zu helfen vermag, verschwinden, sobald auf die ständig eingenommenen Tabletten verzichtet wird. Deshalb sollte jeder, der häufig Schmerzmittel einnimmt, gleich welcher Art, von Zeit zu Zeit bewußt eine Pause einlegen, daß heißt, versuchen, wenigstens drei, vier Tage ohne Medikamente auszukommen, um zu sehen, ob sich die Besserung nicht ganz von selbst einstellt.

Wie uralt Kopfschmerzen sind, zeigt der *Papyrus Ebers*, eine altägyptische Rezeptsammlung, aufgezeichnet vor 3550 Jahren. 1873 hat sie der Leipziger Professor Georg Ebers bei Ausgrabungen gefunden. Darin wird offenbar: Selbst Götter leiden unter Kopfschmerzen – und sie haben, wie das Beispiel zeigt, ihre Mittel dagegen. So hat Göttin Isis Re folgende Salbe gegen Kopfschmerzen zubereitet: »Dillsamen, Koriandersamen, Thymian, Myrte, Eselfett. Damit wird der Kopf eingerieben.« Leider fehlen bei diesem Rezept alle Mengenangaben und die Beschreibung der Zubereitung. Doch die Handhabung sah wohl so aus: Dill- und Koriandersamen zu gleichen Teilen wurden fein zermahlen oder zu feinem Pulver zerstoßen, der getrocknete Thymian und die ebenfalls dürren, fein zerriebenen Blätter des Myrtenbaumes daruntergemischt. Dieses Pulver gab man schließlich in Eselfett (vermutlich ein viertel Pfund), das kurz aufgekocht und durch ein Tuch gegossen wurde. Den Satz preßte man gut aus und füllte das Ganze in kleine Gefäße. Man benutzte diese Salbe zum Einreiben. (Eselfett ersetzt man heute am besten durch Vaseline.)

Hippokrates empfahl gegen Kopfschmerzen Veilchenöl oder Veilchenessig zum Einreiben: Man bringt gutes Olivenöl kurz zum Kochen, wirft eine Handvoll Veilchenblüten hinein, läßt das Ganze sofort abkühlen und füllt es in Flaschen. Bei Kopfschmerzen reibt man Stirn, Schläfen oder Nacken damit ein. Der Veilchenessig wird auf gleiche Weise hergestellt, nur nimmt man statt des Olivenöls Obstessig.

Heilmittel	*Anwendungsweise*
Gartenrose *(Rosa centifolia)* **Wirkstoffe:** Ätherische Öle, Quercitrin, Gerbstoffe, Säuren. **Wirkung:** Blutreinigend.	**Tee:** 1 gehäufter Teelöffel der getrockneten Blütenblätter wird mit 1 Tasse Wasser überbrüht. Nicht ziehen lassen. Mit Honig verstärkt man die blutreinigende Wirkung. **Rosenwein:** Man kocht 1 Handvoll frischer Rosenblätter in ½ Liter Wein. Die Blätter werden dann abgeseiht, der Wein kühl gelagert. Bei Kopfschmerzen macht man damit Umschläge auf Stirn, Schläfen und in den Nacken. **Homöopath. Zubereitung:** *Rosa centifolia*, Urtinktur aus frischen Blütenblättern 1/3. **Hinweis:** Keine Einschränkungen.
Huflattich s. Hustenmittel (S. 61)	**Umschläge:** Bei heftigen Kopfschmerzen legt man frische Huflattichblätter mit der filzigen Unterseite auf die Stirn. Diese Auflagen werden so lange erneuert, bis die Schmerzen nachgelassen haben.
Johanniskraut *(Hypericum perforatum)* **Wirkstoffe:** Bitterstoffe, Gerbstoffe, ätherisches Öl, Phytosterin, Säuren. **Wirkung:** Blutreinigend, gemütsaufhellend. **Hinweis:** Macht lichtempfindlich. Im Sommer muß man sich deshalb besonders gut vor Sonnenbrand schützen.	**Tee:** 1 Teelöffel des getrockneten Krautes wird mit 1 Tasse kochendem Wasser überbrüht. Man läßt den Tee gut 5 Minuten ziehen. Davon trinkt man morgens nüchtern 1 Tasse, ebenfalls abends vor dem Schlafengehen. **Homöopath. Zubereitung:** *Hypericum*, Urtinktur aus frischen, blühenden Pflanzen 1/3.
Ringelblume *(Calendula officinalis)* **Wirkstoffe:** Ätherische Öle, Saponine, Bitterstoffe, Harz, Schleim, Säuren, Carotinoide. **Wirkung:** Blutreinigend.	**Tee:** 1 bis 2 Teelöffel der Blüten werden mit 1 Tasse kochendem Wasser überbrüht, 5 bis 10 Minuten ziehen lassen. Man trinkt davon täglich bis zu 4 Tassen. **Hinweis:** Nicht unbedingt bei einem »Kater« geeignet. **Homöopath. Zubereitung:** *Calendula*, Urtinktur aus blühendem Kraut 1/3.
Salbei s. Schnupfenmittel (S. 51)	**Tee:** ebd. **Hinweis:** Bei Kopfschmerzen infolge eines Katers oder einer anderen »Vergiftung« sollten in möglichst kurzer Zeit 2 bis 3 Liter Salbeitee getrunken werden. Er schwemmt das Gift aus.

Heilmittel	*Anwendungsweise*
Wegwarte *(Cichorium intybus)* **Wirkstoffe:** Inulin, Eisen, Bitterstoffe, Gerbsäure, Öle. **Wirkung:** Blutreinigend, kreislaufanregend.	**Tee:** 1 gehäufter Teelöffel der Wurzeln, Blätter, Blüten wird in 1 Tasse kaltem Wasser angesetzt. Man läßt das nur kurz aufkochen. Von diesem Tee trinkt man nicht mehr als 2 bis 3 Tassen. **Hinweis:** Besonders hilfreich nach Kopfschmerzen infolge übermäßigen Rauchens. **Homöopath. Zubereitung:** *Cichorium*, Urtinktur aus frischem blühendem Kraut 1/3.

Mittel bei Vergiftungskopfschmerzen

Fertigpräparate	*Anwendungsweise*
Cefaktivon **Wirkstoffe:** Sonnenhutwurzel, Johanniskraut, Bitterkleeblätter, Ringelblumenblüten, Kondurangorinde, Zimtrinde, Bitterholzbaum, Schlehenblüten, Eberrautenkraut, Petersilienblüten. **Wirkung:** Blutreinigend, stimmungserhellend, aufbauend.	**Tropfen:** Mehrmals täglich 20 bis 30 Tropfen. **Hinweis:** Besonders hilfreich bei Vergiftungen infolge organischer Fehlfunktionen.
hepa-loges **Wirkstoffe:** Cholin, L-Cysterin-HCL, Vitamin B_1, B_{11}, PP, Mariendistelsamen, Schöllkrautextrakt, Bitterholzbaumextrakt, Guajazulen, myo-Inositol. **Wirkung:** Stützt die Leber, reguliert den Wasserhaushalt, entgiftet.	**Dragees:** 1- bis 3mal täglich 1 bis 3 Dragees. **Hinweis:** Nicht bei Nierenfunktionsstörungen. Sonst empfehlenswertes »Kater«-Mittel.
Horviton Dragees **Wirkstoffe:** Vitamine C, B_1, B_2, B_6, PP, Cystin, Leukin, Valin, Glutaminsäure, Calcium, Eisen, Chlorophyllin, Hämoglobin, Orotsäure, Organextrakte, Enzyme. **Wirkung:** Entgiftend, beruhigt das vegetative Nervensystem.	**Dragees:** 3mal täglich 1 Dragee. **Hinweis:** Besonders geeignetes Mittel zur Stimmungsverbesserung und Beseitigung von Übelkeit, Erbrechen und Kopfschmerzen nach Alkoholmißbrauch.

Fertigpräparate	*Anwendungsweise*
Natrium sulfuricum D6 Wirkstoff: Natriumsulfat (Glaubersalz). Wirkung: Wirkt anregend auf die Gallenabsonderung, reinigt die Leber.	Tabletten: 1mal 15 Tabletten. Hinweis: Rasch wirksames »Kater«-Mittel.
Nephrobal forte Wirkstoffe: Knoblauch, Eisenhut D10, Römische Kamille D1, Bibernelle D4, Sarsaparillwurzel D1, Bärlauch D6. Wirkung: Blutreinigend, wirkt beruhigend auf die Gefäßmuskeln, durchblutungsfördernd.	Tropfen: 3mal 1 Teelöffel täglich. Darf auch über längere Zeiträume hinweg eingenommen werden. Für Kinder eignet sich besser das einfache Nephrobal.
Nettidiath Wirkstoffe: Berberitze D4, Schierling D4, Sonnenhut D4, Virginischer Zauberstrauch D4, Weiße Pappel D3. Wirkung: Steigert die Nierenleistung, reinigt die Nieren und die Gefäße.	Tabletten: Man lutscht täglich 4 Stück. Hinweis: Empfehlenswert bei Kopfschmerzen in Verbindung mit chronischen Leiden.
Prunus Padus Vitaplex Wirkstoffe: Traubenkirsche D2, Milchsäure D4, Hornisse D3, Frauenmantel D4, Eisenphosphat D8, Quecksilbercyanat D5. Wirkung: Baut die Abwehr auf, entgiftet den Körper.	Tropfen: 3mal 80 Tropfen (2 Teelöffel) als 1tägige Kur. Hinweis: Empfehlenswertes »Kater«-Mittel, auch bei Nikotinvergiftung hilfreich.

Fertigpräparate	*Anwendungsweise*
Regenaplex Nr. 3 **Wirkstoffe:** Arnika D12, Engelwurz D6, Aloe D12, Tollkirsche D2, Wilder Jasmin D6, Augentrost D4, Meisterwurz D8, Raute D4. **Wirkung:** Entgiftend.	**Tropfen:** Bei Kopfschmerzen 3mal täglich 8 bis 10 Tropfen. Bei längerer Anwendung nur noch 1mal täglich einnehmen. Kinder bekommen die Hälfte. **Hinweis:** Hilfreich bei Kopfschmerzen in Verbindung mit Infektionen.
Regenaplex Nr. 94 a **Wirkstoffe:** Honigbiene D12, Küchenschelle D30, Tollkirsche D8, Calcium carbonicum D30, Kalium carbonicum, Wilder Jasmin D6, Fieberrindenbaum D20, Giftsumach D30. **Wirkung:** Entgiftend.	**Tropfen:** Bei Kopfschmerzen 3mal täglich 8 bis 10 Tropfen. Bei längerer Anwendung nur noch 1mal täglich. Kinder bekommen die Hälfte. **Hinweis:** Eignet sich speziell bei Kopfschmerzen, die mit Menstruationsbeschwerden verbunden sind.
Regenaplex Nr. 203 **Wirkstoffe:** Gold D60, Goldchlorid-Chlornatrium D30, Kreuzspinne D30, Grauspießglanzer D20, Arnica D30, Tollkirsche D8, Elefantenlaus D30, Bariumkarbonat D30, Cedron D6, Nordamerikanische Ulme D16. **Wirkung:** Blutreinigend.	**Tropfen:** Bei Kopfschmerzen täglich 8 bis 10 Tropfen. Bei längerer Anwendung nur noch 1mal täglich einnehmen. Kinder bekommen die Hälfte. **Hinweis:** Wirksames Mittel bei typischen Streß-Kopfschmerzen, starker Nervosität.
Spasmofuga Vitaplex s. **Mittel bei Migräne** (S. 124)	**Tropfen:** ebd.

Weitere empfehlenswerte Mittel

Aschauer Abführtee Bindergaß (Tee). Teemischung, zur schnelleren Entgiftung.
Nierenkomplex Hofu (Tropfen). Homöopath., zur raschen Entgiftung des Körpers.
Nos. cpl. Salmonella (Tropfen). Nosode, hilft bei Störungen, die vom Magen kommen.
Nux vomica Similiaplex (Tropfen). Homöopath., stützt die Leber, entgiftet.
Petrosellinum Similiaplex (Dragees). Homöopath., entgiftet den Darm.
Petrosellinum Vitaplex (Tropfen). Homöopath., stärkt und entgiftet die Nieren.
Petrosellinum Vitaplex forte (Tropfen). Eher bei chronischen Kopfschmerzen geeignet.
Platin Similiaplex (Tropfen). Homöopath., reinigt Blut und Gewebe.
Propolis-Komplex (Tropfen). Bienenkittharz, regt den Stoffwechsel an.

Akupressur

Die hilfreichen Punkte liegen nicht am Kopf, in Stirn oder Nacken, sondern direkt unterhalb des Fußknöchels.

Erfassen Sie mit Daumen und Zeigefinger Ihren Fuß so von hinten, daß der Daumen direkt unter den Innenknöchel, der Zeigefinger unter den Außenknöchel zu liegen kommt. Massieren Sie diese Punkte mit beiden Fingern kräftig und mit Ausdauer. Nehmen Sie zuerst den linken, dann den rechten Fuß vor. Sie werden spüren, wie nachhaltig der Druck unter den Knöcheln spürbar bleibt, wie rasch die Kopfschmerzen verschwinden.

Einlauf

s. Behandlungsmethoden bei »Grippe« (S. 86)

Ozontherapie (S. 461 f.)

Sportliche Betätigung

Bei einem »Kater« hilft nichts rascher als Bewegung an der frischen Luft – auch wenn das sehr schwerfällt. Man muß dabei allerdings tüchtig außer Atem und zum Schwitzen kommen, damit viel Sauerstoff aufgenommen und viel »Gift« ausgeschwitzt wird.

»Katerhilfe«

Spezielle Hilfe bei einem Kater besteht im Ersatz der verlorengegangenen Salze und Spurenelemente. Salzige, saure Speisen und vitaminreiche Kost sind daher notwendig.

Die bisherigen Erläuterungen zeigen, daß alle Schmerzen im Kopf offenbar etwas gemeinsam haben: Die Sauerstoffversorgung in diesem Teil unseres Körpers ist gestört. Von der biologischen Entwicklung her könnte man den Menschen in seiner heutigen Gestalt als Fehlkonstruktion bezeichnen, denn ausgerechnet das Gehirn, jenes Organ also, das sorgfältiger, pünktlicher und regelmäßiger als alle anderen mit Blut versorgt werden muß, sitzt, seit der Mensch aufrecht geht, an der höchsten Stelle. Das frische Blut muß vom Herzen aus dreißig, vierzig Zentimeter in die Höhe steigen, um zu den Gehirnzellen zu gelangen. Bei kleinsten Störungen des Blutkreislaufs ist naturgemäß dieser Teil zuerst und besonders nachhaltig betroffen. Pumpt das Herz zu schwach, oder sind die Gefäße nicht straff, sondern schlaff, so daß der Blutdruck absinkt, dann kommt zuwenig Blut nach oben; steht oder sitzt der Körper unbeweglich oder erschlafft der Kreislauf im Schock, dann sackt das Blut automatisch nach unten. Im Kopf aber entsteht die gefürchtete »Blutleere«, die schnell zu Bewußtlosigkeit führen kann.

Ein zweiter Konstruktionsfehler wird bei starkem Blutandrang spürbar: Pumpt das Herz in Aufregung oder Anstrengung besonders rasch und heftig, ist der Blutdruck stark erhöht, dann kommt es im Kopf schnell zu Stauungen. Die Blutgefäße aber können sich innerhalb der harten Schädeldecke nur sehr begrenzt ausdehnen, und der Engpaß Hals ist auch nicht die ideale Voraussetzung für einen raschen Rückfluß des verbrauchten Blutes. Kurz: Die Schwankungen in der Blutversorgung und die Beanspruchung der Blutgefäße sind nirgendwo im Körper so groß wie im Kopf. 80 Prozent der Hypertoniker leiden unter Kopfschmerzen, die von zu hohem Blutdruck herrühren. Vermutlich sind jene, die einen zu niedrigen Blutdruck als Ursache haben, noch weit häufiger.

Vor allem bei älteren Menschen dürfte ein Großteil der Schmerzen auf mangelhafte Durchblutung des Kopfes zurückzuführen sein. Hintergrund ist die Arteriosklerose: Verengte Hauptschlagadern (Aorta, Schlagadern im Hals, in den Schläfen) sind schuld daran, daß immer weniger Blut unter immer höherem Druck durch die Kopfarterien schießt. Die Muskulatur der Blutgefäße ist nicht mehr imstande, die steinhart gewordenen Gefäße zu dehnen oder zu straffen. Die Gefahr, daß ein Gefäß bricht (Schlaganfall) oder völlig verstopft (Infarkt), wächst. Werden Kopfschmerzen bei zunehmendem Alter häufiger, sollte das immer als Aufforderung verstanden werden, etwas gegen Arteriosklerose zu unternehmen (s. *Arteriosklerose*).

Gelegentlich, wenn auch keinesfalls regelmäßig, ein *Aspirin* kann in diesem Fall seinen Sinn haben. Die Azetylsalicylsäure macht offensichtlich das Blut »flüssiger«. Das kann im Fall von »zu dickem« Blut oder verstopften Gefäßen hilfreich sein. Nur muß man auch bei diesem altbewährten Medikament wissen: Wenn man zu Blutungen neigt, etwa zu Magenblutungen, darf man es nicht nehmen. Außerdem: Ob es wirkt, also die Kopfschmerzen verschwinden läßt oder nicht, das hängt nicht zuletzt vom Wetter ab. Wird es draußen schlagartig kalt, dann ist das Blut sowieso schon »flüssiger«, weniger »klebrig« und gerinnungsfähig. Dann nützt ein *Aspirin* so gut wie nichts. Wird es dagegen wärmer, dann neigt das Blut zu erhöhter »Klebrigkeit«. In diesem Fall kann ein *Aspirin* helfen (s. *Geopathien/ Umweltgifte*).

Auch die Ärzte früher hatten schon ihr natürliches *Aspirin*, die Weidenrinde. Sie enthält Salizylsäureverbindungen. So empfahl Hippokrates gegen Schmerzen Weidenrindentee: Ein gehäufter Teelöffel getrocknete, kleingeschnittene Weidenrinde wird in einen viertel Liter kaltes Wasser gegeben. Das bringt man langsam zum Kochen, nimmt es vom Feuer und läßt den Tee etwa fünf Minuten lang ziehen. Danach wird er abgeseiht und getrunken. Zwei Tassen davon täglich, so heißt es in den alten Rezepten, befreien von Schmerzen und senken allzu hohes Fieber.

Vor allem jüngere Frauen und Jugendliche haben häufig Kopfweh, das auf Blutarmut zurückzuführen ist. Diese Schmerzen sitzen mit Vorliebe in der Stirn und über den Augen. Sie können sehr heftig und quälend werden, weil sie nicht nur zu bestimmten Zeiten auftreten, sondern zum Dauerschmerz werden.

Die eigentlichen und letztlich allein heilsamen Maßnahmen gegen Kopfschmerzen, die Durchblutungsstörungen anzeigen, liegen in der Regulierung von Kreislauf und Blutdruck (s. *Zu hoher Blutdruck* und *Zu niedriger Blutdruck*).

Vorsicht: Kopfschmerzen können auch von zu hohen Dosen Vitamin A ausgelöst werden, sie erhöhen den Druck im Kopf (s. *Spezielle Aufbau- und Stärkungsmittel*).

Kopfschmerzen infolge einer Übersäuerung des Magens treten hauptsächlich dann auf, wenn man lange nicht gegessen hat. Das muß man bei Schlankheitskuren beachten. Es hilft am besten doppelkohlensaures Natron in warmer Milch (ein halber Teelöffel auf eine Tasse).

Vasomotorische (Durchblutungs-)Kopfschmerzen können auch, so verrückt das klingen mag, eine Art verlagerter Gicht sein. Dabei sammeln sich die Harnsäurekristalle nicht in Gelenken an (in Zehengelenken wie bei der klassischen Gicht), sondern an den Halswirbeln. Wer bisher vergeblich gegen seine Kopfschmerzen angegangen ist, weil er keine Ursache finden konnte, der sollte einmal an diese Möglichkeit denken. Unter Umständen bringen ein paar Veränderungen des Speiseplans die ersehnte Erlösung.

Heilmittel	*Anwendungsweise*
Arnika *(Arnica montana)* **Wirkstoffe:** Ätherische Öle, Thymol, Glykoside. **Wirkung:** Entkrampfend, durchblutungsfördernd.	**Tinktur** (Einreiben): Man bereitet sich Arnikaspiritus, indem man eine Literflasche etwa zu drei Viertel mit frischen Arnikablüten füllt. Diese übergießt man mit Kornschnaps, bis die Flasche voll ist. Das Ganze läßt man 2, besser 3 Wochen gut verschlossen stehen. Danach werden die Blüten abgeseiht. Bei Kopfschmerzen verdünnt man etwas Arnikaspiritus mit derselben Menge Wasser und reibt die schmerzende Stelle damit ein. **Hinweis:** Nur wirklich im Notfall anwenden. Bei zu häufiger Verwendung kann es zu Hautrötungen und Bläschen kommen. **Homöopath. Anwendung:** *Arnica montana*, Urtinktur aus dem getrockneten Wurzelstock 1/10.
Pfefferminze s. Schnupfenmittel (S. 50)	**Tee:** ebd.
Raute *(Ruta graveolens)* **Wirkstoffe:** Ätherische Öle, Rutin. **Wirkung:** Durchblutungsfördernd, entkrampfend.	**Tee:** 2 Teelöffel des Krautes mit 1 Tasse kochendem Wasser überbrühen. Man trinkt täglich bis zu 2 Tassen. **Hinweis:** Nicht geeignet für Allergiker und Schwangere. Empfiehlt sich aber bei Kopfschmerzen infolge Regelstörungen. **Homöopath. Zubereitung:** *Ruta,* Urtinktur aus frischem Kraut 1/3.
Rosmarin *(Rosmarinus officinalis)* **Wirkstoffe:** Ätherische Öle, Gerbstoffe, Bitterstoffe, Saponine. **Wirkung:** Durchblutungsfördernd, gefäßerweiternd.	**Tee:** 1 Teelöffel der getrockneten Blätter und Blüten wird überbrüht. Man trinkt täglich bis zu 2 Tassen. **Hinweis:** Nicht für Kinder geeignet, nicht während der Schwangerschaft trinken. **Homöopath. Zubereitung:** *Rosmarinus officinalis,* Urtinktur aus getrockneten Blättern 1/4.
Wacholder s. Mittel bei »Grippe« (S. 82)	**Tee:** ebd. **Wein:** ebd.

Fertigpräparate	*Anwendungsweise*
Actihaemyl s. Mittel bei »Grippe« (S. 82)	Dragees: ebd.
Actovegin forte Wirkstoffe: Getrocknetes Konzentrat aus eiweißfreiem Kälberblut. Wirkung: Fördert die periphere Durchblutung und die Gehirndurchblutung. Nimmt damit die Kopfschmerzen.	Dragees: 1 bis 2 Dragees täglich vor den Mahlzeiten. Im Bedarfsfall dürfen auch mehr (bis 3mal 2 Dragees) genommen werden. Hinweis: Noch stärker als *Actihaemyl*, aber auch noch wesentlich teurer.
Geriatrie-Mulsin Wirkstoffe: Vitamine A, D_3, E, K_3, Cholinchlorit, Meso-Inosit, Para-Aminobenzoesäure, Calcium-D-Pantothenat, Vitamin-B-Komplex. Wirkung: Aufbauend, durchblutungsfördernd.	Emulsion: 1 Teelöffel täglich, eventuell mit Getränken mischen. Hinweis: Empfiehlt sich besonders für ältere Menschen.
Glutacholin Wirkstoffe: Glutaminsäure, Hefe, Zitronencholin, Calciumphosphat, Vitamine A, B_{12}, D_2, E. Wirkung: Durchblutungsfördernd, aufbauend.	Tabletten: 1. und 2. Woche 5 bis 6 Tabletten täglich, dann 3 bis 4 Tabletten. Dragees: 1. und 2. Woche 10 bis 12 Dragees täglich, dann 6 bis 8. Hinweis: Gutes Mittel bei Erschöpfungskopfschmerzen, großem Streß.
Glutamin-Verla Wirkstoffe: Glutaminsäure. Wirkung: Fördert die Konzentrationsfähigkeit, die Durchblutung.	Dragees: 2 bis 6 Dragees täglich. Granulat: 1 bis 2 Teelöffel täglich. Hinweis: Nicht geeignet bei starker Nervosität und Schlafstörungen.
Macoel Latschenkiefernöl Wirkstoffe: Latschenkiefernöl. Wirkung: Beruhigend, durchblutungsfördernd.	Inhalation: 20 bis 30 Tropfen in kochendes Wasser geben. Badeöl: 20 bis 50 Tropfen ins Badewasser geben. Hinweis: Nicht für Kinder geeignet, nicht bei fieberhaften Erkrankungen, Tuberkulose, Herz-Kreislaufschwäche, Hypertonie.

Fertigpräparate	*Anwendungsweise*
Memorobal Wirkstoffe: Pfefferminze, Sadebaum, Sonnentau, Alraune. Wirkung: Fördert die Gehirndurchblutung, hilft bei Arteriosklerose.	Tropfen: 3mal 20 bis 50 Tropfen täglich. Hinweis: Hilfreich bei Kopfschmerzen in großen Streßsituationen.
Petaforce Wirkstoff: Pestwurzelextrakt. Wirkung: Entkrampfend, durchblutungsfördernd.	Kapseln: 3mal täglich 1 Kapsel. Hinweis: Empfiehlt sich bei großen Anstrengungen, Unruhe, Wetterbelastungen.
PK7 Hefetabletten s. Spezielle Aufbau- und Stärkungsmittel (S. 38)	Tabletten: ebd.
Scleron Wirkstoffe: Blei D12, Honig, Rohrzucker. Wirkung: Verbessert die Durchblutung bei Zerebralsklerose.	Tabletten: 2mal täglich 1 Tablette. Hinweis: Mittel für ältere Menschen. Kann auch über längere Zeit hinweg eingenommen werden.
Thermazet (Watteauflage) Wirkstoffe: Capsaicin, Zauberstrauchrinde. Wirkung: Schmerzlindernd, durchblutungsfördernd, beruhigend.	Auflage: Watte wird einseitig mit Wasser besprengt, die feuchte Seite auf die schmerzende Stelle gelegt. Hinweis: Nicht auf Schleimhäute und auf offene Wunden bringen.
Thymus »Mulli« s. Mittel bei »Grippe« (S. 84)	Dragees: ebd.

Weitere empfehlenswerte Mittel

Cedrapin (Badezusatz). Kräuteröle, regt den Kreislauf an, entspannt.
Cosmochema Blutgefäßtropfen (Tropfen). Homöopath., fördert die Durchblutung.
Dimaestad (Dragees). Vitaminkomplex, hilft bei Streß-Kopfschmerzen.
Mensobal (Tropfen). Homöopath., s. **Mittel bei Einschlafstörungen** (S. 190).
Mensobal forte (Tropfen). Homöopath., gut auch bei Wetter-Kopfschmerzen.
Nucleoton (Dragees). Pankreasextrakt, eher für ältere Menschen geeignet.
Original China-Balsam (Balsam). Kräuteröle, hilfreich bei Streß-Kopfschmerzen.
Oxypangam (Dragees). Spaltprodukt natürlicher Pangamsäure, durchblutungsfördernd.
Petzo-Dystonie-Tropfen 53 (Tropfen). Homöopath., kreislaufstabilisierend.
Salvia cpl. 340 (Tabletten). Homöopath., entkrampft, entstaut.
Spiraphan-Tropfen (Tropfen). Homöopath., fördert die Gehirndurchblutung.

Tebonin (Dragees). Tempelbaumextrakt, gutes Kopfschmerzmittel für ältere Menschen.
Tebonin forte (Tropfen). Tempelbaumextrakt, hilft bei Arteriosklerose.
Theokal (Dragees). Pflanzenextrakte, empfehlenswert bei chronischen Kopfschmerzen.
Vasesana-Vasoregulans (Liquidum). Kräutertinktur, hilft bei Gefäßschäden.
Venosy forte (Tropfen). Kräuterauszüge, löst Blutstau im Kopf.
Voltil (Dragees). Extrakt aus Rindermilz, verbessert die Sauerstoffaufnahme.
Wobe-Mugos (Dragees). Enzyme, s. **Mittel bei chronischen Schmerzen** (S. 171).
Wobenzym (Dragees). Enzyme, s. **Schnupfenmittel** (S. 54).

Behandlungsmethoden bei Durchblutungskopfschmerzen

Akupressur

Sie brauchen ein direktes und ein indirektes Punktepaar: Das erste liegt in den Schläfen, einen Fingerbreit hinter dem Ende der Augenbrauen. Es läßt sich durch eine deutliche Vertiefung ertasten. Das zweite finden Sie am Handgelenk an der Seite des kleinen Fingers, genau in der Vertiefung zwischen Hand- und Unterarmknochen.

Fuß- und Armbäder

s. Wasseranwendungen und Wickel (S. 467–468)

Man drückt beide Daumenballen erst leicht, dann etwas kräftiger gegen die Vertiefungen in den Schläfen. In der Regel verstärkt das für Sekunden die Kopfschmerzen. Das ist ein gutes Zeichen: die richtige Stelle ist getroffen. Massieren Sie die beiden Punkte gleichzeitig ein paar Sekunden lang. Dann drücken Sie, am besten mit dem Daumen, die Stelle am Handgelenk. Der Druck sollte mäßig sein und nicht länger als 10 Sekunden andauern. Drücken Sie nacheinander an beiden Handgelenken.

Hinweis: Bei zu niedrigem Blutdruck empfehlen sich kalte Arm- und Fußbäder, bei zu hohem Blutdruck warme.

Häufiger als allgemein angenommen, gehen Kopfschmerzen von den Augen aus. Sie werden überanstrengt bei zu langem Lesen; wenn Gedrucktes oder kleine Gegenstände zu nah vor die Augen gehalten werden; bei schlechtem oder zu grellem Licht; durch das Flimmern des Fernsehapparates; durch eine zu schwache oder zu starke Brille; durch Fehlstellungen der Augen; durch Druckanstieg in den Augen bei Menschen über Vierzig; durch fehlende Entlastung der Augenmuskeln, wenn einseitig auf Dinge in kurzer Distanz und zu selten in die Ferne geschaut wird. Die von solchen Fehlern ausgehenden Kopfschmerzen äußern sich allgemein als diffuse Schmerzen oder speziell als Druck in und über den Augen. Sie sind vorübergehend und verblassen rasch, sobald der Fehler behoben wird. Viel zu selten allerdings wird der Zusammenhang zwischen Augenproblemen und Kopfschmerzen erkannt – oft nur rein zufällig beim Augenarzt.

Bei dieser Art von Kopfschmerzen sollte man, können sie durch Maßnahmen des Augenarztes nicht behoben werden, immer auch an Wirbelverschiebungen denken. Es ist nämlich möglich, daß sowohl die Sehstörungen als auch die Kopfschmerzen von einem verschobenen Halswirbel, speziell dem Atlas, herrühren. In diesem Fall kann der Chiropraktiker rasch und gründlich helfen.

Trigeminusneuralgie

Der Volksmund spricht treffend vom »Gesichtsreißen«: Wie ein Blitz schlägt der überaus heftige Schmerz ein, der immer nur eine Kopf- und Gesichtshälfte befällt, mit Vorliebe die rechte. Betroffen sind meistens Menschen über Fünfzig, Frauen sehr viel häufiger als Männer. Man kennt diese »steinernen« Leute: Sie hüten sich vor jeder noch so kleinen Muskelbewegung im Gesicht, sprechen, kauen wie in Zeitlupe. Das Lachen ist ihnen sowieso längst vergangen. Wenn es draußen nur ein bißchen kälter wird, packen sie sich in Wolle und Watte. 2500 Bundesbürger lernen alljährlich diese Trigeminusneuralgie neu kennen. Viele Hunderttausende leben damit – ständig in Angst vor einer neuen Attacke, die durch ein unvorsichtiges Gähnen, durch Kauen, Kälte oder auch durch Hitze ausgelöst werden kann. Häufig findet sich im Gesicht des Gepeinigten eine ganz bestimmte Stelle, die wie ein Lichtschalter funktioniert: Sobald sie auch nur berührt wird, schießt der Schmerz in das Gesicht.

Verschiedene Ursachen können für die abnorme Reizüberempfindlichkeit eines Nervenstrangs verantwortlich sein: ein Eiterherd im Körper, ein kranker oder toter Zahn, Vergiftungen durch Alkohol oder Blei, zurückliegende Infektionen, die nicht restlos ausgeheilt wurden.

Eine besonders unheilvolle Rolle scheint bei diesen Schmerzen das Herpes-Virus zu spielen, das die Lippenbläschen verursacht. Die meisten Menschen bleiben nach einer Erstinfektion von ihm verschont – zirkulierende Antikörper vernichten neu einfallende Viren schnell. Doch bei manchen bleibt dieses Virus im Körper zurück und wird von ihm seltsamerweise in einer ganz bestimmten Region geduldet – bis es bei der geringsten Abwehrschwäche aus seinem »Schlaf« erwacht und erneut zuschlägt. Mitunter aber durchbricht es auch die ihm gesetzten Schranken, vornehmlich, um in Nervenbahnen vorzudringen. Kurz: Krankheitserreger, deren Ausscheidungen oder Gifte sind in die Bahn des Trigeminusnervs gelangt (s. *Herpes-Infektionen*).

Mit Schmerzmitteln ist bei solchen Neuralgien in der Regel nichts zu erreichen – weder die augenblickliche Ausschaltung der Schmerzen, noch die Verhinderung einer neuen Attacke, noch die Beseitigung der Ursache.

Schon die alten Ägypter kannten die Trigeminusneuralgie. »Wenn das Gesicht nur auf einer Seite schmerzte«, gingen sie so vor: Der Kopf eines Fisches, möglichst eines Welses, wurde in reinem Olivenöl gekocht, und die schmerzende Gesichtshälfte vier Tage hintereinander mit dem lauwarmen Öl eingerieben. Diese »Kur« mußte auch dann weitergeführt werden, wenn die Schmerzen inzwischen abgeklungen waren.

Es ging jenen Ärzten darum, das Gift herauszuziehen. Das kann – neben der Anwendung homöopathischer Nosoden – auch heute noch die einzig wirksame Behandlung sein: Nicht nur die schmerzende Stelle, der ganze Körper muß »entgiftet« werden. Pfarrer Kneipp empfahl, warme Heublumensäckchen auf die schmerzende Gesichtshälfte zu legen, bis die schlimmsten Schmerzen nachgelassen haben. Danach sollen Salzwickel, Essigwasserauflagen, vor allem aber Lendenwickel zur Anregung der Nieren gemacht werden. Gleichzeitig verbot Kneipp Alkohol und Nikotin. Heute wird die Trigeminusneuralgie oft blitzartig mit einer Neuraltherapie beseitigt (wenn die Nerven durch Stau hinter einer Narbe irritiert werden), mit einem Vitamin-B_{12}-Stoß (wenn ein Vitaminmangel vorliegt) oder mit Akupunktur (s. *Neuraltherapie*).

Erfahrene Praktiker gehen gegen sehr hartnäckige, schmerzhafte Neuralgien heute folgendermaßen vor: Sie spritzen Plenosol in sehr hoher, mitunter zehnfacher Dosierung direkt am Nerv, wobei kleine Quaddeln entstehen. Das ist für einen Augenblick sehr schmerzhaft, bringt aber fast immer sofortige Befreiung.

Eine letzte Möglichkeit ist die Eigenblut-Ozontherapie (s. *Ozontherapie*).

Heilmittel	*Anwendungsweise*
Heublumen (Gemisch aus getrockneten Blüten, Samen, Grasteilchen) **Wirkstoffe:** Cumarin, viele pflanzliche Schleimstoffe. **Wirkung:** Entspannend, erfrischend, aufbauend, anregend für das Nervensystem, schmerzlindernd. **Hinweis:** Jeder Heublumenanwendung sollte eine ausgedehnte Ruhepause folgen.	**Vollbad:** Man gibt etwa 2 Kilogramm Heublumen in einen großen Topf, übergießt sie mit kaltem Wasser und bringt dieses kurz zum Kochen. Zugedeckt läßt man die Heublumenabkochung etwa 15 Minuten ziehen. Dann wird sie abgeseiht und in das warme Badewasser gegeben.
Johanniskraut s. Mittel bei Vergiftungskopfschmerzen (S. 105)	**Öl:** Die vorsichtig abgezupften frischen Blüten und Blätter gibt man in eine Flasche mit einem weiten Hals und gießt etwa die 4fache Menge bestes Olivenöl darüber. Die Flasche wird gut verschlossen 6 Wochen lang an die Sonne gestellt (bei schlechtem Wetter entsprechend länger). In dieser Zeit schüttelt man sie möglichst täglich. Das Öl bekommt eine leuchtendrote Farbe. Wenn es soweit ist, gießt man es durch ein Leinentuch, wobei der Satz gut ausgepreßt werden muß. Das Öl wird im Dunkeln aufbewahrt. Bei Schmerzattacken reibt man die schmerzende Stelle mit dem Johannisöl ein. Zusätzlich trinkt man einen **Tee:** 1 Teelöffel der getrockneten Blüten und Blätter wird mit 1 Tasse Wasser überbrüht. Man läßt den Tee 5 Minuten ziehen, ehe man ihn trinkt.

Fertigpräparate	*Anwendungsweise*
Campfer-Vasogen Wirkstoffe: Kampfer, Terpentinöl, Cajeputöl. Wirkung: Erfrischt, reizt die Haut, fördert Reinigungsprozesse. Hinweis: Nicht geeignet für Kleinkinder.	Einreibung: Schmerzende Partien werden mehrmals täglich eingerieben. Man darf die entsprechende Stelle mit dem *Vasogen* ruhig ein wenig massieren.
Gotthard-Öl Wirkstoffe: Eukalyptusöl, Menthol, Wacholderöl, Wintergrünöl, Angelikawurzel, Hopfen, Anisöl, Thymianöl, Fenchelöl, Zitronellgrasöl. Wirkung: Schmerzlindernd, herzstärkend, Verbesserung des Allgemeinbefindens. Hinweise: Nicht für Kleinkinder geeignet.	Öl: Man benutzt es zum Einreiben bei Kopfschmerzen. Zum Einnehmen: Ein paar Tropfen (bis zu 10) werden mit Wasser verdünnt getrunken. Das kann mehrmals am Tag wiederholt werden. Zusatz zum Badewasser: 1 Teelöffel Öl wird im Badewasser verrührt.
Grünlicht-Hingfong-Essenz Wirkstoffe: Pfefferminzblätter, Lorbeerblätter, Arnikablätter, Lindenblütenblätter, Kamillenblüten, Anis, Fenchel, Kalmus, Baldrian, Pfefferminzöl, Anisöl, Ceylonzimtöl, Fenchelöl, Rosmarinöl, Thymianöl, Menthol, Kampfer. Wirkung: Nervenstärkend, kreislaufstabilisierend.	Tropfen: Je nach Bedarf mehrmals täglich 20 bis 25 Tropfen in etwas Wasser trinken. Hinweis: Enthält Alkohol und sollte deshalb Kindern nicht gegeben werden. Die Tropfen können vor allem bei nervlicher Zerrüttung, Erschöpfungszuständen hilfreich sein.
Herpes Zoster D12 Wirkstoff: Nosode. Wirkung: Tötet das Virus.	Tropfen: 3mal 7 Tropfen in Wasser. Hinweis: Sollte zusätzlich zu anderen Behandlungen genommen werden.
Nervencreme Fides Wirkstoffe: Mentholöl, Mentholtinktur, Eukalyptusöl. Wirkung: Dämpft Nervenschmerzen, ist krampflösend. Hinweis: Hilfreich besonders bei »Erkältungen« der Gesichtsnerven. Nicht für Kinder geeignet.	Salbe: Mehrmals täglich die schmerzende Stelle leicht einreiben. Dem Gefühl der Kälte folgt bald ein leicht brennendes. Das ist ein Zeichen dafür, daß die Salbe vor allem auf die kälteempfindlichen Nerven einwirkt.

Fertigpräparate	*Anwendungsweise*
Psychotonin M Wirkstoffe: Extrakt aus Johanniskraut. Wirkung: Schmerzstillend, beruhigend, zusammenziehend, gemütsaufhellend. Hinweis: Das Johanniskraut macht lichtempfindlich. Man muß sich deshalb im Sommer besonders gut vor Sonnenbrand schützen.	Tinktur: Im Falle einer Schmerzattacke 5 bis 20 Tropfen einnehmen. Das Medikament darf bis zu 3mal täglich eingenommen werden.
Vitasprint B_{12} s. Spezielle Aufbau- und Stärkungsmittel (S. 36)	Kapseln: 3mal täglich 1 Kapsel. Trinkampullen: Täglich 1 Ampulle. Hinweis: Stärkt bei geistigen und körperlichen Erschöpfungszuständen.

Weitere empfehlenswerte Mittel

Gelsemium-Homaccord (Tropfen). Homöopath., hilfreich bei »Gesichtsreißen«.
Horvi-Ammodytes-Reintoxin (Tropfen). Schlangengift, rasch schmerzlösend.
Horvi-Serpalgin (Salbe). Verschiedene Schlangengifte, nervenberuhigend.
Ischias-Gastreu R71 (Tropfen). Homöopath., hat sich auch bei Ischias bewährt.
Lebertrankapseln (Kapseln). Dorschlebertran, kräftigt die Nerven allgemein.
Multi-Mulsin (Tropfen). Vitaminkombination, auch für Kinder geeignet.
Nervorheuminsalbe »Cefak« (Salbe). Pflanzenöle, sehr gutes zusätzliches Mittel.
Neuralgie-Gastreu R70 (Tropfen). Homöopath., spezielles Nerven-Schmerzmittel.
Phytodolor (Tropfen). Kräuterauszüge, rasch schmerzstillend.
Poly-Mulsin (Dragees). Vitamin-Kombination, empfiehlt sich bei starken Belastungen.
Vitamin-B-Kapseln (Kapseln). Vitamin-B-Komplex, stärkt vor allem die Nerven.
Vitamin-B-Komplex-Hefekapseln (Kapseln). Hefe und Vitamin B, stärkt die Nerven.

Behandlungsmethoden bei Trigeminusneuralgie

Akupressur

s. Behandlungsmethoden bei Durchblutungskopfschmerzen (S. 115)

Neuraltherapie

s. Neuraltherapie (S. 460 f.)

Eigenblut-Ozontherapie

s. Ozontherapie (S. 461 f.)

Jede sechste Frau, jeder zwanzigste Mann und selbst schon vier von hundert Kindern haben unter Migräne zu leiden. Die Spezialisten glauben, einen bestimmten Menschentyp herausgefunden zu haben, der für dieses Leiden besonders anfällig ist. Er ist geistig sehr beweglich, aggressiv, energisch, gewissenhaft, genau, ständig aktiv und engagiert. Vor allem aber: Er hat die Fähigkeit verloren, sich zu entspannen, zur inneren Ruhe zu finden. Er freut sich mächtig auf die freien Stunden, plant mit großen Erwartungen, doch wenn es soweit ist, wird er die innere Unruhe nicht los. In der Enttäuschung darüber steigert sie sich sogar. Tatsache jedenfalls ist, daß Migräneanfälle besonders häufig an Wochenenden, freien Tagen und im Urlaub auftreten. Migräne kommt oder verschwindet oft auch mit der ersten Regel, mit der Schwangerschaft oder mit den Wechseljahren. Bei manchen Frauen stellen sich die Schmerzen so pünktlich ein wie die »kritischen Tage«, nämlich kurz davor oder danach. Sie müssen also in direktem Zusammenhang mit dem Hormonhaushalt stehen.

Schließlich gibt es auch noch Nahrungsmittel und Genußgifte, die Migräne verursachen können: Käse, Schokolade, Zitronen, Orangen, Pökelfleisch, Alkohol, Nikotin. Auch manche Medikamente können sie auslösen. Ein Anfall kann ebenso im Hunger wie im Wetter seine Ursache haben. Bei Föhn gibt es die meisten Migräneerkrankungen überhaupt. Migränepatienten sind äußerst wetterfühlig.

Allein schon die Aufzählung läßt vermuten, daß diese vermeintlichen Ursachen nur jeweils die letzten Tropfen sind, die ein ganz anderes, tiefgründigeres »Faß« zum Überlaufen bringen. Es gibt wohl tausend und höchst unterschiedliche »Auslöser« für Migräne – doch alle rühren sie an etwas völlig anderes, so daß ihre Ausschaltung und Beseitigung das eigentliche Grundübel in keiner Weise »heilen« kann.

Interessant ist die Tatsache, und jeder Migränepatient kennt sie: Ist ein Anfall vorüber, hat man erst einmal Ruhe – so, als hätte sich im Schmerz ein Stau abgebaut, der sich nun erst wieder füllen muß. Unmittelbar danach können weder Schokolade noch starke Lichtreize, noch sonst ein »Auslöser« einen erneuten Anfall provozieren. Daß ein Stau sich wieder aufgebaut hat und somit eine neue Attacke unmittelbar bevorsteht, das kündigen meist Vorboten an: Der eine Patient wird grundlos ausgelassen, aufgedreht, der andere total verstimmt. Ein dritter merkt, daß seine Sinne auf alle Reize überempfindlich reagieren. Das Licht ist grell, jeder Ton dröhnend. Ein vierter fühlt sich schon vor dem Anfall äußerst unwohl oder sogar krank. Er leidet unter Ohrensausen, Flimmern vor den Augen, Schwindel, Übelkeit, Schüttelfrost. Schlagartig setzen darauf die Schmerzen ein, zuerst noch dumpf in der Schläfengegend oder über den Augen, bald aber bohrend, hämmernd, mahlend – als wäre der ganze Kopf in einen Schraubstock gespannt. Meistens muß der Betroffene auch noch heftig erbrechen. Er flüchtet in ein verdunkeltes Zimmer und meidet jedes noch so kleine Geräusch. Er weiß, es wird Stunden dauern, ehe er sich wieder besser fühlt.

Bei einem solchen Anfall ereignet sich vermutlich in manchen äußeren Blutgefäßen des Kopfes eine Art Kurzschluß. Obwohl die Kopfarterien beängstigend hervortreten und man deutlich sehen kann, wie heftig das Blut in ihnen pulsiert, bleibt der Migränepatient eigenartig blaß. Sein Venenblut ist nicht verbraucht, sondern sauerstoffreich. Das spricht dafür, daß das Blut nicht überall bis in die feinsten Blutgefäße fließt, um dort den Sauerstoff und andere wertvolle Inhaltsstoffe abzuliefern, sondern über eine »Abkürzung« direkt in die Venen gelangt, die dabei überdehnt werden.

Doch damit ist der eigentliche Hintergrund der Migräne noch immer nicht geklärt. Er muß ganz offensichtlich in Störungen der Feinabstimmung der Drüsen gesucht werden. Durch Überreizung oder Blockierungen ist das innere Gleichgewicht entgleist: Die Hormonausschüttungen sind nicht mehr aufeinander abgestimmt; die Lymphe oder verschobene Halswirbel bewirken einen Stau oder geben falsche Signale; Leber und Nieren funktionieren nicht voll; oder es liegt ein Vitamin-B_{12}-Mangel vor.

Deshalb kann es nicht genügen, auf Schokolade oder andere »Auslöser« zu verzichten und im Augenblick des Anfalls gefäßverengende Mittel zu nehmen – er kommt trotzdem. Der Patient sollte zunächst einmal herausfinden, wie er die Anfälle wirksam abfangen kann, damit sie sich nicht voll entfalten. Beispielsweise gelingt es manchem, der Migräne mit einer Tasse Kaffee, bei der ersten Vorwarnung getrunken, zuvorzukommen. Das kann selbstverständlich nicht jenem helfen, für den Kaffee zu den Auslösern gehört. Er kann den Anfall vielleicht mit einem anderen Mittel kupieren: einem Eisbeutel, rechtzeitig auf den Kopf gelegt. Anderen wieder hilft es, *Kölnisch Wasser* hochzuschnupfen. Man füllt eine flache Untertasse halb mit Wasser, gibt etwa zehn Tropfen davon hinzu und verrührt gut. Dann hält man das linke Nasenloch zu und zieht mit dem rechten etwas Wasser in die Nase hoch. Danach hält man das rechte zu und schnupft mit dem linken. (Nicht sofort schneuzen!) Solche ganz einfachen »Hausmittel« sind mitunter wesentlich wirksamer als alle Medikamente. Doch auch sie können nur »Notfall-Maßnahmen« sein. Daneben gilt es, das äußerst heftige und deshalb sicher dringliche Warnsignal aufzugreifen und herauszufinden, warum es vom Körper gegeben wird. Jeder Migränepatient muß grundsätzlich vom Arzt oder Heilpraktiker abklären lassen, welche Ursache seinen Schmerzattacken zugrunde liegt. Kann bei den Untersuchungen keine organische Störung gefunden werden und sind die Migräneanfälle auch durch Stärkung der körperlichen Konstitution (Abhärtung, sportliche, gymnastische Übungen) nicht auszuschalten, dann sollte man unbedingt einen Chiropraktiker aufsuchen und eine Lymphdrainage, Akupunktur oder eine Neuraltherapie in Erwägung ziehen.

Heilmittel	*Anwendungsweise*
Liebstöckel *(Levisticum officinale)* **Wirkstoffe:** Ätherisches Öl mit Lingustuid, Terpinol, Carvacrol, Terpene, Bitterstoffe. **Wirkung:** Wassertreibend, blutreinigend, durchblutungsfördernd.	**Pulver:** Die Wurzel wird pulverisiert (mit der Gewürzmühle, dem Reibeisen). Im Bedarfsfall nimmt man eine Messerspitze davon ein und spült es mit einem Schluck Wasser herunter. **Tee:** 2 gestrichene Teelöffel der zerschnittenen Wurzel werden mit ¼ Liter kaltem Wasser übergossen, bis zum Sieden erhitzt und sofort abgeseiht. Man trinkt bei Beschwerden 2 Tassen täglich. **Hinweis:** Darf nicht während der Schwangerschaft angewendet werden. **Homöopath. Zubereitung:** *Levisticum officinale,* Urtinktur aus dem frischen Wurzelstock 1/3.
Majoran s. Schnupfenmittel (S. 50)	**Tee:** 1 Teelöffel des Krautes wird mit 1 Tasse kochendem Wasser überbrüht, abgeseiht und ungesüßt schluckweise getrunken. Nicht mehr als 1 bis 2 Tassen täglich.
Schlüsselblume s. Hustenmittel (S. 62)	**Tee:** ebd.
Schwarze Johannisbeere *(Ribes nigrum)* **Wirkstoffe:** Ätherisches Öl, Gerbstoff, Emulsin, organische Säuren, Vitamin C, Rutin. **Wirkung:** Blutreinigend, regt die Tätigkeit der Nieren an, harntreibend, krampflösend.	**Tee:** 1 Teelöffel der im Schatten getrockneten Blätter wird mit 1 Tasse heißem, nicht mehr kochendem Wasser übergossen. 5 Minuten ziehen lassen, ungesüßt schluckweise trinken. 2 bis 3 Tassen täglich. **Hinweis:** Nur sehr gesunde Blätter des Strauchs verwenden.

Fertigpräparate	*Anwendungsweise*
Petaforce	**Kapseln:** ebd.
s. Mittel bei Durchblutungskopfschmerzen (S. 114)	
Phytolacca Vitaplex forte	**Tropfen:** Bis zur Besserung stündlich 30 Tropfen.
Wirkstoffe: Kermesbeere D2, Arnika D21, Cuprum sulfuricum D3, Viscum album D3, Stiefmütterchen D2, Esche D3, Bibernell D2. **Wirkung:** Nimmt Schmerzen weg, löst Verkrampfungen und reguliert die Nerven.	**Hinweis:** Sehr wirksames homöopathisches Mittel, das ohne Bedenken um Nebenwirkungen verwendet werden kann. Nicht sofort nach Besserung absetzen.
Sanalgutt	**Tropfen:** 30 Tropfen bei Schmerzattacken, sonst* 3mal täglich 20 bis 25 Tropfen in etwas Flüssigkeit einnehmen.
Wirkstoffe: Jasminextrakt, Ignatiusbohne, Tollkirschenextrakt, Mutterkornextrakt, Antipyrin, Coffein, Vitamin C, Phosphorsäure, Citronenöl. **Wirkung:** Lindert Schmerzen (senkt auch Fieber), löst Verspannungen.	**Hinweis:** Problematische, aber oft recht hilfreiche Kombination. * (bei Ankündigung einer Attacke)
Spasmofuga Vitaplex	**Tropfen:** Beim ersten Unwohlsein 3mal täglich 20 bis 40 Tropfen. Darf bei akuter Schmerzattacke bis auf 100 Tropfen gesteigert werden.
Wirkstoffe: Blausäure D4, Bilsenkraut D4, Bittere Kreuzblume D3, Wasserschierling D1, Strychninnitrat D4, Bärlauch D9, Strophant.kombè D9, Heidelbeere D2, Stechapfel D4, Roter Sonnenhut D3. **Wirkung:** Nimmt die Schmerzen weg, löst Verkrampfungen und reguliert die Nerven.	**Hinweis:** Besonders wirksam in Verbindung mit einem Nerventee.

Weitere empfehlenswerte Mittel

Arteria-suis-injeel (Ampullen). Homöopath. Organpräparat, stärkt die Gefäße.
Biologische Migräne-Tropfen (Tropfen). Homöopath., vor allem zur Vorbeugung.
Cefanalgin (Tropfen). Kräuterextrakte, auch für Kinder gut geeignet.
Cerebrosan (Tropfen). Kräuter-, Organextrakte, hilfreiches Schmerzmittel.
Migränebalsam Fides (Balsam). Kräuteröle, sehr gutes Einreibemittel.
Migräne-Complex (Tropfen). Homöopath., gut bei Migräne in den Wechseljahren.
Migräne-Gastreu R16 (Tropfen). Homöopath., hilft bei Migräne, Scheitelkopfschmerz.
Nux vomica-Homaccord (Ampullen). Homöopath., entgiftet, beruhigt die Nerven.
Presselin 20 F (Tropfen). Homöopath., beruhigt rasch, stillt die Schmerzen.
Presselin 20 M (Tropfen). Homöopath., empfehlenswert bei schwerer Migräne.
Rephalgin Tabletten (Tabletten). Homöopath., auch zur Vorbeugung geeignet.
Vena-suis-injeel (Ampullen). Organpräparat, stärkt die Blutgefäße.

Akupressur

Den entscheidenden Punkt finden Sie am Handgelenk. Er liegt drei Finger unterhalb vom Handrand.
Hinweis: Bei Migräneanfällen gilt es, möglichst frühzeitig zu akupressieren und zwar schon dann, wenn man spürt, daß ein Anfall im Kommen ist. Je früher man regulierend eingreift, desto größer sind die Aussichten auf Erfolg.

Legen Sie den Ringfinger an den Rand des Handtellers, Mittelfinger und Zeigefinger direkt daneben. Drücken Sie mit dem Zeigefinger kräftig zu. Der Migränepunkt ist sehr empfindlich. Nur wenn das ein bißchen weh tut, haben Sie den richtigen Punkt getroffen. Akupressieren Sie rhythmisch, etwa im Takt des Pulsschlags, zwei, drei Minuten lang, notfalls auch länger. Ist die Migräne in der rechten Kopfhälfte spürbar, dann akupressieren Sie den linken Arm und umgekehrt.

Eisbeutelauflage

Im Fall einer heftigen Attacke lindert die Auflage eines Eisbeutels umgehend Schmerzen. Neuerdings gibt es auch ein sogenanntes *Kryopin*, weiche Beutel, die man im Tiefkühlfach des Kühlschranks für den Notfall bereithält.

»Wenn die Seele leidet, schmerzt der Kopf«, lautet eine Volksweisheit. Experten schätzen heute, daß bei wenigstens der Hälfte aller Kopfschmerzen psychische Belastungen zumindest mitspielen: Angst, die sich nicht fassen läßt, Existenzangst, Leistungsdruck im Beruf, Partnerschaftsprobleme, sexuelle Schwierigkeiten, ein ungelöstes Problem macht »Kopfzerbrechen«. Frauen sollen von solchen Kopfschmerzen häufiger heimgesucht werden als Männer. Nicht selten stehen sie in direktem Zusammenhang mit dem Monatszyklus, ohne daß man jedoch die hormonellen Veränderungen dafür verantwortlich machen könnte. Dabei haben Frauen nicht in den »kritischen Tagen« die meisten Kopfschmerzen, sondern genau dazwischen, am Tag des Eisprungs, der gelegentlich durch den sogenannten Mittelschmerz gekennzeichnet ist. Dann nämlich, wenn die Entscheidung fällt, ob eine Schwangerschaft beginnt oder nicht. Unbewußt scheint in diesem Augenblick die Angst davor beherrschend zu werden – oder umgekehrt die Enttäuschung darüber, daß es wieder einmal nicht geklappt hat.

Manche Frauen bekommen jeweils am Tag vor dem großen Hausputz Kopfschmerzen. Vermutlich werden sie nicht durch Angst vor der Arbeit ausgelöst, sondern von der Einsicht, daß der »Putzfimmel« ein untauglicher Versuch der Selbstbestätigung ist. Andere Frauen, die sich ehrgeizig um den Ausbau ihrer beruflichen Karriere bemühen, haben Kopfschmerzen regelmäßig am Sonntagabend, spätestens am Montagmorgen. Die häufigste Ursache für psychisch bedingte Kopfschmerzen liegt jedoch in Problemen um Partnerschaft und Sexualität.

In solchen Fällen hilft kein Kopfschmerzmittel. Das eigentliche Problem muß erkannt und bewältigt werden. Speziell gilt es, sich über sein Lebensziel und über die Rolle, die man spielt oder spielen möchte, Klarheit zu verschaffen (s. *Auto-Heilhypnose*).

4 Schmerzen

Wer nichts von seinem Körper spürt, ist entweder kerngesund – oder tot«, sagt ein anderes Sprichwort. Das ist ganz sicher falsch. In Wirklichkeit gibt uns der Organismus schon weit unterhalb der Schmerzschwelle zu verstehen, ob das, was wir tun, bekömmlich oder schädlich, heilsam oder störend ist. Er meldet sich mit Hunger, wenn er Nahrung braucht. Er fühlt sich unbehaglich und beginnt zu schwitzen, wenn es zu heiß ist. Er zeigt durch Müdigkeit an, daß es Zeit ist auszuruhen, durch Übelkeit, daß wir falsch gegessen haben. Auch wenn wir uns rundum wohl fühlen, vernehmen wir eine solche »Rückmeldung«. Ohne sie könnten wir nicht leben. Erst wenn Gefahr droht, wenn sich der ganze Körper oder auch nur ein winziger Teil von ihm in Bedrängnis befindet, meldet er sich mit Schmerzen – Warnsignalen, die sich bis ins Unerträgliche steigern können. In jedem Quadratzentimeter unserer Haut befinden sich zwischen hundert und zweihundert Nervenenden, Schmerzrezeptoren, die dann Alarm schlagen, wenn die Haut an dieser Stelle verbrannt, verbrüht, gequetscht, aufgeschürft – kurz, beschädigt wird. Der Schmerz zwingt uns, der Gefahr zu entrinnen. Wir ziehen die Hand blitzschnell von der heißen Herdplatte zurück. Dabei sind Schmerzen, vielgestaltig wie Geschmacks- und Geruchsempfindungen, kein Gradmesser für die Schädigung oder Lebensbedrohung. Bei schlimmen Verletzungen, etwa durch einen Autounfall, können sie beispielsweise überhaupt fehlen. Der Körper, der damit einen massiven Zwang auf uns ausüben würde, blockiert ihn völlig. Umgekehrt gibt es auch sinnlose Schmerzen, die ohne jede Reizung von Rezeptoren zustande kommen. Dazu gehören die sogenannten Phantomschmerzen: Zehen beispielsweise tun weh, die schon seit Jahren nicht mehr existieren, weil sie samt Fuß und Bein amputiert worden sind. Schmerzen treten auch nicht immer mit der gleichen Heftigkeit auf. Manche Menschen – es müssen nicht unbedingt die feinfühligen sein – scheinen bei der gleichen Verletzung, der gleichen Kolik, mehr zu leiden als andere. Exakt nachmessen lassen sich solche Aussagen freilich nicht. Doch soviel scheint gesichert: Abends und in der Nacht werden Schmerzen intensiver empfunden als tagsüber oder gar in den Morgenstunden, im Urlaub und am Wochenende heftiger als während der Arbeitszeit. Man kann Schmerzen dämpfen, indem man sich ablenkt. Sie nehmen zu, sobald man auf sie wartet und Angst vor ihnen hat. Wenig tröstlich ist die Erkenntnis, daß es offensichtlich keine Schmerzgewöhnung gibt. Wer über Wochen und Monate dieselben Qualen erdulden muß, darf nicht darauf hoffen, eines Tages »abgehärtet« zu sein.

Wohl aber gewöhnt sich der Körper an Schmerzmittel. So gut wie alle verblassen mit der Zeit in ihrer Wirkung – und zwar um so schneller, je häufiger man sie nimmt, so daß immer größere Dosierungen notwendig werden.

Vielleicht sollte man noch erwähnen: Schmerzen zeigen nicht immer an, daß genau dort, wo es weh tut, ein Schaden oder eine Entzündung zu suchen ist. Das wurde bei den Kopfschmerzen deutlich (s. *Kopfschmerzen*) und gilt teilweise auch für Zahnschmerzen (s. *Zahnschmerzen*) und bestimmte Koliken (s. *Koliken*). Manche Organe, etwa das Gehirn und die Leber, sind überhaupt schmerzunempfindlich.

Es gibt drei Möglichkeiten, Schmerzen zu dämpfen oder ganz auszuschalten. Entweder man betäubt das Schmerzzentrum im Gehirn – ein recht riskantes Unterfangen. Schlimmstenfalls muß man es mit Veränderungen der Gehirnstruktur, mit Lähmungserscheinungen oder mit Abhängigkeit (Sucht) bezahlen.

Oder man erhöht die Schmerzschwelle, indem man die Schmerzleitungen zum Schmerzzentrum blockiert. Die Wirkung mancher Medikamente ist dabei ähnlich wie die der Akupunktur und Akupressur (s. *Akupressur*): Die körpereigenen Schmerzsubstanzen, die in den Nervensträngen zum Nervenzentrum unterwegs sind, um die Meldung eines Schadens oder einer Gefahr zu übermitteln, werden aufgehalten.

Die dritte Möglichkeit: Man unterkühlt die schmerzende Stelle, so daß die Rezeptoren unfähig werden, überhaupt eine »Meldung« loszuschicken. Das tut der Arzt beispielsweise bei örtlicher Betäubung. Das macht man instinktiv aber auch bei kleineren Verbrennungen, Quetschungen, wenn man den schmerzenden Finger unter fließend kaltes Wasser hält oder Eisbeutel auflegt.

Das klingt einfacher, als es wirklich ist. Man darf dabei nicht übersehen, daß wir bei dem am häufigsten verwendeten Schmerzmittel überhaupt, der Acetylsalicylsäure (*Aspirin*), bis heute nicht restlos geklärt haben, warum es überhaupt schmerzlindernd wirkt. Gewiß, man weiß, daß diese Substanz das Blut »flüssiger« macht, so daß sie im Augenblick akuter Blutungen oder Blutungsgefahr nicht genommen werden darf. Sie verlangsamt auch – wohl durch denselben Mechanismus – die Wundheilung. Sie hilft bei rheumatischen Erkrankungen. Doch das alles erklärt nicht schlüssig, wie Schmerzdämpfung und -ausschaltung zustande kommen.

Überhaupt ist die Schmerzbekämpfung ein besonders deutliches Beispiel dafür, daß »natürlich« behandeln nicht kurzerhand mit segensreich in jedem Fall oder gar mit harmlos gleichgesetzt werden darf. Die stärksten Betäubungsmittel, schwere Gifte, die süchtig machen, stellt die Natur her: Opium, Morphium. Natürliche Schmerzbekämpfung kann also nicht heißen, daß man bedenkenlos auf Pflanzen oder pflanzliche Substanzen zurückgreifen kann. Sie müssen ebenso überlegt angewendet werden wie ein *Aspirin* im akuten Notfall. Und für sie gilt – von wenigen Ausnahmen abgesehen – wie für alle anderen Schmerzmittel auch: Sie machen unempfindlich für die Alarmzeichen, aber sie heilen nicht. Wer über Tage oder gar Wochen Schmerzen bekämpft, ohne zu wissen, welche Ursachen ihnen zugrunde liegen, der riskiert, die Heilung zu verzögern, vielleicht sogar, den rechten Zeitpunkt für die notwendige Heilmaßnahme zu verpassen. Obendrein schädigt er seinen Organismus. Schmerzen sind keine Krankheiten, sondern Hilferufe.

Zu den natürlichen Maßnahmen der Schmerzbekämpfung, die heute viel zuwenig angewendet werden, gehören kalte und warme Umschläge (s. *Wasseranwendungen und Wickel*), Akupunktur und Akupressur (s. *Akupressur*) sowie Übungen zur seelischen Entspannung (s. *Auto-Heilhypnose*). Wem es gelingt, die Angst vor dem Schmerz auszuschalten, der hat ihn schon halbwegs besiegt.

Schmerzen bei Verletzungen

Kleine, aber nicht selten recht schmerzhafte Unfälle gehören zum Alltag: Wir schneiden uns in den Finger, stoßen den Kopf an, verstauchen den Knöchel, quetschen den Daumen, verbrennen oder verbrühen die Hand. Mal fließt Blut, mal gibt es eine dicke Beule, einen Bluterguß, eine Schwellung. Und immer tut es weh.

Bei solch akuten Schmerzen erleben wir mitunter, daß sie zwar auf die verletzte Stelle beschränkt bleiben. Gleichzeitig kann aber auch – vor allem bei sehr heftig empfundenen Schmerzen – der ganze Organismus in Aufruhr geraten: Wir beginnen zu schwitzen, bekommen Herzklopfen, uns wird übel. Im schlimmsten Fall packt uns sogar ein Schüttelfrost. Ein Zeichen dafür, daß der Schmerz, verbunden mit dem Anblick von Blut oder größeren Verletzungen, eine Art Panik auszulösen vermag, die recht folgenschwer sein kann. Bei Autounfällen sterben mehr Verkehrsopfer am Schock als an ihren Verletzungen.

Mit der Panik setzt sich ein Teufelskreis in Bewegung: Die Angst vergrößert den Schmerz, die zunehmenden Schmerzen steigern die Panik. Das kann dazu führen, daß der Kreislauf zusammenbricht, weil die Gefäße erschlaffen, das Blut in die untersten Partien des Körpers absackt und das Herz »leer« und immer hektischer zu pumpen versucht. Schmerzbekämpfung – auch bei kleinsten Verletzungen – kann nur wirksam werden, wenn der Verletzte seine Angst abbaut. Unfallzeugen müssen deshalb immer auch dafür sorgen, daß er sich beruhigt.

Bei *stumpfen Verletzungen* (Quetschungen, Prellungen, Blutergüssen) hilft am wirksamsten und am schnellsten sofortige Kälte – je früher, desto besser: Einen gequetschten Finger zum Beispiel hält man zehn bis fünfzehn

Minuten lang unter fließend kaltes Wasser. Anschließend wickelt man ihn in ein feuchtkaltes Tuch, das naß gemacht wird, sobald es warm geworden ist. Gegen eine Beule am Kopf drückt man ein nasses, kaltes Tuch, besser noch, einen Eisbeutel. Um einen verstauchten Knöchel legt man einen kalten Wickel (s. *Wasseranwendungen und Wickel*), der ständig erneuert wird.

Kälte bewirkt dabei zweierlei: Sie drosselt die Schmerzen und sie verhindert übermäßiges Anschwellen. Die Gefäße unmittelbar unter der Haut werden dadurch abgeriegelt, so daß kein Blut in zerstörtes Gewebe rinnen kann. Die Beule bleibt auf diese Weise kleiner und verschwindet auch schneller wieder.

Es gibt heute Sprays, mit denen man stumpfe Wunden einsprühen kann. Ihre Wirkung ist noch stärker als die des kalten Wassers, weil bei der »Vereisung« die Hauttemperatur noch wesentlich weiter absinkt.

Bei leichten *Verbrennungen und Verbrühungen* wendet man zunächst ebenfalls Kälte an. Auch hier gilt es, die Wunde rasch und intensiv zu unterkühlen – nicht nur für einen kurzen Moment, sonst treten die Schmerzen erneut auf, sobald sich die verbrannte Stelle wieder erwärmt. Dabei gilt es, ein Gebot zu beachten: keine Salben auftragen, sondern Gels; offene Verbrennungswunden nicht selbst behandeln, es sei denn, man wendet ein natürliches Rezept an, wie das der heiligen Hildegard: »Wer an seinem Körper eine Brandverletzung erlitt, der koche Leinsamen stark in Wasser und durchtränke ein sauberes leinenes Tuch mit diesem Wasser und lege es warm auf die verbrannte Stelle. Das zieht die Verbrennung heraus.« Ein moderner Arzt, Dr. Gottfried Hertzka, der sich eingehend mit den Rezepten der Hildegard befaßte, erklärt dies so: »Darauf kommt es nämlich an, daß die Brandstoffe herausgezogen werden, welche sonst den Körper (in schweren Fällen sogar tödlich) vergiften, wie die Wissenschaft nachweist. Nur wußte man bisher kein voll befriedigendes Naturmittel, das dies bewirkt. Hier ist es. Damit können sogar Verbrennungen dritten Grades, Verschorfung bis Verkohlung, abgefangen werden. Ich weiß nicht, was ich an diesem Mittel am meisten rühmen soll: Vielleicht die rasche und nachhaltige Schmerzlinderung, welche sofort ein befreiendes und beruhigendes Gefühl bei allen Betroffenen auslöst. Doch auch hier gilt: Alle Anweisungen genauestens einhalten. Es muß Leinsamen verwendet werden, die ganzen Körner. Er muß richtig stark gekocht werden, was eine schleimig-sulzige Abkochung ergibt. Körner abseihen und nur das Abkochwasser verwenden. Ich rate: Etwa drei Teelöffel voll Leinsamenkörner in fünf bis sechs Tassen Wasser kochen. Vorsicht, es schäumt leicht. Als Umschlag muß man Leinen nehmen. Hieraus ergibt sich, daß Lein (Flachs) offenbar auch in seiner Faser Heilwirkung gegen Verbrennungswunden besitzt. Das entspricht recht genau der modernen Erkenntnis, daß es nicht gleichgültig ist, was für ein Verbandsmaterial man verwendet. Das mit Leinwasser durchtränkte Tuch soll immer warm aufgelegt und sooft erneuert werden, als es trocken oder unangenehm kalt zu werden beginnt.«

Auch *Erfrierungen* können sehr schmerzhaft sein. Sind Finger oder Zehen in der Kälte rot angeschwollen, dann behandelt man sie zunächst nicht mit warmem oder heißem, sondern mit kaltem Wasser. Nachdem man den Körper selbst möglichst rasch erwärmt hat – Bewegung im warmen Raum ist besonders vorteilhaft –, hält man die steifen Glieder unter kaltes Wasser. Auch gegen die vor Kälte schmerzenden Ohrmuscheln preßt man keinen warmen, sondern einen naßkalten Lappen.

Bei *offenen Wunden* wirkt Kälte ebenfalls schmerzlindernd. Nur muß dafür gesorgt werden, daß kein Schmutz hineingelangt. Sobald sie bluten, darf man keine Schmerzmittel wie etwa *Aspirin* verwenden, weil sie die Blutung verstärken und die Schorfbildung über der Wunde behindern.

Heilmittel	*Anwendungsweise*
Arnika s. **Mittel bei Durchblutungskopfschmerzen** (S. 112)	**Auflage:** In 1 Glas Wasser gibt man 1 bis 2 Tropfen der Tinktur (Spiritus), tunkt einen Wattebausch ein und legt diesen auf die schmerzende Stelle. Die Auflage wird jeweils erneuert, wenn der Wattebausch trocken geworden ist.
Beinwell s. **Mittel bei Halsschmerzen** (S. 68)	**Auflage:** 2 Teelöffel der Wurzel werden in ein Leinensäckchen eingenäht. Dieses läßt man in Wasser kurz aufkochen und 15 Minuten ziehen. Dann wird es lauwarm auf die schmerzende Stelle gelegt. Nur 1mal verwenden. **Hinweis:** Schmerzlindernd bei Knochenbrüchen und Quetschungen.
Hauswurz *(Sempervivum tectorum)* **Wirkstoffe:** Gerbstoff, pflanzlicher Schleim, fettes Öl, Harze, Säuren, Calciummalat. **Wirkung:** Kühlend, schmerzstillend, zusammenziehend.	**Auflage:** Die frischen, zerquetschten Blätter werden auf die Verletzung gelegt. **Salbe:** Der Saft, aus frischen Blättern gepreßt (½ Teelöffel genügt), wird in 50 Gramm warmer, flüssiger Vaseline verrührt. Diese Salbe reibt man auf die schmerzende Stelle. **Hinweis:** Salbe im Kühlschrank aufbewahren. Sie hält nur wenige Monate. **Homöopath. Zubereitung:** *Sempervivum tectorum,* Urtinktur aus frischen Blättern 1/2.
Johanniskraut s. **Mittel bei Vergiftungskopfschmerzen** (S. 105)	**Einreibung:** Die schmerzende Stelle wird mit Johannisöl eingerieben. **Umschlag:** Ein kleines Mulläppchen wird in Johannisöl (s. **Mittel bei Trigeminusneuralgie,** S. 118) getaucht und auf die schmerzende Stelle gebunden.
Kraut s. **Aufbau- und Stärkungsprodukte** (S. 27)	**Auflage:** Frische Weißkrautblätter (Kohl) werden auf die Verletzung gelegt. **Hinweis:** Blätter nur 1mal verwenden und erneuern, sobald sie sich erwärmt haben. Hinterher wegwerfen.

Heilmittel	*Anwendungsweise*
Ringelblume s. **Mittel bei Vergiftungskopfschmerzen** (S. 105)	**Salbe:** 1 Handvoll frischgepflückte, ganze Blüten und Blätter in 150 Gramm Vaseline ungefähr 10 Minuten lang in einem Topf erwärmen, anschließend durch ein Leinentuch gießen und in ein verschließbares Gefäß abfüllen. Das ergibt eine vorzügliche Wundsalbe. **Tinktur:** 1 Handvoll Blüten gibt man in eine Flasche und gießt ½ Liter Weingeist darüber. Das läßt man 5 bis 6 Wochen stehen. Bei Verletzungen verdünnt man ¼ Tasse der Tinktur mit ½ Tasse abgekochtem Wasser. Man tränkt einen Wattebausch darin und legt ihn kalt auf die Wunde.
Roßkastanie *(Aesculus hippocastanum)* **Wirkstoffe:** Saponin, Glykoside, Bitterstoffe, Gerbstoffe, Stärke. **Wirkung:** Entkrampfend, schmerzstillend, durchblutungsfördernd. **Hinweis:** Besonders hautschonend, deshalb bei empfindlicher Haut besonders geeignet.	**Tinktur:** 1 Handvoll Blüten wird in $\frac{3}{10}$ Liter Weingeist angesetzt. Man läßt die verschlossene Flasche 1 bis 2 Wochen stehen und seiht ab. Mit dieser Tinktur (unverdünnt) macht man Umschläge. **Homöopath. Zubereitung:** *Aesculus hippocastanum e floribus,* Urtinktur aus frischen Blüten 1/2.

Mittel bei Verletzungen · Verbrennungen/Verbrühungen

Heilmittel	*Anwendungsweise*
Apfel *(Pirus malus)* **Wirkstoffe:** Viele Vitamine, Säuren, Pektin, Mineralien, Gerbsäure, Enzyme. **Wirkung:** Blutreinigend, kühlend, schmerzlindernd.	**Auflage:** Ein süßer Apfel wird in Scheiben geschnitten und zusammen mit 1 Teelöffel Spitzwegerich (s. **Schnupfenmittel,** S. 51) in Wasser gekocht, bis die Apfelscheiben weich sind. Die Scheiben werden dann in kalte Milch getaucht und auf die Brandwunde gelegt. **Hinweis:** Nicht für sehr schwere Brandverletzungen geeignet.
Eibisch s. **Hustenmittel** (S. 60)	**Auflage:** Feingeschabte Wurzeln (Menge je nach Größe der Wunde) werden auf ein Leinentüchlein gegeben und aufgelegt. Alle 2 bis 3 Stunden erneuern. **Hinweis:** Die Wirkung wird durch Beimengen von Honig noch verbessert.

Heilmittel	*Anwendungsweise*
Eiche *(Quercus robur)* **Wirkstoffe:** Gerbstoff, Säuren, Pektin, Stärke, Quercin, Quercit. **Wirkung:** Zusammenziehend, entzündungswidrig.	**Umschläge:** 1 bis 2 gehäufte Teelöffel geschnittener Eichenrinde werden mit ¼ Liter kaltem Wasser übergossen und 3 bis 5 Minuten gekocht. Mit diesem Sud macht man täglich 2 bis 3 Umschläge. **Hinweis:** Empfehlenswert vor allem bei Brandblasen und offenen Brandwunden. **Homöopath. Zubereitung:** *Quercus e cortice* Urtinktur aus frischer Rinde von jungen Zweigen 1/3.
Königskerze *(Verbascum thapsus)* **Wirkstoffe:** Schleim, ätherisches Öl, Bitterstoffe, Saponin, Mineralien. **Wirkung:** Schmerzlindernd, kühlend, entzündungswidrig.	**Auflage:** Frische Blüten und Blätter (nach Bedarf) mit Honig vermengen und auflegen. **Hinweis:** Bei großflächigen Verbrühungen geeignet. **Homöopath. Zubereitung:** *Verbascum,* Urtinktur aus frischem Kraut 1/2.
Kraut s. **Aufbau- und Stärkungsprodukte** (S. 27)	**Auflage:** s. **Stumpfe Verletzungen** (S. 132) **Hinweis:** Nur bei leichten Verbrennungen sinnvoll.
Spitzwegerich s. **Schnupfenmittel** (S. 51)	**Auflage:** Frische Blätter werden zerquetscht, mit Eiweiß bestrichen und auf die Wunde aufgelegt. **Saft:** Der frischgepreßte Saft wird auf die Wunde geträufelt. **Hinweis:** Bei noch geschlossenen Brandblasen geeignet.

Mittel bei Verletzungen · Erfrierungen

Heilmittel	*Anwendungsweise*
Arnika s. **Mittel bei Durchblutungskopfschmerzen** (S. 112)	**Auflage:** s. **Stumpfe Verletzungen** (S. 132)
Roßkastanie s. **Stumpfe Verletzungen** (S. 133)	**Tinktur:** ebd.

Heilmittel	*Anwendungsweise*
Arnika s. Mittel bei Durchblutungskopfschmerzen (S. 112) Hinweis: Besser als Arnikatinktur, weil das Öl nicht brennt. Für Kinder geeignet.	Wundöl: Arnikablüten werden in einer Flasche mit kaltgepreßtem Olivenöl eben bedeckt. 4 bis 6 Wochen bleibt die verschlossene Flasche stehen, ehe man abseiht. Mit diesem Öl werden Wunden ausgewaschen.
Johanniskraut s. Mittel bei Vergiftungskopfschmerzen (S. 105)	Wundöl: s. Mittel bei Trigeminusneuralgie (S. 118)

Mittel bei Verletzungen · Stumpfe Verletzungen

Fertigpräparate	*Anwendungsweise*
Arnikamill Wirkstoffe: Kamillenblüten, Arnikablüten, Kräuteröl. Wirkung: Schmerzstillend, heilend.	Salbe: Mehrmals täglich einreiben. Hinweis: Gut für Sportverletzungen, Prellungen, Quetschungen.
Cefavenin Wirkstoffe: Zauberbaumblüten, Zauberbaumrinde, Kastaniensamen, Arnikablüten. Wirkung: Durchblutungsfördernd, kühlend, schmerzlindernd.	Salbe: Mehrmals täglich messerrückendick auftragen, eventuell einbinden. Hinweis: Besonders hilfreich bei Prellungen.
Heparin Wirkstoff: Heparin-Natrium. Wirkung: Fördert Heilung und Durchblutung, lindert Schmerzen.	Salbe: 2- bis 3mal täglich dünn auf die betroffene Stelle und ihre Umgebung auflegen (nicht einreiben oder einmassieren). Hinweis: Nicht auf offene Wunden oder Unterschenkelgeschwüre.

Weitere empfehlenswerte Mittel

Atemaron R30 (Salbe). Pflanzenextrakte, homöopath., gutes Einreibemittel.
Emef-Essenz (Kompressen). Pflanzenöle, gut bei Verstauchungen, Überanstrengungen.
Heparin-Gel (Gel). Pflanzenextrakte, die Blutgerinnung hemmend, heilend.
Nervfluid Fides (Flüssigkeit). Kräuteröle, besonders hilfreich bei »Tennisarm«.
Oradin-Salbe (Salbe). Kräuteröle, bei Muskel- und Gelenkschmerzen.
Phönix Kalantol-A (Einreibung). Kräuterauszüge, gut bei Quetschungen.
Rubicolan (Tropfen). Homöopath., hilft vor allem bei Verrenkungen.
Trauma-Salbe Rödler 301 (Salbe). Kräuterextrakte mit Salicyl, schmerzlindernd.

Fertigpräparate	*Anwendungsweise*
Actihaemyl s. Mittel bei »Grippe« (S. 82) Hinweis: Die Kombination dieser 3 Mittel verhindert weitgehend die Narbenbildung und nimmt schnell die Schmerzen.	Gelee: Zur sofortigen Schmerzlinderung wird zuerst das Gelee messerrückendick auf die verbrannte Stelle aufgetragen. Zusätzlich kann man eine Salbenkompresse anlegen. Creme: Sind die ersten Schmerzen verschwunden, trägt man die Creme nach Bedarf auf, um die Wundheilung voranzutreiben. Zur Verhinderung der Narbenbildung sollte man noch 2 bis 3 Tage zusätzlich die Salbenkompressen anwenden.
Actihaemyl-Wundgaze Wirkstoffe: Kälberblut. Wirkung: Desinfizierend, entzündungswidrig, fördert die Heilung.	Wundgaze: Die Gaze wird auf die entsprechende Wundgröße zugeschnitten und auf die verbrannte Stelle gelegt. Man kann sie bei Bedarf mit einem Verband fixieren. Hinweis: Hat sich wegen ihrer antibiotischen Wirkung besonders bei offenen Brandverletzungen bewährt.
APM-Creme Wirkstoffe: Elektrolyte. Wirkung: Heilfördernd, schmerzlindernd, verhindert Vernarbungen.	Salbe: Die Salbe wird nach Bedarf dünn aufgetragen, bei großflächigen Verbrennungen mit etwas Wasser vermischt. Hinweis: Hilft bei allen geschlossenen Verbrennungen, läßt auch alte Narben verschwinden.
Chinesische Wund- und Brandsalbe Wirkstoffe: Kampfer, Pistazienharz, Carthamieblüten, Lobelienkraut, Myrrhe, Großer Wiesenknopf, Coptiswurzel. Wirkung: Wundheilend, kühlend, schmerzlindernd.	Salbe: Bei leichteren Verbrennungen genügt es, die Wunde mit Kamillentee zu säubern und die Salbe anschließend auf die betroffene Stelle aufzutragen. Bei schwereren Verletzungen sollte man einen Mullverband mit Salbe anlegen. In diesem Fall muß der Verband mindestens einmal täglich gewechselt werden. Hinweis: Sobald es möglich ist, sollte man die Wunde unter Verwendung der Salbe an der Luft abheilen lassen.

Weitere empfehlenswerte Mittel

Alvergi (Creme). Pflanzenöle, gut bei Brandblasen, offenen Wunden.
Echinatruw (Salbe). Sonnenhuttinktur, hilft auch bei schweren Verbrennungen.
Habstalan (Salbe). Kräuterextrakte, bewährt auch bei Sonnenbrand.
Ipheca (Salbe). Zinkoxid, Kampfer, empfehlenswert bei leichten Verbrennungen.
Lucrusanum (Salbe). Vitamin H_1, hilfreich bei schlecht heilenden Wunden.
Medargal AL (Puder). Aluminium, Harnstoff, schützt vor Infektionen.
Neo-Pyodron (Gel). Aluminium, Zinkoxid, trocknet, schützt Wunden.
Omidalin (Tinktur). Pflanzenextrakte, heilt, lindert die Schmerzen.
St. Jakobs-Balsam (Balsam). Zinkoxid, Aluminium, schmerzstillend, trocknend.
Unguentum-Thorraduran (Salbe). Kräutertinkturen, geeignet für Kinder.
Wund-Brandgel Wala (Gel). Kräuterauszüge, hilfreich bei Verbrühungen.
Wundsalbe forte Nestmann (Salbe). Kräutertinkturen, auch für schwere Verbrennungen.
Wundsalbe Nestmann (Salbe). Kräutertinkturen, geeignet für Kinder.

Mittel bei Verletzungen · Erfrierungen

Fertigpräparate	*Anwendungsweise*
Actihaemyl s. Mittel bei »Grippe« (S. 82)	Salbe: Man massiert die Salbe dünn mehrmals täglich in die schmerzenden Stellen ein. Hinweis: Die Salbe nimmt sofort den Schmerz und verhindert, über längere Zeit angewendet, weitere Schmerzattacken.
Jso-Frostsalbe Wirkstoffe: Berberitze, Schierling, Virginischer Zauberstrauch D4, Hirtentäschel D4. Wirkung: Fördert die Durchblutung, stillt die Schmerzen.	Salbe: Man reibt die Salbe entweder mehrmals täglich dick ein oder gibt sie auf einen Verband, der jedoch des öfteren am Tag gewechselt werden sollte. Hinweis: Empfehlenswertes Mittel, das schon vorbeugend verwendet werden kann.

Weitere empfehlenswerte Mittel

A-Salbe Fink (Salbe). Homöopath., reguliert und fördert die Durchblutung.
Dolpyc (Salbe). Kräuteröle, erzeugt Wärme, lindert die Schmerzen, das Jucken.
Durchblutungs-Salbe (Salbe). Homöopath., fördert die Durchblutung.
Echinatruw (Salbe). Sonnenhuttinktur, hilft vor allem bei leichten Erfrierungen.
Heparin-Gel (Gel). Heparin, Pflanzenextrakte, fördert die Durchblutung der Gewebe.

Fertigpräparate	*Anwendungsweise*
Actihaemyl s. **Mittel bei** »**Grippe**« (S. 82)	**Wundgaze:** s. **Mittel bei Verletzungen** (Verbrennungen, S. 136) **Hinweis:** Man kann die Gaze auch auf ganz frische, noch unsaubere Wunden legen, da sie eine sofort desinfizierende Wirkung hat.
Chinesische Wund- und Brandsalbe s. **Mittel bei Verletzungen** (Verbrennungen, S. 136)	**Salbe:** ebd. **Hinweis:** Es ist angebracht, die Wunde zuvor mit Kamillentee zu säubern.
Jecogran-Salbe **Wirkstoffe:** Schierling D4, Espe D4, Dextrose, Karottenöl. **Wirkung:** Entzündungswidrig, schmerzstillend, fördert die Heilung.	**Salbe:** Die Salbe wird entweder dick aufgetragen oder auf einen Verband gegeben. Dieser muß alle 3 bis 4 Tage gewechselt werden. **Hinweis:** Kann auch bei verunreinigten Wunden verwendet werden, ohne vorherige Desinfektion.
Mirfulan **Wirkstoffe:** Lebertran, Vitamine A, D_3, Harnstoff, Zinkoxid, Virginische Zauberstrauchrinde. **Wirkung:** Kühlt, heilt, lindert.	**Salbe:** Die Salbe wird nach Bedarf auf die Wunden oder auf die gereizten Hautstellen aufgetragen. **Hinweis:** Nur auf gereinigte Wunden; eignet sich auch zur Pflege von Amputationsstümpfen.
Mirfulan Salbenspray **Wirkstoffe:** Zinkoxid, Lebertran, Bisabolol, Allantoin, Vitamin A, Colecalciferol. **Wirkung:** Fördert die Heilung, schmerzlindernd.	**Salbenspray:** Man sprüht die Salbe im Abstand von etwa 20 cm senkrecht und gleichmäßig dick auf die Wunde. **Hinweis:** Die Wunde muß vorher gereinigt werden. Nicht in die Augen bringen. Empfehlenswertes Mittel auch für Säuglinge.

Weitere empfehlenswerte Mittel

Baran-mild (Salbe). Kräuterextrakte, Vitamine, gut bei schlecht heilenden Wunden.
Chlorophyllin-Salbe Schuh (Salbe). Chlorophyllin, Kräuterextrakte, kleine Wunden.
Famitra-Kräuter-Lanolin (Salbe). Kräuterextrakte, hilft bei eitrigen Wunden.
Fissan-Lebertransalbe 50% (Salbe). Lebertran, Casein, hilft bei Wundliegen.
Hamamelissalbe Fides (Salbe). Virginischer Zauberstrauch, gut bei Geschwüren.
Laevul (Salbe). Homöopath., hat sich bewährt bei entzündeten Wunden.
Plantaforton (Puder). Homöopath., gut bei schlecht heilenden Wunden.
Swansol (Salbe). Zinkoxid, Lebertran, beschleunigt die Wundheilung.
Unguentacid-Salbe (Salbe). Vitamine, entzündungshemmend, heilend.
Viricut (Salbe). Organextrakt, Harnstoff, hilft bei Geschwüren, Abszessen.
Wörishofener Echinacea Salbe (Salbe). Sonnenhutextrakt, hilft bei eitrigen Wunden.
Wundheilsalbe Cosmochema (Salbe). Homöopath., Kräutertinkturen, bei allen Wunden.

Sie können von einer Zerstörung des Zahnes durch Karies herrühren, wenn der Nerv durch das Loch im Zahnschmelz gereizt wird. Daneben gibt es aber »Zahnschmerzen«, die keinen Zahnschaden anzeigen, sondern mit Entzündungen im Kieferbereich oder mit Infektionen im Hals-Rachen-Raum einhergehen. Sie können unter Umständen ebenso heftig sein wie richtige Zahnschmerzen und lassen sich von jenen nur dadurch unterscheiden, daß sie schwieriger zu lokalisieren sind. Es tut nicht ein bestimmter Zahn weh, sondern mehrere Zähne. Oder die Schmerzen wandern sogar von einem Zahn zum anderen.

Die Elektroakupunktur hat jüngst entdeckt, daß es noch eine dritte Art von Zahnschmerzen gibt – solche nämlich, die überhaupt nichts mit Zähnen zu tun haben, sondern Organerkrankungen anzeigen. Das sind Erkenntnisse, die man unbedingt kennen sollte: Es gibt eine Wechselbeziehung zwischen Organen, Muskelgruppen, Gelenken und ganz bestimmten Zähnen. Tut einem ohne erkennbaren Grund beispielsweise immer wieder einer der vorderen Schneidezähne weh, dann kann man daraus rückschließen, daß die Blase, eine der Nieren, eventuell auch die Stirnhöhle in ihrer Funktion gestört ist. Macht sich einer der Eckzähne bemerkbar, könnten die Augen, die Hüften, Leber oder Galle in Bedrängnis sein. (Weitere Zusammenhänge siehe unten.) Achten Sie einmal darauf. Greifen Sie nicht wahllos zu Schmerzmitteln, die alles nur vertuschen und doch relativ wenig nützen. Bei Zahnschmerzen können Mittel wie *Aspirin* nicht helfen, da es sich um reine Nervenschmerzen handelt. Auch solche, die Anregungsstoffe, etwa Coffein, enthalten, sind fehl am Platz. Am wirksamsten ist, was beruhigt, also einen Zusatz wie Baldrian enthält, das die Schmerzleitungen blockiert.

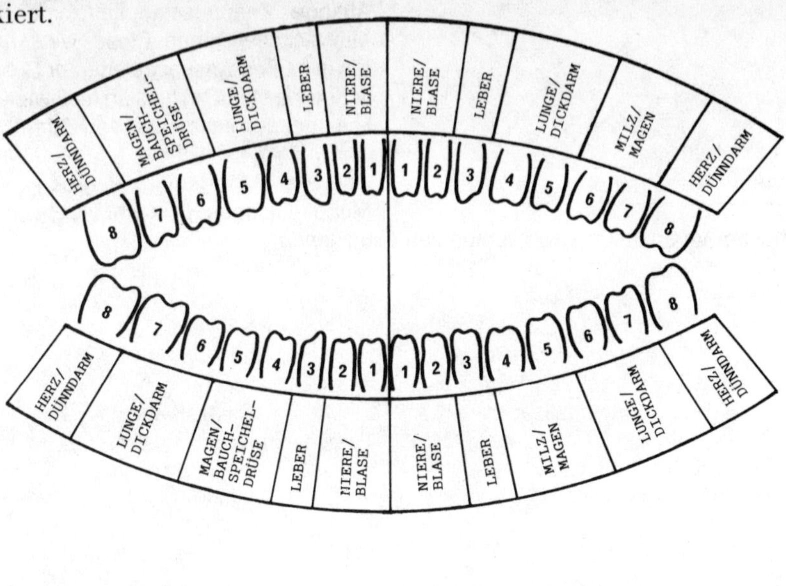

Heilmittel	*Anwendungsweise*
Eiche s. **Mittel bei Verletzungen** (Verbrennungen, S. 134)	**Spülung:** Mit dem Sud der Eichenrinde (s. **Verbrennungen**, S. 134) wird nach Bedarf der Mund gespült.
Kalmus *(Acorus calamus)* **Wirkstoffe:** Bitterstoffe, ätherisches Öl, Schleim, Harz, Gerbstoff. **Wirkung:** Krampflösend, schmerzlindernd bei Zahnfleischentzündungen.	**Kauen:** Man nimmt ein Stückchen der Kalmuswurzel und kaut es, bis die Schmerzen nachlassen. **Spülung:** 1 Teelöffel der feingeschnittenen Wurzel wird mit 1 Tasse kochendem Wasser überbrüht, 5 Minuten ziehen lassen. Nicht süßen. **Hinweis:** Nicht bei Durchfall verwenden. **Homöopath. Zubereitung:** *Calamus aromaticus*, Urtinktur aus getrockneten Wurzeln 1/10.
Kamille s. **Schnupfenmittel** (S. 49)	**Spülung:** Mit lauwarmem Tee (s. **Schnupfenmittel**, S. 49) wird der Mund nach Bedarf gespült. **Hinweis:** Auch für Schmerzen nach dem Zahnziehen geeignet.
Lein, Flachs s. **Mittel bei Halsschmerzen** (S. 68)	**Spülung:** 1 bis 2 Teelöffel Leinsamen mit ¼ Liter kaltem Wasser übergießen, unter gelegentlichem Umrühen 20 bis 30 Minuten quellen lassen. Zur Anwendung leicht erwärmen. **Auflage:** Zerquetschte Leinsamen in ein Mullsäckchen nähen. Dieses wird 10 Minuten in heißes Wasser gelegt. Zur Schmerzlinderung stülpt man es so heiß wie erträglich über den schmerzenden Zahn.
Melisse s. **Mittel bei Verspannungskopfschmerzen** (S. 100)	**Spülung:** Mit dem Tee (ebd.) werden Mundspülungen gemacht. Nicht zu heiß anwenden.

Heilmittel	*Anwendungsweise*
Nelken *(Gewürznelken)* *(Syzygium aromaticum)* **Wirkstoffe:** Gerbstoffe, ätherisches Öl. **Wirkung:** Desinfizierend, entkrampfend, örtlich betäubend.	**Füllung:** Man steckt die Nelke, so gut es geht, in das Loch des Zahnes und läßt sie dort. **Nelkenöl:** Man besorgt sich in der Apotheke Nelkenöl. Damit reibt man die schmerzende Stelle ein. Mit Wasser verdünnt (1 Glas Wasser, 2 bis 3 Tropfen Nelkenöl) kann man den Mund spülen. **Hinweis:** Sehr sparsam anwenden, bei zu häufigem Gebrauch und zu starker Dosierung sind Schleimhautreizungen möglich. **Homöopath. Zubereitung:** *Oleum Caryophylii aether*, Tropfen zur Einreibung 10%, als Zahntropfen 50%.
Petersilie *(Petroselinum hortense)* **Wirkstoffe:** Ätherisches Öl, Glukosid, Mineralstoffe, Schleim, Glykosid, Vitamin C. **Wirkung:** Krampfstillend, schmerzlindernd.	**Spülung:** 1 Teelöffel der Früchte mit 1 Tasse kochendem Wasser übergießen, sofort abseihen, etwas abkühlen lassen, damit den Mund spülen. **Hinweis:** Nicht bei Nierenleiden, nicht in der Schwangerschaft anwenden. **Homöopath. Zubereitung:** *Petroselinum e seminibus*, Urtinktur aus reifen Früchten 1/10.
Salbei s. **Schnupfenmittel** (S. 51)	**Spülung:** Mit dem Tee (ebd.) wird der Mund gespült.
Zinnkraut *(Equisetum arvense)* **Wirkstoffe:** Kieselsäure, Saponine, Säuren, Salze. **Wirkung:** Blutstillend, harntreibend, blutbildend, zusammenziehend.	**Spülung:** 1 Teelöffel der Pflanze mit 1 Tasse kaltem Wasser ansetzen, 1 Minute lang kochen, 1 Minute ziehen lassen, abseihen. Mit dem lauwarmen Tee wird der Mund gespült. **Hinweis:** Hilfreich bei allen Blutungen im Mundraum. **Homöopath. Zubereitung:** *Equisetum arvense*, Urtinktur aus frischen Pflanzen 1/2.
Zwiebel s. **Mittel bei Halsschmerzen** (S. 69) **Hinweis:** Heilt Zahnfleischentzündungen, festigt wackelnde Zähne.	**Einreibung:** Zerriebene Zwiebeln reibt man auf die schmerzende Stelle (1- bis 2mal täglich). **Auflage:** ½ im Wasser erwärmte Zwiebel wird gegen die Wange gedrückt.

Heilmittel	*Anwendungsweise*
BEWÄHRTE KRÄUTERMISCHUNG	
Beinwell s. **Mittel bei Halsschmerzen** (S. 68) **Spitzwegerich** s. **Schnupfenmittel** (S. 51) **Blutwurz** *(Potentilla tormentilla)* **Wirkstoffe:** Gerbstoffe, Glykosid. **Wirkung:** Kühlend, zusammenziehend, stärkend.	**Zahnwehtinktur:** Die Pflanzen werden zu gleichen Teilen gemischt und mit Kornschnaps eben bedeckt. Man stellt die Flasche 5 bis 8 Tage an die Sonne, siebt durch ein Leinentuch ab und bewahrt die Flasche gut verschlossen für den Notfall auf. Bei Zahnschmerzen nimmt man 1 Eßlöffel der Tinktur, verdünnt ihn mit 2 Eßlöffel warmem Wasser. Damit spült man. **Hinweis:** Nicht für Kinder geeignet.

Mittel bei Zahnschmerzen

Fertigpräparate	*Anwendungsweise*
Spascupreel **Wirkstoffe:** Koloquinte D4, Amoniumbromid D4, Atropinsulfat D6, Nieswurz D6, Magnesiumphosphat D6, Jasmin D6, Passionsblume D2, Fliegenpilz D4, Kamille D3, Kupfersulfat D6, Eisenhut D6. **Wirkung:** Beruhigend, entkrampfend, schmerzstillend.	**Tabletten:** Man lutscht 3mal täglich 1 Tablette, bei starken Schmerzen alle 15 Minuten 1. **Hinweis:** Zahnschmerzmittel, das sich auch für Kinder eignet.
Traumeel s. **Mittel bei »Grippe«** (S. 84)	**Tabletten:** Bei starken Schmerzen darf man über den Tag verteilt bis zu 20 Tabletten einnehmen. **Hinweis:** Besonders empfehlenswert vor und nach Parodontoseeingriffen und Zahnextraktionen.
Wobenzym s. **Schnupfenmittel** (S. 54)	**Dragees:** ebd. **Hinweis:** Beseitigt schmerzauslösende Stoffe, die für jegliche Art von Zahnschmerzen verantwortlich sein können.
Zahnfleischtaschenmikrokokken D9 **Wirkstoff:** Nosode.	**Tropfen:** Man nimmt 3mal 15 Tropfen. **Hinweis:** Bei allen Zahnfleischproblemen sollte man zusätzlich zur Behandlung zuerst diese Nosode einnehmen. Sie tötet Bakterien im Zahnfleisch ab.

Weitere empfehlenswerte Mittel

Alvergi Grün (Tropfen zum Gurgeln). Homöopath., desinfiziert den Mundraum.
Dentin-Gastreu R35 (Tropfen). Homöopath., hilft bei Zahnkrämpfen der Kinder.
Dentinox (Tinktur). Kräutertinkturen, gut für das zahnende Kind, antibakteriell.
Difoss (Kügelchen). Homöopath., hilft besonders bei Zahnfleischentzündungen.
Efisol (Tropfen). Dequaliniumchlorid, Thymol, hilft bei allen Entzündungen.
Hyoscyamus-Tabletten (Tabletten). Homöopath., Coffein, rasch schmerzlindernd.
Mundbalsamgelee (Gelee). Homöopath., gut bei Reizzuständen durch Zahnprothesen.
Myrrhetinktur (Tinktur). Myrrhe, rasch lindernd bei Zahnschmerzen.
Nelkenöl (Tropfen). Nelken, gut und rasch schmerzlindernd.
Neuralgie-Tropfen Cosmochema (Tropfen). Homöopath., beruhigt die Schmerznerven.
NeyParadent (Tropfen). Organextrakte, Kräuterextrakte, hilft bei Zahnfleischleiden.
Pestwurzelextrakt (Kapseln). Pestwurzel, hilft gut bei Zahnschmerzen.
Pyralvex (Tropfen). Nierenextrakt, Salicyl, schmerzlindernd, heilt Schleimhäute.
Salviathymol (Tropfen). Pflanzenöle, Tinkturen, hilft bei Parodontose, desinfiziert.
Tyro-Hals-Fridetten (Lutschtabletten). Tyrothricin, Benzocain, desinfiziert.

Behandlungsmethoden bei Zahnschmerzen

Akupressur

Treten plötzlich Zahnschmerzen auf, und haben Sie keine Möglichkeit, eine Tablette zu nehmen oder zum Zahnarzt zu gehen, dann drücken Sie einen Punkt am Zeigefinger. Eine andere Anwendungsmöglichkeit ist diese Akupressur auch *nach* dem Gang zum Zahnarzt.

Biegen Sie alle Finger zur Hand, setzen Sie die Daumen seitlich gegen das Nagelbett der Zeigefinger und drücken Sie gleichzeitig an beiden Fingern – erst leicht, dann immer kräftiger. Das darf ruhig zwei Minuten dauern. Nach einer kurzen Pause, in der Sie tief und gleichmäßig durchatmen, können Sie die Akupressur wiederholen – so lange, bis die Schmerzen nachlassen.

Wechselfußbad

s. Wasseranwendungen und Wickel (S. 468)

Hinweis: In diesem Fall, vor allem bei Zahnschmerzen, die nicht von einem zerstörten Zahn herrühren, kann man dem warmen Wasser Kamille (eine Handvoll) oder Roßkastanie (eine Handvoll zermahlene Früchte) zusetzen.

Frauen, die die Erfahrung gemacht haben, sagen: »Nierenkoliken können schmerzhafter sein als Wehen.« Die rasenden, schneidenden Koliken, die dem Betroffenen sogar das Bewußtsein rauben können, werden meist durch ein winziges Steinchen ausgelöst. Solange es sich in der Niere befindet, spürt man es nicht. Sobald es aber ausgeschwemmt wird und auf dem Weg zur Blase im Harnleiter steckenbleibt, weil es für den engen Durchgang doch zu dick ist, staut sich hinter ihm der Harn. Er preßt das Steinchen noch tiefer in den Harnleiter, und der Druck wird immer größer. In dieser Situation reagiert der Körper ähnlich wie beim Verbrennen der Hand auf einer Herdplatte: mit Reflexen und großen Schmerzen. Der Harnleiter zuckt bei dem Versuch, den Stein vorwärts oder rückwärts zu drücken – vergleichbar einem Hustenanfall, wenn etwas in die Luftröhre geraten ist. Diese Schmerzen versetzen den ganzen Körper in Alarm. Eigentlich sollte ihnen, ähnlich wie beim Schock, eine gewisse Lähmung folgen, die alle Muskeln im Notgebiet lockert, damit der Druck gemildert und der Durchlaß für den Stein geweitet wird. Doch es kommt Angst auf und sie bewirkt das Gegenteil: die totale Verkrampfung. Damit werden die Koliken noch heftiger, die Notmaßnahmen verzögern sich oder werden sogar unmöglich gemacht. Die Schmerzen, im Normalfall im Rücken beginnend – sie können sich zuerst aber auch im Bauch oder in den Flanken bemerkbar machen – erstrecken sich bald bis in die Oberschenkel. Schüttelfrost und Erbrechen kommen hinzu. Die beiden ersten, wichtigsten Maßnahmen können nur heißen: Ruhe und Wärme. Und halten Sie die Gegend, in der das Steinchen eingeklemmt ist – es kann schon ein ganzes Stück von den Nieren entfernt sein – gut warm, damit sich die Verkrampfung löst (heiße Bettflasche in den Rücken). Erst wenn diese Grundvoraussetzungen für eine Linderung geschaffen sind, kann man an den nächsten Schritt denken: den Arzt rufen. Das ist nötig, damit abgeklärt wird, ob es sich auch tatsächlich um eine Nierenkolik handelt. Schaffen Sie es, sollten Sie sich nicht hinlegen, sondern sich möglichst unverkrampft bewegen: So rutscht der Stein vielleicht ab. Nehmen Sie ohne ärztlichen Rat keine Schmerzmittel ein. Sie könnten die Verkrampfung des Harnleiters verstärken oder eine eventuelle Blutung fördern. Der Arzt gibt Ihnen ein krampflösendes Mittel, besser noch, eine örtliche Betäubung, die, wie die Spritze beim Zahnarzt, einen ganz bestimmten Nervenstrang – und nur diesen – ausschaltet.

Pfarrer Künzle empfahl gegen Nierensteine und Nierenkoliken: »Wer viel Petersilie oder Sellerie ißt, bekommt ganz selten Nierensteine. Eine Auflösung der Steine zu feinem Grieß, der problemlos fortgeschwemmt werden kann, erreicht man mit einer Teekur, wobei folgende Kräuter verwendet werden: Katzenschwanz, Schließgraswurzel, Knöterich, Hagebutten, Weiße Taubnessel. Das Auflösen und Abführen der Nierensteine erwirkt auch folgende Kur: Man zerschneidet drei bis vier ganze Knoblauchzwiebeln, siedet sie in einem halben Liter Wein, seiht ab und trinkt von diesem Wein täglich und nüchtern ein Glas voll.«

Gallenkoliken entstehen ähnlich wie Nierenkoliken durch eingeklemmte Steine. Nach jedem Essen zieht sich die Gallenblase wiederholt kräftig zusammen, um Galle, die zur Verdauung nötig ist, in den Dünndarm zu pressen. Sind in der Galle nun Steine vorhanden, die sich etwa erbsengroß aus Ablagerungen gebildet haben, dann können sie im Gallengang, einer kleinen Verbindung zwischen Gallenblase und Dünndarm, hängenbleiben und krampfartige Schmerzen verursachen. Sie äußern sich unter dem rechten Rippenbogen und ziehen meist im Rücken zum rechten Schulterblatt hoch. Ein solcher Anfall dauert zwischen 30 und 120 Minuten. Am häufigsten tritt er nach fettem Essen auf. Die beste Soforthilfe: Ruhe und Wärme. Warme Wickel auf die Lebergegend lösen den Krampf oft sofort. In leichteren Fällen kann auch ein kräftiges Massieren des Oberbauchs helfen. Doch das darf man nur tun, wenn die Sicherheit besteht, daß es sich tatsächlich um eine Gallenkolik und nicht um eine Blinddarmentzündung oder gar einen Magendurchbruch handelt.

Ein altes Volksmittel gegen Gallenkoliken sind Kuren mit frischem Rettichsaft. Pfarrer Kneipp empfahl einen Eßlöffel davon nach jeder Mahlzeit.

Magen- und Darmkoliken, krampfartige Leibschmerzen, die nicht gleichmäßig bohren oder wühlen, sondern wellenartig anschwellen, verebben, um sich erneut zu steigern, entstehen ebenfalls durch Verkrampfungen, wobei sich die Hohlorgane verschließen. Solche Krämpfe können unterschiedliche Ursachen haben: einen zu vollen Magen, eine leichte Vergiftung, eiskalte Getränke, Gasbildungen, nervöse Überreizung. Vor allem Säuglinge und Kleinkinder leiden oft unter Koliken, wenn sie etwas Ungewohntes oder leicht Verdorbenes zu essen bekommen. Die Nabelkoliken von Kindern und jungen Menschen zeigen besonders deutlich, wie massiv sich übermäßige seelische Belastungen auf die Verdauungsorgane auswirken können: Angst vor dem Versagen in der Schule oder vor dem Verlust elterlicher Liebe kann äußerst schmerzhafte Darmverkrampfungen auslösen, die leider viel zu oft nicht erkannt oder zumindest nicht ernst genommen werden. Bei leichten Magenkoliken hilft ein guter Magenbitter – bei Kindern das uralte Hausmittel Fencheltee (S. 300). Bei Darmkoliken sollte man, etwa mit Baldrian, für Beruhigung sorgen, notfalls warme Leibwickel machen *(s. Wasseranwendungen und Wickel)*. Achtung: Wenn es draußen plötzlich kälter wird, wenn gerade ein Tiefdruckgebiet mit Kaltfront vorbeizieht, dann ist das Risiko für Koliken deutlich erhöht. An solchen Tagen sollte sich, wer dazu neigt, vorsehen und wenig essen, vor allem keine schweren, scharf gewürzten, fetten Nahrungsmittel; auch Aufregungen sollte man dann tunlichst aus dem Weg gehen.

Heilmittel	*Anwendungsweise*
Pfefferminze s. Schnupfenmittel (S. 50)	**Tee:** ebd. **Hinweis:** Sehr sparsam anwenden. Für Kinder eignet sich besser Fencheltee.

Gallenkolik

Kartoffel s. Aufbau- und Stärkungsprodukte (S. 26)	**Auflage:** Kartoffeln werden gekocht, zerdrückt und möglichst heiß auf die Lebergegend gelegt. Darüber kommt ein Frotteetuch, damit die Wärme nicht entflieht. Man läßt diese Auflage, erneuert sie notfalls, bis die Schmerzen nachgelassen haben. Dazu trinkt man den Saft einer rohen Kartoffel. **Hinweis:** Die Auflage darf nicht kochend heiß sein, sonst besteht die Gefahr von Verbrennungen (Unterarmtest!).

Nierenkolik (Blasenkolik)

Brennessel *(Urtica dioica)* Wirkstoffe: Nesselgiftstoff, Histamin, Ameisensäure, Enzym, Vitamin A und C. Wirkung: Blutreinigend, stuhlgangfördernd, blutstillend, harntreibend.	**Tee:** 2 Teelöffel des Krautes werden mit 1 Tasse kochendem Wasser überbrüht, 5 bis 10 Minuten ziehen lassen, abseihen. So heiß wie möglich und möglichst viel davon trinken. **Hinweis:** Frische Brennesselblätter wirken besser als getrocknete. **Homöopath. Zubereitung:** *Urtica dioica,* Urtinktur aus frischem Kraut 1/2.
Salbei s. Schnupfenmittel (S. 51)	**Tee:** ebd. **Hinweis:** Viel, aber nur schwach dosierten Tee trinken.
Zinnkraut s. Mittel bei Zahnschmerzen (S. 141)	**Tee:** Um alle Wirkstoffe zur Anwendung zu bringen, muß man 2 Teesorten bereiten und sie mischen. 1 Teelöffel des frischen oder getrockneten Krautes wird mit 1 Tasse Wasser kalt angesetzt und 1 Minute aufgekocht; 1 Minute ziehen lassen und abseihen. Noch einmal wird 1 Teelöffel des Krautes überbrüht und gleich abgeseiht. Diese beiden Tees mischt man. **Hinweis:** In diesem Fall muß man so viel wie möglich von diesem Tee trinken.

Fertigpräparate	*Anwendungsweise*
Buscopan **Wirkstoffe:** N-Butylscopolaminiumbromid. **Wirkung:** Entkrampfend.	**Dragees:** Erwachsene und Schulkinder 3- bis 5mal täglich unzerkaut mit etwas Flüssigkeit 1 bis 2 Dragees einnehmen. **Zäpfchen:** 3- bis 5mal täglich 1 Zäpfchen. Kleinkinder unter 1 Jahr 2- bis 3mal täglich 1 Kinderzäpfchen. **Hinweis:** Sollte nur bei sehr schweren Kolikschmerzen angewendet werden. Nicht in der Schwangerschaft und Stillzeit.
Schwedentrunk **Wirkstoffe:** Aloeextrakt, Sennesblätter, Mannaesche, Myrrhe, Engelwurz, Eberwurzel, Enzianwurzel, Rhabarberwurzelstock, Zitwerwurzelstock, Kampfer, Safran, Vitamin C, Theriak. **Wirkung:** Anregend für Gallenfunktion und Gallenentleerung, verbessert die Verdauung, regt die Magensekretion an.	**Getränk:** Man nimmt morgens und abends je 1 Teelöffel bis 1 Eßlöffel voll. **Hinweis:** Gutes Mittel bei Darm- und Gallenkoliken. Darf nicht in der Schwangerschaft genommen werden. Nicht geeignet für Kinder.
Spascupreel s. **Mittel bei Zahnschmerzen** (S. 142)	**Tabletten:** ebd. **Zäpfchen:** Man nimmt 2- bis 3mal täglich 1 Zäpfchen, im akuten Notfall stündlich 1 Zäpfchen. Kinder bekommen ½ Zäpfchen. **Hinweis:** Dürfte das beste rein biologische Krampflösungsmittel sein. Hilft auch bei Unterleibsverkrampfungen.

Weitere empfehlenswerte Mittel

apo-Spast (Tropfen). Homöopath., gut bei allen Koliken, Krämpfen.
Belladonna cps. Schwörer (Tropfen). Homöopath., hilft bei Koliken, Neuralgien.
Cefaspasmon (Tropfen). Homöopath., hilft bei Magen- und Gallenkoliken.
Colintest-Gastreu R37 (Tropfen). Homöopath., gut bei Darmkoliken, Blähungen.
Dyspepsin (Tropfen). Homöopath., hilft bei Magen- und Darmkoliken.
Elhadolor (Zäpfchen). Homöopath., hilft bei allen Koliken, auch bei Kindern.
Fel tauri Complex 159 Pflüger (Tropfen). Homöopath., hilft bei Gallenkoliken.
Horvi-Elaps-Reintoxin (Ampullen). Schlangengift, hilft bei Magen- und Darmkoliken.
Horvi-Haarlemer-Oel (Tropfen). Pflanzenöle, gutes vorbeugendes Mittel.
Nuxal (Tropfen). Homöopath., gutes Mittel speziell bei Magenkrämpfen.
Röwo-Spasmol (Tropfen). Homöopath., bewährt bei allen Krampfzuständen.
Spasmosyx (Tropfen). Homöopath., gut bei Gallenkoliken, nicht bei Nierenkoliken.

Akupressur

Der gesuchte Punkt zur Lösung der Verkrampfungen und zur Schmerzdämpfung liegt auf der Schulter.

Legen Sie Ihre Hände abwechselnd auf die gegenüberliegende Schulter, und zwar so, daß der Daumen am Halsansatz zu liegen kommt. Drücken Sie dann mit dem Mittelfinger kräftig zu. Ob Sie den rechten Punkt gefunden haben, merken Sie an der Empfindsamkeit der gedrückten Stelle. Eventuell müssen Sie diese Stelle ertasten. Akupressieren Sie etwa fünfmal kräftig, wechseln Sie sodann zur anderen Schulter und wieder zurück, bis die Kolik nachläßt.
Zusätzlich empfiehlt es sich, die Zone der Gallenblase leicht zu massieren. Legen Sie die Hand mitten auf den Bauch und drükken Sie mit allen Fingern in Wellenbewegungen zu.

Behandlungsmethoden bei Nierenkolik (Blasenkolik)

Akupressur

Die äußerst heftigen Schmerzen können gemildert werden, wenn man folgende Punktpaare behandelt: Das erste liegt auf der Stirn, das zweite auf der Schulter.

Legen Sie den Ringfinger jeder Hand über die höchste Stelle der Augenbrauen, Mittelfinger und Zeigefinger daneben. Massieren Sie mit den Zeigefingern die Stellen, die genau unter den Fingerkuppen liegen. Machen Sie dabei leichte, kreisende Bewegungen, bis die Schmerzen nachlassen.
Legen Sie Ihre Hände abwechselnd auf die jeweils gegenüberliegende Schulter, und zwar so, daß der Daumen am Hals anliegt. Drücken Sie dann mit dem Mittelfinger kräftig zu. Akupressieren Sie etwa fünfmal kräftig – wechseln Sie dann zur anderen Schulter – und wieder zurück, bis die Kolik nachgelassen hat.

Heißes Vollbad

s. Wasseranwendungen und Wickel (S. 466)

Heiße Auflage

Man legt eine heiße Wärmflasche auf die Niere, darüber ein feuchtes Tuch. Beides wird mit einem Frotteetuch gut abgedeckt. Dazu sollte man möglichst viel trinken.

Fuß-Reflexzonen-Massage (S. 453–456)

Bauchschmerzen, die nicht wellenartig zu- und abnehmen, sondern sich ständig steigern, sind mitunter äußerst schwierig zu beurteilen. Von einer momentanen und harmlosen »Verstimmung« bis hin zur lebensbedrohlichen Bauchfellentzündung sind so viele Ursachen möglich, daß eine Selbstdiagnose recht riskant werden kann. Weder von der Heftigkeit der Schmerzen noch von der Schmerzstelle läßt sich immer auf die Erkrankung oder Störung eines Organs rückschließen. Eine Blinddarmentzündung kann bei dem einen plötzlich auftreten und so schmerzhaft sein, daß man gern den Arzt ruft. Bei dem anderen zwickt es nur manchmal in der Blinddarmgegend, so daß solche Beschwerden kaum mehr beachtet werden – bis es dann eines Tages fast zu spät ist. Schmerzen, die einen entzündeten oder auch schon vereiterten Wurmfortsatz anzeigen, können sich zuerst im Rücken melden oder im Nabelbereich. Nierenleiden kündigen sich gelegentlich mit Bauchschmerzen an, Gallenkoliken mit Schmerzen unter dem Schulterblatt.

Wer seine Leiden nicht kennt, muß deshalb unbedingt ärztlichen Rat einholen – vor allem dann, wenn zu den Schmerzen Übelkeit, Erbrechen, Schüttelfrost oder eine hart verspannte Bauchdecke hinzukommen. Ein vereiterter Blinddarm kann sehr schnell durchbrechen. Auch ein Zwölffingerdarmgeschwür frißt sich möglicherweise durch die Darmwand hindurch. Einen solchen Vorgang spürt man aber erst, wenn höllische Schmerzen melden, daß sich der Darminhalt in den Bauchraum ergossen und dort eine Bauchfellentzündung ausgelöst hat. Zu langes Abwarten ist möglicherweise ebenso verhängnisvoll wie der Versuch, die Schmerzen zu dämpfen. Besteht nämlich eine innere Blutung, könnte sie durch Schmerzmittel verschlimmert werden. Handelt es sich um eine Entzündung, wären warme Wickel verhängnisvoll.

Heilmittel	*Anwendungsweise*
Dill *(Anethum graveolens)* **Wirkstoffe:** Ätherisches Öl, fettes Öl, Mineralstoffe. **Wirkung:** Blähungstreibend, appetitanregend, harntreibend.	**Tee:** 1 Teelöffel Samen mit 1 Tasse kaltem Wasser ansetzen, kurz aufkochen, abseihen, ungesüßt trinken. Bis zu 3 Tassen täglich. **Hinweis:** Auch für kleinere Kinder geeignet.
Enzian s. Mittel bei Grippe (S. 89)	**Tee:** 1 Teelöffel der Wurzel wird mit ¼ Liter kaltem Wasser angesetzt, 5 Minuten lang kochen lassen. Man trinkt jeweils vor den Mahlzeiten 1 Tasse, und zwar schluckweise. **Hinweis:**Nicht geeignet bei übersäuertem und gereiztem Magen.
Johanniskraut s. Mittel bei Vergiftungskopfschmerzen (S. 105)	**Tee:** s. Mittel bei Trigeminusneuralgie (S. 118) **Öl:** s. Mittel bei Trigeminusneuralgie (S. 118)
Kamille s. Schnupfenmittel (S. 49)	**Tee:** ebd.
Kümmel *(Carum carvi)* **Wirkstoffe:** Ätherisches Öl, fettes Öl, Spurenelemente. **Wirkung:** Wärmend, magenstärkend, harntreibend, verdauungsfördernd, blähungstreibend, entkrampfend.	**Tee:** 1 Teelöffel Samen mit 1 Tasse kaltem Wasser ansetzen, kurz aufkochen, 10 Minuten zugedeckt ziehen lassen. Man trinkt 2 bis 3 Tassen täglich. **Auflage:** Die Kümmelsamen werden in ein Leinsäckchen genäht, im Wasser erwärmt. Man legt das Säckchen auf den Bauch. **Hinweis:** Speziell für Kinder geeignet.
Lein, Flachs s. Mittel bei Halsschmerzen (S. 68)	**Tee:** 1 bis 2 Teelöffel Leinsamen in ¼ Liter Wasser ansetzen, gelegentlich umrühren, 20 bis 30 Minuten quellen lassen, abseihen und auf Trinktemperatur erwärmen. Davon trinkt man 2 bis 3 Tassen täglich. **Hinweis:** Besonders geeignet bei chronischen Leibschmerzen.
Ringelblume s. Mittel bei Vergiftungskopfschmerzen (S. 105)	**Tee:** ebd.

Heilmittel	*Anwendungsweise*
Schafgarbe *(Achillea millefolium)* **Wirkstoffe:** Glykosid, Bitterstoffe, ätherisches Öl, Asparagin. **Wirkung:** Krampflösend, entzündungswidrig, tonisierend. **Hinweis:** Wirkt besonders gut bei Leibschmerzen, die mit Kreuzschmerzen verbunden sind.	**Tee:** 1 Teelöffel der Pflanze mit ¼ Liter heißem Wasser überbrühen, 15 Minuten ziehen lassen, abseihen. Man trinkt davon 3 Tassen pro Tag. **Badezusatz:** 50 bis 75 Gramm des Krautes werden mit 1 Liter kochendem Wasser überbrüht, nach 20 Minuten dem Badewasser zugegeben. **Homöopath. Zubereitung:** *Millefolium*, Urtinktur aus frischem Kraut 1/3.
Wermut *(Absinthium)* **Wirkstoffe:** Bitterstoffe, ätherisches Öl, Gerbstoffe. **Wirkung:** Beruhigend, abwehrsteigernd.	**Tee:** 1 Teelöffel geschnittenes Kraut wird mit 1 Tasse kochendem Wasser überbrüht. 10 Minuten ziehen lassen, abseihen. Man trinkt 1 Tasse, nicht zu heiß, nach dem Essen. **Hinweis:** Wegen des bitteren Geschmacks für Kinder kaum geeignet. **Homöopath. Zubereitung:** *Absinthium*, Urtinktur aus frischen Blättern und Blüten, 1/3.

Mittel bei Leibschmerzen

Fertigpräparate	*Anwendungsweise*
Buscopan s. Mittel bei Koliken (S. 147)	**Dragees:** ebd. **Zäpfchen:** ebd. **Hinweis:** Nur im akuten Notfall anwenden.
Cefatropin **Wirkstoffe:** Atropinsulfat D4, Wilder Jasmin D4, Silber D4, Angelikawurzel, Wermut, Leinsamen. **Wirkung:** Beruhigend, verdauungsfördernd, entkrampfend, schmerzlindernd.	**Tropfen:** Man nimmt 3mal täglich 10 bis 20 Tropfen, Säuglinge bekommen 2 bis 3 Tropfen in die Milch. **Tabletten:** Man läßt 3mal täglich 1 bis 2 Tabletten vor den Mahlzeiten im Mund zergehen. **Hinweis:** Für Säuglinge sind die Tropfen geeignet.

Fertigpräparate	*Anwendungsweise*
Flatuol Forte cum Belladonna **Wirkstoffe:** Tollkirschenextrakt, Anis, Fenchel, Kümmel, Wermut, Pfefferminze, Kalmuswurzel, Kümmelöl, Pfefferminzöl. **Wirkung:** Entkrampfend, verdauungsregelnd, schmerzlindernd.	**Dragees:** Man nimmt 3mal täglich 1 bis 2 Dragees, doch nicht mehr als täglich 6 Dragees. **Hinweis:** Bei Leibschmerzen infolge Verdauungsbeschwerden, Funktionsschwäche von Gallenblase und Bauchspeicheldrüse geeignet. Bei grünem Star verboten.
Sea-Horse-Genital-Tonic-Pills **Wirkstoffe:** Kastanie, Ginsengwurzel, »Drachenblut« (Harz vom Drachenbaum), Lyciumfrüchte, Linsen, Holzpilz, Astragaluswurzel, Walnuß, Borretsch, Cornusfrucht, Engelwurz, Nelkenfrucht, Braunwurz und Extrakte aus Tierorganen. **Wirkung:** Durchblutungsfördernd, nierenstärkend, entkrampfend.	**Pillen:** Man nimmt 3mal täglich 10 Pillen. Auch für Kinder geeignet. **Hinweis:** 2000 Jahre altes, chinesisches Rezept, das sich vor allem bei chronischen Bauchschmerzen bewährt hat. Es sollte kurmäßig angewendet werden.

Weitere empfehlenswerte Mittel

Atropin cpl. 314 (Tabletten). Homöopath., hilft auch bei chronischem Magenleiden.
Dioscorea cpl. 178 (Tropfen). Homöopath., hilft bei Verdauungsstörungen, Blähungen.
Duodena Magen-Pulver (Pulver). Kohle, Kräuterextrakte, nicht bei Entzündungen.
Enzynorm (Dragees). Enzyme, besonders hilfreich bei zuwenig Magensäure.
Gelée Royale (Pillen, Trinkampullen). Bienenköniginnenfutter, aufbauend.
Leptandra compositum (Tropfen). Homöopath., hilft sehr gut bei Diätfehlern.
Pflüger Magen-Darmtee (Tee). Kräutertinkturen, hilft bei allen Magen-Darm-Leiden.

Behandlungsmethoden bei Leibschmerzen

Akupressur Bei allen Magen- und Leibschmerzen hilft der Harmonisierungspunkt, drei Finger breit über dem Bauchnabel.	Legen Sie drei Finger oberhalb des Nabels auf den Bauch. Der gesuchte Punkt liegt dann unter dem obersten Finger, in der Regel ist es der Zeigefinger. Massieren Sie diesen Punkt mit langsamen, kreisenden Bewegungen, ganz leicht, aber mit Ausdauer, und zwar mindestens zwei Minuten lang. Wiederholen Sie diese Akupressur mehrmals am Tag.
Fuß-Reflexzonen-Massage (S. 453–456)	**Hinweis:** Empfiehlt sich bei chronischen Leibschmerzen.

Nach Kopfschmerzen sind Rücken- und Kreuzschmerzen die häufigsten Beschwerden. Die Skala der möglichen Ursachen reicht vom »Hexenschuß« über verschobene Wirbel, Ischias, ein verschobenes Becken, Haltungsfehler bis hin zu Gebärmuttersenkung. Von der Art der Schmerzen und ihrer Lokalisierung läßt sich nur selten mit einiger Sicherheit auf den Hintergrund schließen. Weil aber im einen Fall der Orthopäde, im anderen der Rheumaspezialist, im dritten der Frauenarzt, im vierten der Neurologe zuständig ist, kann es vorkommen, daß sich der betroffene Patient von einem Arzt zum anderen »abgeschoben« fühlt und einen langen Weg gehen muß, bis ihm endlich geholfen wird.

Daß Frauen von Kreuzschmerzen zehnmal häufiger heimgesucht werden, liegt mit Sicherheit in ihrer Natur:

1. Nicht ganz die Hälfte dieser Kreuzschmerzen resultiert aus Unterleibsproblemen. Dabei kann es sich um eine Gebärmuttersenkung handeln, um Verwachsungen, eine Entzündung oder eine gutartige Geschwulst an Gebärmutter, Eierstöcken oder Eileiter. Selbst Regelstörungen können Kreuzschmerzen auslösen.

2. Wenn die weibliche Hormonproduktion schon mit fünfunddreißig Jahren langsam nachläßt, bekommen das nicht zuletzt die Knochen zu spüren. Sie werden, fehlt Östrogen, nur noch mangelhaft versorgt, bauen sich deshalb ab, werden brüchig oder verbiegen sich. Ganz typisch dafür ist der sogenannte »Witwenrücken«.

3. Vielfach sind Rückenschmerzen auch das Ergebnis seelischer »Verspannungen«. Davon sind vor allem jüngere Frauen häufig betroffen. Übermäßiger Streß führt bei Männern eher zu Magengeschwüren, bei Frauen zu Kreuzschmerzen.

Das bedeutet, Frauen mit Kreuzschmerzen sollten immer zuerst an eine Störung im Unterleib oder der Hormonproduktion denken. In den meisten Fällen lassen sich die Ursachen relativ leicht beheben, so daß man sich nicht unnötig damit herumquälen muß. Grundsätzlich ist zu empfehlen, daß Mütter nach einer Geburt den Chiropraktiker aufsuchen, um prüfen zu lassen, ob sich während der Schwangerschaft Beckenwirbel verschoben haben.

Auch Ischias und Hexenschuß haben nicht selten mit einem verschobenen Wirbel zu tun. Und Rückenschmerzen in der Höhe der Schulterblätter stehen meist in direktem Zusammenhang mit Blähungen und Verstopfung.

Stellt sich aber heraus, daß den Kreuzschmerzen kein organischer Schaden zugrunde liegt, muß die Lebensweise überprüft und, wenn nötig, korrigiert werden, damit sich kein chronisches Leiden entwickelt.

Alle Maßnahmen, Kreuz- und Rückenschmerzen zu beheben, dürfen nicht darauf abzielen, die Schmerzen zu betäuben, was meist eh nur ungenügend gelingt. Einfacher und wirkungsvoller ist es fast immer, die

Ursache zu beheben, für Entspannung und sportliche Betätigung zu sorgen. So werden beispielsweise die Knochen der Wirbelsäule vor allem durch Schwimmen stabilisiert und die Produktion von Sexualhormonen durch aktive sexuelle Betätigung nicht vorzeitig eingestellt. Daneben bewirken bei Kreuzschmerzen oft auch Moorbäder eine rasche Besserung, weil mit der entspannenden und durchblutungsfördernden Wärme auch eine Versorgung des Körpers mit natürlichen Hormonen verbunden ist.

Heilmittel	*Anwendungsweise*
Frauenmantel *(Alchemilla vulgaris)* **Wirkstoffe:** Gerbstoffe, Bitterstoffe, Harz, pflanzliches Öl, Lecithin, Saponin. **Wirkung:** Blutstillend, wundheilend, entkrampfend.	**Sitzbad:** 50 bis 60 Gramm der ganzen Pflanze werden in 5 Liter Wasser aufgekocht. 10 Minuten ziehen lassen. Bei etwa 35 Grad Wärme anwenden (s. *Wasseranwendungen,* S. 468 f.). **Hinweis:** Besonders empfehlenswert bei periodebedingten Kreuzschmerzen. Darf jedoch nicht in der Schwangerschaft angewendet werden. **Homöopath. Zubereitung:** *Alchemilla vulgaris*, Urtinktur aus frischem, blühendem Kraut 1/2.
Heublumen s. **Mittel bei Trigeminusneuralgie** (S. 118) **Hinweis:** Die Auflage empfiehlt sich bei Verkrampfungen der Rückenmuskeln, das Sitzbad bei Unterleibsstörungen. Heublumen jeweils nur einmal verwenden.	**Auflage:** 1 Kilo Heublumen wird mit 3 bis 5 Liter kaltem Wasser übergossen. Man kocht es kurz auf und läßt es eine Viertelstunde ziehen. In den Absud wird ein Leinentuch 10 Minuten lang eingeweicht und anschließend auf die schmerzende Stelle gelegt. Die Auflage wird alle 2 Stunden erneuert. **Sitzbad:** Wie bei der Auflage wird ein Absud aus Heublumen zubereitet. Mit ihm macht man ein Sitzbad von etwa 35 Grad (s. *Wasseranwendungen,* S. 468 f.).
Johanniskraut s. **Mittel bei Vergiftungskopfschmerzen** (S. 105) **Hinweis:** Hilfreich bei Rückenverspannungen, Haltungsfehlern. Erhöhte Sonnenempfindlichkeit beachten.	**Bürstenmassage mit Johannisöl:** Man massiert das Johannisöl (s. **Mittel bei Trigeminusneuralgie,** S. 118) mit einer weichen Bürste leicht in die schmerzende Rückenpartie.
Wirsing *(Brassica oleracea var. sabauda)* **Wirkstoffe:** Alkalien, Anti-Ulkus-Faktor. **Wirkung:** Reinigend, kühlend, schmerzstillend.	**Auflage:** Ein frisches, gesundes Wirsingblatt wird auf die schmerzende Stelle gelegt und gewechselt, sobald es warm geworden ist. Am besten abends vor dem Schlafen anwenden. **Hinweis:** Jedes Blatt soll nur einmal verwendet und dann weggeworfen werden.

Fertigpräparate	*Anwendungsweise*
Spasmofuga Vitaplex s. Mittel bei Migräne (S. 124)	Tropfen: ebd.
Spondylonal **Wirkstoffe:** Vitamine E, B_1, B_6, B_{12}. **Wirkung:** Knochenaufbauend, knochenheilend.	**Kapseln:** 3mal täglich 1 Kapsel nach den Mahlzeiten mit etwas Flüssigkeit. **Hinweis:** Besonders bei Schmerzen, die von der Wirbelsäule ausgehen.
Spondylon mild **Wirkstoffe:** Heparin-Natrium, Metylnicotinat, Salicylsäure, Kampfer. **Wirkung:** Schmerzlindernd, löst Muskelverspannungen.	**Einreibung:** Mehrmals täglich mittels der Rollkugel in die schmerzende Stelle einmassieren. **Hinweis:** Hilft besonders gut bei Schmerzen, die von der Wirbelsäule ausgehen.
Wobe-Mugos s. Mittel bei chronischen Schmerzen (S. 171)	**Dragees:** ebd. **Zäpfchen:** ebd. **Hinweis:** Bei Kreuzschmerzen, die vom Unterleib ausgehen, empfehlen sich die Zäpfchen.

Weitere empfehlenswerte Mittel

Cefossin (Tropfen). Homöopath., hilft bei degeneriertem Bindegewebe.
Chinesisches Stoffwechsel-Tonikum (Tonikum). Kräuterauszüge, stärkt die Nieren.
Colocynthis-Homaccord (Tropfen). Homöopath., hilft bei Ischias, Hexenschuß.
E-Mulsin (Tropfen). Vitamin E, verbessert die Zellaktivität.
Gnaphalium Pentarkan (Tropfen). Ruhrkrautextrakt, hilft bei Ischias.
Nux vomica D2 (Tropfen). Brechnuß, hilft bei Schmerzen infolge Überanstrengungen.
Toco-scorbin (Kapseln). Vitamine C, E, Calcium; kräftigt die Wirbelsäule.
Vitamin E (Kapseln). Vitamin E, verbessert die Zellaktivität.
Vitamin E natürlich (Dragees). Vitamin E, verbessert die Zellaktivität.
Vita Truw (Kapseln). Vitamin-Kombination, hilft bei Rückenmuskelübermüdung.
Weizenkeimöl-Kapseln (Kapseln). Vitamin E, stärkt die Rückenmuskeln.

Akupressur

Die beiden Punkte liegen rechts und links der Wirbelsäule, unmittelbar über den Beckenknochen.

Stützen Sie beide Hände seitlich so in die Hüften, daß die Finger vorn, die Daumen auf dem Rücken liegen, möglichst nahe zur Wirbelsäule hin. Drücken Sie mit den Daumen kräftig zu. Wenn Sie den richtigen Punkt gefunden haben, verspüren Sie einen leichten Schmerz. Drücken Sie zwei, drei Minuten lang gleichmäßig.

Heublumenauflagen

Man legt abends vor dem Schlafengehen ein heißes Heublumensäckchen in das Kreuz und läßt es so lange dort, bis es nicht mehr warm ist. Danach gut zudecken.

Fuß-Reflexzonen-Massage (S. 453–456)

Als harmlos sollte man sie eigentlich nie bezeichnen, auch wenn einem beruhigend versichert wird: »Es besteht kein organischer Schaden.« Gewiß, es ist eine Erleichterung zu wissen, daß die weitaus meisten Herzbeschwerden keine ernste Gefahr signalisieren. Doch wenn sich das Herz mit Schmerzen meldet, ist das fast immer ein Zeichen dafür, daß es sich in Not befindet. Dabei läßt sich von der Heftigkeit der Schmerzen nicht unbedingt der Grad seiner Not ablesen. Nervöse Herzschmerzen, sogenannte funktionelle Herzstörungen, können heftiger sein als die eines stummen Infarkts. Ein Herzklappenfehler meldet sich überhaupt nicht mit Schmerzen, sondern nur mit Leistungsabfall und Müdigkeit.

Einen sehr deutlichen Hinweis allerdings sollte man kennen und beachten: Treten bei körperlicher Anstrengung Schmerzen auf und lassen sie nach, sobald man sich ausruht, reicht die Sauerstoffversorgung eines Herzmuskels nicht mehr aus, größere Belastungen mitzumachen. Dann bekommt der betroffene Muskel einen Krampf, vergleichbar dem Wadenkrampf nach Überanstrengungen. Treten solche Herzkrämpfe häufiger auf, spricht man von Angina pectoris. Sie kann mit sehr heftigen Schmerzen verbunden sein, die sich kaum mehr von denen beim akuten Infarkt unterscheiden. Sie sitzen mitten in der Brust, unter dem Brustbein – nicht etwa in der »Herzgegend« – und strahlen in den linken Arm aus, in das Kinn oder sternförmig in den ganzen Körper. Solche massiven Schmerzen – der Betroffene hat das Gefühl, von einem eisernen Panzer umklammert zu werden – lösen panische Angst aus, was den Krampf verstärkt und damit die Schmerzen. Ist der Angina-pectoris-Anfall nach zwanzig Minuten nicht vorbei, handelt es sich aller Wahrscheinlichkeit nach um einen Herzinfarkt: Ein Blutgefäß im Herzmuskel ist nicht mehr verengt, wie meist bei einer Angina pectoris, sondern verschlossen. Das Blut kann nicht mehr hindurchgelangen. Die Muskeln hinter dem Verschluß bekommen keinen Sauerstoff und sterben ab.

Umgekehrt: Melden sich die Schmerzen im Augenblick körperlicher Untätigkeit (beim Sitzen am Schreibtisch, vor dem Fernseher, nachts im Bett) und verschwinden sie, sobald man sich bewegt, ein bißchen anstrengt, gehen sie fast immer von nervösen, funktionellen Herzstörungen aus. Der Hintergrund: Die Herzmuskeln, die zum Ausruhen nur die kurze Zeit zwischen zwei Schlägen besitzen, sind bei Untätigkeit, vor allem wenn man regungslos steht oder sitzt, mehr beansprucht als bei leichter Bewegung. Die Muskeltätigkeit nämlich unterstützt den Kreislauf, entlastet das Herz, indem sie das Blut zu ihm zurückpreßt und Raum schafft, damit es überhaupt vorankommen kann. Das Herz ist zwar eine kräftige, leistungsstarke Pumpe, doch allein könnte sie das Blut nicht in Schwung halten. Der Kreislauf ist weitverzweigt, die Gefäße werden immer feiner. Das Herz ist auf die Mithilfe ihrer Muskeln angewiesen. Jedesmal, wenn es eine Tasse voll Blut in die Gefäße drückt, müssen diese weit geöffnet sein, um es aufnehmen zu können. Haben sie es aufgenommen, müssen sie sich zusammenziehen, um es wieder weitergeben zu können – Zentimeter um Zentimeter, den ganzen Kreislauf entlang.

Normalerweise funktioniert das perfekt. Bei großer Nervosität und nervlicher Belastung allerdings geraten Herz und Gefäßmuskeln leicht aus dem Takt. Dann zieht sich das Herz mit gesteigerter Kraft zusammen, bringt aber doch nur wenig Blut – und das mit hohem Druck – voran, weil die Gefäße im falschen Moment verschlossen sind. Oder die Muskeln entlang des Kreislaufs bleiben schlaff, und das Blut »versickert« buchstäblich in den Gefäßen. In beiden Fällen wird das Herz überanstrengt, obwohl man scheinbar überhaupt nichts tut.

Eine dritte Art von »Herzschmerzen« muß noch erwähnt werden, die zwar in der Herzgegend verspürt wird, mit dem Herzen aber nichts oder nur wenig zu tun hat. Sie treten dann auf, wenn das Zwerchfell das Herz beengt, weil Magen und Darm nach oben drücken. Interessanterweise haben schon die alten Ägypter in Magen und Herz eine Einheit gesehen. Niemals durfte das eine Organ ohne das andere behandelt werden. Bei Übelkeit sagen wir Deutschen »Mir ist schlecht« und beziehen das Unwohlsein auf den Magen. Die Franzosen sprechen in derselben Situation vom »mal au cœur«, vom Herzschmerz. Für die Ägypter war es dasselbe. Im *Papyrus Ebers* wird der Arzt angewiesen: »Falls du einen Patienten wegen Schmerzen in der Herzgegend untersuchst und feststellst, daß seine Glieder so schwer sind, als litte er unter einem Anfall von Schwäche, dann lege deine Hand auf sein Herz. Fühlst du es trommeln, ist es bald deutlich spürbar, bald wieder verschwunden, dann kannst du deinem Patienten sagen: ›Es handelt sich um eine Verdauungsschwäche. Sicher verspürst du auch keinen rechten Appetit.‹ Sorge dafür, daß sein Leib geräumt wird. Nimm das Innere von frischen Datteln und mache mit Bier einen Brei daraus. Das soll er trinken, dann kommt der Appetit von selbst wieder.« Als Herzstärkungsmittel empfahlen die Ägypter Olivenöl, Honig, Wein und vor allem Gurken – in den willkürlichsten Kombinationen –, also wiederum Produkte der Natur, die die Nerven beruhigen, das Herz entlasten, für eine gute Verdauung sorgen und zur inneren Harmonie beitragen.

Nervöse Herzbeschwerden behandelt man heute im akuten Fall am zweckmäßigsten mit einem leichten Beruhigungsmittel, etwa Baldrian. Gleichzeitig sollte man aber durch gezieltes Abhärten (s. *Wasseranwendungen und Wickel*) und sportliche Betätigung dafür sorgen, daß die Kreislaufsteuerungen wieder aufeinander abgestimmt werden und das Herz unter Belastung auch gute Leistungen erzielt. Damit verschwinden die Schmerzen dann von selbst. Bei funktionellen Herzstörungen sollte man immer auch an eine Umweltbelastung denken. Möglicherweise sind der

 Arbeitsplatz oder die Schlafstelle ungesund und müssen »entstört« werden (s. *Geopathien/Umweltgifte*).

Im Fall leichter Herzkrämpfe, die sich bei körperlicher Betätigung (Treppensteigen) zeigen, darf man schon einmal zu einem *Aspirin* greifen. Es »verdünnt« das Blut und sorgt für eine bessere Versorgung der Herzmuskeln.

Bei Angina pectoris wäre es ein großer Fehler, sich äußerste Schonung aufzuerlegen und sich vor lauter Angst nicht mehr körperlich anzustrengen. Es hat sich in klinisch überwachten Untersuchungen gezeigt, daß genau das Gegenteil richtig ist. Man muß seine Belastbarkeit trainieren, bis man spürt, daß ein Schmerzanfall droht. Dann legt man eine Pause ein. Nach kurzem Verschnaufen betätigt man sich erneut – wiederum bis an die Schmerzgrenze. Mit solchen Übungen läßt sich die Leistungsgrenze bis zum Eintritt der Schmerzen immer weiter hinausschieben.

Heilmittel	*Anwendungsweise*
Beinwell s. Mittel bei Halsschmerzen (S. 68)	**Tee:** ebd. **Hinweis:** Empfiehlt sich bei Schädigungen des Herzmuskels.
Fingerhut *(Digitalis purpurea)* **Wirkstoffe:** Glykoside, Saponine, Schleim, Flavonglykosid. **Wirkung:** Entwässernd, erhöht die Herzleistung.	**Hinweis:** Nur in homöopathischer Verdünnung zu empfehlen. **Homöopath. Zubereitung:** *Digitalis* D12.
Mistel *(Viscum album)* **Wirkstoffe:** Viscotoxine, Cholin, Histamine, Saponine, Flavonoide, Harze, Schleimstoffe. **Wirkung:** Reguliert den Blutdruck, löst Verkrampfungen.	**Tee:** 2 gehäufte Teelöffel der Pflanze mit ¼ Liter kaltem Wasser übergießen. 10 bis 12 Stunden ziehen lassen. Man trinkt von diesem Tee 2 Tassen täglich. **Hinweis:** Geeignet vor allem bei Erschöpfungszuständen. **Homöopath. Zubereitung:** *Viscum album*, Urtinktur aus frischen Beeren und Blättern 1/2.
Strophantus *(Strophantus gratus)* **Wirkstoffe:** Glykosid, G-Strophantin. **Wirkung:** Stärkt die Herzmuskeln sehr rasch.	**Hinweis:** Nur in homöopathischer Verdünnung, im Notfall geeignet. **Homöopath. Zubereitung:** *Strophantus* D12.
Weißdorn *(Crataegus oxyacantha)* **Wirkstoffe:** Flavonoide, Säuren, Amine. **Wirkung:** Verbessert die Herzleistung, reguliert den Blutdruck.	**Tee:** 2 Teelöffel der Blüten mit 1 Tasse heißem Wasser überbrühen. 20 Minuten ziehen lassen. Nach dem Abseihen mit Honig süßen. Bis zu 3 Tassen täglich. **Hinweis:** Darf und soll über längere Zeit kurmäßig verwendet werden. **Homöopath. Zubereitung:** *Crataegus*, Urtinktur aus frischen reifen Früchten 1/2.

Fertigpräparate	*Anwendungsweise*
Actovegin forte s. Mittel bei Durchblutungskopfschmerzen (S. 113)	Dragees: ebd. Hinweis: Sehr gutes, aber teures Mittel.
Cefadysbasin Wirkstoffe: Mutterkorn D4, Roßkastanien, Gänsefingerkraut. Wirkung: Schmerzlindernd, fördert die Durchblutung.	Tropfen: 2mal stündlich 20 Tropfen. Tabletten: 2mal stündlich 2 Tabletten im Mund zergehen lassen. Hinweis: Hilfreich bei Herzschmerzen infolge Blutstaus, Durchblutungsstörungen.
Jso-Herzsalbe Wirkstoffe: Chinabaum D4, Schierling D4, Virginischer Zauberstrauch D4, Hirtentäschel D4. Wirkung: Entkrampfend, hilft bei Rhythmusstörungen, nervösen Beschwerden.	Salbe: Leicht in die Herzgegend einmassieren oder als Salbenläppchen auflegen. Hinweis: Zusätzlich zu anderen Herzmitteln verwendbares Präparat.
Lymphdiaral Wirkstoffe: Schierling, Samen der Herbstzeitlose, Fingerhut D1, Entenfuß D1, Quecksilberbijodat D2, Grauspießglanzer D1, Bilsenkraut, Ringelblume, Parakresse, Petroleum. Wirkung: Lymphreinigend, abwehrsteigernd.	Salbe: 2- bis 4mal täglich, bei chronischen Schmerzen 1- bis 2mal täglich. Hinweis: Empfehlenswertes Medikament bei allen Herzschmerzen.
Schwedentrunk s. Mittel bei Koliken (S. 147)	Getränk: ebd. Hinweis: Hilft vor allem, wenn das Herz vom Magen her belastet wird.
Wobenzym s. Schnupfenmittel (S. 54)	Dragees: ebd.

Weitere empfehlenswerte Mittel

Aranipect (Tropfen). Homöopath., hat sich bewährt bei Angina pectoris.
Cactus compositum (Tropfen). Homöopath., hilft bei Durchblutungsstörungen.
Cefangipect (Tropfen). Kräuterauszüge, stärkt das Altersherz.
Corosalbe Fides (Salbe). Pflanzenextrakte, hilft bei nervösen Herzstörungen.
Cor-Vel (Salbe). Kampfer, Menthol, Kräuterauszüge, hilft bei Herzverkrampfungen.
DS 1 Herz-Kreislauf-Tabletten (Pulver). Homöopath., gut bei Durchblutungsstörungen.
Glonoin-Complex »Schuh« (Tropfen). Homöopath., beugt dem Herzinfarkt vor.
Lacorwen (Tropfen). Homöopath., empfiehlt sich bei Herzasthma, Herzangst.
Nitro-Crataegutt (Dragees). Weißdornextrakt, kräftigt das erschöpfte Herz.
Nitroperlinit (Kapseln). Nitroglyzerin, hilft bei schweren Herzleiden.
Strophantus/Nicotiana comp. (Globuli). Homöopath., hilft bei erschöpftem Herz.

Behandlungsmethoden bei Herzschmerzen

Akupressur

Sie brauchen zwei Punktpaare. Das erste liegt unter dem Handballen, das zweite in der Armbeuge.
Hinweis: Hilft vor allem bei nervösen Herzbeschwerden, Herzjagen, Herzunruhe.

Drücken Sie den Daumen nicht zu fest in die deutlich spürbare Vertiefung unter dem Handballen am Ende des Unterarms. Nach wenigen Sekunden wechseln Sie die Hand, um dort dasselbe zu wiederholen.
Winkeln Sie den Arm an. Genau am Ende der zum Ellbogen verlaufenden Falte drükken Sie mit dem Mittelfinger so lange kräftig zu, einmal am rechten, einmal am linken Arm, bis Sie Erleichterung verspüren.

Kaltkompresse

Drücken Sie bei funktionellen Herzstörungen jeden Morgen beim Waschen einen kalten Waschlappen für einige Sekunden in die Herzgegend. Nur ganz kurz, aber möglichst kalt.

Chronische Schmerzen

Sie gehören zweifellos zum Schlimmsten, was einem widerfahren kann: Schmerzen, die unentwegt bohren, reißen, quälen, ohne daß dem Patienten eine Verschnaufpause gewährt würde. Sie begleiten chronische Leiden wie Rheuma, Gicht, Schleimhautentzündungen, Durchblutungsstörungen in den Unterschenkeln, manche Krebserkrankungen. Da das zugrundeliegende Leiden in vielen Fällen nicht geheilt, die Ursache der Schmerzen also nicht behoben werden kann, ist die Medizin längst dazu übergegangen, die Patienten mit stärksten Mitteln zu betäuben – wobei nicht selten in Kauf genommen wird, daß sie dabei süchtig werden. Mitunter werden auch Schmerzleitungen chirurgisch durchtrennt. Neuerdings gibt es an manchen Universitäten (Mainz, München, Würzburg) sogar eigene Ambulanzen und Kliniken, die sich ausschließlich der Schmerzausschaltung widmen. Nirgendwo zeigt sich die Hilflosigkeit moderner Heilkunst so deutlich wie in der Schmerzbekämpfung. Man weiß zwar, daß der Körper Schmerzen selbst auszuschalten vermag – was er bei sehr schweren Verletzungen auch tut. Doch ist es noch nicht gelungen, den Mechanismus nachzuvollziehen, ohne den Patienten zugleich geistig und seelisch zu lähmen. Mit schweren Schmerzmitteln aber wird häufig mehr Unheil angerichtet als gutgemacht. Viel zu selten werden bei chronischen Schmerzen natürliche Heilmethoden wie Akupunktur, Kälte- oder Wärmeanwendungen, Neuraltherapie, Homöopathie oder auch mentales Training eingesetzt.

Im einzelnen: Bei fortgeschrittener *Arteriosklerose* in den Unterschenkeln zum Beispiel stellen sich die sogenannten Ruheschmerzen ein – ein Zeichen dafür, daß die Blutversorgung der Muskeln und Knochen, die schon längst keine Anstrengung mehr zuläßt, auch im Ruhezustand nicht mehr ausreicht. Die Schmerzen sind zermürbend, vor allem in der Nacht. Die Patienten sitzen oft stundenlang im Bett und lassen die Beine über die Kante baumeln, um sich so ein wenig Linderung zu verschaffen. Der Gedanke an eine Amputation scheint dabei manchem als der letzte Ausweg.

Schmerztabletten kann man sich in dieser Situation ersparen. Auch für Kälte- und Wärmeanwendung wäre es zu spät. Die Muskeln sind schmerzhaft verkrampft, weil sie an Sauerstoffmangel leiden. Deshalb können auch nur zwei Maßnahmen helfen: Entweder müssen die verstopften Arterien wieder durchlässiger werden. Das läßt sich nicht immer, aber häufig mit eiweißspaltenden Enzymen erreichen. Oder man muß den Sauerstoff auf anderem Weg in die Muskeln bringen. Das schafft die Ozontherapie. Praktiker versichern, daß mit der Ozonspritze wenigstens die Hälfte der Amputationen verhindert werden könnte (s. *Ozontherapie*).

Ein Patient, der an Durchblutungsstörungen in den Unterschenkeln leidet, sollte wissen, daß die Ruheschmerzen beinahe in allen Fällen verhindert werden können. Das läßt sich sogar ohne großen Aufwand an

Zeit und Kosten bewerkstelligen – vorausgesetzt, man geht energisch gegen die ersten Anzeichen einer Leistungsbeeinträchtigung (Muskelkrämpfe nach kleinsten Belastungen, vorschnelle Ermüdung) an. Die Übung, die Arteriosklerosespezialisten entwickelt haben, heißt Intervalltraining. Es unterstützt den Körper in seinem Bemühen, um verstopfte Gefäße »Umleitungen« aus feinen Gefäßen (Kollateralen) zu bauen. Dieses Training sieht so aus: Wenn man etwa an der »Schaufensterkrankheit« leidet, die einem nur noch wenige schmerzfreie Schritte erlaubt, nach denen man rasch ermüdet und ausruhen muß, darf man sich nicht schonen und fortan nur noch trippeln. Im Gegenteil. Man muß sich ganz bewußt bemühen, zügig zu gehen, bis man spürt, daß die krampfartigen Schmerzen heraufziehen. Dann bleibt man sofort stehen, um sich auszuruhen. Man quält sich also nicht. Sobald der dumpfe Druck wieder nachgelassen hat, setzt man seinen Weg fort, bis man erneut stehenbleiben muß. Diese Übung sollte man mehrmals am Tag machen, wobei man gezielt versuchen muß, die Wegstrecke allmählich länger werden zu lassen, um mit der Zeit täglich eine Stunde zu gehen. Das läßt sich nicht in zwei, drei Tagen erreichen, doch in einigen Wochen. Damit bleibt man dann aber auch vor »Ruheschmerzen« verschont.

Rheumatische Schmerzen, speziell die der chronischen Polyarthritis, haben eine völlig andere Ursache. Am häufigsten macht sich die Krankheit zwischen dem zwanzigsten und vierzigsten Lebensjahr bemerkbar, bei Frauen dreimal häufiger als bei Männern. Fast die Hälfte aller Rheumatiker wird Frühinvalide. An Rheuma stirbt man nicht, doch es kann das Leben zur Hölle machen – über Jahrzehnte. Rheuma gilt als die teuerste und schmerzhafteste Krankheit überhaupt.

Neuerdings stellt man sich sein Entstehen etwa so vor: Hatte der Körper häufig mit Infektionen zu tun und ist es ihm nicht gelungen, diese gründlich auszukurieren, dann können sich in ihm riesige »Müllhalden« ansammeln – Überreste vernichteter Krankheitserreger und abgestorbener Abwehrkräfte. Bei einem gesunden Menschen werden sie abgebaut und weggeschafft. Ist das nicht möglich, weil bereits eine neue Infektion bekämpft werden muß, sammeln sich solche »Halden« leicht dort, wo das Leben am schwächsten pulsiert: in den Gelenken, der Gelenkinnenhaut, im Knorpel, Bereiche, die nicht direkt an den Blutkreislauf angeschlossen sind und die nur bei kräftigen Muskelbewegungen versorgt werden. Nun unterläuft dem Körper offensichtlich ein folgenschwerer Irrtum. Im Bemühen, die »Halden« abzubauen, provoziert er Entzündungen, als gelte es, einen bösartigen Krankheitserreger zu bekämpfen. Schließlich zerstört er nicht nur den Abfall, sondern auch die damit »beschmutzten« Knorpel- und Knochenteile. Daraus ergibt sich die Behandlungs- und Heilmethode: Nichts wäre verhängnisvoller als die Schonung der schmerzenden Glieder. Sie müssen bewegt werden. Jede Ruhigstellung bedeutet umgehend Verschlimmerung, wachsende Versteifung – und noch mehr Schmerzen. Nur wer seine Glieder von Anfang an und unverdrossen bewegt, versorgt die Gelenke mit Blut und damit mit Heilkräften.

Das heißt aber auch: Wärme, so wohl sie tun mag, ist verhängnisvoll. Sie bringt die »Fehlentzündungen« erst richtig zum Aufblühen und fördert damit die Zerstörung der Gelenke. Deshalb behandelt man heute Rheumakranke in Spezialkliniken mit Kälte und mit Bewegungsübungen. Kälte dämpft die Schmerzen und macht das Üben so leichter. Sie reduziert aber auch die Entzündung und hält so den Zerstörungsprozeß auf.

Seit geraumer Zeit werden in der Rheumatherapie körpereigene Hormone eingesetzt, von denen man schon lange weiß, daß sie sowohl entzündungshemmend als auch schmerzlindernd wirken, Kortikosteroide, meistens spricht man kurz vom Kortison. Bei einer akuten, schweren Erkrankung, etwa beim plötzlich zuschlagenden Schulter-Arm-Syndrom, kann das Kortison unglaublich rasch und dauerhaft helfen. Ein wahrer Segen. Bei chronischen Schmerzen muß die Anwendung von Kortison als schwerer Kunstfehler bezeichnet werden. Es besitzt zahlreiche, schlimme Nebenwirkungen, von denen das aufgedunsene »Vollmondgesicht« noch das geringste Übel ist. Weit schlimmer sind Muskelschwäche, Unterdrückung der Abwehrkräfte, Abbau der Knochensubstanz, Magenbluten oder schwere Depressionen. Halbwüchsige Kinder, die Kortison nehmen müssen, hören auf zu wachsen und bleiben mitunter Zwerge. Eine Kortisonbehandlung, die über längere Zeit praktiziert wurde, darf nicht plötzlich abgebrochen werden. Es käme zu hohem Fieber, starken Schmerzen, Erbrechen, Durchfall. Schließlich sprechen manche anderen Therapien nach einer Behandlung mit Kortison nicht mehr an. Das gilt besonders für Versuche, das Abwehrsystem mit Thymusextrakten wieder aufzubauen.

Mit ihnen sind in den letzten Jahren gute Erfolge bei der chronischen Polyarthritis erzielt worden (»THX«). Die Thymusdrüse, unterhalb der Schilddrüse am Halsende gelegen, ist die »Schule« für Spezialabwehrkräfte. Es hat sich, speziell bei der Rheumabehandlung, gezeigt, daß es nicht genügt, Abwehrkräfte durch Abhärtung »aufzuwecken« und zu trainieren. Wenn sie vergeßlich geworden sind, also wie im Fall der rheumatischen Erkrankungen verlernt haben, Fremdes und Gefährliches vom Körpereigenen, Gesunden zu unterscheiden, brauchen sie offensichtlich zugleich eine erneute Schulung. Das scheint mit Thymusextrakten, gewonnen aus frischgeborenen Kälbern, möglich zu sein.

Ein uraltes Rheumamittel, das schon Hippokrates gekannt und empfohlen hat, ist der Weidenrindentee. Sobald sie richtig im Saft stehen, sammelt man im Frühjahr mittelstarke Weidenäste und löst ihre Rinde ab. Diese Rinde wird im Schatten getrocknet, zerkleinert und in dunklen Gläsern aufbewahrt. Weidenrinde enthält natürliche Acetylsalicylsäure, ist also ein natürliches *Aspirin*. Es ist zunächst nicht allgemein zur Schmerzbekämpfung, sondern zur Rheumabehandlung angewendet worden (Teezubereitung Liste, S. 170).

Zu den rheumatischen Erkrankungen wird auch die *Gicht* gezählt, obwohl sie auf den ersten Blick überhaupt nichts mit ihnen zu tun hat. In 85 Prozent aller Fälle trifft es Männer. Gicht ist eine »Wohlstandskrankheit«, sie hat mit gutem, üppigem Essen zu tun. In armen Ländern und in Kriegszeiten ist sie so gut wie unbekannt. Die Erkrankungen haben sich in unserer Heimat seit dem Ende des Zweiten Weltkriegs verzwanzigfacht. Schlimmer noch: Früher hatten Fünfzigjährige damit zu tun, heute sind es die Dreißigjährigen. Früher dauerte es in aller Regel zwanzig Jahre, bis aus gelegentlichen Anfällen ein chronisches Leiden mit verkrüppelten Gliedmaßen geworden war, heute braucht diese Entwicklung nur noch neun Jahre. Gicht wird durch zuviel Harnsäure im Blut verursacht. Hat diese Konzentration eine gewisse Sättigung erfahren, kristallisiert die Säure, es bilden sich scharfkantige Kristalle. Sie sammeln sich wiederum dort, wo das Blut so oft im Stau zum Stehen gezwungen ist: in den Gelenken, vornehmlich und zuerst in den untersten, den Zehen. Neuerdings werden solche Ablagerungen immer häufiger auch in den Halswirbeln beobachtet. Und nun beginnt der gleiche Prozeß wie beim entzündlichen Rheumatismus: Die Abwehrkräfte versuchen, den »Fremdkörper« aufzulösen und wegzuschaffen. Sie inszenieren eine heftige Entzündung und machen nach und nach an der »Kampfstelle« so ziemlich alles kaputt – nur nicht die Kristalle. An den Gelenken bilden sich häßliche Knoten. Die Glieder werden unbeweglich, steif, es tut weh, sie zu bewegen. Daneben kommt es zu quälenden Schmerzanfällen, die immer häufiger auftreten.

Die erste Maßnahme zur Verhütung von Gichtschmerzen kann nur lauten: Nach den ersten gelegentlichen Anfällen muß dafür gesorgt werden, daß aus den akuten Attacken kein chronisches Leiden wird. Es gilt, das Gewicht zu reduzieren (praktisch alle Gichtpatienten sind übergewichtig). Doch Vorsicht, Hungern kann den Harnsäurespiegel erhöhen und damit zum Gichtanfall führen. Jede Gewaltmaßnahme muß deshalb vermieden werden. Von der früher so streng gehandhabten Diät sind die Experten heute weitgehend abgerückt. Wer zu Gicht neigt, muß nicht mehr unbedingt auf jeden Tropfen Alkohol – auch nicht auf den Rotwein – verzichten. Er darf auch Fleisch zu sich nehmen, solange das in Maßen geschieht. Verboten sind freilich alle Innereien (Leber, Nieren, Hirn, Bries, Lunge). Der Genuß von Schweinefleisch, Sardinen, Sardellen, Fleischbrühe und rohen Tomaten muß stark eingeschränkt werden, weil diese Nahrungsmittel besonders große Mengen Purine enthalten, die im Körper zur Harnsäure abgebaut werden. Auch Medikamente können zum Auslöser von Gichtattacken werden, etwa entwässernde Mittel, die häufig Hypertonikern verordnet werden.

Bei der Gicht – wie bei allen rheumatischen Erkrankungen – gilt aber auch: Wer sich viel bewegt, kann schadlos einen sehr viel höheren Harnsäurespiegel vertragen als jener, der sich nur selten rührt. Wenn die Gelenke gut durchblutet sind, finden Kristalle offensichtlich keine Möglichkeiten, sich dort abzulagern. Deshalb muß zum bewußten Essen auch die sportliche Betätigung (vor allem Schwimmen) hinzukommen.

Wurde das alles versäumt, und ist die Gicht chronisch geworden, dann helfen gewöhnliche Schmerzmittel nur noch wenig. Wärme und Ruhigstellen mögen momentan etwas Linderung verschaffen – letztlich jedoch verschlimmern solche Maßnahmen das Leiden. Interessanterweise verwendet die Medizin gegen Gichtschmerzen noch heute einen Wirkstoff, der schon den alten Ägyptern bekannt war: Colchicin, eine Substanz der Herbstzeitlosen. Dieses Gift ist besonders hilfreich in homöopathischer Dosierung. Und Hildegard von Bingen hat ein Gichtmittel angeboten, das auch in unseren Tagen noch angewendet wird, den Schlehenwein. Ihr Rezept: »Man verbrennt so viel trockenes Schlehenholz auf einem Brett, bis man vierzig Gramm gesiebte Schlehenasche beisammen hat, sie wird vermengt mit zwanzig Gramm Zimtpulver und zehn Gramm Nelkenpulver. Diese Mischung wird in 1,4 Liter naturreinem Wein aufgekocht. Nach fünfminütigem Kochen werden zweihundert Gramm guter Bienenhonig hinzugegeben. Das Ganze wird noch einmal kurz bis zum Sieden erhitzt und dann, noch ganz heiß, durch ein Tuch gefiltert. Man füllt den Wein in Flaschen ab, die kühl gelagert werden. Davon sollen vor allem ältere Menschen täglich zwei, drei Gläschen trinken. Das wird ihnen viel Erleichterung bringen.«

Bei *Krebserkrankungen* treten Schmerzen meist viel zu spät auf, als daß sie den Patienten rechtzeitig zur Behandlung zwingen könnten. Wer auf sie warten wollte, um zu erfahren, daß er krebskrank ist, wäre immer zu spät dran. Ein Tumor bereitet nämlich erst dann heftige Beschwerden, wenn er so groß geworden ist, daß er seine Umgebung beengt, auf Nerven, Nervengeflechte und Nervenwurzeln drückt. Manche Operation in fortgeschrittenem Stadium, manche Bestrahlung oder medikamentöse Behandlung wird nur deshalb ausgeführt, um den Tumor zu verkleinern, damit die Schmerzen für eine gewisse Zeit aufhören oder wenigstens erträglicher werden.

Im allgemeinen lassen sich Tumorschmerzen im Anfangsstadium mit Mitteln wie *Aspirin* gut beherrschen. Es wäre unverantwortlich, wollte man davon abraten. Von einem gewissen Zeitpunkt an reichen sie nicht mehr aus. Dann ist auch mit Naturheilmitteln nichts mehr zu bewirken. Krebskranke, die sehr leiden müssen, sollten ihren Arzt fragen, ob es nicht die Möglichkeit einer Nervendurchtrennung gibt.

Heilmittel	*Anwendungsweise*
Brennessel s. Mittel bei Koliken (S. 146)	Tee: ebd.
BEWÄHRTE KRÄUTERMISCHUNG **Breuss-Tee** Brennessel s. Mittel bei Koliken (S. 146) Johanniskraut s. Mittel bei Vergiftungskopfschmerzen (S. 105) Zinnkraut s. Mittel bei Zahnschmerzen (S. 141) Vogelknöterich *(Polygonum aviculare)* Wirkstoffe: Kieselsäure, Gerbstoffe, Gerbsäure, ätherisches Öl, Schleim. Wirkung: Reinigt Nieren und Blut.	Teemischung: 10 Gramm Brennessel, 6 Gramm Johanniskraut, 15 Gramm Zinnkraut, 8 Gramm Vogelknöterich werden gemischt. 1 Prise der Mischung mit 1 Tasse heißem Wasser übergießen, 10 Minuten ziehen lassen, abseihen. An den Teesatz nochmals 2 Tassen heißes Wasser geben, 10 Minuten kochen lassen, abseihen. Die beiden Tees werden zusammengeschüttet und getrunken. 3 Wochen lang, dann etwa 6 Wochen Pause. Die Menge der Mischung reicht für 3 Wochen. Hinweis: Empfehlenswert bei allen chronischen Schmerzen.
Gänseblümchen *(Bellis perennis)* Wirkstoffe: Saponine, Gerbstoff, Harz, ätherisches Öl, Inulin, Schleim. Wirkung: Schmerz- und krampfstillend, blutreinigend, kühlend, schleimlösend. Hinweis: Nicht bei Durchfall verwenden. Empfiehlt sich bei Rheuma und Gicht.	Saft: Der Saft, aus frischen Pflanzen (ohne Wurzel) gepreßt, wird auf den schmerzenden Gliedern oder Stellen verrieben. Man kann auch frische Pflanzen verreiben. Tee: 1 bis 2 Teelöffel des blühenden Krautes mit 1 Tasse heißem Wasser übergießen, gleich abseihen. Man trinkt davon 1 bis 2 Tassen täglich. Homöopath. Zubereitung: *Bellis perennis*, Urtinktur aus frischen, blühenden Pflanzen 1/2.
Giftsumach *(Rhus Toxicondendron)* Wirkstoffe: Urushiol, Gerbstoffe, Gallussäure, Harz, ätherisches Öl. Wirkung: Schmerzstillend bei Nervenentzündungen und Rheuma.	Hinweis: Die Pflanze ist giftig, darf nur in homöopathischer Verdünnung angewendet werden. Homöopath. Zubereitung: *Rhus Toxicondendron* D12 (rezeptfrei ab D4).
Herbstzeitlose *(Colchicum autumnale)* Wirkstoffe: Colchicin, Asparagin. Wirkung: Schmerzlösend bei akutem Gichtanfall.	Hinweis: Vorsicht, die Herbstzeitlose ist giftig. Sie darf nur in homöopathischer Verdünnung genommen werden – und auch dann nur 2 bis 3 Tage. Homöopath. Zubereitung: *Colchicum* D12 (rezeptfrei ab D4).

Heilmittel	*Anwendungsweise*
Königskerze s. **Mittel bei Verletzungen** (Verbrennungen, S. 134)	**Öleinreibung:** Man bereitet das Öl folgendermaßen: Frische Blüten werden in ein Glas gegeben, das gut zugebunden und in die Sonne gestellt wird. Es setzt sich bald eine ölige Flüssigkeit ab, die man auf die schmerzenden Stellen reibt. **Hinweis:** Das Öl immer frisch herstellen.
Schwarzer Senf *(Brassica nigra)* **Wirkstoffe:** Glykosid, Enzym, fettes Öl, Sinapin.	**Umschlag:** 100 Gramm gepulverte Senfsamen werden mit lauwarmem Wasser zu einem dicken Brei verrührt. Ihn streicht man auf ein Leinentüchlein und legt es auf die schmerzende Stelle. 3 bis 10 Minuten reichen meist. **Hinweis:** Bei zu langer Anwendung können Hautreizungen auftreten. **Homöopath. Zubereitung:** *Sinapis nigra*, Urtinktur aus reifen Samen 1/10. **Auflage:** ebd.
Weide *(Salix purpurea)* **Wirkstoffe:** Glykosid Salicin, Gerbstoffe. **Wirkung:** Schmerzstillend, fiebersenkend. **Hinweis:** Hilft bei Rheuma und Gicht, eignet sich nicht während der Schwangerschaft.	**Tee:** 1 gehäuften Teelöffel der feinzerschnittenen Rinde läßt man in 2 Tassen kaltem Wasser 2 bis 3 Stunden ziehen. Anschließend kocht man einmal kurz auf. Man trinkt tagsüber 2 Tassen schluckweise und ungesüßt. **Homöopath. Zubereitung:** *Salix purpurea*, Urtinktur aus frischer Rinde 1/3.
Wirsing s. **Mittel bei Kreuzschmerzen** (S. 155)	**Auflage:** ebd. **Hinweis:** Empfehlenswert bei Rheuma, Gicht, unterstützend bei Krebsschmerzen.

Mittel bei chronischen Schmerzen

Fertigpräparate	*Anwendungsweise*
Arthronal **Wirkstoffe:** Zinn D8, Quecksilber D10, Salicylsäure D6, Giftsumach D3, Bariumsalz D5, Meeresschlangen D10, Teufelskralle D6, Brennessel D4, Schachtelhalm D4, Madarrinde D7. **Wirkung:** Blutreinigend, harntreibend bei Gicht und Rheuma.	**Tropfen:** 3mal täglich 50 Tropfen vor dem Essen. Im akuten Fall bis zu 100 stündlich. **Hinweis:** Recht hilfreich in Verbindung mit Nierentees.

Fertigpräparate	*Anwendungsweise*
Chinesische Gelenkentzündungs-Pillen **Wirkstoffe:** Ginsengwurzel, Staphania, Hirschgeweih, Roßkümmel, Engelwurz. **Wirkung:** Schmerzstillend, entzündungswidrig.	**Pillen:** Man nimmt 2mal täglich morgens und abends je 3 bis 4 Pillen mit etwas warmem, abgekochtem Wasser. **Hinweis:** Ein uraltes chinesisches Mittel zur Linderung der Rheumaschmerzen. Hilft bei Muskel- und Gelenkrheuma.
Fünferlei Öl **Wirkstoffe:** Leinöl, Kampferöl, Lorbeeröl, Erdnußöl, Lavendelöl. **Wirkung:** Schmerzlindernd, krampflösend.	**Öl:** Mehrmals täglich werden damit schmerzende Stellen eingerieben. **Hinweis:** Empfiehlt sich bei allen Gelenkschmerzen, Gicht, Muskelrheuma und bei Bestrahlungsschäden.
Kalium sulfuricum D6 **Wirkstoffe:** Kaliumsulfat. **Wirkung:** Entzündungswidrig bei rheumatischen Leiden und Gicht.	**Tabletten:** Täglich 4 Tabletten lutschen. **Hinweis:** Sollte in Verbindung mit Nierentees (Brennessel, Schafgarbe) eingenommen werden.
Phytolacca Vitaplex forte s. Mittel bei Migräne (S. 124)	**Tropfen:** ebd.
Prunus Padus Vitaplex **Wirkstoffe:** Traubenkirsche D2, Milchsäure D4, Hornisse D3, Frauenmantel D4, Eisenphosphat D8, Quecksilbercyanat D5. **Wirkung:** Lindert die Schmerzen, steigert die körpereigene Abwehr.	**Tropfen:** Man nimmt im Anfangsstadium 3mal täglich 100 Tropfen, im fortgeschrittenen Stadium stündlich bis zu 10 Tropfen. **Hinweis:** Empfehlenswertes Schmerzmittel bei allen Arten von Krebs.
Wobe-Mugos **Wirkstoffe:** Eiweißspaltende Enzyme aus Rinderpankreas, Kalbsthymus und dem Melonenbaum. **Wirkung:** Schmerzlösend, fördert die Durchblutung, reinigt die Gefäße, stärkt die Abwehrkräfte.	**Dragees:** 3 bis 10 Dragees täglich, im akuten Notfall bis zu 20. **Zäpfchen:** 1 bis 3 Zäpfchen täglich. **Salbe:** Nach Bedarf auf die schmerzende Stelle auftragen. **Hinweis:** Bewährtes Zusatzmittel bei Krebserkrankungen. Darf nur bei akuten Blutungen oder der Neigung zu Blutungen nicht genommen werden, sonst unbedenklich.

Fertigpräparate	*Anwendungsweise*
Wobenzym s. Schnupfenmittel (S. 54)	**Dragees:** ebd. **Hinweis:** Eignet sich besonders bei Schmerzen infolge von Durchblutungsstörungen.

Weitere empfehlenswerte Mittel

Arthrose-Gastreu R73 (Tropfen). Homöopath., hilft bei Gelenkschmerzen.
Articulin A (Tropfen). Homöopath., bewährt bei Ischias, Neuralgien.
Articulin B (Tropfen). Homöopath., bewährt bei rheumatischen Schmerzen.
Dentin-Gastreu R35 (Tropfen). Homöopath., gutes Zahnschmerzmittel.
Lumbago-Gastreu R61 (Tropfen). Homöopath., gut bei Rheuma, Bandscheibenleiden.
Lumbago-Gastreu R61 (Salbe). Homöopath., gut bei Rheuma, Hexenschuß, Ischias.
Micromooran (Badezusatz). Moor, hilfreich bei Nieren-, Harnwegs-, Unterleibsleiden.
Pesendorfer-Salbe (Salbe). Homöopath., gut bei Venenleiden, Rückenleiden.
Phytodolor (Tropfen). Kräuterauszüge, hilfreich bei Krebsschmerzen.
Pino Rheuma-Bad (Badezusatz). Kräuteröle, Salicyl, gut für Ischias, Neuralgien.

Behandlungsmethoden bei chronischen Schmerzen

Akupressur

Sie brauchen wieder zwei Punktpaare. Das erste liegt auf dem Handrücken, das zweite am Fingernagelrand.

Legen Sie Zeigefinger, Mittelfinger und Ringfinger so auf den Handrücken, daß der Ringfinger in die Mulde zwischen die Knöchel des kleinen Fingers und des Ringfingers zu liegen kommt. Nun drücken Sie mit dem Zeigefinger leicht bis fest zu, je nach dem Grad der Schmerzen. Wiederholen Sie dasselbe an der anderen Hand. Dauer etwa 20 Sekunden. Dann biegen Sie alle Finger zur Hand, setzen die Daumen gegen das Nagelbett der Zeigefinger und drücken erst leicht, dann immer kräftiger zu. Das darf ruhig zwei Minuten dauern. Nach einer kurzen Pause können Sie diese Akupressur wiederholen.

Quarkauflage

Hinweis: Hilft vor allem bei rheumatischen Schmerzen und Gicht. Der Quark darf immer nur einmal verwendet werden.

Man streicht ein Pfund frischen Quark auf ein Leinentuch und legt es über die schmerzende Stelle oder das schmerzende Glied, bis er trocken geworden ist.

Fuß-Reflexzonen-Massage (S. 453–456)

Phantomschmerzen

Einen Einblick in das Wesen von Schmerzen geben quälende Gliedmaßen, die längst nicht mehr vorhanden sind. Nach der Amputation seines Beins bis hinauf zum Knie leidet ein Patient beispielsweise heftig unter »Durchblutungsstörungen« der Zehen – und diese Schmerzen bohren und zerren nicht irgendwo im Kopf, sondern genau dort, wo die Zehen sich einst befanden. Die Betroffenen haben den Eindruck, ihre Füße steckten in zu engen Schuhen, oder sie stießen mit dem Fuß heftig gegen einen Stuhl oder ein Tischbein. Solche Phantomschmerzen – richtiger müßte man sagen Phantomgliedschmerzen – dauern häufig ein Jahr lang an. Gelegentlich bestehen sie sogar über Jahrzehnte, ohne daß man dem Arzt einen Fehler vorwerfen könnte.

Es gibt einige Zusammenhänge, solche Schmerzen zu erklären. Je mehr ein Patient vor der Operation gelitten hat, desto größer ist die Wahrscheinlichkeit, daß hinterher Phantomschmerzen auftauchen. Sie sind dann den ursprünglichen Schmerzen zum Verwechseln ähnlich. Manche Patienten besitzen auch eine Art »Auslöser« für solche Beschwerden. Manchmal ist es ein bestimmter Punkt am Körper. Sobald er nur berührt wird, flammen die Schmerzen auf. Es können aber auch Blähungen, irgendwelche andere Schmerzen, Magendrücken oder Koliken zum Startschuß für Phantomschmerzen werden.

Fast immer geniert sich der Betroffene, sie zuzugeben – aus Furcht, man könnte ihn für psychisch krank halten. Phantomschmerzen zeigen, wie nahe Vorstellung und Schmerzauslösung beieinander liegen müssen, sie sind eine konkrete Erfahrung. Es wäre geradezu absurd, wollte man dem Patienten einreden, er bilde sich alles nur ein, könne eigentlich gar keine Schmerzen haben.

Die Schmerzintensität ist immer auch an die seelische Verfassung eines Menschen gekoppelt. Es kommt nicht von ungefähr, daß man von psychischen, von »seelischen« Schmerzen spricht, obwohl man durch schwere Belastungen und Verluste eigentlich doch keine physischen Schmerzen erduldet. Zumindest im Augenblick nicht. Offenbar ist es aber eine uralte Erfahrung, daß das eine dem anderen unmittelbar folgt. Denn Ausgeglichenheit, Freude und Glück auf der einen Seite und Niedergeschlagenheit, Angst, Trübsinn auf der anderen beeinflussen nicht nur den Kreislauf, die Magenfunktionen, Darm, Nieren, Blase – sie wirken sich vermutlich noch viel direkter auf die Drogenproduktion im Gehirn aus. Diese Drogen, ihrer chemischen Struktur nach verwandt mit starken Rauschgiften wie Opium und Morphium, sind letztlich dafür verantwortlich, ob wir glücklich und zufrieden sind, ob wir uns wohl fühlen oder unwohl und vielleicht sogar von Schmerzen geplagt werden. Der Vorteil der körpereigenen Drogen – man nennt sie Endorphine – liegt darin, daß sie nicht süchtig machen.

Ins Blut gelangen und damit wirksam werden können sie aber nur, wenn sie auch »abgerufen« werden. Der Körper braucht den Reiz, das Positive, Schöne, um sie auszuschütten. Und er muß fähig bleiben, solche Reize aufzunehmen, also sich am Schönen und Guten zu erfreuen. Nur dann funktioniert diese Selbstversorgung, braucht er keine Mittel von außen. Wer sich beim Anblick einer kleinen Blume freuen kann, wird innerlich glücklich. Wer viel Freude erlebt, wird unempfänglicher für Schmerzen.

Doch das ist wieder nur eine Seite. Daneben gibt es diese Störungen, die sich wie ein Kurzschluß im Nervensystem auswirken. Dann wird Alarm gegeben, obwohl niemand und nichts diesen Alarm auslöst. Wiederum wäre es unsinnig, dem Betroffenen vorzuwerfen, er freue sich eben nicht genug.

Phantomschmerzen sind nicht mit gewöhnlichen Schmerzmitteln auszuschalten. Sie bedürfen einer intensiven Behandlung durch den Praktiker. Recht gute Ergebnisse erzielt die Akupunktur dann, wenn es sich um den angeführten »Kurzschluß« im Nervensystem handelt, wenn also der Energiestrom im Körper unterbrochen oder fehlgeleitet ist, so daß es irgendwo einen Stau und anderswo eine Unterversorgung gibt.

Mittel bei Phantomschmerzen

Heilmittel	*Anwendungsweise*
Arnika s. Mittel bei Durchblutungskopfschmerzen (S. 112)	**Auflage:** s. Mittel bei Verletzungen (Stumpfe Verletzungen, S. 132)
Breuss-Tee s. Mittel bei chronischen Schmerzen (S. 169)	**Tee:** ebd. **Hinweis:** Es empfiehlt sich eine Kur, die solange dauert, bis die angegebene Menge aufgebraucht ist.
Johanniskraut s. Mittel bei Vergiftungskopfschmerzen (S. 105)	**Tee:** ebd. **Öl:** s. Mittel bei Trigeminusneuralgie, S. 118 **Hinweis:** Vom Tee sollte man täglich 1 Tasse trinken. Mit dem Öl reibt man Amputationsnarben regelmäßig ein.
Ringelblume s. Mittel bei Vergiftungskopfschmerzen (S. 105)	**Tinktur:** s. Mittel bei Verletzungen (Stumpfe Verletzungen, S. 133)

Mittel bei Phantomschmerzen

Fertigpräparate	*Anwendungsweise*
APM-Creme s. Mittel bei Verletzungen (Verbrennungen, S. 136)	**Salbe:** ebd. **Hinweis:** Geeignet zur Behandlung von Narben, Stümpfen, Prothesendruckstellen.
Cefavenin **Wirkstoffe:** Roßkastanien, Arnikablüten, Rinde und Blätter des Virginischen Zauberstrauchs. **Wirkung:** Entzündungswidrig, entkrampfend. **Salbe:** ebd. **Hinweis:** Geeignet zur Behandlung von Narben, Stümpfen, Prothesendruckstellen.	**Tropfen:** Tagsüber mehrmals 20 bis 30 Tropfen, abends 40 Tropfen einnehmen. **Salbe:** Für Verbände messerrückendick auftragen. **Hinweis:** Hilft besonders gut, wenn zusätzlich Blutstaus (Krampfadern, Hämorrhoiden) gegeben sind.

Fertigpräparate	*Anwendungsweise*
Fünferlei Öl s. Mittel bei chronischen Schmerzen (S. 171)	Öl: ebd. **Hinweis:** Sollte mehrmals täglich leicht eingerieben werden.
Kneipp-Johanniskraut-Öl **Wirkstoffe:** Frische Johanniskrautblüten, Sonnenblumenöl. **Wirkung:** Durchblutungsfördernd, heilend, schützt vor Entzündungen.	Öl: Die schmerzenden Stellen werden nach Bedarf eingerieben. **Hinweis:** Empfehlenswertes Pflegemittel zur Vorbeugung von Wundliegen.
Phytolacca Vitaplex forte s. Mittel bei Migräne (S. 124)	Tropfen: ebd. **Hinweis:** Sollte einige Zeit über die Besserung hinaus angewendet werden.

Weitere empfehlenswerte Mittel

Atemaron R30 (Salbe). Homöopath., spezielles, bewährtes Schmerzmittel.

Er ist viel enger mit dem Schmerz verwandt als etwa das Tastgefühl. Eines unterscheidet den Juckreiz freilich ganz deutlich vom Schmerz: Ihn gibt es nur auf der Haut. Er kann so unerträglich werden, daß sich Betroffene blutig kratzen, weil das zumindest vorübergehend das Jucken dämpft. Manch einer würde sich dann am liebsten »die Haut vom Leibe reißen« ... Vor allem Kinder sind beim Kratzen immer in Gefahr, sich erhebliche Narben oder auch böse Infektionen zuzufügen.

Die Ursachen für den Juckreiz sind äußerst vielfältig. Kleine Pusteln, heilende Wunden, Insektenstiche »beißen« und jucken. Manche Krankheiten wie Diabetes, Hepatitis, Nierenleiden werden davon begleitet. Jucken gehört zu einigen Allergien. Auch psychische Reaktionen können einen juckenden Hautausschlag hervorrufen. Der wohl häufigste Grund ist zu trockene Haut – speziell bei älteren Menschen häufig anzutreffen und bei jenen, die sich zu intensiver Sonnenbestrahlung oder zu starken Reinigungs- und Pflegemitteln aussetzen.

Die Behandlung des Juckreizes muß sich nach der Ursache richten und kann deshalb völlig verschieden sein. Bei zu trockener Haut zum Beispiel sind austrocknende Badezusätze, zu starke Seifen wegzulassen. Man sollte sich natürlicher Mittel, wie etwa der bewährten Kleie, bedienen. Bei allergischen Reaktionen gilt es, den Körper von innen zu reinigen (s. *Allergien*). Bei Insektenstichen hilft am schnellsten das Betupfen mit Salmiak, Mentholspiritus, Zitronensaft, Essig. Auch kalte Kompressen stillen den Juckreiz. Als Medikamente haben sich leichte Beruhigungsmittel wie Baldrian und Calciumbrausetabletten bewährt. Afterjucken und andere Juckreize der Haut ohne erkennbare körperliche Ursache haben seelische Hintergründe, die aufgedeckt und behandelt werden müssen.

Heilmittel	*Anwendungsweise*
Bärlapp *(Lycopodium clavatum)* **Wirkstoffe:** Alkaloid, fettes Öl, Glyzerin, Säuren, Proteine. **Wirkung:** Harntreibend, kühlend, schmerzlindernd.	**Umschläge:** 1 Teelöffel des Krautes wird in ¼ Liter kaltem Wasser angesetzt und zum Sieden gebracht. Sofort abseihen, abkühlen lassen, ein kleines Tuch eintauchen und auf die juckende Stelle legen. **Hinweis:** Rasch wirksam bei örtlich begrenztem Juckreiz, etwa Insektenstichen.
Brennessel s. **Mittel bei Koliken** (S. 146)	**Umschläge:** Mit dem kalten Tee werden Umschläge gemacht. Gleichzeitig empfiehlt es sich, den (warmen) Tee auch zu trinken. **Hinweis:** Empfiehlt sich bei allgemeinem Juckreiz (Nesselsucht).
Eiche s. **Mittel bei Verletzungen** (Verbrennungen, S. 134)	**Umschläge:** ebd.
Honig **Wirkstoffe:** Frucht- und Traubenzucker, Vitamine, Fermente, Mineralien, Säuren, Aminosäuren, Hormone, Inhibine, Duftstoffe. **Wirkung:** Kräftigend, blutbildend, blutreinigend, antibiotisch.	**Auflage:** Man gibt einen kleinen Tropfen Honig auf die juckende Stelle. **Hinweis:** Gute erste Hilfe bei Insektenstichen.
Kamille s. **Schnupfenmittel** (S. 49) **Hinweis:** Hilfreich besonders bei aufgekratzten Stellen.	**Umschläge:** Mit dem Tee werden Umschläge gemacht, gleichzeitig der Tee getrunken. **Badezusatz:** 1 Liter frischer, heißer Tee wird ins Badewasser gegeben.
Kleie **Wirkstoffe:** Eiweiß, Vitamine B, E. **Wirkung:** Aufbauend, heilsam für die Haut.	**Badezusatz:** 1 bis 2 Kilogramm Weizenkleie werden in 5 Liter Wasser aufgekocht und dem Vollbad möglichst mit der Kleie zugesetzt. **Hinweis:** Das ideale Mittel bei Juckreiz infolge zu trockener Haut; eignet sich auch zur Behandlung von Hämorrhoiden-Juckreiz.

Heilmittel	*Anwendungsweise*
Molke Wirkstoffe: Milchzucker, Vitamine, Mineralstoffe, Eiweiß, Fett, Milchsäure. Wirkung: Kühlend, abschwellend.	Auflage: Ein Tuch wird in die Molke getaucht und aufgelegt. Badezusatz: Man gibt etwa 1 Liter Molke in das Badewasser. Hinweis: Gutes Mittel bei zu trockener und unreiner Haut.
Salbei s. Schnupfenmittel (S. 51)	Umschläge: Mit kaltem Tee werden Umschläge gemacht. Hinweis: Eignet sich bei lokal begrenzten Juckstellen.
Spitzwegerich s. Schnupfenmittel (S. 51)	Auflage: Man gibt Spitzwegerichsaft (fertig gekauft) auf die juckende Stelle. Hinweis: Sehr gut bei hartnäckigem Juckreiz.
Stiefmütterchen *(Viola tricolor)* Wirkstoffe: Gerbstoff, Schleim, Zucker, ätherisches Öl, Violanin, Salicylsäure. Wirkung: Harntreibend, schweißtreibend, blutreinigend, schmerzstillend, trocknet nässende Haut.	Tee: 1 gehäufter Teelöffel der blühenden Pflanze mit 1 Tasse kochendem Wasser überbrühen, gleich abseihen. Man trinkt davon 2 Tassen täglich. Umschläge: Mit dem kalten Tee lassen sich auch Umschläge machen. Hinweis: Sehr gut bei Milchschorf und Säuglingsekzemen. Die stillende Mutter trinkt dann den Tee.
Zinnkraut s. Mittel bei Zahnschmerzen (S. 141)	Umschläge: Mit dem Tee (Zubereitung s. Mittel bei Koliken, S. 146) werden Umschläge gemacht.

Mittel bei Juckreiz

Fertigpräparate	*Anwendungsweise*
Hormonapinsalbe 3% Wirkstoffe: Bienenwirkstoffkomplex. Wirkung: Abschwellend, schmerzlindernd.	Salbe: Mehrmals täglich in die Haut einmassieren, nachts messerrückendick auf die erkrankte Stelle auftragen, mit undurchlässigem, warmhaltendem Verband bedecken. Hinweis: Bei stärkeren Entzündungen empfiehlt sich die Salbe 5prozentig.

Fertigpräparate	*Anwendungsweise*
Kamillosan Wirkstoff: Ätherisches Öl der Kamillenblüte. Wirkung: Entzündungswidrig, schmerzlindernd.	Lösung: 1mal bis mehrmals täglich 1 Eßlöffel in 1 Liter Wasser verdünnen. Damit werden Umschläge oder Waschungen gemacht. Hinweis: Auch für Kinder geeignet. Nicht in die Augen bringen.
Silicea D12 Wirkstoff: Kieselsäure D12. Wirkung: Stärkt das Gewebe, entzündungswidrig.	Tabletten: Stündlich 2 bis 3 Tabletten einnehmen. Auch Kinder. Hinweis: Auch bei eitrigen Entzündungsherden verwendbar.
Splenubene Vitaplex s. Mittel bei Halsschmerzen (S. 70)	Tropfen: ebd.
Utilin »S« Kapseln schwach s. Mittel bei Halsschmerzen (S. 71)	Kapseln: ebd.

Weitere empfehlenswerte Mittel

A-E-Mulsin forte (Tropfen). Vitamin A und E, bewirkt Regeneration der Haut.
Allergosan (Tabletten). Kräuterauszüge, hilft bei allergischem Juckreiz.
apiadesen (Gesundheitsseife). Biologische Seife, beruhigt gereizte Haut.
Arnica-Creme (Einreibung). Arnikatinktur, empfiehlt sich bei trockener Haut.
Calmurid (Salbe). Harnsäure, Milchsäure, Betain, hilft bei rauher, schuppiger Haut.
Cardio spermum-Salbe (Salbe). Cardiospermum, lindert chemische Hautschädigungen.
Cefasulfon (Tropfen). Homöopath., hat sich bewährt bei juckenden Ekzemen.
Chrysarobin cpl. 309 (Tabletten). Homöopath., besonders gut bei nässenden Ekzemen.
Dolichos cpl. 119 (Tropfen). Homöopath., empfiehlt sich beim Jucken alter Haut.
Elixier Herbale (Elixier). Kräuterauszüge, hilft bei nervösem Juckreiz.
Psoriasis-Gastreu R65 (Tropfen). Homöopath., empfiehlt sich speziell bei Flechten.
Urtica cpl. 117 (Tropfen). Homöopath., hilft bei Nesselsucht.

5 Schlafstörungen

Wenn zehn Leute sagen: »Ich habe mal wieder keine Auge zugetan«, darf man davon ausgehen, daß jeder von ihnen aus einem anderen Grund nicht schlafen konnte. Allein daraus läßt sich schon ersehen, wie unbedacht es sein kann, zur Tablette zu greifen.

Chemische Schlafmittel betäuben, lähmen und beeinträchtigen die Leistung auch am kommenden Tag. Hunderttausende können heute ohne die narkotisierende Keule am Abend und das Gegenmittel, den Aufputscher am nächsten Morgen, weder schlafen noch arbeiten. Sie sind in einen verhängnisvollen Kreislauf geraten, aus dem es scheinbar kein Entrinnen gibt. Sie wissen es längst – und kommen doch nicht davon los: Der gekaufte Schlaf ist kein echter Schlaf, sondern eine Art Narkose. Und sie geben sich auch keinen Illusionen hin – die sogenannten Psychopharmaka treiben unaufhaltsam ins Siechtum. Doch was nützt solche Einsicht? Sobald man nicht sofort Schlaf findet, greift man erneut zur Tablette. Es ist wohl keine Übertreibung, wenn man sagt, daß dieser Griff wegen seiner psychischen Konsequenzen – nervliche Zerrüttung, Depression und Verzweiflung –, aber auch im Hinblick auf die verheerenden Folgen für die physische Gesundheit einer der schlimmsten Fehler unserer Tage ist.

Schon vor Jahrhunderten hatten Ärzte grundsätzlich unterschieden: Wenn junge Menschen keinen Schlaf finden, dann geschieht das der inneren Unruhe wegen. Sie können nicht abschalten. Wenn dagegen ältere Menschen wach liegen, hat das häufig mit Atembeschwerden zu tun. Ihre Bronchien sind verschleimt. Deshalb haben sie Mühe, ausreichend Luft zu bekommen. Für sie ist die harte Schlaftablette besonders verhängnisvoll: Sie lähmt die natürlichen Reflexe, der Schleim bleibt, wird immer zäher und trockener. Der Körper muß, um nicht langsam und qualvoll zu ersticken, die Atemwege weiten. Es kommt zur Blählunge, zur chronischen Bronchitis oder zu schweren Lungenerkrankungen bei kleinsten Infektionen. Doch damit ist das Problem der Schlafstörungen bei weitem nicht erschöpft. Das Thema ist vielschichtiger. Wie nervliche Überreizung bei jungen und Atemprobleme bei alten Menschen, so haben auch die anderen Schlafstörungen – und es gibt eine ganze Reihe – kaum etwas miteinander gemeinsam. Der eine kann nicht einschlafen, weil er aufgedreht ist oder weil ihn Sorgen bis in den Schlaf hinein verfolgen. Der andere wacht mitten in der Nacht auf, ist hellwach und wälzt sich von einer Seite auf die andere. Er ist erschöpft und braucht dringend Urlaub. Vielleicht hat er aber auch nur zu viel und zu schwer gegessen. Der dritte wird von einem Alptraum hochgeschreckt, ist schweißgebadet und völlig verstört. Hat auch er nur den Magen überladen oder plagt ihn ein Problem? Der vierte glaubt am Ende der Nacht, überhaupt nicht geschlafen zu haben. Stimmt das, oder bildet er es sich nur ein? Der fünfte schiebt das Zubettgehen Nacht für Nacht hinaus, ebenso das Aufstehen in den Morgenstunden und döst in den Tag hinein. Schlafgewohnheiten haben viel mit dem Charakter und der Lebenseinstellung des einzelnen zu tun. Betrachten wir kurz einige aufschlußreiche Hinweise:

Wer sehr spät ins Bett geht und spät aufsteht, gehört zu den eher ängstlichen, sensiblen Menschen. Für ihn ist das Ende des Tages jeweils ein Abschiednehmen mit der – meist unbewußt – gestellten Frage: »Das kann doch nicht alles gewesen sein?« In Erwartung, es könne sich vielleicht doch noch etwas ereignen, wird das Zubettgehen Stunde um Stunde hinausgezögert. Am nächsten Morgen wiederholt sich dasselbe Spiel: Die unterschwellige Angst vor dem neuen Tag und dem, was er bringen könnte, läßt einen nicht so recht in Schwung kommen. »Spätschläfer« sind Menschen mit weniger stark ausgeprägtem Selbstbewußtsein. Dafür verfügen sie über viel Phantasie und Einfühlungsvermögen. Menschen, die energisch zupacken können, körperlich sehr leistungsfähig sind, gehen in der Regel früh ins Bett und stehen ebenso früh wieder auf. Sie stürmen gewissermaßen der Zukunft entgegen, verpassen aber nicht selten die Gegenwart. Meistens sind sie etwas einsilbig, einsam. Der dritte Typ ist der »Kurzschläfer«. Er schläft erst spät und steht früh auf. Eigentlich empfindet er das Schlafen als reine Zeitverschwendung. Oft handelt es sich um sehr ungeduldige, nüchterne, willensbetonte Menschen, die ihre Gefühle verstecken oder gar unterdrücken. Genau das Gegenteil ist der vierte Schlaftyp, der »Langschläfer«. Er geht früh schlafen und steht spät auf. Dieser »Träumer« versucht, der Wirklichkeit zu entfliehen und allem, was unangenehm ist, auszuweichen. Er plant nicht gern und schiebt alles auf die lange Bank. Dafür ist er beneidenswert unverkrampft – solange es ihm einigermaßen gut geht. Ist das nicht der Fall, ergibt er sich dem Selbstmitleid.

Solche Analysen ergeben sich tatsächlich aus dem Wesen des Schlafs. Er ist nicht das große Abschalten, das alle Vorgänge auf »Sparflamme« stellt. Manches wird im Schlaf erst richtig wach. Der Schlaf besitzt einen ganz bestimmten Rhythmus, der in etwa bei allen Menschen gleich abläuft. Unmittelbar nach dem Einschlafen erreicht er seine größte Tiefe. Schon nach etwa einer Stunde ist er am tiefsten Punkt angelangt. Für rund drei Stunden schläft man traumlos, wie tot. Es ist die Zeit, in der sich der Körper erholt, regeneriert. In der Phase, in der einige Stoffwechselprozesse gedrosselt ablaufen, sind andere besonders aktiv. Jetzt kommt der Organismus zum Beispiel dazu, Infektionen unbehindert anzugehen, Schlacken und Gifte wegzuschaffen, Wunden zu heilen und Schäden auszubessern. Auch die Verwertung der Nahrungsbestandteile, die Blutbildung, die Herstellung von Hormonen, Samen- und Eizellen läuft auf Hochtouren. Beim gesunden

Menschen ist diese erste Schlafphase nach etwa drei Stunden abgeschlossen. Der Körper könnte mit dieser kurzen Schlafdauer auskommen. Bei Kranken muß die Tiefschlafphase länger sein, weil es ja viel mehr zu bewältigen gibt.

Nach der körperlichen Wiederherstellung ist die seelisch-geistige an der Reihe. Der Schlaf wird immer flacher und kommt in seinen Schwingungen immer näher an die Grenze des Wachseins heran. Der Schlafende träumt. Das ist der Augenblick, in dem die Erlebnisse, Erfahrungen, Einsichten des Vortages verarbeitet werden. Heute würde man sagen: Das angefallene Material wird dem Computer eingefüttert. Erfahrungen werden mit alten, bereits verarbeiteten verglichen und somit gewertet. Wissen wird eingeordnet und »gespeichert«, so daß es sich bei Bedarf wieder »abrufen« läßt. Das, was der Seele bedrohlich werden könnte, verschwindet im Unbewußten, damit es das Bewußtsein nicht mehr finden kann.

Diese Prozesse seelisch-geistiger Aktivität sind vielleicht noch wichtiger als die der körperlichen Erholung. Von ihnen hängt unsere seelisch-geistige Gesundheit ab.

Das zeigt ein Experiment mit freiwilligen Studenten. Sie wurden am Einschlafen gehindert, weil die Wissenschaftler erfahren wollten, wie lange ein Mensch das aushalten kann und was sich dabei ereignet. Die Ergebnisse: Schlaf ist kein Luxus, sondern Notwendigkeit. Nach sechsunddreißig Stunden ohne Schlaf wurden die Studenten apathisch oder auch aggressiv. Nach achtunddreißig Stunden zeigten sich erste psychische Schäden. Die Versuchspersonen bekamen Halluzinationen und zeigten Anzeichen von Wahn. Hätte man den Versuch nicht abgebrochen, wären vermutlich alle verrückt geworden.

Soviel sollte man über den Schlaf wissen: Es gibt keine Schlafnorm, die allgemein gültig wäre. Der eine kommt mit sechs Stunden gut aus, der andere braucht neun. Mehr Schlaf bedeutet nicht unbedingt, besser ausgeschlafen zu sein. Im Gegenteil, Schlaf über die persönliche Norm hinaus scheint die Stimmung zu drücken, Schlafverkürzung sie zu heben. Wer also gut aufgelegt sein möchte, der muß rechtzeitig sein Bett verlassen. In psychiatrischen Kliniken wird heute manche Depression mit Schlafverkürzungen behandelt. Vor allem das »Dösen« in den Morgenstunden, also das mehrfache Aufwachen und wieder Einschlafen, bringt keinerlei Erholung mehr, sondern hindert einen daran, richtig wach zu werden. Wer nicht spätestens nach dem zweiten Erwachen aufsteht, riskiert, den ganzen Tag über nicht richtig in Schwung zu kommen. Sein Kopf ist umnebelt, seine Reaktionen sind verzögert. Er hat Mühe, sich zu konzentrieren und macht überdurchschnittlich viele Fehler. Selbst die Anfälligkeit für den Herzinfarkt wird erhöht, sagen die Schlafforscher.

Umgekehrt: Zuwenig Schlaf macht anfälliger für Infektionen. Viele »Erkältungen« sind in Wirklichkeit das Ergebnis eines Schlafdefizits. Und zwar scheint es in diesem Fall vor allem auf die ersten Schlafstunden anzukommen. Wer sehr spät ins Bett geht, läßt die körperliche Erholung zu kurz kommen. Wichtig ist auch eine weitere Erkenntnis der Schlafforscher. Danach ist Lernen nicht nur eine Frage der Konzentration, sondern auch eine Frage der Zeit, in der man es tut. Man lernt nicht besonders gut in den Morgenstunden, wenn Geist und Körper frisch sind, sondern unmittelbar vor dem Einschlafen. Dann hat das Gedächtnis beim Ordnen im Schlaf sein Material offensichtlich noch frisch zur Hand. Schüler sollten also vor dem Einschlafen ihre Vokabeln zumindest noch einmal durchlesen.

Wer aus zwingenden Gründen einmal Psychopharmaka nehmen mußte, hat zu beachten: Es dauert bis zu einem Monat, ehe der Körper seinen Schlafrhythmus wiedergefunden hat. In dieser Zeit können Schlafstörungen auftreten. Es wäre falsch, wollte man auch sie wieder mit Schlaftabletten beheben. Der »Schlummertrunk« Alkohol hilft zwar, schneller einzuschlafen. Doch er verkürzt und verflacht die Tiefschlafphase. Nach Alkoholgenuß schläft man unruhiger und ist anderntags körperlich nicht frisch.

Das altbewährte und völlig unproblematische Schlafmittel ist ein Glas warme Milch. Sie enthält natürliche Schlafdrogen. Hippokrates empfahl als wirksamstes Schlafmittel den Veilchensirup (s. *Mittel bei Halsschmerzen*), Hildegard von Bingen Schlafsäckchen mit Betonicakraut (s. *Mittel bei Einschlafstörungen*). Noch heute legt man vielerorts den Säuglingen Lavendelkissen ins Bettchen (s. *Mittel bei Einschlafstörungen*), damit sie ruhig schlafen und von Krämpfen verschont bleiben.

Besonders intensiv mit Schlafstörungen hat sich Pfarrer Künzle befaßt. Er wußte, geistig Tätige brauchen durchschnittlich eine Stunde Schlaf mehr als Werktätige. Seine Hinweise: »Bei gar vielen Leuten heißt die eigentliche Störung schlechter Stuhlgang. Wo man nicht täglich wenigstens einmal Stuhlgang hat, stellt sich Schlaflosigkeit ein. Bei anderen fehlt's am Magen: Saure Gase strömen immer hinauf. Alle Magenleidenden haben Kopfweh. Und dies schließt den Schlaf aus. Bei anderen ist das geschwächte Herz schuld. Ein Anzeichen für diese Art von Schlaflosigkeit sind Stiche in der linken Seite, wenn der Schläfer links zu liegen versucht. Wo die Schlaflosigkeit durch Kribbeln und Beißen am Körper verursacht zu sein scheint, liegt im Grunde Leberschwäche vor und damit zusammenhängend schlechter Abgang von Urin. Auch beginnende Erkältung kann Schlaflosigkeit verursachen. Das Anzeichen sind kalte Füße. Wer abends schwer verdauliche Speisen genießt, wie alle Arten von Käse, Pilze, dicke Eierspeisen, soll nicht fragen, warum er nicht schlafen kann. Wenn die inneren Organe Schwerarbeit zu leisten haben, kann kein Schlaf eintreten. Ebensowenig sollen jene um die Ursache ihrer Schlaflosigkeit rätselraten, die sich abends ihrem Kummer oder Verdruß hingeben, die rachsüchtige Pläne voll Neid und Nachträglichkeit schmieden, allerhand Ränke ersinnen oder aufregende Unterhaltung pflegen. Alte Menschen haben in der Regel einen leichten und kurzen Schlaf, auch wenn sie gesund sind. Ihnen tut ein kurzer Abendspaziergang gut oder ein Glas Rotwein ... Ein altbewährtes Schlafmittel ist das warme Fußbad, in dem drei Handvoll Holzasche und eine Handvoll Salz aufgelöst sind. Das Bad (etwa 35 Grad warm) soll zwanzig bis dreißig Minuten dauern ...«

Einschlafstörungen

Jeder siebte Erwachsene quält sich Nacht für Nacht ab, versucht Schlaf zu finden und hört eine Stunde nach der anderen schlagen. Das ist maßlos zermürbend. In den weitaus meisten Fällen von Schlafstörungen handelt es sich um solche Einschlafprobleme. Eben noch, vor dem Fernsehgerät, fühlte man sich todmüde. Man hat gegähnt und sich nach dem Schlaf gesehnt. Jetzt, im Bett, ist man wieder hellwach. Warum? Es gibt zwei unverzichtbare Voraussetzungen für rasches Einschlafen: körperliche Müdigkeit und seelische Entspannung. Beides fehlt heute weithin. Am Tagesende fühlen sich die meisten Menschen zwar zerschlagen, erschöpft, kaputt. Vielleicht tut sogar der Rücken weh, so daß man kaum mehr sitzen kann. Aber müde ist der Körper trotzdem nicht. Gewiß, einige Muskeln, etwa jene, die den Körper aufrecht halten müssen, sind überanstrengt. Doch die meisten anderen kamen den ganzen Tag über nicht dazu, das, was Streß und Nahrung an »Kraftstoffen« herbeigeschafft haben, abzubauen. Sie warten immer noch darauf, sich endlich betätigen zu dürfen. Wahrscheinlich kam der Kreislauf in den zurückliegenden Stunden nicht ein einziges Mal richtig auf Touren. Vermutlich hat man keine Sekunde lang tief und voll durchgeatmet. Die Müdigkeit am Abend ist also keine wohlige Mattigkeit, sondern nur ein dumpfes Zerschlagensein. Würde man vor dem Zubettgehen ein wenig Sport betreiben, würde man sich umgehend besser, erholter fühlen.

Die andere Seite: Gedanken und Aufregungen klingen nicht ab. Unfaßbar, wie viele Eindrücke auf den modernen Menschen einstürmen. Verglichen mit unseren Großeltern leben wir heute zwanzig Leben. Pausenlos trommeln Reize auf sämtliche Sinne ein. Eine Aufregung folgt der anderen – im Beruf, im Verkehr, in der Familie. Und abends, statt der nötigen Erholung, in der alles abklingen könnte, putschen wir uns erneut auf – mit dem Krimi, mit aufregenden Sendungen, die nicht selten über Stunden dauern. Ein Wunder, daß danach überhaupt jemand Schlaf finden kann! Abhilfe können nur drei Maßnahmen bringen, die Hand in Hand miteinander gehen müssen:

▷ Frühsport ist gut – Sport am Abend besser, weil mit ihm die Streßfolgen im Körper abgebaut werden, die sich im Laufe des Tages angestaut haben.

 Zucker und Fette, die sich in den Muskeln angesammelt haben, werden verbrannt und müssen vom Körper nicht unter großen Mühen verwertet werden. Wer nicht mehr vors Haus gehen, schwimmen, laufen mag, der sollte sich zumindest noch im Bett unmittelbar vor dem Einschlafen mit ein paar lockernden gymnastischen Übungen befassen. Man legt sich beispielsweise auf den Rücken, streckt die Beine hoch in die Luft und bewegt sie, als würde man radfahren. Das sollte aber wenigstens zehn Minuten lang geschehen (s. *Streß*).

▷ Auch sollte man nicht gleich nach dem Krimi ins Bett gehen. Zwischen Aufregung und Schlaf muß ein Moment der Entspannung eingebaut werden: ein leichtes Gespräch, das sich grundsätzlich nicht mit Alltagsproblemen befaßt, eine heitere, lockere Lektüre, ein besinnlicher Augenblick. Dieser »Pause« folgt dann am besten ein Zubettgeh-Ritual, das immer nach festgelegtem Schema abläuft: Abschminken, Waschen, Zähneputzen usw., Hören leichter Musik, Herrichten der wichtigsten Dinge für den nächsten Tag, damit man nachts nicht daran denken muß. Dabei kommt es darauf an, die Reihenfolge der Liste genau einzuhalten. Die Handlungen sollen sich wie im Schlaf vollziehen, um unmittelbar in ihn überzugehen. Liegt man endlich im Bett, wäre es am sinnvollsten, das Licht sofort zu löschen. Dann muß man negative Gedanken verdrängen, denn nichts stört den Schlaf mehr als Probleme und Sorgen. Mit Grübeln läßt sich sowieso nichts ändern. Deshalb ist es auch überflüssig. In einen erholsamen Schlaf führen dagegen frohe, positive Gedanken (s. *Auto-Heilhypnose*). Stellt er sich nicht sofort ein, darf man sich nicht in Nervosität hineinsteigern und krampfhaft an ihn denken. Sonst kommt er überhaupt nicht. Eine Stunde Wachliegen ist keine Katastrophe. Sie wird am nächsten Tag keine Folgen haben.

▷ Ganz wichtig ist es, daß man nicht mit kalten Füßen ins Bett geht. In den Füßen nämlich besitzen wir die empfindlichsten »Aufwecknerven«, die bei Kälte sofort Alarm geben und wach machen. Wer lange Stunden im Sitzen verbrachte, hat fast immer kalte Füße. Wenn sie im Bett nicht von selbst warm werden, muß man ein Fußbad nehmen, einen Fußwickel machen (s. *Wasseranwendungen und Wickel*) oder einfach warme Socken anziehen.

Heilmittel	*Anwendungsweise*
Baldrian s. Mittel bei Verspannungskopfschmerzen (S. 99)	**Tee:** Man trinkt 2 bis 3 Tassen täglich (also nicht nur vor dem Schlafengehen), und zwar kurmäßig 2 bis 3 Wochen lang. **Badezusatz:** 100 Gramm Wurzeln werden in 1 Liter Wasser 10 Stunden kalt angesetzt. Der abgeseihte Auszug wird ins Badewasser gegeben. Man badet abends. **Hinweis:** Rascher und besser als Tee wirkt das Vollbad. Der Tee hilft vor allem in Streßsituationen. **Homöopath. Zubereitung:** *Valeriana officinalis*, Urtinktur aus getrockneter Wurzel 1/10.
Basilikum *(Ocimum basilicum)* **Wirkstoffe:** Ätherisches Öl, Gerbstoffe, Saponin, Glykosid. **Wirkung:** Beruhigend, entkrampfend, nierenstärkend.	**Tee:** 1 bis 2 gehäufte Teelöffel des Krautes werden mit ¼ Liter kochendem Wasser überbrüht, 10 bis 15 Minuten ziehen lassen. Man trinkt 2 bis 3 Tassen täglich ungesüßt. **Hinweis:** Auch bei Kindern geeignet, die wegen Blähungen nicht einschlafen können. **Homöopath. Zubereitung:** *Basilicum*, Urtinktur aus frischen Blättern 1/3.
Benediktendistel *(Cnicus benedictus)* **Wirkstoffe:** Bitterstoffe, ätherisches Öl, Gerbstoff, Schleim. **Wirkung:** Blutreinigend, herzstärkend, nervenberuhigend.	**Tee:** 1 Teelöffel des Krautes wird mit 1 Tasse kochendem Wasser überbrüht. 10 Minuten ziehen lassen. Man trinkt täglich 2 bis 3 Tassen ungesüßt. **Hinweis:** Bei Einschlafstörungen, die durch Herzschwäche verursacht sind. **Homöopath. Zubereitung:** *Carduus benedictus*, Urtinktur aus frischem blühendem Kraut 1/2.
Brombeere *(Rubus fructicosus)* **Wirkstoffe:** Ätherisches Öl, Gerbstoff, Pektin, Säuren, Vitamin C. **Wirkung:** Zusammenziehend, schleimlösend, blutreinigend, beruhigend.	**Frische oder eingemachte Früchte:** Man ißt einige Früchte vor dem Schlafengehen. **Hinweis:** Besonders für ältere Menschen zu empfehlen.

Heilmittel	*Anwendungsweise*
Dill s. Mittel bei Leibschmerzen (S. 150)	**Tee**: ebd.
Frauenmantel s. Mittel bei Kreuzschmerzen (S. 155)	**Tee**: 1 Teelöffel des Krautes wird mit ¼ Liter kochendem Wasser überbrüht, 10 bis 15 Minuten ziehen lassen. Man trinkt 1 bis 3 Tassen täglich. **Hinweis:** Darf nicht in der Schwangerschaft angewendet werden.
Hopfen *(Humulus lupulus)* **Wirkstoffe**: Bitterstoffe, Harze, ätherisches Öl, Gerbstoffe, östrogenartige Stoffe. **Wirkung**: Beruhigend, nervenstärkend, streßabbauend.	**Tee**: 2 gehäufte Teelöffel der Hopfenblüten mit ¼ Liter kochendem Wasser überbrühen, 15 Minuten ziehen lassen, ½ Stunde vor dem Zubettgehen 1 Tasse ungesüßt trinken. **Badezusatz**: 100 Gramm geschnittene Hopfenzapfen werden in das Badewasser gegeben. **Hinweis:** Bewährt bei Schwäche und Erschöpfungszuständen, Beschwerden in den Wechseljahren. **Homöopath. Zubereitung**: *Lupulus*, Urtinktur aus frischen Fruchtzapfen 1/3.
Kalmus s. Mittel bei Zahnschmerzen (S. 140)	**Badezusatz**: 500 Gramm der Wurzeln, grob geschnitten, werden in 5 Liter Wasser aufgekocht. 15 Minuten ziehen lassen, abseihen und in das Vollbad geben. **Hinweis:** Besonders bei Leber- und Gallebeschwerden zu empfehlen.
Knoblauch *(Allium sativum)* **Wirkstoffe**: Allicin, Vitamin A,B,C, Nikotinsäureamid, Hormone, Enzyme, Cholin, Jod. **Wirkung**: Antibiotisch, beruhigend, galletreibend, gefäßerweiternd, entspannend.	**Saft**: 5 Zehen zerquetschen, mit 5 Teelöffeln Zucker verrühren, mit Wasser bedekken und zum Sieden bringen. Mit einem Leinentuch abseihen, tropfenweise über den Tag verteilt einnehmen. **Hinweis:** Empfehlenswert vor allem für ältere Menschen. **Homöopath. Zubereitung**: *Allium sativum*, Urtinktur aus frischen Zwiebeln 1/3.
Lavendel s. Mittel bei Verspannungskopfschmerzen (S. 99)	**Tee**: ebd. **Hinweis:** Auch für Kinder geeignet.

Heilmittel	*Anwendungsweise*
Melisse s. Mittel bei Verspannungskopfschmerzen (S. 100)	**Tee:** ebd. **Hinweis:** Das ideale Mittel bei Einschlafstörungen infolge Reizüberflutung.
Schlüsselblume s. Hustenmittel (S. 62)	**Tee:** edb. **Hinweis:** Empfiehlt sich bei Nierenproblemen.
Veilchen s. Mittel bei Halsschmerzen (S. 69)	**Tee:** ebd.
Waldmeister *(Asperula odorata)* **Wirkstoffe:** Cumaringlykosid, Asperulosid, Bitterstoffe, Gerbstoffe. **Wirkung:** Entkrampfend, beruhigend, gegen Leberstau.	**Tee:** 1 gehäufter Teelöffel des Krautes mit ¼ Liter kochendem Wasser überbrühen, 5 Minuten ziehen lassen, eventuell mit Honig süßen. Man trinkt 1 Tasse vor dem Schlafengehen. **Hinweis:** Nicht mehr als 1 Tasse trinken, sonst muß mit Kopfschmerzen gerechnet werden. **Homöopath. Zubereitung:** *Asperula odorata*, Urtinktur aus frischem Kraut 1/3.
Ziestkraut (Betonicakraut) *(Betonica officinalis)* **Wirkstoffe:** Ätherisches Öl, Gerbstoff, Bitterstoff, Stachydrin, Cholin, Alkaloide. **Wirkung:** Entschleimend und nervenstärkend.	**Kräuterschlafkissen:** Eine Mischung zu gleichen Teilen aus Ziestkraut und Lavendel, beides feinzerschnitten, wird in ein Leinensäckchen genäht und neben das Kopfkissen gelegt. **Hinweis:** Für Säuglinge verwendet man nur Lavendel als Kissenfüllung.

Mittel bei Einschlafstörungen

Fertigpräparate	*Anwendungsweise*
Actihaemyl s. Mittel bei »Grippe« (S. 82)	**Dragees:** ebd. **Hinweis:** Gutes Einschlafmittel bei nervlicher Überreizung und Durchblutungsstörungen.
Actovegin forte s. Mittel bei Durchblutungskopfschmerzen (S. 113)	**Dragees:** ebd. **Hinweis:** Empfiehlt sich besonders für ältere Menschen mit Kreislaufstörungen und für Hypotoniker.

Fertigpräparate	*Anwendungsweise*
Baldrianox **Wirkstoffe:** Baldrianwurzelextrakt, Hopfenblüten-, Passionsblumenkrautextrakt, Hafer, Hopfendrüsen, Vitamin B_1, Hefe. **Wirkung:** Beruhigend.	**Dragees:** 2- bis 3mal täglich 1 bis 2 Dragees, vor dem Schlafengehen 4 Dragees. Kinder bekommen die Hälfte. **Hinweis:** Leichtes, aber durchaus wirksames, auch für Kinder geeignetes Beruhigungsmittel.
Cefaktivon s. **Mittel bei Vergiftungskopfschmerzen** (S. 106)	**Tropfen:** ebd. **Hinweis:** Hilft bei Störungen des Schlafzentrums infolge Vergiftungen.
Chinesische Leber-Gallen-Dragees **Wirkstoffe:** Pfennigkraut, Geißblattblüten, Wurmkraut, Hasenohrkraut, Indische Costusewurzel. **Wirkung:** Entgiftend.	**Dragees:** 3mal täglich 4-6 Dragees mit abgekochtem lauwarmem Wasser. **Hinweis:** Bei Koliken absetzen, während der Kur fettarm essen. Empfiehlt sich bei Schlafstörungen, die mit Funktionsstörungen von Leber und Galle zu tun haben.
Dormobal **Wirkstoffe:** Silbernitrat D6, Petroleum D8, Natriumchlorit D7, Cerooxalat D30, Kaliumkarbonat D6, Kupferazetat D17, Küchenschelle. **Wirkung:** Beruhigend.	**Tropfen:** 3mal täglich 50 bis 70 Tropfen, abends 1 bis 2 Teelöffel. **Hinweis:** Einschlafmittel bei vegetativer Dystonie, starker Nervosität.
Hypophysis cerebri D12 **Wirkstoffe:** Hirnanhangdrüse. **Wirkung:** Durchblutungsfördernd, abwehrstärkend, stoppt geistige Unruhe.	**Tropfen:** Morgens 4 Tropfen pur. **Hinweis:** Empfiehlt sich bei Einschlafstörungen in besonderen Streßsituationen.
Mensobal **Wirkstoffe:** Röhrenkassie D6, Asiatische Centella D4, Schamblume D4, Rahmapfel D5. **Wirkung:** Durchblutungsfördernd, entgiftend.	**Tropfen:** 3mal täglich 15 Tropfen. **Hinweis:** Geeignet für ältere Menschen, hilft bei Wetterfühligkeit.
Nervobal **Wirkstoffe:** Sandelholz D2, Leguminosa D4, Bauhiniarinde D5. **Wirkung:** Beruhigend, nervenstärkend.	**Tropfen:** 3mal 30 bis 40 Tropfen vor dem Essen. Kinder Nervobal forte. **Hinweis:** Bei nervlicher Erschöpfung hilfreich.

Fertigpräparate	*Anwendungsweise*
Nettidiath s. Mittel bei Vergiftungskopfschmerzen (S. 107)	Tabletten: ebd. Hinweis: Hilfreiches Mittel bei Einschlafstörungen infolge Nierenfunktionsstörungen.
Thymus »Mulli« s. Mittel bei »Grippe« (S. 84)	Dragees: ebd. Hinweis: Hilft bei körperlicher, geistiger Erschöpfung.

Weitere empfehlenswerte Mittel

Kytta-Sedativum (Tropfen). Kräuterextrakte, beruhigt Herz und Nerven.
Logo (Dragees). Kräuterextrakte, beruhigend und kreislaufstärkend.
metaneuron (Tropfen). Homöopath., hilft bei Reizbarkeit und Erschöpfung.
Moradorm S (Tabletten). Baldrian, Passionsblume, Hopfen, verschafft Gelassenheit.
Nerventee Fides (Tee). Kräutermischung, hilft speziell bei Übermüdung.
Pasconal forte (Tropfen). Homöopath., hilft rasch zu erholsamem Schlaf.
Passiflora-Nerventonikum (Tonikum). Kräuterauszüge, hilft bei herzbedingter Unruhe.
Petzo-complex 71 sedativ-Tropfen (Tropfen). Homöopath., drosselt nervöse Unruhe.
Röwo-Sedaphin (Tropfen). Homöopath., hilft bei Angst- und Erschöpfungszuständen.
Sanadormin (Tropfen). Kräuterauszüge, auch für nervöse Kinder geeignet.

Behandlungsmethoden bei Einschlafstörungen

Akupressur

Besonders rasch hilft folgende Doppel-Akupressur: Punkte in den Kuppen aller Fingerspitzen, Punkt unmittelbar unter dem Fußknöchel. Machen Sie diese Akupressur kurz vor dem Schlafengehen oder auch schon im Bett, wenn der Schlaf sich nicht einstellen will.

Pressen Sie den Daumen erst gegen die Spitze des Zeigefingers, dann gegen die des Mittelfingers. Ohne Kraftanstrengung machen Sie so die Reihe der Finger durch bis zum kleinen. Dauer für jede Hand drei Minuten. Dann fassen Sie Ihren Fuß mit Daumen und Zeigefinger von hinten, so daß der Daumen innen, der Zeigefinger außen direkt unterhalb des Knöchels liegt. Massieren Sie diesen Punkt mit beiden Fingern kräftig und mit Ausdauer. Nehmen Sie zuerst den linken, dann den rechten Fuß. Dauer für jeden Fuß etwa drei Minuten lang.

Entspannungsübung

s. Auto-Heilhypnose (S. 446–452)

Fußwickel

s. Wasseranwendungen und Wickel (S. 472)

Nicht selten führt er zu Auseinandersetzungen speziell älterer Ehepaare: Beide behaupten morgens, wenn sie steif, mit schwerem Kopf oder gar Kopfschmerzen und verschwollenen Augenlidern aufstehen, sie hätten in dieser Nacht wieder einmal kein Auge zugetan. Prompt folgt der Vorwurf: »Als ich gegen vier Uhr auf die Uhr schaute, hast du aber fest geschlafen!« Oder: »Dein Schlaf war immerhin so tief, daß du nicht gemerkt hast, daß ich mitten in der Nacht aufgestanden bin.« Beide haben den Eindruck, überhaupt keinen Schlaf gefunden zu haben. Die Zerschlagenheit am Morgen scheint der Beweis dafür zu sein.

Trotzdem täuschen sie sich. Sie haben geschlafen, wenngleich ihr Schlaf so leicht war, nahe an der Grenze zum Wachsein, daß sie lebhaft träumten und echte Wahrnehmungen wie etwa das Schlagen der Turmuhr oder das Rauschen des Windes wahrnehmen – und in den Traum einbauten.

Schlafforscher behaupten heute: So sicher, wie der Körper atmet, so zuverlässig holt er sich auch den nötigen Schlaf. Mit Hirnstrommessungen kann man das eindeutig nachweisen: Oft ist er viel besser als subjektiv empfunden. Die morgendlichen Beschwerden sind meist nicht auf einen Mangel an Schlaf zurückzuführen, sondern vielfach auf gesundheitliche Störungen, die sich in allerersten Anzeichen melden, etwa auf minimale rheumatische Beschwerden, auf Durchblutungsstörungen, Atembeschwerden, auf übergroße seelische Belastungen – nicht zuletzt auf Umwelteinflüsse. Was das Gefühl, unausgeschlafen zu sein, so schlimm macht, ist die Angst, man könne deshalb seinen Alltagspflichten nicht gewachsen sein.

Wer glaubt, unter zu leichtem Schlaf zu leiden, der sollte folgende Maßnahmen ergreifen:

▷ Er muß sich seinen Schlaf in einem Zug holen. Kein Mittagsschläfchen, statt dessen Bewegung an frischer Luft.

▷ Er sollte versuchen, regelmäßig eine Stunde früher aufzustehen. So paradox das klingen mag, es ist ein Erfolgsrezept: Je zerschlagener man sich am Morgen fühlt, desto früher muß man aus den Federn. Der leichte Morgenschlaf bringt sowieso nichts mehr. Er kann sogar müde machen, das Herz belasten.

▷ Es gilt, dafür zu sorgen, daß man abends nicht nur geistig-seelisch erschöpft ist, sondern auch körperlich müde. Vor das Schlafen gehört deshalb – auch und gerade für ältere Menschen – körperliche Betätigung.

▷ Er muß überprüfen, ob sein Bett gesund ist. Besteht die Bettwäsche aus gesundem natürlichem Material oder aus synthetischem Gewebe, das sich elektrostatisch auflädt, Schweiß nicht aufzunehmen vermag? Ist der Kopfkeil zu hoch, das Kissen zu dick, so daß man nicht entspannt liegt? Ist die Matratze zu weich oder zu hart?

▷ Zu einem gesunden Bett gehört eine gesunde Umwelt (s. *Geopathien/ Umweltgifte*): Haben Sie ein Telefon am Bett stehen, oder verläuft ein Kabel am Bett entlang? Der ständig darin fließende Strom könnte Ihren Organismus irritieren. Haben Sie einen elektrischen Wecker am Bett oder verläuft eine andere elektrische Leitung direkt am Bett vorbei? Der Strom, der unglücklicherweise dieselben Frequenzen hat wie organische Ströme, könnte Ihren Schlaf ebenfalls empfindlich stören.

▷ Haben Sie Ihr Bett schon einmal umgestellt, um herauszufinden, ob Sie an anderer Stelle vielleicht besser schlafen, weil es dort keine Erdstrahlen gibt?

Heilmittel	*Anwendungsweise*
Dornröschentee **Wirkstoffe:** 10 Gramm Weiße Taubnessel, 15 Gramm Schlüsselblume, 20 Gramm Baldrian, 15 Gramm Hopfen, 5 Gramm Waldmeister, 10 Gramm Veilchen, 5 Gramm Thymian, 5 Gramm Enzian, 5 Gramm Melisse. **Wirkung:** Beruhigend, vertieft den Schlaf.	**Teemischung:** Die Kräuter werden gemischt. Man nimmt 2 Eßlöffel davon und setzt sie mit ½ Liter Wasser kalt an. Der Kaltansatz wird zum Sieden gebracht, man läßt ihn dann noch 3 Minuten kochen. Nachdem der Tee 10 Minuten gezogen hat, seiht man ab und trinkt vor dem Schlafengehen 1 Tasse. **Hinweis:** Der Tee sollte nicht zum Dauergetränk werden.

Mittel bei zu leichtem Schlaf

Fertigpräparate	*Anwendungsweise*
Aquarobal forte **Wirkstoffe:** Schweigrohr D6, Wintergrün D5, Berufskraut D3, Meerzwiebel D3, Bärlappsporen D3, Hauhechel D2, Fingerhut D4. **Wirkung:** Entgiftend, entwässernd.	**Tropfen:** 3mal täglich 40 bis 60 Tropfen pur einnehmen. **Hinweis:** Empfiehlt sich speziell bei Schlafstörungen infolge von Herz-, Leber-, Nierenstörungen.
Brechwurzel D15 *(Ipecacuanha)* **Wirkstoffe:** Alkaloid, Stärke, Saponine. **Wirkung:** Auswurffördernd, schleimlösend.	**Tropfen:** Täglich gegen 16 Uhr 38 Tropfen pur einnehmen. **Hinweis:** Speziell bei Schlafstörungen infolge von Atemproblemen.

Außerdem: Siehe alle Mittel bei Einschlafstörungen (S. 187–191).

Immer mehr Menschen machen die Erfahrung: Nach zwei, drei Stunden Schlaf, mitten in der Nacht, sind sie plötzlich hellwach. Und dann ist es vorläufig mit der Nachtruhe vorbei. Es gibt keinen äußeren Anlaß für das Aufwachen, keine Störung durch Lärm und Licht oder falsche Temperaturen. Das Erwachen erfolgt auch nicht zufällig, sondern so pünktlich, daß man die Uhr danach stellen könnte. Der eine ist um zwei Uhr wach, der andere um eins oder um halb drei.

Betroffen von dieser Schlafstörung sind vor allem Menschen, die das vierzigste Lebensjahr hinter sich haben. Eine, vielleicht auch zwei Stunden lang ringen sie damit, wieder einschlafen zu können. Sie wälzen sich im Bett, werden immer unruhiger, mitunter beginnt sogar der ganze Körper zu kribbeln. Wer von solchen Schlafstörungen geplagt wird, ist urlaubsreif, sagen die Wissenschaftlicher. Zu großer Streß hat sie geschafft. Erholung ist dringend angezeigt.

Wer diesen Hilferuf seines Körpers vernimmt, darf nicht zur Schlaftablette greifen. Sie würde alles nur verschlimmern. Die Erschöpfung läßt sich nur beheben – und damit die Schlafstörung beseitigen –, wenn man sein Leben so einrichtet, daß die Leistungsreserven nicht unentwegt angegriffen werden. Man muß einen gesunden Arbeitsrhythmus finden und lernen, mit Streß umzugehen (s. *Streß*). Dazu gehört auch der richtige Umgang mit Kaffee, Tee und anderen »Muntermachern« (s. *Spezielle Aufbau- und Stärkungsmittel*). Schlafunterbrechungen zu genau derselben Stunde können aber immer auch ein Hinweis auf eine beginnende Erkrankung sein. Im Bild auf S. 23 sehen Sie: Ein Aufwachen um zwei Uhr nachts könnte anzeigen, daß Ihre Leber leidet. Ein Erwachen nach drei Uhr weist möglicherweise auf Lungenprobleme hin.

Heilmittel und Fertigpräparate s. *Mittel bei Einschlafstörungen* (S. 187 bis 191).

»Ausgeschlafen« – mitten in der Nacht

Es sind nicht wenige, die gern lang und tief schlafen möchten, doch schon nach fünf, sechs Stunden ist für sie die Nacht zu Ende. Dann liegen sie wach und warten auf den Morgen. Das kann nervtötend sein. Häufig stehen die Geplagten auf und geistern durch das Haus, versuchen etwas zu essen, zu trinken, zu lesen. Doch es stellt sich keine Müdigkeit mehr ein.

Wer unter einer derartigen Schlafstörung leidet, muß sich immer wieder klarmachen, daß die körperliche Leistungskraft durch den zu kurzen Schlaf nicht beeinträchtigt wird. Nur die Traumphase wird verkürzt, nicht die Tiefschlafphase. Zum anderen: Mit fortschreitendem Alter braucht der Mensch naturgemäß weniger Schlaf. Die ursprüngliche Schlafnorm von acht Stunden kann sich leicht auf sechs Stunden verkürzen, ohne daß man tagsüber deswegen müde sein müßte. Das »Training«, das helfen kann, den Schlaf zu verlängern und das Warten auf den Morgen abzukürzen, sieht so aus:

▷ Steigern Sie Ihre körperliche Betätigung, doch strengen Sie sich nach 16 Uhr nicht mehr übermäßig an. Verschaffen Sie sich vor allem in den Vormittagsstunden Bewegung, verzichten Sie aber auf den Mittagsschlaf und andere Nickerchen – auch wenn Sie sich ordentlich müdgeschafft haben.
▷ Gehen Sie vorübergehend eine Stunde später als sonst zu Bett – auch wenn Sie scheinbar todmüde sind.
▷ Bleiben Sie nach dem frühen Aufwachen nicht länger als dreißig Minuten im Bett liegen, sondern stehen Sie auf. Doch belohnen Sie ihren Körper nicht für sein frühes Erwachen. Das heißt: kein vorzeitiges Frühstück. Machen Sie statt dessen einen zügigen Spaziergang. Möglicherweise können sie sich anschließend noch einmal für ein, zwei Stunden hinlegen. Gefrühstückt wird erst zur normalen Zeit, je später, desto besser. So unwahrscheinlich das klingen mag: Der Körper gewöhnt sich an solche »Ordnung« und gibt nach.
▷ Werden Sie zu früh wach, sollten Sie es auch einmal mit der *Auto-Heilhypnose* (S. 446–452) versuchen.
Heilmittel und Fertigpräparate s. *Mittel bei Einschlafstörungen* (S. 187 bis 191).

Alpträume

Manche erleben sie mehr oder weniger regelmäßig. Sie erwachen am verzweifelten Versuch zu schreien, bringen aber keinen Ton heraus. Oder sie schlagen wild um sich und werden schweißgebadet, mit heftigem Herzklopfen wach. Sie wissen nur, sie haben Fürchterliches durchgemacht. Oft ist es immer wieder dieselbe Szene, die sie quält: Sie werden verfolgt, sie stürzen von einem Berg in die Tiefe, ein riesiger Laster fährt auf sie zu, es gibt keinen Ausweg mehr. In früheren Jahrhunderten hat man böse Geister für den Alptraum verantwortlich gemacht. Sie setzten sich dem schlafenden Opfer auf die Brust (Gefühl gewürgt zu werden, zu ersticken) und quälten es mit schauerlichen Bildern. Der Volksmund spricht vom Alpdruck. Wer einen vom Alptraum Geplagten erlebt hat, weiß, daß seine Qualen, das Winseln, Stöhnen, die wilden Bewegungen minutenlang andauern können.

Heute kennt man eine ganze Reihe äußerer Umstände, die einen Alptraum auslösen können. Dazu gehören vor allem das zu warm geheizte Schlafzimmer und ein zu voller Magen. Manch einer bekommt Alpträume beispielsweise nur im Urlaub. Man muß nicht gleich an Heimweh denken – wahrscheinlich sind nur das andere Essen und ein überhitztes Hotelzimmer schuld.

Trotzdem: Körperliches Mißbefinden allein ist letztlich nicht der Grund für einen Alptraum – sondern nur sein Auslöser. Der Grund ist vielmehr in einer verborgenen, nicht bewältigten Angst zu suchen, einer Urangst, deren Wurzeln fast immer in die früheste Kindheit zurückreichen.

Auffallend an Alpträumen ist, daß sie weit weniger verschlüsselt sind als andere Träume. Die Not scheint so groß zu sein, daß nicht mehr darum herum geredet werden kann. Trotzdem darf man sich nicht vorschnell Deutungen zurechtlegen oder sich an Traumsymbole klammern. Das Bild von der Flucht, die nicht gelingt, weil man sich festgebunden fühlt, kann bedeuten, daß man sich verfolgt glaubt und Angst hat, den Nachstellungen nicht zu entkommen. Es könnte aber auch sein, daß man nicht vor Gefahren, sondern vor Pflichten davonlaufen möchte und genau weiß, daß es letztlich kein Entrinnen gibt. Die Antwort vermag immer nur der Träumer selbst geben, indem er sich ernsthaft mit seinem Traumbild auseinandersetzt. Einmal aufgewacht, darf er nicht zu grübeln anfangen, sondern muß versuchen, alle Einzelheiten des Traums festzuhalten, vielleicht sogar aufzunotieren. Hat er mit der Zeit herausgefunden, was der Traum ihm sagen will, wird dieser überflüssig, und er ist ihn los.

Nun sollte man aber nicht übersehen, daß zum psychischen Problem auch ein physisches kommen kann, das geklärt werden muß. War der Auslöser wirklich nur eine zu schwere, zu spät eingenommene Mahlzeit, ein überheiztes Zimmer? Oder – auch das ist möglich und muß bedacht werden – befand sich der Körper so sehr in Not, daß er zum Alptraum greifen mußte, um damit aufzuwecken? Ist vielleicht das Herz nicht in Ordnung? Wer häufig unter Alpträumen zu leiden hat, der darf sich nicht damit begnügen, seine Traumbilder zu analysieren. Möglicherweise ist eine Herzuntersuchung viel wichtiger. Als altes Hausmittel gegen Alpträume gilt eine Tasse Kamillentee vor dem Schlafengehen. Sie hilft allerdings nur, wenn das Schlafproblem mit Verdauungsstörungen zusammenhängt.

Heilmittel	*Anwendungsweise*
Berberitze *(Berberis vulgaris)* **Wirkstoffe:** Alkaloid Berberin, Palmathin, Columbanin, Jatrorrhizin. **Wirkung:** Fördert Gallensekretion, gefäßerweiternd, kreislaufstabilisierend, stärkt die Nierentätigkeit.	**Tee:** ½ Teelöffel der getrockneten Wurzelrinde wird mit 1 Tasse heißem Wasser übergossen und kurz aufgekocht. 5 Minuten ziehen lassen. Man trinkt im Laufe des Nachmittags 1 bis 2 Tassen ungesüßt und schluckweise. **Hinweis:** Nicht bei fieberhaften Nierenentzündungen trinken. **Homöopath. Zubereitung:** *Berberis vulgaris*, Lösung aus getrockneter Wurzelrinde 1/10.
Holunder s. **Schnupfenmittel** (S. 48)	**Mus, Saft, Wein:** Man nimmt vor dem Schlafengehen 1 bis 2 Teelöffel Holundermus oder trinkt ½ Glas Saft oder 1 Schnapsglas Wein. Letzteres ist im Reformhaus erhältlich. **Hinweis:** Für Kinder empfiehlt es sich, Holundersaft kurz aufzukochen.

Gewöhnlich bemitleidet man nur den, der sich das Röcheln, Zischen, »Sägen«, »Schnorcheln« in der Nacht mit anhören muß. Tatsächlich aber ist das Schnarchen nach neuesten Erkenntnissen nicht etwa nur eine lästige Störung, peinlich für den, der es erdulden muß, sondern eine ernste Notsituation für den Schnarchenden selbst. Er kämpft buchstäblich gegen das Ersticken an. Aus einem Grund, den man bisher nicht einwandfrei klären konnte, sind die Muskeln im Schlund erschlafft, so daß die Luftröhre »verstopft« wird. Den Atemmuskeln gelingt es nur unter größten Anstrengungen, die Luft am Zäpfchen vorbeizubringen. Dabei entstehen die gräßlichen Schnarchgeräusche. Das Bedrohliche dabei: Der Schnarchende hört fünf- bis zehnmal in der Nacht für Sekunden auf zu atmen, manchmal bis zu zehn Sekunden lang. Glücklicherweise wacht er dann auf, sonst würde er nämlich wirklich ersticken. Doch auch die wenigen Sekunden können schon ausreichen, die Sauerstoffversorgung zu gefährden. Vor allem Gehirnzellen reagieren auf solche Ausfälle sehr empfindlich. Auch die Herzmuskeln können Schaden nehmen. Ganz abgesehen davon, daß Schnarcher sich des unruhigen, gestörten Schlafs wegen unausgeruht, müde fühlen.

Ein paar Zusammenhänge: Am häufigsten schnarchen Männer über Fünfundvierzig. Jeder dritte über Fünfzig schnarcht mehr oder weniger regelmäßig. Wer unter dieser Schlafstörung leidet, ist fast immer übergewichtig, hat Herzprobleme und einen zu hohen Blutdruck. Es gibt Menschen, die durch ihr Schnarchen arbeitsunfähig, impotent, stark depressiv wurden.

Schnarchen ist kein angeborener Fehler, den man als Nebenmensch mehr oder weniger geduldig zu ertragen hat. Wer schnarcht, sollte etwas dagegen tun und dies als deutliches Warnsignal begreifen. Völlig falsch, ja gefährlich wären in diesem Fall Schlafmittel, Beruhigungsmittel oder Maßnahmen wie das Zubinden des Mundes. Wer schnarcht, sollte grundsätzlich auf Schlaftabletten verzichten. Statt dessen gilt es, drei Maßnahmen zu ergreifen:

1. Das Gewicht zu reduzieren.
2. Den Hals freizulegen (Entfernung der Mandeln, falls sie zu groß, zerklüftet, ausgewuchert sind, der Nasenpolypen etc.).
3. Die Herzfunktion untersuchen zu lassen.

Wer allein schläft und vielleicht keine Ahnung hat von seiner nächtlichen Betätigung, sollte bei morgendlicher Zerschlagenheit auch das Schnarchen als Ursache in Erwägung ziehen.

Heilmittel	*Anwendungsweise*
BEWÄHRTE KRÄUTERMISCHUNG	
Arnika s. Mittel bei Durchblutungskopfschmerzen (S. 112) Lindenblüten s. Schnupfenmittel (S. 49) Salbei s. Schnupfenmittel (S. 51)	Teemischung: Zunächst mischt man die 3 Teesorten zu gleichen Teilen. Davon nimmt man 2 Teelöffel. Sie werden mit ¼ Liter kochendem Wassser überbrüht. 10 Minuten ziehen lassen. Davon trinkt man 3mal täglich eine Tasse kurmäßig über 4 bis 6 Wochen. Hinweis: Besonders wirksam (auch bei Kindern), wenn das Schnarchen durch Nasenpolypen mitverursacht wird.

Mancher kommt in der Nacht zu sich, weil Schmerzen ihn wecken oder sein Herz rast, stolpert, jagt und ihn zutiefst erschreckt. Dabei überwiegen drei Schmerzarten: der sogenannte Nüchternschmerz bei einem Zwölffingerdarmgeschwür, rheumatische Schmerzen und Durchblutungsstörungen etwa im Unterschenkel.

Bei einem Magen- oder Zwölffingerdarmgeschwür kann man sich vorübergehend helfen, indem man kurz vor dem Einschlafen eine Tasse lauwarmen Kamillentee trinkt. Doch das ist nur eine Besänftigung, keine Heilung. Wer in gewisser Regelmäßigkeit nachts Magen- oder Bauchschmerzen hat, muß sich in Behandlung begeben.

Rheumatische Schmerzen werden durch starke Temperaturschwankungen ausgelöst und verstärkt. Wer unter einer zu dicken Decke ins Schwitzen gerät und sich deshalb aufdeckt, hat bald einen kalten Schweißfilm auf der Haut. Er muß also zusehen, daß das Schlafzimmer nicht zu kalt, die Decke nicht zu warm ist. Der eigentliche Grund für Rheumaschmerzen in der Nacht liegt aber in der Bewegungslosigkeit: Während der Ruhe werden die Gelenke nicht ausreichend durchblutet. Das läßt sich abmildern, indem man die entsprechenden Glieder vor dem Schlafengehen kräftig, aber ohne Belastung bewegt. Das heißt, keine Kniebeugen oder Liegestützen, weil dabei das Körpergewicht auf den Gelenken lasten würde, sondern spielerische Bewegungen wie »Radfahren« auf dem Rücken liegend oder »Klavierspielen« in der Luft. Ganz leicht, aber doch fünfzehn Minuten lang (s. *Rheumatische Erkrankungen*). Überaus zermürbend können auch »Ruheschmerzen« bei Durchblutungsstörungen werden (s. *Durchblutungsstörungen* und *Chronische Schmerzen*).

Das nervöse Herzjagen in der Nacht ist, wie das gelegentliche »Stolpern« auch, eine Art »Fehlzündung« im Lebensmotor und absolut kein Grund zur Panik. Man hat sich tagsüber nervlich einfach zuviel zugemutet (s. *Herzschmerzen*). Die Herzmuskeln zucken, wie andere Muskeln gelegentlich auch, oder der Herzschlag galoppiert infolge nervöser Überreizung kurz davon. Je ruhiger man darauf reagiert, desto schneller ist alles wieder im Gleichklang. Wenn das freilich nicht nur gelegentlich, sondern in regelmäßigen Abständen passiert, muß man sich untersuchen lassen. An eines sollte man immer denken: Liegen im Bett ist für das Herz keine große Entlastung. Im Schlaf fehlen dem Kreislauf die sonst entlastenden Muskelbewegungen. Das Herz ist also auf sich allein gestellt und hat um so mehr Arbeit zu leisten, je verkrampfter, je angespannter man zu Bett gegangen ist. Die Abhilfe heißt wiederum: Tagsüber muß dafür gesorgt werden, daß das Herz durch körperliche Betätigung wenigstens einmal kräftig angestrengt wird, und sei es nur für einen kurzen Moment. Vor dem Schlafengehen ist Lockerung und Entspannung nötig.

Heilmittel	*Anwendungsweise*
s. Mittel bei den entsprechenden Schmerzen	ebd.

Mittel bei schmerzbedingten Schlafstörungen

Fertigpräparate	*Anwendungsweise*
Arthronal s. Mittel bei chronischen Schmerzen (S. 170)	Tropfen: ebd.
Ferrum phosphoricum D12 Wirkstoff: Eisenphosphat. Wirkung: Entzündungswidrig, beruhigend, gefäßregulierend.	Tabletten: Man nimmt 5 Tabletten täglich, Kinder nehmen 2. Hinweis: Nimmt die wirren Gedanken, verschafft inneres Gleichgewicht.

Weitere empfehlenswerte Mittel

Dormi-Gastreu R 14 (Tropfen). Homöopath., gut bei nervöser Überreiztheit.
Neuralgie-Gastreu R 70 (Tropfen). Homöopath., empfehlenswert bei Neuralgien.
Ratanhia cpl. 191 (Tropfen). Homöopath., gut bei Gürtelrose, Ischias.
Tropain (Dragees). Kräuterauszüge, hilft bei nervlicher Überreizung, Wetterleiden.
Viscum album cp-fluid (Tropfen). Homöopath., hilfreich bei Erschöpfungszuständen.

6 Allergien

Am Anfang dieses Kapitels soll eine kleine Fallgeschichte stehen, weil keine Erklärung so gut wie sie darlegt, was Allergien sind – und wie fatal sie sich mitunter auswirken. Vielleicht kann das Schicksal der kleinen Marianne auch manchem bei der Lösung eigener Probleme helfen. Sie war ein heiteres, unbekümmertes, aufgewecktes Mädchen von elf Jahren. Von einem Tag auf den anderen änderte sich das. Plötzlich gebärdete sich Marianne grundlos aggressiv, begann unkontrolliert zu schreien und zu toben. Sie zerriß ihre Kleider, zerschlug die Wohnungseinrichtung und bedrohte sogar Eltern und Geschwister, so daß diese um ihr Leben fürchten mußten. Marianne stürzte mit einem Messer in der Hand durch die Küche und stach auf alles ein, was ihr in die Quere kam. Solche Anfälle dauerten zehn Minuten. Danach brach das Mädchen zusammen, stürzte zu Boden und schluchzte: »So helft mir doch! Ich kann nichts dafür. Es bricht aus mir heraus.« Die Eltern gingen mit Marianne zum Hausarzt. Er diagnostizierte übermächtige Angstgefühle und überwies das Kind an einen Psychiater. Dieser warf den Eltern schwere Erziehungsfehler vor und verordnete ihrer Tochter starke Medikamente. Doch damit wurde alles nur noch schlimmer. Marianne mußte nach neuen, heftigeren Anfällen in eine geschlossene Anstalt eingeliefert werden. Dort stellte man eine totale emotionale Verwirrung fest – und einen zu niedrigen Intelligenzquotienten. Die Eltern wurden darauf vorbereitet, daß es wohl nie mehr zu einer Besserung kommen werde und ihr Kind am besten in der Anstalt bliebe.

Durch Zufall las der Vater einen wissenschaftlichen Artikel über Allergien. Er brachte seine Tochter zu einem Spezialisten. Das Ergebnis der Untersuchung: Marianne reagierte auf eine ganze Reihe alltäglicher Nahrungsmittel allergisch. Der Körper wehrte sich gegen alle Formen von Zucker, gegen bestimmte Getreidearten und gegen Schokolade. Die Mutter änderte den Speiseplan, ließ diese Lebensmittel weg – und Marianne war von Stund an gesund. Nicht ein einziger Anfall mehr. In der Schule fand sie rasch zu ihren früheren Leistungen zurück. Der Horror hatte für die Familie sechs Monate lang gedauert.

Marianne ist kein Einzelfall. Tatsache ist, daß immer mehr Menschen in hochzivilisierten Ländern an Allergien leiden. In Europa dürfte bereits jeder zehnte davon betroffen sein – meist ohne es zu wissen. Asthma, Hautausschläge, Drüsenschwellungen, Schwerhörigkeit, Bindehautentzündungen, Juckreiz haben dabei immer denselben Hintergrund: Der Körper reagiert gegen eine völlig harmlose Substanz, als handle es sich um einen höchst gefährlichen Krankheitserreger. Seine Abwehrkräfte stufen eine oder auch mehrere Substanzen als bedrohlich ein und formieren sich, sobald der Körper ihnen begegnet. Dann kann es zu Schwellungen kommen, zu übermäßiger Schleimbildung, zu Fieber, zu Ausschlägen, ja zu lebensbedrohlichen Schockzuständen. Manchmal geht das so schnell, daß sich der Ausschlag schon zeigt, noch ehe man zum Beispiel eine Erdbeere hinuntergeschluckt hat. Und keineswegs ist es immer so einfach wie bei der Erdbeere, einen Zusammenhang zwischen Ursache und Wirkung herzustellen. Denn es gibt praktisch nichts, was nicht zum Allergen – so nennt man die Substanz, die eine Allergie auslöst – werden könnte. Wer denkt schon an die neue Kissenfüllung, wenn er plötzlich Schnupfen bekommt? In den meisten Fällen ist das Allergen ein tierisches oder pflanzliches Produkt: Blütenpollen, Federn, Hühnereiweiß, Hunde- und Katzenhaare, manche Früchte wie Erdbeeren, Nüsse, Tomaten etc. In solchen Fällen könnte man die Reaktion des Körpers noch einigermaßen verstehen. Er stellt fest: »Das stammt von einem anderen Organismus«, und stößt es ab, wie er ein fremdes Organ abstoßen würde. Doch eine solche Erklärung reicht nicht aus. Der Körper reagiert unter Umständen ebenso heftig auf Kunststoffe, Chemikalien, Farben, Medikamente, Zusätze in Kosmetika, Konservierungsmittel, die nicht organischen Ursprungs sind. Selbst Sonne und Kälte können allergische Reaktionen auslösen. Und er reagiert sogar auf Gefühlsregungen wie Ärger, Angst, Abscheu, Ekel.

Das Problem ist vielschichtig, und die moderne Medizin vermag bislang nur wenig zu seiner Lösung anzubieten. Wenn der Körper gegen gewisse Substanzen verrückt spielt, sagt sie, muß man zuerst diese Substanzen finden. Dabei konfrontiert man ihn mit den vermuteten Allergieauslösern; sie werden entweder unter die Haut gespritzt oder in die aufgeritzte Haut eingebracht. Danach wartet man ab, auf welche sich die Abwehrreaktion einstellt. Sind sie gefunden, dann gibt es nur zwei Möglichkeiten: Entweder man weicht ihnen aus, meidet sie oder man zwingt dem Körper das Allergen so lange und in immer größerer Dosierung auf, bis er seinen Widerstand aufgibt und »desensibilisiert« ist. Daneben verwendet die Schulmedizin noch Antihistamine, die selbst allergisch machen können, und Kortisone.

Die Naturmedizin nimmt Allergien gegenüber eine völlig andere Stellung ein. Sie sagt: Allergische Reaktionen sind Panikreaktionen. Der Körper wird mit einer ganz anderen Sache nicht fertig und schlägt deshalb blind um sich, wobei er auch Harmloses treffen muß. Wer genau nachforscht, findet bei fast jedem Allergiker eine unbewältigte Störung. Vielleicht hat er Würmer, zuviel Harnsäure im Blut, eine nicht erkannte Infektion etwa in der Niere oder in der Lymphe. Möglicherweise funktioniert auch die Leber nicht richtig usw., oder der Patient hat ein psychisches Problem, das gelöst werden muß. Wird die hintergründige Störung gefunden, fällt meist auch die Allergie weg.

Wieder einmal geht es also nicht darum, ein unbequemes Symptom zu beseitigen, sondern die Wurzel des Übels zu ergründen.

Allergien der Atemwege

Gegen Kälte und Hitze können wir uns schützen. Unbekömmliche Nahrungsmittel lassen sich meiden. Praktisch schutzlos ausgeliefert sind wir dagegen dem, was mit der Atemluft in den Körper gelangt. Wir können zwar dafür sorgen, daß die Luft in unserer Wohnung ausreichend Feuchtigkeit und die richtige Temperatur besitzt. Wir können auch bei jeder sich bietenden Gelegenheit frische Luft mit möglichst viel Sauerstoff und wenig Abgasen einatmen. Doch schon bei der Frage, ob sich gesunde Luft überhaupt noch finden läßt, beginnt das Problem. Der »saure Regen«, der unsere Wälder sterben läßt, zeigt, daß Schwefeldioxide, Stickstoffoxide, Schwermetalle und andere die Luft verschmutzende Stoffe auf den Bergen und an der See genauso anzutreffen sind wie in der Stadt. Mit jedem Atemzug gelangen diese Schadstoffe in die Lunge. Wir können ihnen nur sehr begrenzt ausweichen. Ohne Zweifel ist die »saure«, giftige Luft an vielen Erkrankungen der Atemwege schuld, nicht nur am Pseudokrupp kleiner Kinder, sondern auch an Allergien. Genausowenig läßt es sich verhindern, daß mit der Atemluft unentwegt winzige, unsichtbare Teilchen von Haaren, Wollfasern, Sand, Puder, Tabakrauch, Hautschuppen, Federn, Blütenstaub, Viren und Bakterien durch Nase, Mund und Luftröhre bis in feinste Zweige der Bronchien gelangen. Die Luft ist voll davon. Und jede dieser Substanzen kann zu einem Allergen werden.

Die wohl schlimmste Allergie der Atemwege ist das *Asthma*. Es tritt in krampfartigen Anfällen auf. Der Patient ringt verzweifelt nach Luft, wobei er sich im Gesicht blau verfärbt. Er hat das Gefühl, nicht einatmen zu können, weil die Lunge »voll« und auch mit Husten nicht leer zu kriegen ist. Die Äste der Bronchien sind angeschwollen und gleichzeitig von einem Muskelkrampf befallen, der sie abschnittweise abschnürt. Infolgedessen haben sich zahlreiche kleine »Tümpel« gebildet, in denen sich verbrauchte Atemluft und Schleim stauen. Der Teppich der Flimmerhärchen, mit dem die Bronchien ausgekleidet sind und der sonst Schleim und Schmutz ständig nach außen befördert, ist wie gelähmt. Ein solcher Anfall kann Stunden, manchmal sogar Tage dauern. In der Zeit zwischen den Anfällen fühlt sich der Asthmatiker in aller Regel völlig wohl. Doch je häufiger die Anfälle auftreten, desto stärker leidet er unter chronischer Bronchitis (s. *Chronische Bronchitis*). Die starke Belastung des Herzens während der Anfälle kann zu Herzmuskelschäden, der Stau in den Bronchien zu Ausweitungen der Lungenbläschen und damit zur Blählunge führen.

Asthmatiker müssen unbedingt in Behandlung eines erfahrenen Praktikers. Für sie ist es aber auch wichtig, daß sie Freizeit und Urlaub richtig planen. Hochgebirge und Seeluft bringen viel Erleichterung.

Außerdem müssen – falls es sich tatsächlich um eine Allergie handelt – die Ursache und das Allergen gefunden werden. Dabei hat man nicht nur darauf zu achten, ob etwas in der Wohnung verändert wurde. (Wurden neue Polstermöbel angeschafft, neue Bettbezüge, ein Haustier, ein Teppich, ein Bodenbelag? Sind die Wände neu gestrichen worden?) Allergien der Atemwege machen sich oft erst nach und nach bemerkbar. Man lebt beispielsweise schon zwei, drei Jahre mit einer Katze zusammen, ohne daß sich die geringste allergische Reaktion gezeigt hätte. Plötzlich aber beginnt die Nase zu laufen oder setzen Asthmaanfälle ein, sobald man nur in die Nähe des Tieres kommt.

Nicht übersehen darf man, daß Asthma auch von Substanzen ausgelöst werden kann, die man einnimmt. Beispielsweise durch Medikamente, die Acetylsalicylsäure enthalten. Wer etwa auf *Aspirin* allergisch reagiert, muß damit rechnen, daß die Reaktionen immer stärker werden. Zuerst verspürt er nur leichte Atembeschwerden. Später sind es schwerste Asthmaanfälle. Für ihn besteht nicht nur das absolute Verbot, *Aspirin* zu nehmen, auch alle anderen Heilmittel, die Acetylsalicylsäure oder eine ihrer Abarten enthalten, sind zu meiden.

Doch solche Maßnahmen können immer nur den »Auslöser« ausschalten, nicht die eigentliche Ursache. Jeder Asthmatiker muß ergründen, was ihn seelisch bedrückt, was hinter den Muskelkrämpfen steckt. Sehr hilfreich bei Astma kann die Auto-Heilhypnose sein (s. *Auto-Heilhypnose*).

Bei *Heuschnupfen* (Heufieber) ist der Auslöser relativ leicht zu entlarven: Wenn die Blütezeit kommt, schwellen die Nasenschleimhäute an und sondern wie bei einer heftigen Erkältung überflüssigen Schleim ab. Der Patient muß niesen, nicht selten sind auch die Augen in Mitleidenschaft gezogen, sie tränen und sind ebenfalls angeschwollen.

In den meisten Fällen sind die Pollen von Gras und Getreide das Allergen. In diesem Fall zeigt sich der Heuschnupfen von Mai bis August. Stellt er sich schon im April ein, könnte eine bestimmte Blume oder Baumblüte der Übeltäter sein.

Schwieriger wird die Abklärung, wenn der Schnupfen das ganze Jahr über anhält. Dann müßte man nämlich neben Blütenpollen auch Hausstaub, Zigarettenrauch, Tierhaare, Pilzsporen und andere Stoffe in Betracht ziehen. Gar nicht selten ist ein Heuschnupfen, der nicht abklingen will, eine Allergie gegen Viren oder Bakterien.

Man darf sich mit den Beschwerden nicht abfinden, wären sie auch noch so leicht zu ertragen. Jeder unbehandelte Heuschnupfen endet letztlich in chronischer Bronchitis, jeder dritte in schwersten Asthmaanfällen.

Heilmittel	*Anwendungsweise*
Alant s. Hustenmittel (S. 60)	**Tee:** ebd.
Augentrost (Euphrasia officinalis) **Wirkstoffe:** Glykosid, ätherisches Öl, fettes Öl, Harz, Bitterstoff, Säure. **Wirkung:** Krampfstillend, nervenanregend.	**Tee:** ½ Teelöffel des Krautes wird mit 1 Tasse kochendem Wasser überbrüht, nur 1 bis 2 Minuten (nicht länger) ziehen lassen. Man trinkt nicht mehr als 1 Tasse täglich. **Augenbad:** Der Tee wird mit derselben Menge abgekochtem, lauwarmem Wasser verdünnt. Damit wäscht man die Augen aus. Ebenfalls nur einmal täglich machen. Der Tee muß immer frisch sein. **Hinweis:** Speziell bei Heuschnupfen geeignet. **Homöopath. Zubereitung:** *Euphrasia*, Urtinktur aus der frischen, blühenden Pflanze 1/3.
Brennessel s. Mittel bei Koliken (S. 146)	**Tee:** ebd. **Hinweis:** Besonders hilfreich bei Bronchialasthma.
Dost *(Origanum vulgare)* **Wirkstoffe:** Ätherisches Öl, Gerbstoffe, Bitterstoffe. **Wirkung:** Desinfizierend, aktiviert die Verdauungssaftproduktion, entkrampfend.	**Tee:** 1 gehäufter Eßlöffel des Krautes mit ¼ Liter kochendem Wasser überbrühen, 10 Minuten ziehen lassen, abseihen, mit Honig gesüßt trinken. 1 bis 2 Tassen täglich. **Badezusatz:** 100 Gramm Dost in 1 Liter kaltes Wasser geben, zum Sieden bringen, 10 Minuten ziehen lassen und ins Vollbad geben. **Hinweis:** Schwangere dürfen den Badezusatz verwenden, aber keinen Tee trinken. **Homöopath. Zubereitung:** *Origanum vulgare*, Urtinktur aus frischem, blühendem Kraut 1/3.
Efeu *(Hedera helix)* **Wirkstoffe:** Saponine, Glykoside, organische Säuren, Mineralien, Jod. **Wirkung:** Antibiotisch.	**Schnupfmittel:** Die getrockneten Blätter werden pulverisiert und in die Nase eingeschnupft. **Hinweis:** Eignet sich bei Heuschnupfen, muß aber sparsam angewendet werden. **Homöopath. Zubereitung:** *Hedera helix*, Urtinktur aus frischen Sprossen 1/3.

Heilmittel	*Anwendungsweise*
Eibisch s. Hustenmittel (S. 60)	**Tee:** ebd. **Hinweis:** Speziell bei Bronchialasthma von Kindern geeignet. Man muß jedoch streng darauf achten, daß man frische, nicht verschimmelte Ware erhält.
Ephedra *(Ephedra sinica)* **Wirkstoffe:** Verschiedene Alkaloide, speziell Ephedrin. **Wirkung:** Krampflösend in der Bronchialmuskulatur.	**Tee:** 1 gehäufter Teelöffel des Krautes wird mit ¼ Liter kochendem Wasser überbrüht, 10 Minuten ziehen lassen. Man trinkt 2mal täglich 1 Tasse. **Hinweis:** Vorzügliches Mittel bei allen Allergieformen. Darf nicht überdosiert werden. **Homöopath. Zubereitung:** *Ephedra vulgaris*, Urtinktur aus frischen Blättern und Zweigen 1/3.
Eukalyptus s. Mittel bei Verspannungskopfschmerzen (S. 99)	**Inhalation:** ebd. **Hinweis:** Inhalation bei Lungenasthma.
Goldrute s. Mittel bei Halsschmerzen (S. 68)	**Tee:** ebd. **Hinweis:** Zusätzliches Mittel bei Bronchialasthma.
Holunder s. Schnupfenmittel (S. 48)	**Tee:** ebd. **Mus:** ebd.
Huflattich s. Hustenmittel (S. 61)	**Tee:** ebd. **Hinweis:** Zusätzliches Mittel bei Bronchialasthma.
Kamille s. Schnupfenmittel (S. 49)	**Tee:** ebd.
Knöterich *(Polygonum aviculare)* **Wirkstoffe:** Kieselsäure, Gerbstoffe, Saponin, Vitamin C. **Wirkung:** Blutreinigend, regt den Stoffwechsel an, harntreibend.	**Tee:** 2 gehäufte Eßlöffel des Krautes werden mit ¼ Liter kaltem Wasser übergossen, zum Sieden gebracht und gleich abgeseiht. Man trinkt davon täglich 1 bis 2 Tassen. **Hinweis:** Im Frühjahr und im Herbst kurmäßig (3 Wochen lang) anwenden. **Homöopath. Zubereitung:** *Polygonum aviculare*, Urtinktur aus frischem Kraut 1/2.

Heilmittel	*Anwendungsweise*
Lein, Flachs s. Mittel bei Halsschmerzen (S. 68)	**Lein D18:** Man nimmt täglich 12 Tropfen in etwas Wasser. **Hinweis:** Empfiehlt sich bei Asthma, Heuschnupfen, Nesselsucht.
Salbei s. Schnupfenmittel (S. 51)	**Tee:** ebd. **Hinweis:** Hilfreich bei Bronchialasthma. Sollte während der Stillzeit nicht genommen werden, da er die Milchsekretion abstoppen könnte.
Taubnessel *(Lamium album)* **Wirkstoffe:** Saponine, Schleim, Gerbstoffe, ätherisches Öl, Flavonglykoside, Alkaloid. **Wirkung:** Blutreinigend, entgiftend, beruhigend.	**Tee:** 1 bis 2 Teelöffel der Blüten werden mit ¼ Liter kaltem Wasser übergossen und zum Sieden gebracht. Man läßt den Tee 5 Minuten ziehen. Davon trinkt man täglich 2 bis 3 Tassen. **Hinweis:** Darf ohne Bedenken auch über längere Zeiträume angewendet werden. **Homöopath. Zubereitung:** *Lamium album*, Urtinktur aus frischen Blättern und Blüten 1/2.
Thymian s. Schnupfenmittel (S. 51)	**Tee:** ebd. **Hinweis:** Empfiehlt sich bei Lungenasthma.
Wacholder s. Mittel bei »Grippe« (S. 82)	**Tinktur:** 100 Gramm der Beeren werden gut zerdrückt und mit 500 Gramm 70prozentigem Alkohol übergossen. Das läßt man 14 Tage stehen. Die Flasche wird immer wieder gut durchgeschüttelt. Dann seiht man den Wacholder ab. Man nimmt täglich 3mal 20 Tropfen auf einem Stückchen Zucker. **Hinweis:** Hilfreich vor allem bei Asthma. Darf nicht bei Nierenleiden eingenommen werden.

Fertigpräparate	*Anwendungsweise*
Alymphon s. Mittel bei Halsschmerzen (S. 70)	**Granulat:** ebd.
Asthmadragees Fides **Wirkstoffe:** Pimpernelle D1, Lobelie D1, Bärentraube D4, Zinnkraut D1, Ipecacuanha D4, Kupfer D4, Vitamine B_1, D_2, Kaktus D2. **Wirkung:** Schleimlösend, auswurffördernd, beruhigend, abschwellend.	**Dragees:** 3mal täglich 1 bis 2 Dragees mit warmem, abgekochtem Wasser vor dem Essen einnehmen. **Hinweis:** Für Kinder nicht geeignet.
Cefalymphat **Wirkstoffe:** Calciumfluorid D8, Schwefel D8, Hundspetersilie D4, Sonnenblume D4, Ringelblumenessenz, Ruprechtskrautessenz, Rautenkrautessenz. **Wirkung:** Lymphreinigend, entzündungsheilend, abwehrstärkend.	**Tropfen:** Erwachsene 3mal täglich 30 Tropfen, Kinder unter 5 Jahren 5 bis 10 Tropfen. **Hinweis:** Empfehlenswertes Mittel bei allen Allergien.
Cefasept **Wirkstoffe:** Schlangengift von Lachesis D6, Quecksilberzyanit D6, Kaliumphosphat D4, Natriumphosphat D4, Kieselsäurelösung, Sonnenhut (Urtinktur). **Wirkung:** Aktiviert die körpereigene Abwehr.	**Tropfen:** 4mal täglich 50 Tropfen, bis zu stündlich 20 bis 30 Tropfen unverdünnt einnehmen. Kinder bekommen die Hälfte. Die Tropfen müssen möglichst lange im Mund behalten werden. **Hinweis:** Mittel bei allen schnupfenartigen Allergien.
Cysto-cyl **Wirkstoffe:** Spanische Fliege D4, Causticum D4, Bilsenkraut D6, Stephanskrautsamen D4, Schwefel D6, Terpentin D6. **Wirkung:** Stärkt die Nierentätigkeit, entgiftet.	**Kapseln:** 3mal täglich 7 Kapseln einnehmen. **Hinweis:** Man sollte mit der Einnahme der Kapseln schon bei den ersten Beschwerdeanzeichen beginnen.
Febro-cyl **Wirkstoffe:** Eisenhut D4, Biene D4, Tollkirsche D6, Chinabaum D3, Kaliumjodid D3, Kermesbeere. **Wirkung:** Schmerzlindernd, beruhigend, drüsenreinigend, abwehrstärkend.	**Tropfen:** 3mal täglich 7 Tropfen einnehmen. **Hinweis:** Hilfreich bei allen unklaren Reaktionen des Körpers.

Fertigpräparate	*Anwendungsweise*
Lymphomyosot	**Tropfen:** 3- bis 4mal täglich 10 Tropfen. **Hinweis:** Eher für Erwachsene geeignet. Eignet sich speziell bei allergischen Halsbeschwerden.
Wirkstoffe: Mäusevergißmeinnicht D3, Ehrenpreis D3, Salbei-Gamander D3, Kiefer D4, Gelber Enzian D5, Schachtelhalm D4, Sarsaparille D6, Braunwurz D3, Walnußbaum D3, Calciumphosphat D12, Natriumsulfat D4, Erdrauch D4, Thyroxin D12, Kreuzspinne D6, Ruprechtskraut D4, Brunnenkresse D4, Eisenjodid D12. **Wirkung:** Aufbauend, abwehrstärkend bei chronischen Halsbeschwerden.	
Lymphorobal	**Tropfen:** ebd.
s. Mittel bei »Grippe« (S. 83)	
Lymphozil einfach/forte	**Tabletten** (forte): Erwachsene 3mal täglich 1 bis 2 Tabletten, Schulkinder 3mal täglich ½ bis 1 Tablette. **Tabletten** (einfach): Schulkinder 3mal täglich 3 bis 6 Tabletten, Kleinkinder 3mal täglich 2 bis 3 Tabletten. **Hinweis:** Empfehlenswertes Mittel für Kinder und Jugendliche.
Wirkstoffe: Vitamin B_1, Weißer Sonnenhut, Trockenhefe, kohlensaurer Kalk D6, Blasentang D6, Feuerstein D4, Schlangengift von Lachesis D6. **Wirkung:** Befreit die Atemwege, lymphreinigend, abwehrstärkend.	
Memorobal	**Tropfen:** ebd.
s. Mittel bei Durchblutungskopfschmerzen (S. 114)	
Pascotox	**Tropfen:** ebd. **Tabletten:** ebd.
s. Schnupfenmittel (S. 52)	
Propolis-Komplex	**Tropfen:** 3mal täglich 3 bis 6 Tropfen auf der Zunge zergehen lassen. **Hinweis:** Hilfreiches Zusatzmittel bei allen allergischen Erkrankungen.
Wirkstoffe: Bienenkittharzessenz. **Wirkung:** Stärkt die Vitalkraft, regt die Thymusdrüsen an, leicht antibiotisch.	
Thymus »Mulli«	**Dragees:** ebd.
s. Mittel bei »Grippe« (S. 84)	

Fertigpräparate	*Anwendungsweise*
Utilin »S« Kapseln schwach s. Mittel bei Halsschmerzen (S. 71)	Kapseln: ebd.
Wobe-Mugos s. Mittel bei chronischen Schmerzen (S. 171)	Zäpfchen: ebd. Dragees: ebd. Hinweis: Tötet Viren ab und entfernt die Rückstände aus dem Körper. Bei akutem Blutungsrisiko darf dieses Medikament jedoch nicht angewendet werden.

Weitere empfehlenswerte Mittel

Delmasthin (Tropfen). Homöopath., lindert alle allergischen Schnupfenformen.
Ellhalergin (Tropfen). Homöopath., kann auch vorbeugend genommen werden.
Gerner Mixtura antiallergica (Pulver). Homöopath., zur Kur gut geeignet.
Ipecacuanha cpl. 300 (Tabletten). Homöopath., gut bei sehr starken Beschwerden.
Luffacur Heuschnupfentropfen (Tropfen). Homöopath., hilft bei allen Schnupfenarten.
Sinapis cpl. 107 (Tropfen). Homöopath., gutes Heuschnupfenmittel.

Behandlungsmethoden bei Allergien der Atemwege

Akupressur

Genau in der Mulde zwischen den Schlüsselbeinen über dem Brustbein ist der Punkt, der die Verkrampfung bei Asthmaanfällen löst (und dessen Aktivierung den Anfällen auch vorbeugt).

Man drückt den Punkt leicht mit dem Zeigefinger und schiebt die Haut gegen die Knochen hin. Das tut man drei- bis fünfmal täglich. Meistens genügen wenige Sekunden. Erschrecken Sie nicht, wenn der Punkt hinterher etwas weh tut. Das ist ganz normal.

Seelische Entspannung bei Asthma

s. Auto-Heilhypnose (S. 446–452)

Sauna, Brustwickel

s. Wasseranwendungen und Wickel (S. 470, 471 f.)

Fuß-Reflexzonen-Massage (S. 453–456)

Bei allergischen Reaktionen nach dem Genuß bestimmter Nahrungsmittel denkt man gewöhnlich an Hautausschläge wie die Nesselsucht. Viele Menschen können keine Erdbeeren oder keine Eier, keine Schokolade oder Tomaten essen, keine Milch trinken, ohne sofort mit roten, beißenden Punkten oder handtellergroßen Flächen übersäht zu sein. Auch wenn diese zumeist nach wenigen Stunden, spätestens nach zwei Tagen wieder verschwunden sind, ohne die geringste Spur zu hinterlassen, dürfen sie doch nicht als absolut harmlos hingenommen werden: Der Körper ist in Aufruhr, seine Abwehr durcheinander. Das könnte ein ernstes Warnzeichen sein. Doch Hautausschläge sind keineswegs die einzige allergische Reaktion auf unverträgliche Lebensmittel und Medikamente. Wie bereits erwähnt, können Substanzen, die über den Magen-Darm-Trakt in den Körper gelangen, zu Asthma und zu Heuschnupfen führen. Es sind aber auch nervliche Überreizungen, Aggressionen, Depressionen möglich, wie die Geschichte der kleinen Marianne gezeigt hat. Allergien äußern sich in Verdauungsbeschwerden, in Erbrechen, in Störungen der Gallenblase und in vielen anderen Symptomen. Eigentlich gibt es kein körperliches Leiden, das nicht allergisch bedingt sein könnte. Dabei ist es durchaus möglich, daß man Nahrungsmittel jahrelang bestens vertragen hat, und plötzlich, von einer Stunde auf die andere, geht der Körper gegen sie an.

Das bedeutet letztlich: Bei Erkrankungen, Störungen sollte man viel häufiger eine Allergie in Erwägung ziehen, als das bisher geschieht, und deshalb anfangen, selbst ein bißchen Detektiv zu spielen. Wenn man sich schlagartig unruhig fühlt, obwohl es keinen ersichtlichen Grund dafür gibt, sich mitten im Sommer einen unerklärlichen Schnupfen zugezogen hat, müde, zerfahren, krank ist, über Verdauungsbeschwerden klagt – praktisch bei jeder Verstimmung und Erkrankung, für die man keinen plausiblen Grund findet, muß man sich, ohne die nötige Behandlung aufzuhalten, einige Fragen stellen, die vielleicht ganz schnell zur Behebung des Übels führen:

○ Habe ich in letzter Zeit meine Eßgewohnheiten geändert? Esse ich mehr, weniger, häufiger als bisher? Gibt es Nahrungsmittel, Süßigkeiten, die für mich neu sind? Habe ich das Lebensmittelgeschäft gewechselt, oder stammen meine Einkäufe von einem anderen Hersteller?

Sollte sich dabei herausstellen, daß Sie seit geraumer Zeit beispielsweise mehr Konserven essen, irgendeine Fertigsoße benutzen, Produkte essen, die gefärbt, konserviert, mit chemischen Zusätzen versehen sind, dann streichen Sie diese Nahrungsmittel probeweise für einige Wochen von ihrem Speiseplan und beobachten Sie, ob es Ihnen nach einiger Zeit wieder besser geht. Sollte das der Fall sein, haben Sie das Allergen ausgemacht, um es fortan zu meiden. Bei den über 3000 Zusatzstoffen (Konservierungs- und

 Färbemitteln) und bei den Spuren von zusätzlich 1600 Dünge- und Schädlingsbekämpfungsmitteln, die in unserer Nahrung zu finden sind, gehört eine gewisse Findigkeit dazu, interessante Spuren zu finden und ihnen zu folgen. Das Konservierungsmittel, das Sie nicht vertragen, kann in drei Dutzend verschiedener Lebensmittel auftauchen. Lassen Sie sich nicht entmutigen. Führen Sie notfalls ein Tagebuch, in dem Sie festhalten, was Ihnen besonders gut bekommen ist und was Übelkeit, Beschwerden, Störungen verursachte.

○ Hat sich in Ihren Gewohnheiten nichts verändert, dann gehen Sie ungefähr nach folgendem Plan vor. Streichen Sie aus Ihrem Speiseplan zuerst die Dinge, die allgemein als häufigste Allergene bekannt sind: Schokolade, Gummibärchen, Milch, Kaffee, Tee, Tomaten, Eier, Fisch, Erdbeeren, Nüsse. Nehmen Sie in dieser Zeit auch kein *Aspirin* oder andere Medikamente, die nicht unbedingt sein müssen. Stellt sich eine deutliche Besserung ein, dann sind Sie auf dem richtigen Weg. Testen Sie nun nach und nach jedes der bisher weggelassenen Nahrungsmittel, indem Sie vorübergehend eines nach dem anderen streichen. Bringt das keinen Erfolg, gehen Sie so weiter: In der ersten Woche werden ganz streng Eier, Fleisch und Streichfette (Butter, Margarine, Schmalz) weggelassen. Fühlen Sie sich danach wohler, überprüfen Sie die einzelnen Speisen wie oben. Wenn nicht, folgt der dritte Schritt: In der zweiten Woche gibt es grundsätzlich keinen Alkohol, keinen Kaffee, keine Gewürze, keinen Tabak. In der dritten Woche schließlich entfallen alle Obst- und Gemüsesorten. Wenn Sie das konsequent durchhalten, stoßen Sie nach kurzer Zeit auf das, was Ihnen so viel zu schaffen macht.

Heilmittel	*Anwendungsweise*
Löwenzahn *(Taraxacum officinale)* **Wirkstoffe:** Vitamine, Bitterstoffe, Saponine, Gerbstoffe, Mineralien, Spurenelemente, ätherisches Öl, Inulin, Cholin, Eiweiß. **Wirkung:** Steigert die Leber- und Nierentätigkeit.	**Tee:** Man setzt 1 bis 2 Teelöffel des Krautes mit ¼ Liter kaltem Wasser an. Der Sud wird erhitzt und 1 Minute gekocht. Man läßt den Tee 1 Minute ziehen und seiht ab. Bei Beschwerden trinkt man 1 Tasse nach dem Essen. **Hinweis:** Empfiehlt sich zur schnellen Entgiftung nach dem Genuß unverträglicher Nahrungsmittel.
Wermut s. **Mittel bei Leibschmerzen** (S. 151)	**Tee:** ebd. **Hinweis:** Der Tee hilft dem Körper, das allergieauslösende Nahrungsmittel schneller wieder loszuwerden.

Außerdem: Siehe alle **Mittel bei Allergien der Atemwege** (S. 207–212).

Mittel bei Nahrungsmittelallergien

Fertigpräparate	*Anwendungsweise*
Schwedentrunk s. **Mittel bei Koliken** (S. 147)	**Getränk:** Man nimmt in diesem Fall direkt nach dem Essen 1 Teelöffel voll. **Hinweis:** Gutes Mittel, um die Verdauung zu beschleunigen und die »Gifte« möglichst schnell aus dem Körper zu bringen.

Außerdem: Siehe alle **Mittel bei Allergien der Atemwege** (S. 207–212).

Weitere empfehlenswerte Mittel

Hepa-loges (Tropfen). Cholin, Vitamine, Kräuterextrakte, entgiftet die Leber.
Teufelskralle-Extrakt-Kapseln (Kapseln). Gut vor allem zur Vorbeugung.
Wörishofener Estoma-Tee (Tee). Kräutermischung, reguliert Magen und Darm.

Die Substanz, auf die ein Körper allergisch reagiert, muß nicht unbedingt in den Körper gelangen, um eine Reaktion auszulösen. Oft genügt eine ganz leichte Berührung, schon zeigt sich eine Rötung der Haut, die heftig zu jucken beginnt und anschwillt. Es bilden sich rote Punkte oder sogar Bläschen, die nässen und verkrusten. Kommt eine Infektion hinzu, dann können die Bläschen eitrig werden. Auch sehr trockene, abschuppende Haut kann ein Hinweis dafür sein, daß der Körper einen an sich harmlosen Kontakt ablehnt und jedesmal rebelliert, wenn er damit konfrontiert wird. Und wiederum gibt es praktisch nichts, das nicht zum Allergen werden könnte. Am häufigsten werden entlarvt: Wolle, Seide, ein Fell, Leder, eine Creme, ein Haarfärbemittel, ein Haarfestiger, eine bestimmte Seife, ein Lippenstift, ein Parfüm. Solche Allergien, das macht die Detektivarbeit in diesem Fall etwas leichter, entstehen fast immer dort – und nur dort, wo die Berührung direkt stattfindet.

So gibt es beispielsweise Menschen, denen schon beim Geruch von Spargel übel wird. Sobald sie die Pflanze berühren, bekommen sie die »Spargelkrätze«, einen juckenden Ausschlag an den Händen. Andere tragen eine Lederhose, um alsbald festzustellen, daß ihre Oberschenkel genau dort, wo das Leder aufliegt, großflächig entzündet sind. Nicht das Leder an sich ist das Allergen, sondern es sind Gerbstoffe, Appretur, Färbemittel. Deshalb kann auch ein Kunstleder genau dieselben Hautschäden verursachen. Vor allem dunkel gefärbtes Leder (braun, schwarz) wird häufig als Auslöser entlarvt. Nicht selten genügt es, einen Geldbeutel in der Hosentasche zu tragen. Obwohl er durch den Stoff von der Haut getrennt ist, kann sich auf ihr ein sogenanntes Kontaktekzem bilden, ein knallroter Fleck, der sich scharf von der übrigen Haut abgrenzt und unerträglich beißt. Entfernt man die Geldtasche, heilt das Ekzem rasch ab und verschwindet völlig. Uhrenarmbänder, Handschuhe, Hutbänder können ähnliche Allergien auslösen. Man sieht sie dann als »Schatten« auf der Haut abgebildet. Genauso ist es mit Salben, Sprays, kosmetischen und medizinischen Mitteln: Dort, wo sie auf die Haut kommen, richten sie Unheil an. Die allergische Reaktion ist in der Regel um so heftiger, je feuchter die Haut ist (Schweiß).

Hier eine kleine Liste, die helfen kann, ein Allergen vom Ort der Hautschädigung her aufzuspüren – für den Fall, daß die Zusammenhänge nicht ganz offensichtlich sind:

Kopfhaut: In Frage kommen Shampoo, Haarfärbemittel, Haarfestiger, Spray, Packungen etc.

Stirn: Hutband, Haarpflegemittel, die in die Stirn gelangt sind, kosmetische Präparate.

Augenlider: Farbstifte, Lidschatten, Augencreme, gasförmige Stoffe wie

Parfüm, Insektenspray, Reinigungsmittel, Nasenspray, Reinigungsmittel für Kontaktlinsen.

Gesicht: Alle verwendeten Kosmetika, Seifen, aber auch Substanzen, die mit den Händen ins Gesicht gelangen können, Brillengestelle (auf dem Nasenrücken, an den Schläfen und Ohren), Hörgeräte.

Ohrläppchen: Ohrringe, vor allem Modeschmuck aus Nickel.

Nasenregion: Nasenmedikamente (Sprays), Parfüms, mentholhaltige Taschentücher.

Lippen und Schleimhaut des Mundes: Zahnpasta, Obst wie etwa Zitrusfrüchte, Gemüse wie Tomaten, vor allem Nahrungsmittel, die mit Konservierungsstoffen und Farben versetzt sind. Lippenstifte, Zigarettenfilter.

Hals und Nacken: Kosmetika, Wolle, Seide (Rollkragen-Akne), Farbstoffe in Kleidungsstücken, Schmuck, Nagellack (falls man sich häufig kratzt), chemische Substanzen, etwa Reinigungsmittel, die von den Händen an den Hals gelangen.

Achselhöhlen: Deodorantien, Enthaarungsmittel, Schweißblätter, Farbstoffe in Kleidungsstücken, Parfüm.

Hände: Waschmittel, Reinigungsmittel, Gummihandschuhe, Schreibgeräte, Medikamente (Zäpfchen, die in die Hand genommen wurden), Pflanzen (Spargel), Farbstoffe, Plastik- oder Ledersteuerrad.

Bauch: Gürtel, Kleidungsstoffe, Knöpfe und Nieten.

Oberschenkel: Inhalt der Hosentaschen, Material der Unterwäsche oder Waschmittelrückstände in ihr, Strumpfhalter.

Füße: Färbemittel, Gerbstoffe des Schuhmaterials, Schuhcreme, Mittel gegen Fußpilze.

Heilmittel	*Anwendungsweise*
Engelwurz s. Schnupfenmittel (S. 48)	**Tee:** ebd. **Hinweis:** Empfehlenswert bei Nesselsucht und Ausschlag. Für Kinder des bitteren Geschmacks wegen ungeeignet.
Ephedra s. Mittel bei Allergien der Atemwege (S. 208)	**Tee:** ebd.
Johanniskraut s. Mittel bei Trigeminusneuralgie (S. 118)	**Tee:** ebd. **Hinweis:** Empfiehlt sich bei Hautentzündungen. Ist juckreizstillend. Erhöhte Lichtempfindlichkeit beachten.
Labkraut *(Galium verum)* **Wirkstoffe:** Ätherisches Öl, Kieselsäure, Gerbstoffe, Glykoside, Aucubin, organische Säuren, Flavonoide. **Wirkung:** Wassertreibend, blutreinigend, entgiftend.	**Tee:** 2 gehäufte Teelöffel des Krautes mit ¼ Liter kaltem Wasser übergießen und zum Sieden bringen, 2 Minuten kochen und abseihen. Man trinkt 2 bis 3 Tassen täglich. **Hinweis:** Hilft gut bei Ausschlägen, die mit Verdauungsstörungen einhergehen. **Homöopath. Zubereitung:** *Galium verum*, Urtinktur aus frischen, blühenden Pflanzen 1/2.
Lindenblüten s. Schnupfenmittel (S. 49)	**Linde D18:** Man nimmt täglich 7 Tropfen mit etwas Wasser. **Hinweis:** Wirksam bei allen allergischen Ausschlägen, speziell wenn sie mit Heuschnupfen einhergehen.
Tausendgüldenkraut *(Centaurium umbellatum)* **Wirkstoffe:** Bitterstoffglykosid, ätherisches Öl, Harz, Palmitinsäure, Stearin, Schleim, Glykosid, Magnesium, Stärke, Kali, Fettsäure. **Wirkung:** Regt Magen und Darm sowie die Speicheldrüsen an, entgiftend, stabilisiert den Kreislauf.	**Tee:** ½ Teelöffel des Krautes wird mit 1 Tasse kaltem Wasser angesetzt und 8 Stunden stehengelassen. Dann wird der Kaltauszug auf Trinktemperatur erwärmt. Man trinkt täglich 2 Tassen vor den Mahlzeiten. **Hinweis:** Hilft bei Nesselsucht und Ausschlag. Darf nicht nach dem Essen getrunken werden und nicht über längere Zeiträume.

Fertigpräparate	*Anwendungsweise*
Calcium compositum Dragees **Wirkstoffe:** Calciumcitrat, Calciumphosphat, Calciumfluorid, Magnesiumhydrogenphosphat, Kaliumchlorid, Eisen, Vitamine A, C, D_3. **Wirkung:** Abschwellend, schmerzlindernd.	**Dragees:** Erwachsene nehmen 3mal täglich 1 Dragee, Kinder 1mal täglich 1 Dragee. **Hinweis:** Nicht bei akuten Nierenerkrankungen.
Frubiase Calcium 100 **Wirkstoffe:** Calciumglukonat, Calciumlactat, Phosphorsäure, Vitamine C, D_2. **Wirkung:** Abschwellend, schmerzlindernd, entkrampfend.	**Ampullen:** Man nimmt 3mal täglich 1 Trinkampulle unverdünnt vor dem Essen. **Hinweis:** Empfehlenswertes Mittel vor allem bei Allergien, die mit Drüsen- und Hautanschwellungen einhergehen. Nicht während der Schwangerschaft einnehmen.

Außerdem: Siehe alle **Mittel bei Allergien der Atemwege** (S. 207–212).

Weitere empfehlenswerte Mittel

A-E-Mulsin forte (Tropfen). Vitamin A und E, s. **Spezielle Aufbau- und Stärkungsmittel.**
Calmurid (Salbe). Harn-, Milchsäure, Betain, heilt, beruhigt entzündete Haut.
Cellcutana (Flüssigkeit). Organextrakte, hilft auch bei Strahlenschäden.
Derma-Gastreu R22 (Tropfen). Homöopath., empfehlenswert bei Überempfindlichkeit.
DS Urtica (Tabletten). Kräuterauszüge, regenerieren geschädigte, alte Haut.
Pyrogenium-Tropfen (Tropfen). Homöopath., hilft bei Hautekzemen, Akne.

An Bienen- und Wespenstichen sind schon Menschen gestorben. Schuld war nicht das Gift der Insekten – sondern die extreme Reaktion des Körpers darauf. Glücklicherweise ist nicht jeder Allergiker nach einem Insektenstich sofort in Lebensgefahr. Doch er fühlt sich schwer krank, vielleicht sogar sterbenselend. Er bekommt einen juckenden Ausschlag am ganzen Körper, keucht, als würden ihm Kehle und Brust zugeschnürt. Der Pulsschlag wird hektisch und flach, der Blutdruck sinkt rapide ab. Die Haut verfärbt sich rot oder wird in der Blutleere bleich. Es kann zu Benommenheit, Erbrechen, Krämpfen, Atembeschwerden kommen – und zwar innerhalb weniger Minuten. Das alles löst selbstverständlich große Angst aus, die alles noch verschlimmert. Der Betroffene befindet sich in einem bedrohlichen Schockzustand.

Er muß sich zuerst klarmachen, daß er nicht vergiftet wurde, wie etwa beim Biß einer Schlange. Bienengift kann geradezu ein Heilmittel sein, seit Jahrtausenden bei Rheuma, Neuralgien, Hexenschuß, Ischias eingesetzt. Mögen die Schmerzen noch so unangenehm brennen: Vom Gift her droht keine Gefahr. Damit der Körper nicht zu massiv darauf reagiert, sollte man als Allergiker für den Notfall Calciumampullen bei sich tragen (s. *Liste*). Es versteht sich von selbst, daß man nicht barfuß durch eine blühende Wiese geht, das Autofenster geschlossen hält, damit keine Insekten hereinfliegen können – und keine Parfüms und stark duftende Kosmetikpräparate verwendet, die Bienen und Wespen anlocken. Auch Lederbekleidung sollten Allergiker in freier Natur nicht anziehen.

Da man hinter jeder Allergie ein unentdecktes Leiden vermuten muß, ist eine gründliche Untersuchung dringend zu empfehlen. In vielen Fällen findet sich beim Insektenstichallergiker eine Nierenstörung.

Fertigpräparate	*Anwendungsweise*
Frubiase Calcium 100 s. Mittel bei Kontaktallergien (S. 219)	**Ampullen:** Man nimmt in diesem Fall eine 1malige Dosis von 6 Ampullen. **Hinweis:** Falls auf die Einnahme dieses Mittels nicht eine sofortige Besserung eintritt, muß umgehend ein Arzt aufgesucht werden.
Hormonapinsalbe 3% s. Mittel bei Juckreiz (S. 179)	**Salbe:** ebd. **Hinweis:** Nur als zusätzliches Mittel gegen Schmerzen und Juckreiz.

Weitere empfehlenswerte Mittel

A-E-Mulsin forte (Tropfen). Vitamine A und E, s. **Spezielle Aufbau- und Stärkungsmittel.**
Apis-Homaccord (Tropfen). Homöopath., dämpft die nervliche Erregung.
Bryonia cpl. 311 (Tabletten). Homöopath., stabilisiert die Abwehrkräfte.
Calmurid (Salbe). Harn-, Milchsäure, Betain, heilt und beruhigt bei Entzündungen.
Dercut (Tropfen). Homöopath., lindert Schwellungen und Entzündungen.
Polyxan-Blau (Salbe). Homöopath., reguliert die Körperenergien.
Ureata Harnstoffsalbe (Salbe). Harnstoff, Vitamin E, Lavendelöl, heilt rasch.

7 Hauterkrankungen

Glücklicherweise meldet sich unser Körper, wenn etwas nicht stimmt, nicht immer gleich mit Schmerzen, Übelkeit oder Mißbefinden. Bevor es dazu kommt, hat er sich meist schon mit Veränderungen an Haut, Haaren und Nägeln bemerkbar gemacht. Wir alle könnten wesentlich gesünder sein und uns wohler fühlen, würden wir diesen Hinweisen mehr Beachtung schenken. Wenn nämlich die Gesundheit gestört ist, leidet immer zuerst die Haut. Letztlich ist nicht sie krank, unrein, alt – sondern der Körper ist es. Unsere Haut bildet nicht nur den Abwehrschild gegen alles, was von außen auf ihn einstürmt, oder den Schutzmantel, der ihn vor bedrohlichen Verlusten von innen schützt; sie fungiert auch als Thermostat und sie atmet. Außerdem besitzen wir in ihr das größte und wichtigste Ausscheidungs- und Entgiftungsorgan. Viele Gifte, Schlacken, Schadstoffe verlassen unseren Körper nämlich nicht über die Nieren, sondern durch die Poren der Haut. Und dies geschieht in der Regel, ohne daß wir allzu viel davon merken. Gelegentlich allerdings vollzieht sich diese Reinigungsarbeit geradezu ausbruchsartig. Dann sollten wir über Hautunreinheiten, Bläschen, Furunkel, Geschwüre nicht entsetzt sein, sondern eher froh darüber, daß die Gifte auf diese Weise ausgetrieben werden. Es gilt also nicht, die Haut zu heilen, sondern Blut, Lymphe, Darm zu reinigen und dafür zu sorgen, daß Organe und Drüsen wieder normal funktionieren. Viele Hautunreinheiten sind nichts anderes als das Ergebnis mangelhafter Verdauung.

Bleiche, wächserne Haut zeigt eine schlechte Durchblutung an, kann auf Blutarmut, Eisenmangel und Kreislaufschwäche hinweisen. Noch alarmierender wäre eine graue Haut. Viele schwere Erkrankungen, nicht zuletzt Krebs, kündigen sich durch diese fahle Hautfarbe an. Kneift man etwas Haut zwischen zwei Fingern zusammen und glättet sie sich nicht augenblicklich wieder, dann funktionieren die Nieren nicht einwandfrei. Bekommt die Haut kleine rote Flecken, dann meldet sich die bedrängte Leber. Bilden sich bei harmlosen Püffen und Stößen blaue Flecke unter der Haut, dann stimmt etwas mit dem Blut nicht. Heilen Wunden schlecht oder entstehen bei der Heilung wulstige Narben, dann fehlt es an Enzymen. Altersflecke und plötzliche Warzenbildungen sind ein Zeichen für Abwehrschwäche. Verändern sich Muttermale plötzlich, muß man an eine bösartige Erkrankung denken. Die Liste könnte beliebig fortgesetzt werden.

Umgekehrt: Wer gesund und jung bleiben möchte, der muß immer zuerst auf eine junge, frische, elastische Haut achten. Das gelingt auf Dauer nicht allein durch Hautpflegemittel, Cremes oder angeblich hochwirksame

Hautverjüngungsmittel, sondern nur durch eine gute Hautversorgung von innen. Die Haut muß durchblutet werden. Sie muß atmen, sich perfekt an Temperaturveränderungen anpassen können und immer wieder Gelegenheit finden, sich zu reinigen, nicht zuletzt durch kräftiges Schwitzen. Aber auch vernünftiges, nicht zu üppiges Essen gehört zur Hautpflege. Fettpolster verhindern eine gesunde Hautdurchblutung.

Auffallend häufig tauchen in den Rezeptsammlungen der alten Pharaonen Abführmittel auf. Sie wurden nicht nur bei Leibschmerzen, Verstopfung, Verdauungsbeschwerden empfohlen, sondern vor allem auch bei Hautunreinheiten, bei übermäßigem Schwitzen, bei unangenehmem Körpergeruch und bei Haarausfall. Alle diese Leiden, so die Vorstellung der Ägypter, seien auf Vergiftungen vom Darm her zurückzuführen. So war zum Beispiel das Rhizinusöl eines der altägyptischen Mittel für eine gesunde, frische Haut.

Wie die Haut, so zeigen auch Fingernägel und Haare sehr frühzeitig gesundheitliche Störungen und Belastungen an. Haut, Haare und Nägel gehören in einen Zusammenhang. Was Sie wissen und beachten sollten – und was Sie tun können, um schönes, gesundes Haar und stabile Nägel zu behalten oder wiederzuerlangen, das finden Sie in den nachfolgenden Kapiteln.

Akne

Von winzigen, vereinzelten Mitessern über zahlreiche Eiterpickel bis hin zu einem häßlichen Teppich, bestehend aus dicken, entzündeten Knoten, gibt es eine ganze Skala unterschiedlicher Akneformen. Die eine ist vielleicht nur ein gelegentlicher Schönheitsfehler, die andere hält sich hartnäckig, bereitet Schmerzen und vermittelt dem darunter Leidenden den Eindruck, aussätzig zu sein und gemieden zu werden. Wer jemals versucht hat, eine Akne auf Dauer zu heilen, der weiß, wie enttäuschend dieses Unterfangen sein kann. Wie vielen jungen Menschen blieb als letzte Hoffnung, die Pusteln, Pickel, Papeln würden wenigstens mit fünfundzwanzig, spätestens dreißig Jahren endlich von selbst wieder verschwinden.

Die Schwierigkeit, ein wirksames Mittel gegen die Akne zu finden, liegt in ihren vielfältigen Ursachen.

Der erste Grund für ihre Entstehung ist fettige Haut – meistens eine ererbte Anlage: Die Talgdrüsen in der Haut sondern zu viele Fettstoffe ab. Wer trockene Haut hat, kennt praktisch keine Akne. Junge Menschen bekommen sie etwa ein Jahr vor Beginn der Pubertät. Es muß also ein zweiter Faktor mitspielen: die Hormonumstellung in den Jahren, in denen aus dem Heranwachsenden ein Erwachsener wird. Vor allem die männlichen Geschlechtshormone erweitern und vergrößern die Talgdrüsen.

Zu diesen Grundvoraussetzungen kommen schließlich Infektionen durch Bakterien und bestimmte Pilze, und als Antwort des Körpers auf diese Infektionen Entzündungen hinzu. Jedes wirksame Aknemittel sollte deshalb zunächst die Haut trockener machen. Es sollte außerdem wirksam sein gegen Bakterien und Pilze, und es sollte Entzündungen hemmen. Dieses umfangreiche Programm kann verständlicherweise nicht von einem Mittel oder einer Maßnahme allein bewältigt werden. Das ist wohl auch der Grund für so viele Mißerfolge in der Aknebehandlung. Erfolg verspricht auf Dauer nur ein ganzes Bündel von Maßnahmen:

1. Die Haut muß, wenn sie in der Pubertät fettiger wird, besonders sorgfältig gereinigt werden. Man benutzt dazu nicht irgendeine Seife. Sie würde der Haut zuviel Fett entziehen und die Talgdrüsen dazu bringen, noch mehr Fett zu produzieren. Hilfreich dagegen ist in solchen Fällen eine gute Kernseife, die mittels einer Gesichtsbürste aufgetragen wird. Die Grundregel der Reinigung lautet: Je höher die Wassertemperatur, desto wirksamer die Entfettung. Fast ebenso wichtig ist aber auch, nach dem Kernseifenbad die Haut gründlich kalt abzuspülen.
2. Nach der Reinigung sollte die Haut desinfiziert werden. Man benutzt dazu kein alkoholhaltiges Gesichtswasser, sondern einen in der nachfolgenden Liste empfohlenen Tee. Alle Fett- und Nährcremes müssen sorgfältig gemieden werden, weil sie die Akneerscheinungen nur negativ beeinflussen.
3. Erst an dritter Stelle kommt dann die eigentliche Aknebehandlung. Sie darf aber nicht nur gelegentlich versucht werden, etwa dann, wenn die Akne wieder einmal voll »aufgeblüht« ist. Die Behandlung muß kurmäßig vorgenommen werden. Als besonders wirksames Mittel gegen Akne hat sich die Hefe erwiesen. Gewöhnliche Bierhefe, die man in der Brauerei bekommt, oder auch Bäckerhefe, die zum Backen verwendet wird, hilft in vielen Fällen erstaunlich rasch und dauerhaft.
4. Nicht jede Akne ist eine Akne vulgaris mit den eben beschriebenen Ursachen. Neben ihr gibt es eine ganze Reihe von Hautunreinheiten, die wie eine Akne als Reaktion auf bestimmte Stoffe entstehen. So kann es nach der Einnahme bromhaltiger Arzneien oder auch nach der Verwendung von Vitamin B_6 oder B_{12} zu einer Medikamenten-Akne kommen. Mit der Jod-Akne hat man bei entsprechender Veranlagung nach Verwendung von jodiertem Salz oder nach Bädern in jodhaltigen Quellen zu tun. Bei besonders empfindlichen Menschen kann schon der Genuß von Meeresfischen eine solche Akne auslösen. Die Kosmetik-Akne entwickelt sich bei Jugendlichen mit fettiger Haut, wenn sie zu fette kosmetische Cremes verwenden. Die Rollkragen-Akne entsteht unterhalb des Unterkiefers zum Hals hin durch Scheuerreize des Pullovers.

Zu beachten ist bei allen Akneformen dieser Art: Es dauert einige Tage, ehe eine Akne nach Verzehr einer bestimmten Speise oder nach Verwendung eines kosmetischen Präparats »aufblüht«. Sucht man also nach der Ursache, dann muß man diese Zeit zurückverfolgen. Dabei sollte man aber nicht nur an Schokolade, an fettes Schweinefleisch und dergleichen denken, sondern auch an Vitamintabletten, an Fisch, Fleischsuppe, Innereien und Wild – und an das Jod. Auch Hormone, etwa die »Pille«, können möglicherweise zum Akneauslöser werden.

In der Regel reinigt Sonne die Haut. Dabei ist zu beachten, daß ein Sonnenbad zunächst die Akne verstärkt, ehe die Pickel austrocknen. Sonne sollte deshalb nicht gemieden werden, man sollte sich ihr aber auch nicht zu intensiv aussetzen, weil ihre Strahlung zu anderen Hautschäden führen kann. Wer Aknenarben vermeiden will, muß unter allen Umständen darauf verzichten, an Pickeln und Mitessern selbst herumzudrücken. Denn dabei wird nur das Gewebe verletzt, und die Krankheitserreger bekommen Gelegenheit, in die Wunden vorzudringen. Dagegen empfiehlt sich der regelmäßige Besuch einer Kosmetikerin. Sie vermag die Haut fachmännisch zu reinigen und zu pflegen.

Wenn eine Akne mit fünfundzwanzig Jahren nicht wieder verschwunden ist, muß eine unbewältigte Infektion in Erwägung gezogen werden, mit der sich der Körper abquält. Es empfiehlt sich dann, etwas zur Reinigung und Stärkung der Lymphe zu unternehmen. Sehr oft haben auch junge Menschen mit einer Akne zu tun, die eine infektiöse Hepatitis nicht richtig ausheilten. Sie müßten an ihre Leber denken.

Schließlich hat sich in der Praxis gezeigt, daß eine Akne oft in wenigen Tagen ausheilt, sobald der Betroffene seinen Schlaf- oder Arbeitsplatz wechselt (s. *Geopathien/Umweltgifte*).

Heilmittel	*Anwendungsgebiete*
Braunwurz *(Scrophularia nodosa)* **Wirkstoffe:** Saponine, Flavonglykoside, Glykoside, Säuren, Alkaloid, Aucubin. **Wirkung:** Reinigt die Drüsen, regt die Lebertätigkeit an.	**Tee:** Man überbrüht 1 Teelöffel geschnittenes Braunwurzkraut mit ¼ Liter kochendem Wasser. Den Sud läßt man vor dem Abseihen noch 10 Minuten ziehen. Man trinkt davon 2mal täglich 1 Tasse. **Hinweis:** Um Erfolg zu haben, sollte man den Tee kurmäßig 4 bis 8 Wochen trinken.
Eiche s. **Mittel bei Verletzungen** (Verbrennungen, S. 134)	**Tee:** ebd. **Hinweis:** Bei Akne sollte man mehrmals täglich das Gesicht bzw. die befallenen Stellen mit dem Sud abwaschen, um Entzündungen vorzubeugen.
Honig s. **Mittel bei Juckreiz** (S. 178)	**Auflage:** ebd. **Hinweis:** Der Honig beschleunigt die Heilung und verhindert Entzündungen.
Isländisches Moos s. **Hustenmittel** (S. 61)	**Tee:** ebd. **Hinweis:** Der Tee sollte als Zusatzmittel zur Aknebehandlung verwendet werden. Hilft vor allem bei unreiner Haut, die durch Infektionskrankheiten verursacht wird.
Klette *(Arctium lappa)* **Wirkstoffe:** Ätherisches Öl, Gerbstoff, Sitosterin. **Wirkung:** Antibiotisch, pilztötend, blutreinigend.	**Tee:** 2 Teelöffel der Wurzeln werden mit ½ Liter kaltem Wasser übergossen und 5 Stunden stehengelassen. Anschließend wird der Ansatz zum Kochen gebracht und noch 1 Minute auf dieser Temperatur gehalten. Man trinkt 3mal täglich 1 Tasse. **Hinweis:** Den Tee sollte man gleichzeitig auch zum Reinigen der Haut benutzen. **Homöopath. Zubereitung:** *Arctium lappa,* Urtinktur aus frischen Wurzeln 1/2.
Nüsse s. **Aufbau- und Stärkungsprodukte** (S. 27)	**Pulver:** Die getrockneten Blätter des Walnußbaumes werden gepulvert. Man nimmt täglich 1 Teelöffel des Pulvers mit Honig oder ins Müsli vermischt. **Hinweis:** Eignet sich besonders gut für junge Mädchen gegen periodebedingte Akne.
Stiefmütterchen s. **Mittel bei Juckreiz** (S. 179)	**Tee:** 8 Wochen morgens und abends je 1 Tasse trinken. **Hinweis:** Besonders geeignetes Mittel bei sehr hartnäckiger Akne.

Fertigpräparate	*Anwendungsweise*
Colonobal s. Mittel bei Blähungen (S. 308)	Tropfen: ebd. Hinweis: Dieses Mittel reinigt den Darm und packt die Akne damit an der Wurzel. Hierbei eignet sich *Colonobal forte* besonders für junge Leute.
Lymphomyosot s. Mittel bei Allergien der Atemwege (S. 211)	Tropfen: ebd. Hinweis: Entgiftet den Körper und baut die Abwehr auf. Hilft auch bei seelisch bedingter unreiner Haut.
Lymphorobal s. Mittel bei »Grippe« (S. 83)	Tropfen: ebd. Hinweis: Sollte bei jeder Behandlung zusätzlich genommen werden, um den Körper zu entgiften.
Lymphozil s. Mittel bei Allergien der Atemwege (S. 211)	Tabletten: ebd. Hinweis: Empfehlenswertes Mittel, auch zusätzlich bei sehr hartnäckiger Akne verwendbar.
Perenterol s. Mittel bei Durchfall (S. 323)	Kapseln: Gutes Mittel bei Akne gleich welcher Ursache. Man nimmt in diesem Fall über mindestens 3 Monate während der ersten 14 Tage 3mal täglich 2 Kapseln, danach 3mal täglich 1 Kapsel. Die Wirkung ist am besten, wenn man die Kapseln vor den Mahlzeiten mit etwas Flüssigkeit einnimmt. Hinweis: Gutes Mittel für alle Arten von Akne. Kann auch bedenkenlos von Schwangeren eingenommen werden.
PK 7 Hefetabletten s. Spezielle Aufbau- und Stärkungsmittel (S. 38)	Tabletten: ebd. Hinweis: Sehr verträgliches Mittel, das Haut und Haare kräftigt und die Akne wirksam bekämpft.
Recarcin Wirkstoff: Bazillus Sa. C.501. Wirkung: Antibiotisch, abwehrsteigernd.	Kapseln: Es genügt, von diesem Präparat 2mal in der Woche 1 Kapsel einzunehmen. Hinweis: Gutes Mittel gegen Akne, die sich schnell entzündet.

Fertigpräparate	*Anwendungsweise*
Traumeel s. Mittel bei »Grippe« (S. 84)	**Tropfen:** ebd. **Hinweis:** Unterstützt jede Art der Aknebehandlung durch seine entzündungswidrige Wirkung.
Tromacaps **Wirkstoffe:** Benzylsenföl, Kapuzinerkresse. **Wirkung:** Antibiotisch, steigert die körpereigene Abwehr.	**Kapseln:** 1 bis 2 Kapseln täglich bis zum Verschwinden der Akne. **Hinweis:** Reinigt Nieren und Darm und verhindert so die Ursachen der Akne.

Ökologie – der Begriff steht für ein neues Umweltbewußtsein, getragen von der Einsicht, daß Menschen nicht unbedacht in das Gleichgewicht der Naturkräfte eingreifen dürfen. Wer die Stechmücken am Teich vernichtet, entzieht den Fröschen und Vögeln ihre Lebensgrundlage. Wo es aber keine Frösche und Vögel mehr gibt, haben auch Störche keine Überlebenschance. Irgendwann werden die Stechmücken wieder da sein und überhand nehmen, weil sie keine natürlichen Feinde mehr besitzen. Die Natur ist aus dem Gleichgewicht geraten.

Bei solchen Erkenntnissen übersehen wir bisher vollkommen, daß nicht nur alle Lebensformen in unserer Umwelt derart voneinander abhängig und aufeinander angewiesen sind, sondern auch die Welt der Mikroorganismen in unserem Körper. Seit Jahrmillionen ist der menschliche Organismus mit diesem Leben eine Symbiose eingegangen. Ohne Viren, Bakterien, Pilze gäbe es kein menschliches Leben, und wir können auf sie auch heute nicht verzichten. Von vielen hundert Bakterien beispielsweise sind höchstens zwei, drei Dutzend Krankheitserreger. Die übrigen werden vom Körper nicht nur geduldet, sondern gebraucht, etwa zur Verdauung und zur Bildung von wichtigen Vitaminen. Manche von ihnen sind auch völlig harmlos, solange sie sich im Darm aufhalten, werden aber gefährlich, sobald sie ins Blut gelangen. Es wäre an der Zeit, damit aufzuhören, Mikroorganismen mit allen Mitteln zu bekämpfen. Im gesunden organischen Ökosystem unseres Körpers halten sie sich nämlich gegenseitig im Schach. Auf unserer Haut und an den Schleimhäuten befindet sich eine Fülle hilfreicher Bakterien. Sie vernichten Viren – und »weiden« Pilze ab.

Die Pilze sind die pflanzlichen »Untermieter« auf unserer Haut. Sie wuchern nicht nur an Füßen und Fußnägeln (Fußpilze), sondern können sich überall auf Haut und Haaren, Nägeln und Schleimhäuten ausbreiten; mit Vorliebe tun sie das in der Vagina. Haare werden vom Pilzbefall brüchig und schuppig. Nägel an Zehen und Fingern verfärben und verdicken sich. Auf der Haut bilden Pilze scharf abgegrenzte runde oder längliche Flächen. In der Vagina lösen sie unangenehmes Jucken und Ausfluß aus.

Ein Irrtum wäre es nun zu glauben, Pilze blieben nur auf die Oberfläche des Körpers und seine Öffnungen beschränkt. Wenn sie die Voraussetzungen vorfinden, dringen sie auch in den Organismus vor und befallen Organe, etwa die Leber, den Herzmuskel, Drüsen. Solches Vordringen kann lebensbedrohend werden, weshalb mit ihnen nicht zu spaßen ist. Pilzinfektionen nehmen in jüngster Zeit stark zu. Dafür gibt es eine ganze Reihe von Gründen.

Der vielleicht wichtigste ist das radikale Vorgehen gegen Bakterien mit Antibiotika. Wie dargestellt, werden dabei nicht nur Krankheitserreger vernichtet, sondern auch nützliche Bakterien. Die Pilze verlieren so ihre natürlichen Feinde und können zumindest eine Zeitlang nahezu unbehindert heranwachsen. Andererseits werden Pilze durch massive, tiefgreifende Hormonverschiebungen, wie sie bei der Einnahme der »Pille« stattfinden, begünstigt. Pilzinfektionen des Unterleibs sind bei Frauen, die die »Pille« nehmen, um ein Vielfaches häufiger anzutreffen. Sie finden heute aber auch durch öffentliche Schwimmbäder, Fitnesszentren und Saunen starke Verbreitung. Es genügt, einen verseuchten Lattenrost nur ein einziges Mal zu betreten, um sich anzustecken. In Feuchtigkeit und Wärme gedeihen Pilze besonders gut, weshalb die Erkrankungen im Sommer stark zunehmen. Wer einen Pilz eingefangen hat, und ist es auch nur ein scheinbar harmloser Fußpilz, der sollte vor allem Schwimmbäder und Saunen meiden.

Pilze können Hitze gut ertragen. Deshalb darf man die Socken eines Fußpilzpatienten nicht mit anderen Socken oder Wäschestücken zusammen waschen. Wahrscheinlich ist die Waschmaschine heute der Pilzüberträger Nummer eins: In der Waschlauge gelangen die Pilze von einem Wäschestück auf das andere.

Die Behandlung einer Pilzerkrankung sollte nicht in der Anwendung eines speziellen Pilzmittels bestehen. Wer Pilze loswerden und vor ihnen gefeit sein möchte, der muß sein Abwehrsystem stärken und das Ökosystem seines Körpers ins Gleichgewicht bringen. Nur damit lassen sich auch Pilze erfassen, die bereits ins Körperinnere vorgedrungen sind. Dazu gehört aber auch eine vernünftige Körperhygiene. Die Haut darf nicht ständig mit scharfen Seifen und alkoholhaltigen Mitteln von der natürlichen Schutzschicht und von nützlichen Bakterien gereinigt werden, sonst finden Pilze günstige Siedlungsbedingungen.

Wer sich einer Antibiotikabehandlung unterziehen mußte, der sollte dafür sorgen, daß sein Körper möglichst rasch von diesen bakterienfeindlichen Pilzen – Penicillin ist ja auch ein Pilz, wenngleich keiner, der sich im menschlichen Organismus ansiedeln könnte – wieder befreit wird. Das verlangt vor allem eine Stärkung der Leber. Sie darf zumindest in der Zeit nach der Behandlung nicht zusätzlich belastet werden, weil sie Schwerstarbeit zu leisten hat.

Heilmittel	*Anwendungsweise*
Quillaja (Panamaholz) *(Quillaja saponaria)* **Wirkstoffe:** Quillajasaponin, Oxalsäure, Quillajasäure, Salze, Bitterstoffe, Stärke. **Wirkung:** Hemmt das Pilzwachstum.	**Tee für Waschungen:** ½ Teelöffel der Wurzel wird mit ¼ Liter Wasser kalt angesetzt und kurz aufgekocht. Einmal am Tag werden die vom Pilz befallenen Hautstellen damit gewaschen. **Hinweis:** Der Tee darf bei allen Pilzerkrankungen nur äußerlich angewendet werden.
Zinnkraut s. Mittel bei Zahnschmerzen (S. 141)	**Badezusatz:** Man läßt 100 Gramm des Krautes 1 Stunde lang in 1 Liter heißem Wasser ziehen. Diesen Sud gibt man dem Badewasser zu. **Hinweis:** Sollte zusätzlich zu den entsprechenden Nosoden verwendet werden, um die Widerstandskraft zu steigern.

Mittel bei Pilzerkrankungen

Fertigpräparate	*Anwendungsweise*
Mycosis fungoides D 12 **Wirkstoff:** Nosode. **Wirkung:** Tötet die Bakterien gezielt ab.	**Tropfen:** Man nimmt bis zur Besserung täglich 10 Tropfen. **Hinweis:** Gut bei allen Arten von Fußpilzerkrankungen. Man besorgt sich 10 Gramm.
Mycot. Fluor D 12 **Wirkstoff:** Nosode. **Wirkung:** Tötet verantwortliche Bakterien.	**Tropfen:** Man nimmt bis zur vollständigen Ausheilung täglich 10 Tropfen. **Hinweis:** Empfehlenswertes Mittel bei allen Pilzinfektionen in der Scheide. Man besorgt sich 10 Gramm.
Trichonomaden fluor D 12 **Wirkstoff:** Nosode. **Wirkung:** Tötet die Trichonomadenbakterien.	**Tropfen:** Meist genügt eine einmalige Einnahme von 10 Tropfen. **Hinweis:** Sollte genommen werden, wenn vom Arzt jemals Trichonomaden festgestellt wurden. Man besorgt sich 10 Gramm.

Zusätzlich zu allen Nosoden sollte eines der folgenden Mittel verwendet werden:

Haemorobal s. Mittel bei Regelstörungen (S. 423)	**Tropfen:** ebd. **Hinweis:** Reinigt und stärkt den Unterleib.
Infektkomplex s. Mittel bei Ohrenschmerzen (S. 75)	**Tropfen:** ebd. **Hinweis:** Heilt die durch Pilzinfektionen verursachten Entzündungen aus.

Fertigpräparate	*Anwendungsweise*
Lymphorobal s. Mittel bei »Grippe« (S. 83)	Tropfen: ebd. **Hinweis:** Stärkt die Abwehr des Körpers, damit er mit den Bakterien fertig wird.
Nephrobal s. Mittel bei Übelkeit und Erbrechen (S. 302)	Tropfen: ebd. **Hinweis:** Reinigt das Urogenitalsystem bei allen Pilzerkrankungen des Unterleibs.
Splenubene Vitaplex s. Mittel bei Halsschmerzen (S. 70)	Tropfen: ebd. **Hinweis:** Stärkt die Abwehr des Körpers, indem es die Blutkörperchen vermehrt.

Behandlungsmethode bei Pilzerkrankungen

Molkebäder	Was immer Sie zur Heilung einer Pilzerkrankung unternehmen, machen Sie zusätzlich Molkebäder: Besorgen Sie sich in der Apotheke Molkepulver und geben Sie es in das Vollbad. Wöchentlich 1 Molkebad wäre ratsam.

Für den Psoriasis-Patienten ist es bald zur Gewohnheit geworden, fragenden Blicken mit der stereotypen Antwort zu begegnen: »Es ist nicht ansteckend.« Trotzdem muß er stets aufs neue erleben, daß man ihn entsetzt anstarrt und von ihm abrückt. Er wagt sich bald nicht mehr in öffentliche Schwimmbäder oder in die Sauna und hält, um nicht immer wieder zurückgestoßen zu werden, früher oder später von sich aus Abstand.

So ist die wachsende Isolierung das eigentliche Leiden, das mit der Schuppenflechte verbunden ist. Körperlich verursachen die Hautflecken, von gelegentlichem Juckreiz abgesehen, keine Beschwerden. Sie sind auch nicht gefährlich, können also beispielsweise nicht zu Krebs entarten. Zuerst stellen sich kleine, meist rote, am Rand leicht entzündete Hautflecken ein. Sie dehnen sich aus, bekommen silbergraue Schuppen, verblassen, scheinen manchmal sogar völlig abgeheilt zu sein – und kehren dann doch wieder. Bevorzugt findet sich die krustige, häßliche Haut unter den Kopfhaaren, an Ellenbogen, an den Knien. Sie kann im schlimmsten Fall aber auch die ganzen Arme, Ober- und Unterschenkel, den Rücken und den Bauch bedecken.

Nach vorsichtigen Schätzungen dürften allein in der Bundesrepublik Deutschland eineinhalb Millionen Menschen Psoriatiker sein. Jeder zwölfte von ihnen leidet gleichzeitig unter einer speziellen Rheumaform, die der Polyarthritis zum Verwechseln ähnlich ist. Sie beginnt meistens in den Finger- und Zehengelenken und geht dann in heftige Kreuzschmerzen über. Weithin wird heute die Meinung vertreten, es handle sich bei der Schuppenflechte um eine ererbte Anlage, einen Gendefekt. Der Praktiker, der ständig Psoriasis-Patienten begegnet, weiß demgegenüber aus Erfahrung, daß hinter jeder Schuppenflechte eine andere Ursache zu suchen ist. Und er weiß auch, daß es keine Heilung gibt, solange diese ganz spezielle Ursache nicht gefunden ist. So kann sich in einem Fall ein Baby schon kurz nach der Geburt im Krankenhaus mit Bakterien oder Viren infiziert haben, deren Gifte oder »Leichen« es nie wieder richtig losgeworden ist. In einem anderen Fall kann ein Darmparasitenbefall, der schon Jahrzehnte zurückliegt, Toxine zurückgelassen haben, die sich noch immer im Körper befinden. In einem dritten Fall bewirken vielleicht Wohngifte oder Umweltgifte am Arbeitsplatz die Schuppenflechte.

Psoriatiker reisen heute mit großen Erwartungen ins Hochgebirge, in den Süden, bevorzugt an das Tote Meer, den tiefsten Punkt unserer Erde, an dem sich das UV-Licht stark gefiltert besonders wirksam und wenig schädlich erweist.

Das bringt fast immer eine rasche Besserung – nicht zuletzt deswegen, weil man sich in gelöster Umgebung und in der Gesellschaft von Leidensgefährten befindet. Denn wie bei so vielen anderen Leiden, die mit den

 Abwehrkräften im Zusammenhang stehen, spielt die psychische Verfassung auch bei der Schuppenflechte eine große Rolle. Sehr oft bricht die Psoriasis nach einer starken seelischen Erschütterung aus, nach dem Verlust eines nahestehenden Menschen, nach beruflichem Mißerfolg oder erheblichem Ärger. Umgekehrt kann sich das Leiden aber auch schlagartig bessern, sobald Schwierigkeiten und Probleme ausgestanden sind oder eine besonders beglückende Lebensphase wie etwa die Schwangerschaft erlebt wird.

Doch solche Besserungen oder vorübergehende Passivformen der Krankheit sind noch keine Heilung. Die Rückkehr in die gewohnte Umgebung, die kleinste negative Veränderung im seelischen Befinden kann genügen, die Schuppenflechte erneut aufflammen zu lassen.

Heilung kann nur eingeleitet werden mit dem Aufspüren der Ursachen. Der erfahrene Praktiker kann sie auf homöopathische Weise austesten – und damit beseitigen.

Noch einmal muß es betont werden, denn für die Psoriasis gilt es ganz besonders: Nicht die Haut ist krank und bedarf der Heilung. Der Körper leidet. Er muß die richtige Hilfe bekommen, damit er sich selbst von Giftstoffen und Krankheitserregern befreien kann.

Heilmittel	*Anwendungsweise*
Eiche s. Mittel bei Verletzungen (Verbrennungen, S. 134)	**Tee:** ebd. **Hinweis:** Der Tee kann sowohl innerlich zur Heilung verwendet werden als auch äußerlich für Waschungen der befallenen Stellen, um den Juckreiz zu stillen.
Heidelbeere s. Mittel bei Durchfall (S. 320)	**Tee:** ebd. **Hinweis:** Innerlich verwendet man den Tee nur bei geregeltem Stuhlgang, nicht bei Verstopfung.
Heublumen s. Mittel bei Trigeminusneuralgie (S. 118)	**Badezusatz:** ebd. **Hinweis:** Zusätzlich verwenden.
Honig s. Mittel bei Juckreiz (S. 178)	**Honigkur:** s. Mittel bei zu niedrigem Blutdruck (S. 269) **Honigauflage:** s. Mittel bei Juckreiz (S. 178) **Hinweis:** Die Auflagen dienen der Heilung und Desinfektion, die Kur reinigt das Blut und verhindert ein Fortschreiten der Krankheit.
Lein, Flachs s. Mittel bei Halsschmerzen (S. 68)	**Öl:** Man besorgt sich in der Apotheke oder im Reformhaus Leinöl und reibt damit 2mal täglich die befallenen Stellen ein. **Hinweis:** Gutes Mittel, um Restherde der Schuppenflechte verschwinden zu lassen.
Sarsaparille *(Smilax utilis)* **Wirkstoffe:** Saponine, Glykoside, Sitosterin. **Wirkung:** Blutreinigend, stillt den Juckreiz.	**Tee:** 2 Teelöffel der Wurzeln werden mit ¼ Liter Wasser übergossen und 10 bis 15 Stunden stehengelassen. Nach dem Abseihen wird der Tee auf Trinktemperatur erwärmt. Man trinkt 3mal täglich 1 Tasse. **Hinweis:** Sollte regelmäßig als Zusatzmittel getrunken werden. Kann jedoch bei Überdosierung die Verdauungsorgane reizen. **Homöopath. Zubereitung:** *Sarsaparilla,* Urtinktur aus getrockneten Wurzeln 1/10.
Schafgarbe s. Mittel bei Leibschmerzen (S. 151)	**Tee:** ebd. **Badezusatz:** ebd. **Hinweis:** Hilft, den Juckreiz zu stillen, fördert die Heilung und stärkt das Gewebe.

Heilmittel	*Anwendungsweise*
Wacholder s. Mittel bei »Grippe« (S. 82)	**Salbe:** Frische, noch grüne Beeren werden zerstoßen und mit der gleichen Menge ungesalzener Butter verrührt. Die Salbe wird mehrmals täglich auf die Flechten aufgetragen. **Hinweis:** Empfehlenswertes Mittel zur Linderung der Beschwerden auch während sonnenarmer Zeiten.

Mittel bei Schuppenflechte

Fertigpräparate	*Anwendungsweise*
Ferrum phosphoricum D 12 s. Mittel bei schmerzbedingten Schlafstörungen (S. 202)	**Tabletten:** Man nimmt in diesem Fall täglich 7 bis 10 Tabletten. **Hinweis:** Hilft dem Körper, neues Gewebe aufzubauen und altes zu stärken.
Natrium sulfuricum D 6 s. Mittel bei Vergiftungskopfschmerzen (S. 107)	**Tabletten:** Man lutscht täglich 7 bis 10 Tabletten. **Hinweis:** Reinigt das Blut und die Leber und befreit so den Körper von störenden Faktoren, die »Fehlreaktionen« verursachen können.
Rhodizonsäure **Wirkstoffe:** Rhodizonsäure, Trichinoyl D 6, Benzochinon D 6, Glyoxal D 6, Methylglyoxal D 6. **Wirkung:** Entgiftend.	**Ampullen:** Man trinkt einmal in der Woche 1 Ampulle. **Hinweis:** Beseitigt Giftablagerungen von Infektionen im Körper.
Silicea LM 18 **Wirkstoff:** Feuersteinhochpotenz. **Wirkung:** Baut Bindegewebe auf.	**Tropfen:** Es genügen einmal wöchentlich 3 Tropfen. **Hinweis:** Sollte immer zusätzlich verwendet werden.
Sulfur LM 18 **Wirkstoff:** Schwefelhochpotenz. **Wirkung:** Reinigt die Haut.	**Tropfen:** Man nimmt einmal in der Woche 3 Tropfen. **Hinweis:** Sollte im Wechsel mit *Silicea* zusätzlich verwendet werden.
Utilin »S« Kapseln schwach s. Mittel bei Halsschmerzen (S. 71)	**Kapseln:** ebd. **Hinweis:** Ist für die Lymph- und Darmreinigung zuständig.

95 Prozent aller Menschen besitzen in ihrem Blut Abwehrkräfte gegen das Mundbläschenvirus Herpes. Nahezu jeder ist also in seinem Leben wenigstens einmal mit diesem rätselhaften Krankheitserreger in Berührung gekommen. Rätselhaft deshalb, weil dieses Virus sich ebenso wie alle anderen Herpes-Arten nur in einer ganz bestimmten, streng abgegrenzten Region des Körpers, eben rund um die Lippen herum, ansiedelt. Rätselhaft aber auch, weil bei schätzungsweise einem von hundert Infizierten die Erkrankung nach der ersten scheinbar vollständigen Heilung bei der geringsten seelischen oder körperlichen Überforderung erneut ausbricht. Ein bißchen zuviel Sonne, die Belastung der Monatsregel oder auch nur ein Ärger kann genügen, und schon sind die Bläschen wieder da. Doch dann hat man sich nicht erneut angesteckt. Das Virus war ständig da. Gewissermaßen in Lauerstellung, hat es nur darauf gewartet, bis die Abwehrkräfte für einen Augenblick abgelenkt oder behindert waren, um erneut aktiv zu werden. Man nimmt heute an, daß dieser Virustyp eine besondere Fähigkeit entwickelt hat, sich vor den Abwehrkräften zu »verstecken«, sich in Gewebe, nicht zuletzt in Nervengewebe, zurückzuziehen, wohin ihm die Abwehrkräfte nicht folgen können.

Sobald die Infektion wieder einmal akut wird, beginnt die Haut an der Grenze zur Schleimhaut der Lippen zu jucken, zu spannen. Dann bilden sich traubenartige Bläschen, die mit einer wässrigen Lösung gefüllt sind. Nach einigen Tagen trocknen die Bläschen ein, es bildet sich eine dunkle Borke, die schließlich abfällt, ohne die geringsten Narben zu hinterlassen.

Das Herpes-Virus hätte wohl niemals größere Beachtung erfahren, besäße es nicht »Verwandte«, die sehr viel gefährlicher zu sein scheinen, und wäre es nicht selbst unter den Verdacht geraten, neben den Bläschen noch andere, schlimmere Erkrankungen zu verursachen. Herpes simplex I, so die genaue Bezeichnung des Mundbläschenvirus, spielt wahrscheinlich eine Rolle bei der Trigeminusneuralgie. Möglicherweise hat es auch mit der multiplen Sklerose zu tun.

Sein »Vetter«, Herpes simplex II, kommt nur im Genitalbereich vor. Auch er kann bei etwa einem Prozent der Infizierten jederzeit reaktiviert werden. Eine Erstinfektion kann durch sexuellen Kontakt übertragen werden. Allerdings führt sie nur bei sehr wenigen Menschen auch zu einer Erkrankung.

Die einzelnen Herpes-Infektionen treten völlig unabhängig voneinander auf. Wer unter Mundbläschen leidet oder litt, besitzt keine besondere Anfälligkeit für andere Herpes-Erkrankungen. Bei ihm ist auch keine ausgeprägte Schwäche gegen Virusinfektionen allgemein gegeben. Trotzdem sollte man in jedem Fall gegen eine Herpes-Infektion energisch angehen. Mundbläschen oder Pusteln im Genitalbereich sind kein Zeichen mangelnder Sauberkeit. Man kann gegen das Herpes-Virus auch nicht mit besonders sorgfältiger Hygiene angehen. Das stets neue Aufflammen der Krankheit sollte statt dessen als Zeichen dafür gewertet werden, daß das Abwehrsystem zu empfindsam auf seelische und körperliche Belastungen reagiert, das heißt also, bei jeder Kleinigkeit in seiner Schlagkräftigkeit behindert wird. Vielleicht fehlen auch nur Vitamine, etwa Vitamin B_{12}, oder Enzyme. Als sehr hilfreich haben sich Behandlungen mit eiweißspaltenden Enzymen *(Wobenzym)* und die Thymustherapie erwiesen.

Herpes-Viren sind allgegenwärtig. Ausweichen kann ihnen keiner. Wenn trotzdem neunundneunzig von hundert Menschen nach einem ersten Kontakt gegen sie gefeit sind, darf man davon ausgehen, daß sich ein gesunder Körper gegen sie zu wehren weiß.

Fertigpräparate	*Anwendungsweise*

Herpes im Genitalbereich

Herpes progenitalis D12

Wirkstoff: Nosode.
Wirkung: Aktiviert den Körper gegen das spezielle Virus.

Tropfen: Man nimmt täglich 3mal 10 Tropfen.
Hinweis: Behandlung darf nicht zu früh abgebrochen werden. Kann vorbeugend bei Rezidivgefahr eingenommen werden.

Lippenbläschen-Virus

Herpes simplex D12

Wirkstoff: Nosode.
Wirkung: Aktiviert den Körper gegen das spezielle Virus.

Tropfen: Man nimmt 3mal täglich 10 Tropfen. Kann bei großer Belastung zur Vorbeugung eines Rückfalls genommen werden.
Hinweis: Behandlung nicht zu früh abbrechen.

Außer diesen speziellen Herpes-Mitteln sollten auch jene Präparate in Betracht gezogen werden, die wie **Wobe-Mugos** (s. **Mittel bei chronischen Schmerzen**, S. 171) und **Wobenzym** (s. **Schnupfenmittel**, S. 54) Enzyme enthalten. Teezubereitungen wie bei Schnupfen, Husten und »Grippe«.

Ein einziges Haar kann für den geschulten Arzt so aufschlußreich sein wie ein Tagebuch, in dem so ziemlich alles festgehalten ist, was sich in den letzten sieben Jahren ereignete. Krankheiten, Vergiftungen, Mangelerscheinungen, übergroße Belastungen hinterlassen im Haar – wie auch in den Nägeln – deutliche Spuren. Sie verraten so viel, daß Wissenschaftler gegenwärtig dabei sind, eine Haar- und eine Nageldiagnose zu entwickeln, die in vielen Punkten die Blutuntersuchung ergänzen kann. Grund genug, Haar und Nägel etwas aufmerksamer zu beachten.

Die meisten ins Auge springenden Schäden am Haar entstehen durch falsche Behandlung. Zu straff eingewickelte Lockenwickler, zu scharfe Mittel beim Waschen, Bleichen, Färben, übergroße Beanspruchung bei Dauerwellen zerstören das Haar. Es spaltet sich, wird brüchig und glanzlos. Zu leicht vergißt man – sowohl bei Haaren als auch bei Nägeln –, daß es sich bei ihnen nicht etwa um tote, sondern um lebende Gebilde handelt. Vieles von dem, was wir als Pflege betreiben, ist in Wirklichkeit eine schlimme Mißhandlung.

Haarausfall wird meistens überschätzt. Der Verlust von bis zu 70 Haaren pro Tag ist völlig normal. Erst wenn mehr als 100 Haare täglich verlorengehen, besteht Gefahr für das Haarkleid. Vierzehn Tage oder auch erst drei Monate nach einer Entbindung verlieren manche Frauen besonders viel Haare. Auch das ist kein Grund zur Beunruhigung. Während der Schwangerschaft war der Haarwuchs dichter. Hinterher normalisiert er sich wieder.

Gesundes, glänzendes und üppiges Haar darf als eine gewisse Garantie für gute Gesundheit gewertet werden. Verliert das Haar aber plötzlich seinen Glanz, oder wird es brüchig, struppig, stumpf, ohne daß es geschunden worden wäre, dann sollte man aufmerken – vor allem dann, wenn solche Haarveränderungen einhergehen mit trockener, schuppiger, rissiger Haut oder mit brüchigen Nägeln. Wahrscheinlich leidet der Körper dann unter einem erheblichen Mangel. Bei Frauen ist es am häufigsten ein akuter Eisenmangel. Es könnte aber auch ein Mangel an Vitamin B in Betracht kommen. Nicht selten zeigen sich solche Mangelerscheinungen nach falsch durchgeführten Abmagerungskuren oder auch nach einer intensiven Antibiotikabehandlung.

Das Kopfhaar kann – speziell bei Kindern vor der Pubertät und vorwiegend bei kurzgeschorenen Haaren – von Pilzen befallen werden. Die Haare brechen dann ab. Es bilden sich auf dem Kopf kreisrunde Gebiete, die aussehen wie eine gemähte Wiese. In einem solchen Fall wird eine Pilzbehandlung nötig (s. *Pilzerkrankungen*).

Sehr dünnes, brüchiges Haar kann bei Frauen auf Mangel an weiblichen Hormonen oder auf zuviel männliche Hormone hinweisen (s. *Frauen- und Männerleiden*).

Wer gesundes, kräftiges Haar behalten möchte, sollte es vor allem nicht zu den folgenden drei Mangelerscheinungen kommen lassen: Blutarmut ganz allgemein, Eisenmangel speziell und Vitamin-B-Mangel. Der Vitaminmangel läßt sich beheben, wenn man den Speisen Hefe, Nüsse, Leber, Eigelb, Weizenkleie beifügt.

Zeigen sich in den Fingernägeln weiße Wölkchen, so haben sie wenig zu bedeuten, solange sie nur vereinzelt auftreten. Sie entstanden, weil durch Druck oder Stoß – etwa bei allzu heftiger Maniküre – das Nagelbett leicht verletzt wurde. Während das Nagelbett selbst rasch geheilt ist, dauert es fast ein halbes Jahr, bis der kleine Fleck mit dem Nagel herausgewachsen ist.

Gibt es die weißen Wölkchen aber zahlreich und gleichzeitig an vielen Fingern, dann kann dieser Entfärbung eine Durchblutungsstörung zugrunde liegen. Ständig kalte Hände würden diesen Verdacht bestätigen. Sehen die Nägel nicht schön rosig aus, sondern ist das Nagelbett wachsig, fahl, so als würde man die Finger an dieser Stelle zusammenpressen, dann muß an ein Nierenleiden gedacht werden. Infrage käme auch eine Lebererkrankung: Das Blut wird in diesen beiden Organen nicht so aufgefrischt, wie das sein sollte.

Verfärben sich die Nägel plötzlich rotbraun, dann ist der Hinweis auf eine massive Störung der Nierenfunktion noch deutlicher. Das Blut enthält Giftstoffe, die den gesamten Organismus belasten. Ziehen sich über die Nägel weiße Querbänder, Streifen, die etwa einen Millimeter breit sind, dann hat der Körper eine Vergiftung durchgemacht. In der Regel ist eine solche Erscheinung von Haarausfall begleitet. Zu Vergiftungen dieser Art kann es im Umgang mit Farben, mit Schädlingsbekämpfungsmitteln oder bei der Arbeit in einer Gerberei kommen.

Auch Furchen in den Nägeln sind fast immer die Folgen von Vergiftungen oder durchgemachten schweren Erkrankungen. Sie spiegeln also eine frühere, keine momentane Gefahr wider.

Rissige, stark brüchige Nägel – davon wurde schon gesprochen – zeigen Mangelerscheinungen, speziell Vitamin-B-Mangel an.

Alarmierender als sie sind die sogenannten Hohlnägel. Verformt sich der eine oder andere Nagel derart, daß es aussieht, als wäre er eingedellt, wobei sich meistens noch die Nagelränder aufwerfen, dann ist die Blutarmut schon weit fortgeschritten und bedrohlich geworden. Bei Frauen finden sich solche Hohlnägel weit häufiger als bei Männern.

Sogenannte Uhrglasnägel sind am vorderen Rand übermäßig zum Finger hin abgerundet. Das kann auf ein Lungenleiden, etwa auf die krankhafte Erweiterung der Bronchien, oder auf einen Herzfehler hindeuten. Wegen der zu kleinen oder fehlenden Nagelmöndchen braucht man sich dagegen keine zu großen Sorgen zu machen. Das Möndchen spiegelt zwar ungestörte Vitalität wider. Doch wenn es nicht zu sehen ist, ist es vielfach nur von der Nagelhaut verdeckt. Wie Haut und Haare können auch die

Nägel von Pilzen befallen werden. Das ist besonders häufig bei den Zehennägeln der Fall. Sie verfärben sich dann rostig braun, verdicken sich und verlieren ihre Festigkeit. In einem solchen Fall ist eine Pilzbehandlung nötig (s. *Pilzerkrankungen*). Auch die Schuppenflechte kann auf die Nägel übergreifen. Diese bekommen dann punktförmige Vertiefungen und verfärben sich ebenfalls (s. *Schuppenflechte*).

Frauen sollten daran denken, daß bei jedem Lackieren der Nägel, in noch stärkerem Maß beim Entfernen des Nagellacks, die Finger- und Zehennägel stark aufgeweicht werden. Zu häufiges Lackieren kann deshalb zu Nagelschädigungen führen.

Als besonders gutes Mittel zur Stärkung der Nägel hat sich Gelatine bewährt. Man nimmt täglich nüchtern etwa 7,5 Gramm gestoßene Gelatine ein, und zwar einige Wochen lang.

Heilmittel	*Anwendungsweise*
Arnika s. Mittel bei Durchblutungskopfschmerzen (S. 112)	Tinktur: Man badet die betroffenen Finger in verdünnter Tinktur oder macht damit Umschläge. Hinweis: Nimmt die Schmerzen und fördert die Heilung bei Fingernageleiterung.
Bockshornklee s. Mittel bei Grippe (S. 89)	Umschlag: 100 Gramm der grob gemahlenen Samen werden mit etwas Essig zu einem dicken Brei verkocht. Ihn gibt man reichlich auf ein Taschentuch und umwikkelt damit die schmerzenden Nägel. Der Umschlag sollte 3- bis 4mal täglich erneuert werden. Hinweis: Hilft bei Nagelbetteiterungen. Gewebe und Nagel werden erweicht und zu schnellerer Heilung angeregt.
Heublumen s. Mittel bei Trigeminusneuralgie (S. 118)	Badezusatz: Man nimmt in diesem Fall für ein Hand- bzw. Fußbad ¼ Kilo Heublumen. Dieses wird mit 1 Liter Wasser kalt angesetzt und kurz aufgekocht. Nachdem der Sud noch 15 Minuten gezogen hat, seiht man ab. Hinweis: Unterstützt die Heilung der Entzündungen.
Honig s. Mittel bei Juckreiz (S. 178)	Honigauflage: ebd. Honigumschlag: Der Honig wird zu gleichen Teilen mit frischem Zwiebelsaft vermischt und mehrmals täglich auf die Problemstellen aufgelegt. Hinweis: Die Auflage eignet sich für alle entzündlichen Vorgänge, der Umschlag für brüchige Nägel und eingewachsene Fuß- und Fingernägel.
Kamille s. Schnupfenmittel (S. 49)	Badezusatz: Die schmerzenden Finger werden in ein mit Kamillentee gefülltes Gefäß getaucht. Man badet sie mehrmals täglich darin. Hinweis: Tötet vorhandene Keime im Nagelbett ab. Nimmt schnell den Schmerz.

Heilmittel	*Anwendungsweise*
Kraut s. **Aufbau- und Stärkungsprodukte** (S. 27)	**Umschlag:** Die betroffenen Finger werden mit 1 bis 2 Blättern, welche mehrmals täglich gewechselt werden müssen, umwikkelt. **Hinweis:** Nimmt den Schmerz und die Entzündung beim sogenannten »Fingerwurm«.
Labkraut s. **Mittel bei Kontaktallergien** (S. 218)	**Salbe:** Der frisch ausgepreßte Saft des Krautes wird mit der gleichen Menge Butter vermischt. Man gibt die Emulsion mit Hilfe eines Leinentüchleins 3mal täglich auf die erkrankten Finger. Das Tuch sollte nach einmaligem Gebrauch weggeworfen werden. **Hinweis:** Hilft besonders gut bei hartnäckigen, eitrigen Nagelbettentzündungen.
Ringelblume s. **Mittel bei Vergiftungskopfschmerzen** (S. 105) **Hinweis:** Die Seife sollte schon bei den ersten Anzeichen verwendet werden. Die Salbe wird zwischendurch und nachts aufgetragen.	**Umschlag:** Die Finger werden hierbei mehrmals täglich in einer Tasse Tee (S. 105) gebadet. **Salbe:** s. **Mittel bei Verletzungen** (Stumpfe Verletzungen, S. 133) **Seife:** Man löst 1 Eßlöffel Schmierseife mit ¼ l lauwarmem Wasser. Anschließend gibt man 2 gehäufte Teelöffel Ringelblumenblüten dazu. Das Gemisch wird nun 3 bis 5 Minuten gekocht und dann abgeseiht. Die entzündeten Finger werden darin 10 Minuten so heiß wie möglich gebadet.
Taubnessel s. **Mittel bei Allergien der Atemwege** (S. 209)	**Badezusatz:** Hierzu wird der Tee verwendet. **Hinweis:** Gut als Zusatzmittel bei chronischen Nagelbetteiterungen.

Heilmittel	*Anwendungsweise*
BEWÄHRTE KRÄUTERMISCHUNGEN	
Bei Nagelentzündung: 20 Gramm Frauenmantel, 5 Gramm Farnkraut, 20 Gramm Bibernelle, 25 g Holunderblüten.	Die Kräuter werden gut gemischt. Man nimmt 5 Teelöffel dieser Mischung und setzt sie mit 1 Liter kaltem Wasser an. Nachdem der Ansatz 3 Minuten gekocht hat, muß er noch 10 Minuten ziehen. Anschließend wird abgeseiht. Finger bzw. Zehen sollten bei Bedarf so warm wie möglich darin gebadet werden.
Bei eingewachsenen Nägeln: 30 Gramm Kamille, 10 Gramm Eichenrinde, 20 Gramm Heublumen, 20 Gramm Haferstroh, 20 Gramm Weizenkleie.	Die Kräuter werden gemischt. Man nimmt 5 Eßlöffel davon und setzt sie mit 1 Liter Wasser kalt an. Nachdem der Ansatz 3 Minuten gekocht und 10 Minuten gezogen hat, werden die Finger oder Füße so warm wie möglich in dem ungefilterten Sud gebadet.

Mittel bei Beschwerden der Nägel

Fertigpräparate	*Anwendungsweise*
Calcipot D3 s. Mittel bei Osteoporose (S. 431)	**Tabletten:** ebd. **Hinweis:** Hilft besonders gut bei brüchigen und zu weichen Nägeln. Kann Kindern während des Wachstums vorbeugend verabreicht werden.
E-Mulsin forte s. Spezielle Aufbau- und Stärkungsmittel (S. 39)	**Tropfen:** ebd. **Hinweis:** Gutes Mittel bei allen Mangelerscheinungen der Nägel.
Propolis-Komplex-Salbe s. Mittel bei Ohrenschmerzen (S. 76)	**Salbe:** Man bestreicht in diesem Fall die schmerzenden Stellen 2mal täglich. **Hinweis:** Hilft unterstützend bei Nagelbettentzündungen. Bei diesem Leiden sollte immer der Heilpraktiker oder Arzt zu Rate gezogen werden, da man auf bestimmte Organerkrankungen rückschließen kann, je nachdem, welcher Finger betroffen ist.
Vitamin-E-Kapseln s. Spezielle Aufbau- und Stärkungsmittel (S. 39)	**Kapseln:** ebd. **Hinweis:** Empfehlenswert bei brüchigen und »schwachen« Nägeln, hilft bei Entzündungen zur schnelleren Heilung.

Fertigpräparate	*Anwendungsweise*
Weizenkeimöl-Kapseln s. Spezielle Aufbau- und Stärkungsmittel (S. 39)	**Kapseln:** ebd. **Hinweis:** Gutes Mittel, um den Nagel zu stärken und das Wachstum zu fördern. Kann auch in der Schwangerschaft vorbeugend genommen werden.

Mittel bei Haarproblemen

Heilmittel	*Anwendungsweise*
Bärlapp s. **Mittel bei Juckreiz** (S. 178) **Hinweis:** Gutes Mittel, um Haarausfall nach einer Krankheit zu stoppen.	**Tee:** ebd. **Homöopathische Zubereitung:** *Lycopodium* D3 bis D8. Man nimmt täglich 10 bis 20 Tropfen.
Birke s. **Mittel bei Rheuma** (S. 359)	**Saft:** Man besorgt sich den Saft in der Apotheke oder im Reformhaus. Wer eigene Bäume hat, kann auch ein 2 bis 3 Zentimeter tiefes Loch in den Stamm bohren, ein Röhrchen hineinstecken und den sofort herausfließenden Saft in einer Glasflasche auffangen. Sachgemäße Saftgewinnung schadet dem Baum nicht. Den gewonnenen Saft reibt man nach der Haarwäsche in die Kopfhaut ein. **Hinweis:** Fördert den Haarwuchs, kräftigt das Haar und heilt den Haarboden.
Brennessel s. **Mittel bei Koliken** (S. 146)	**Brennesselessig:** Man füllt eine Flasche mit kleingeschnittenen Wurzeln bis zur Hälfte und übergießt sie mit einem guten, starken Weinessig. Die Flasche muß gut verschlossen 3 bis 4 Wochen in der Sonne stehen. Man nimmt davon täglich 1 bis 2 Teelöffel und verwendet ihn zusätzlich als Haarwasser. **Schnaps:** Man setzt 2 Handvoll der Blätter mit 1 Liter Kornschnaps an. Die Flasche wird 4 bis 8 Wochen verschlossen an die Sonne gestellt. Man benutzt diesen Schnaps zum Einreiben der Kopfhaut. **Hinweis:** Der Essig wird vor allem bei frühzeitigem Haarausfall und bei Schuppen verwendet, der Schnaps fördert das Wachstum und verhindert Schuppen.

Heilmittel	*Anwendungsweise*
Hirse *(Panicum miliaceum)* **Wirkstoffe:** Phosphor, Kali, Magnesium, Kieselsäure. **Wirkung:** Harntreibend, baut zerstörte Darmflora auf, blutreinigend.	**Speise:** Sollte bei allgemein ungesundem Haar 2mal wöchentlich auf dem Speiseplan stehen. **Hinweis:** Gute Möglichkeit, die für das Haar notwendigen Mineralstoffe zu erhalten. Hilft bei vorzeitigem Ergrauen, bei brüchigen und stumpfen Haaren.
Kalmus s. **Mittel bei Zahnschmerzen** (S. 140)	**Tee:** Man verwendet den Tee in diesem Fall zum Nachspülen nach jeder Haarwäsche. **Hinweis:** Gutes Mittel, um den Haarboden zu kräftigen.
Nüsse s. **Aufbau- und Stärkungsprodukte** (S. 26)	**Wein:** Man gibt in eine Flasche ½ Liter Wein, ½ Liter Olivenöl und 250 Gramm grüne Walnußschalen. Nachdem der Ansatz mindestens 3 Wochen an einem warmen Ort gestanden hat, benutzt man ihn täglich zum Einreiben der Kopfhaut.
Sarsaparille s. **Mittel bei Schuppenflechte** (S. 235)	**Tee:** ebd. Wird zum Waschen verwendet. **Hinweis:** Kräftigt das Haar und fördert das Wachstum.
Zinnkraut s. **Mittel bei Zahnschmerzen** (S. 141)	**Tee:** In diesem Fall wird der Tee nach jeder Haarwäsche zum Nachspülen verwendet. **Hinweis:** Hilft bei allen Erkrankungen des Haarbodens.
BEWÄHRTE KRÄUTERMISCHUNG 15 Gramm Klette, 15 Gramm Brennessel, 20 Gramm Birke, 10 Gramm Arnika, 15 Gramm Buchsbaum, 15 Gramm Rosmarin, 10 Gramm Lavendel.	Die Kräuter werden zusammen mit 2 Liter gutem Essig zuerst 5 Minuten gekocht und anschließend noch 30 Minuten ziehen gelassen. Man reibt jeden Tag etwas davon in die Kopfhaut ein.

Fertigpräparate	*Anwendungsweise*
Calcipot D3 s. **Mittel bei Osteoporose** (S. 431)	**Tabletten:** ebd. **Hinweis:** Ist für den Dauergebrauch bei brüchigen, glanzlosen Haaren bestens geeignet.
Gelacet **Wirkstoffe:** Vitamin A, L-Cystin, Gelatine. **Wirkung:** Baut auf, stabilisiert.	**Kapseln:** Über 3 Wochen nimmt man täglich 9 Kapseln. Nach 2 Wochen Pause wird die Kur wiederholt. Anschließend sollte man noch einige Wochen oder Monate täglich 3 Kapseln weiternehmen. **Hinweis:** Hilft bei allen Wachstumsstörungen der Haare und Nägel.
Mineralobal **Wirkstoffe:** Calciumhydrogenphosphat, Magnesiumphosphat, Calciumcarbonat, Magnesiumoxid, Zinkoxid, Mangandioxid, Kobalt-II-Sulfat, Dinatriumphosphat, Calciumglukonat, Mangansulfat, Zinksulfat. **Wirkung:** Normalisiert den Elektrolythaushalt.	**Tabletten:** Man nimmt bei Bedarf 2- bis 3mal täglich 2 Tabletten. **Hinweis:** Hilft bei allen Haarproblemen, die durch Mineralstoffmangel verursacht werden. Kann auch zusätzlich oder vorbeugend eingenommen werden.
Vitamin-E-Kapseln s. **Spezielle Aufbau- und Stärkungsmittel** (S. 39)	**Kapseln:** ebd. **Hinweis:** Empfehlenswertes Mittel bei Haarausfall, strähnigen und geschädigten Haaren.
Weizenkeimöl-Kapseln s. **Spezielle Aufbau- und Stärkungsmittel** (S. 39)	**Kapseln:** ebd. **Hinweis:** Stärkt das Haar, fördert das Nachwachsen ausgefallener Haare. Eignet sich auch zur Vorbeugung gegen Haarausfall in der Schwangerschaft.

8 Herz-Kreislauf-Erkrankungen

Der große »Killer« unserer Tage sind nicht mehr die Infektionskrankheiten, wie noch vor hundert Jahren. Es ist auch nicht der gefürchtete Krebs. Jeder dritte Mensch in einer Industrienation stirbt an einer Herz-Kreislauf-Erkrankung. In der Bundesrepublik Deutschland sind das 354 000 Opfer – mehr als das Doppelte der Krebstoten. Und es sind keineswegs nur die Hochbetagten, deren Herz eines Tages stehenbleibt, sondern immer mehr recht junge Leute, obwohl doch heute mehr Sport betrieben wird als zu jeder anderen Zeit, obwohl wir über mehr Freizeit und Betätigungsmöglichkeiten verfügen als alle Generationen vor uns.

Trotzdem fließt das Blut bei immer mehr Menschen nicht so frei und zwanglos durch Arterien und Venen, wie es das eigentlich sollte. Schon Dreißigjährige haben Arteriosklerose. Trotzdem gelingt es der Medizin nicht, die Zahlen für Herzinfarkt und Schlaganfall zu senken. Bei den Frauen steigen die Herzinfarktraten sogar drastisch an. Trotzdem müssen Zehen, Füße, Beine amputiert werden, weil Durchblutungsstörungen zu einem »Raucherbein« geführt haben.

Was machen wir so gründlich falsch? Liegt es am Essen? Am Streß? Am falsch betriebenen Sport? An beruflicher Überlastung? Oder sind wir nur innerlich verkrampft, weil uns Ausgeglichenheit, Zufriedenheit, Entspannung fehlen?

Was ist uns in den letzten Jahrzehnten nicht alles darüber erzählt worden! Von der gefährlichen Butter und anderen Fetten, die unseren Blutgefäßen nicht bekommen. Von zu vielen Kalorien, die den Organismus übermäßig belasten. Vom verhängnisvollen Bewegungsmangel, dem übermäßigen Rauchen und dergleichen mehr. In gewisser Hinsicht war alles richtig – und alles falsch. Kaum hatten wir auf die Butter verzichtet, wurde sie rehabilitiert. Kaum gaben wir uns alle erdenkliche Mühe, das Gewicht zu reduzieren, erfuhren wir, daß Übergewicht direkt vielleicht doch nicht zu den Risikofaktoren für Herz-Kreislauf-Erkrankungen zählt. Selbst bei sportlicher Betätigung ist man sich mittlerweile nicht mehr so sicher, wie und wem sie empfohlen werden soll. Zu viel wird beim unvernünftigen Gewaltakt auf der Loipe und dem Trimmpfad kaputtgemacht. Was soll, was darf man noch glauben?

Auch für Herz-Kreislauf-Erkrankungen gilt: Unser Körper ist kein chemisches Labor, das perfekt funktioniert, sobald alle notwendigen Substanzen und die richtige Temperatur gegeben sind, die sie zur chemischen Reaktion brauchen. Das Leben vollzieht sich komplizierter. Gesundheit läßt sich nicht einfach damit erhalten oder zurückgewinnen, daß man Mangelzustände vermeidet oder behebt, Überfluß beseitigt, Giften und Krankheitserregern ausweicht – so löblich und richtig das auch sein mag. Zur gesunden Stabilität gehört auch der Einklang mit sich selbst. Das zeigt sich besonders deutlich bei Herz-Kreislauf-Erkrankungen.

Die Erklärung ist einleuchtend: Unser Organismus ist ein äußerst ökonomisch arbeitendes System. In ihm gibt es praktisch nichts, kein Organ und keine Funktion, die auf eine einzige Aufgabe beschränkt bliebe. Der Kreislauf beispielsweise dient zunächst der Sauerstoffversorgung der vielen Milliarden Zellen, von denen jede einzelne eine eigenständige Welt für sich darstellt. Jede Zelle, die nur knapp fünf Minuten keinen Sauerstoff bekommt, geht zugrunde. Doch daneben braucht sie auch »Brennstoff« wie Zucker und Fette, ohne die sie nicht arbeiten kann, Baustoffe für Wachstum und Heilprozesse, »Lebensstoffe« wie Mineralien, Vitamine, Enzyme, die das rechte Funktionieren gewährleisten. Sie muß das, was sich an »Abfall« ansammelt, loswerden, sich gegen Angreifer zur Wehr setzen können. Und sie braucht eine Art Polizei, die sie vor eigenen Fehlern und Fehlern anderer schützt. Ein riesiges Pensum. Das Blut erfüllt es fehlerfrei, solange es nur zu jeder Zelle hingelangen kann.

Man versteht die enorme Leistung noch besser, betrachtet man einen winzigen Tropfen Blut. In ihm befinden sich fünf Millionen rote Blutkörperchen. Sie tragen den Sauerstoff. In jeder Sekunde muß das Knochenmark zwei Millionen neue Zellen herstellen. Sie leben nur etwa hundertzwanzig Tage.

Daneben finden sich in einem Tropfen Blut des gesunden Menschen rund 8000 weiße Blutkörperchen. Beim Kranken können es zehnmal soviel sein. Diese Blutkörperchen sind eigene kleine Lebewesen, die sich durch Teilung vermehren können. Sie bilden die Abwehrkräfte des Körpers und sind teilweise auf ganz bestimmte Krankheitserreger hochspezialisiert. 300 000 Blutplättchen sorgen nach einer Verletzung dafür, daß das Blut gerinnt und auf der Wunde eine dichte, stabile Schutz- und Heilschicht wachsen kann.

Diese festen Bestandteile machen immerhin fast die Hälfte unseres Blutes aus, das also in Wirklichkeit nicht dünnflüssig ist, sondern ein körniger »Brei«. Im flüssigen, fast farblosen Teil, dem Blutplasma, schwimmen Mineralsalze, Hormone, Vitamine, Enzyme und wertvolle Abwehrstoffe, die man Globuline nennt. Sie kann man herausfiltern und abwehrschwachen Menschen als Abwehrstoffe spritzen. Unser Blut besitzt neben den Versorgungs-, Heil- und Abwehraufgaben noch drei weitere Funktionen: Es spielt die entscheidende Rolle bei der Regulierung der Temperatur, es hält das Verhältnis zwischen Säure und Base im Gleichgewicht, und es muß dazu beitragen, daß der Wasserspiegel im Körper nicht zu hoch und nicht zu niedrig ist.

Die Fülle der Aufgaben bringt es mit sich, daß immer wieder Konfliktsituationen entstehen, die den Körper dazu zwingen, eine Aufgabe zugunsten einer anderen vorübergehend zu vernachlässigen. Friert man beispielsweise, dann müssen die Außenbezirke des Körpers von der Blutversorgung abgekoppelt werden. Die Haut wird bleich. Die Versorgungs- und Abwehraufgaben sind in ihr unterbrochen oder zumindest auf ein Minimum gedrosselt. Benutzt jemand zuviel Salz, dann bindet der Körper gezwungenermaßen mehr Wasser als nötig und gut. Das Blutvolumen ist vergrößert, womit auch der Blutdruck ansteigt.

Nun wird der Blutfluß aber nicht nur von Hitze und Kälte stark beeinflußt, sondern ebenso von psychischen Faktoren. In der Aufregung beginnt das Herz heftig und rasch zu pochen. In der Angst kann es wie gelähmt sein oder auch davongaloppieren. Vor Schreck wird man schneeweiß, im Schock sinkt der Blutdruck ab. Übermäßiger Streß überschwemmt das Blut mit Zucker und Fetten. Und wieder müssen in solchen Situationen wichtige Aufgaben vom Kreislauf vernachlässigt werden, so daß ernste Störungen und selbst Krankheiten entstehen können, ohne daß man etwas Falsches oder zuviel oder zuwenig gegessen hätte.

Wer es nicht schafft, daß sein Blut frei, ohne allzu große Anstrengungen und ohne ständige Beeinträchtigung durch Fehlsteuerungen fließt, kann auf Dauer nicht gesund sein. Das ist gemeint mit der Forderung nach dem Einklang mit sich selbst.

Heilmittel	*Anwendungsweise*
Eisenkraut *(Verbena officinalis)* Wirkstoffe: Glykoside, Cornin und Verbenin, Bitterstoffe. Wirkung: Anregend bei allgemeiner Erschöpfung, stärkt den Kreislauf.	Tee: 1 Teelöffel des Krautes wird mit 1 Tasse Wasser kalt angesetzt. Man läßt das 6 bis 8 Stunden ziehen und erwärmt es anschließend auf Trinktemperatur. Davon trinkt man abends 1 Tasse. Hinweis: Bewährter Tee für Zeiten der Rekonvaleszenz. Homöopath. Zubereitung: *Verbena officinalis,* Urtinktur auf frischem, blühendem Kraut 1/2.
Weißdorn s. Mittel bei Herzschmerzen (S. 161)	Tee: ebd. Hinweis: Gilt seit vielen Jahrhunderten als bestes Herzstärkungsmittel.
Ysop *(Hyssopus officinalis)* Wirkstoffe: Ätherisches Öl, Gerbstoffe. Wirkung: Entwässert, befreit die Atemwege, stabilisiert das Herz auf milde Weise. Hinweis: Hilft vor allem gut bei erschöpftem Herzen, verbunden mit Schweißausbrüchen und Atembeschwerden.	Tee: 1 Teelöffel des Krautes wird mit 1 Tasse kochendem Wasser überbrüht. Man trinkt abends schluckweise 1 Tasse. Bei Krankheit bis zu 3 Tassen täglich. Homöopath. Zubereitung: *Hyssopus officinalis,* Urtinktur aus frischem, blühendem Kraut 1/3.

Mittel zur allgemeinen Herzstärkung/Kreislaufstabilisierung

Fertigpräparate	*Anwendungsweise*
Actihaemyl s. Mittel bei »Grippe« (S. 82)	Dragees: ebd.
Actovegin forte s. Mittel bei Durchblutungskopfschmerzen (S. 113)	Dragees: ebd.
Buerlecithin s. Spezielle Aufbau- und Stärkungsmittel (S. 40)	Tonikum: ebd. Kapseln: ebd.

Fertigpräparate	*Anwendungsweise*
Ferlixir triplex Wirkstoffe: Eisen, Kobalt, Adenosin, Vitamin B_1, B_6, B_{11}, B_{12}, Sorbit. Wirkung: Aufbauend, durchblutungsfördernd, bei Kreislaufstörungen bedingt durch Eisenmangel.	Flüssigkeit: Erwachsene 2mal täglich 2 Teelöffel; Jugendliche von 14 bis 18 Jahren 1- bis 2mal täglich 2 Teelöffel; Kinder von 6 bis 14 1- bis 2mal täglich 1 Teelöffel; Kinder von 3 bis 6 1mal täglich ½ bis 1 Teelöffel. Man nimmt sie zu oder nach den Mahlzeiten. Hinweis: Kann bei zu hohen Dosen zu Verstopfung führen.
Magnesiocard Wirkstoff: Magnesium. Wirkung: Beugt der Arteriosklerose, damit dem Herzinfarkt/Schlaganfall vor. Hinweis: Fühlt man sich nach der Einnahme müde, ist das ein Zeichen, daß der Magnesiumspiegel überhöht und das Medikament somit überflüssig ist.	Granulat: Erwachsene und Jugendliche 3mal täglich 1 Beutelinhalt; Kinder von 10 bis 14 Jahren 2mal täglich 1 Beutelinhalt; Kinder von 6 bis 9 Jahren 1mal täglich 1 Beutelinhalt. Man löst das Granulat in ½ Glas Wasser, Mineralwasser, Tee oder Fruchsaft. Kapseln: Erwachsene und Jugendliche 3mal täglich 2 Kapseln; Kinder von 10 bis 14 Jahren 3mal täglich 1 Kapsel; Kinder von 6 bis 9 Jahren 2mal täglich 1 Kapsel. Mit etwas Flüssigkeit einnehmen.
Propolis-Komplex s. Mittel bei Allergien der Atemwege (S. 211)	Tropfen: ebd.
Tebonin forte Wirkstoffe: Tempelbaumblätterextrakt. Wirkung: Durchblutungsfördernd.	Tropfen: 3- bis 4mal täglich 20 Tropfen in etwas Wasser verdünnt einnehmen. Hinweis: Empfehlenswert bei beginnenden arteriellen Durchblutungsstörungen.
Wobe-Mugos s. Mittel bei chronischen Schmerzen (S. 171)	Dragees: ebd.
Wobenzym s. Schnupfenmittel (S. 54)	Dragees: ebd.

Der Mensch lebt in einer feindlichen Umwelt. Er hat sich darin immer wieder zurechtgefunden – nicht dank seiner Intelligenz, sondern dank der meisterlichen Anpassungsfähigkeit seines Körpers. Er vermag sich auf stärkste Temperaturschwankungen einzustellen. Seine Haut wehrt zerstörerische UV-Strahlung ab. Ist er ständig Giftstoffen ausgesetzt, stellt er das passende Gegengift in genau der erforderlichen Menge her und neutralisiert es damit. Leben heißt letztlich reagieren und sich pausenlos auf Reize und Angriffe von außen einstellen.

Dieses Antworten auf die Umwelt, das Anpassen an die Erfordernisse, das ist Streß, eine phantastische, segensreiche Einrichtung. Krankmachend als »distress«, wie die Amerikaner sagen, wird er erst, wenn der Körper sich gezwungen sieht, ständig und in hektischem Tempo immer dieselbe Antwort zu geben. Irgendwann gelangt er an die Grenze, an der Muskeln, Drüsen, Nervenkräfte ihre Kapazität nicht mehr steigern können. Sie geben erschöpft auf. Sie sind »ausgebrannt«.

Der Streßalarm funktioniert heute wie vor Millionen Jahren: Sobald der Gehirnzentrale über Augen, Ohren, Tastsinn, Geruchs- und Geschmacksnerven das Signal »Gefahr« gemeldet wird oder etwas scheinbar bedrohlich aussieht, werden sekundenschnell alle Funktionen abgeschaltet, die im Augenblick entbehrlich scheinen, und der Organismus wird auf Reflex programmiert.

Man merkt das deutlich etwa beim Autofahren: Der Fahrer hört mitten im Satz auf zu sprechen. Er reißt das Steuer herum und tritt auf die Bremse. Er mußte blitzschnell reagieren, deshalb blieb keine Zeit, weder für Überlegungen noch für ein Weiterplaudern. Das Gefährliche an solchen streßbedingten Denkausfällen: Das rasche und rechte Verhalten muß in Fleisch und Blut übergegangen sein, sonst kommt es zu Kurzschlußreaktionen. Klug ist in solchen Augenblicken keiner, höchstens erfahren und erprobt. Wie das Denken, so werden auch bei übermäßigem Streß Verdauung und Abwehr abgeschaltet. Die Folgen sind Durchfall oder Verstopfung und Anfälligkeit für Infektionen.

Im selben Augenblick, in dem das Unnötige stillgelegt wird, muß das Nötige auf Hochtouren gebracht werden. Es schießen »Aufweckhormone« ins Blut. Herzschlag und Atmung gehen schneller und heftiger. Der Blutdruck steigt. Im Nu sind die Muskeln um das Doppelte besser durchblutet. Ins Blut werden große Mengen Zucker und Fette ausgeschüttet, damit ihnen für die bevorstehende Anstrengung genügend »Kraftstoff« zur Verfügung steht. Er wurde aus der Leber, aus Fett- und Bindegewebe abgerufen, wo er für den Notfall gelagert war. Je größer der Streß, desto stärker wird das Blut »aufgerüstet«. Schließlich setzt auch noch ein chemischer Prozeß ein, der es gerinnungsfähiger macht. Im Fall einer Verletzung soll damit die

Verblutungsgefahr herabgesetzt werden. Damit sind aber nur die wichtigsten Vorgänge aufgezählt. Tatsächlich bleibt vom Streßalarm keine einzige Körperzelle verschont.

Dieser Alarm, die ganze Mobilmachung, wäre an sich noch keine Katastrophe, folgte nun die Aktivität, die vorbereitet wurde, die körperliche Betätigung, bei der die angelieferten Brennstoffe in den Muskeln auch verbrannt werden. Bleibt sie allerdings aus, sieht sich der Körper gezwungen, unter größten Anstrengungen wieder »abzurüsten«.

Mit dem Zucker ist das nicht allzu schwierig. Der Körper besitzt im Insulin den passenden Gegenspieler. Es räumt den Zucker nach jedem Streßanfall wie nach jeder Mahlzeit auch wieder aus dem Blut und läßt nur soviel, wie eben benötigt wird. Das geschieht im gesunden Körper so subtil und genau, daß auch der perfekteste Computer Bedarf und Vorrat nicht besser aufeinander abstimmen könnte. Nur: nach Jahrzehnten der Überforderung durch unnötigen Alarm kann schließlich auch die tüchtigste Bauchspeicheldrüse nicht mehr. Zuerst versucht sie noch krampfhaft, den Insulinbedarf zu decken. Sie entzündet, vergrößert sich. Doch wenn auch das nicht mehr ausreicht, ist sie erschöpft. Dann gehört man zu den Millionen Menschen mit einer altersbedingten Zuckerkrankheit. Man fühlt sich müde, durstig, verliert an Körpergewicht. Das Blut ist überzuckert, die Nieren haben Schwerstarbeit zu leisten, wenigstens einen Teil des Zuckerüberschusses mit dem Urin auszuscheiden.

Mit dem Abtransport der Fette hat der Körper eine von Anfang an schwierigere Arbeit zu leisten: Es gibt, soweit heute bekannt, keinen direkten Gegenspieler, vergleichbar dem Insulin. Wenn das mobilisierte Fett nicht durch Muskelarbeit verbraucht wird, bleibt dem Körper nur eine Möglichkeit, es aus dem Blut herauszuschaffen: Er muß es an die Wände der Blutgefäße heften. Das ist der Anfang der Arteriosklerose. Die Gefäße wachsen mit der Zeit zu, werden starr, so daß sie von den Muskeln nicht mehr weit und eng gestellt werden können. So wächst das Risiko für Infarkt und Schlaganfall.

Professor Dr. Hans Selye, der Vater der Streßforschung, hat bei übermäßigem Streß neben der Arteriosklerose und der Zuckerkrankheit vor allem drei typische Streßfolgen nachgewiesen: Entzündungen und Verkrümmungen der Nebennierenrinde, schwerste Schädigungen an Lymphdrüse, Milz und anderen Bollwerken des Lymphsystems sowie Magen- und Zwölffingerdarmgeschwüre. Lohnt es sich, dafür zu sterben? Oder ist es nicht gescheiter, sich nicht mehr wegen jeder Kleinigkeit aufzuregen? Noch wichtiger als die Bemühungen, Streß so gering wie möglich zu halten, sich vor allem nicht unnötig stressen zu lassen, müssen die Anstrengungen sein, Streßfolgen möglichst umgehend abzubauen. Wer sich richtig gestreßt weiß, der sollte sich austoben, ein paar Treppen steigen, einen Spurt einlegen. Zerschlagenheit nach Streß verlangt nicht nach Ruhe, sondern nach körperlicher Betätigung. Deshalb ist der Sport am Abend, nach der Arbeit, viel gesünder als am Morgen.

Die Ärzte von früher wie beispielsweise Paracelsus haben als Antistreßmittel zusätzlich den wöchentlichen Fasttag empfohlen, an dem nichts anderes gegessen wird als ein frischer Apfel, nichts anderes getrunken als Mineralwasser. Ein gutes Rezept. Denn: der Körper, der keine Nahrung bekommt, sieht sich gezwungen, die Reserven, die er an die Wände der Blutgefäße geheftet hat, anzugehen. Damit werden wiederum Streßfolgen beseitigt.

Heilmittel	*Anwendungsweise*
Apfel s. **Mittel bei Verletzungen** (Verbrennungen, S. 133)	**Apfel-Honig-Kur:** Ein ganzer, möglichst frischer, ungeschälter Apfel wird in kleine Stücke zerschnitten, mit ½ Liter heißem Wasser überbrüht, 1 Stunde ziehen lassen. Dann werden 1 bis 3 Teelöffel Honig eingerührt. Man trinkt den Saft schluckweise und ißt die Apfelstücke. Ein Apfel pro Tag genügt. **Hinweis:** Gutes Vorbeugungsmittel vor allem für Kinder bei Schulstreß.
Baldrian s. **Mittel bei Verspannungskopfschmerzen** (S. 99)	**Tee:** ebd. **Hinweis:** Den Tee in starken Streßzeiten kurmäßig anwenden: 3mal täglich 1 Tasse über 2 bis 3 Wochen. Dann absetzen. Im Bedarfsfall nach einer Woche wiederholen.
Brunnenkresse *(Nasturtium officinale)* **Wirkstoffe:** Glukonasturtin, Senfölglykosid, ätherisches Öl, Kalium, Eisen, Arsen, Jod, Vitamine A, C, D. **Wirkung:** Verbessert den Stoffwechsel, steigert Nieren-, Gallen- und Lebertätigkeit.	**Salat/Beigabe zu Salaten:** Täglich sollte zumindest eine kleine Menge des rohen Krautes verspeist werden. **Hinweis:** Kann die Niere leicht reizen, sollte deshalb wieder abgesetzt werden, sobald der Streß überstanden ist. **Homöopath. Zubereitung:** *Nasturtium aquaticum*, Urtinktur aus frischem, blühendem Kraut 1/3.
Gartenrose s. **Mittel bei Vergiftungskopfschmerzen** (S. 105)	**Tee:** ebd. **Rosenwein:** ebd. **Hinweis:** Der Tee, mit Honig gesüßt, empfiehlt sich vor allem bei Streß, verbunden mit Herzbeschwerden.
Johanniskraut s. **Mittel bei Vergiftungskopfschmerzen** (S. 105)	**Tee:** s. **Mittel bei Trigeminusneuralgie** (S. 118) **Öl:** ebd. **Hinweis:** Der Tee hilft nach geistig-seelischer Überanstrengung.
Kalmus s. **Mittel bei Zahnschmerzen** (S. 140) **Hinweis:** Verhilft zu erholsamem Schlaf in Streßzeiten. Nicht bei Durchfall anwenden.	**Badezusatz:** s. **Mittel bei Einschlafstörungen** (S. 188)

Heilmittel	*Anwendungsweise*
Melisse s. Mittel bei Verspannungskopfschmerzen (S. 100)	**Tee:** ebd. **Hinweis:** Hilfreich bei Streß, der auf den Magen schlägt.
Rosmarin s. Mittel bei Durchblutungskopfschmerzen (S. 112)	**Tee:** ebd. **Wein:** 10 bis 20 Gramm der Blätter in eine Weinflasche geben und mit ¾ Liter leichtem Moselwein übergießen, 5 Tage lang an einem warmen Ort stehenlassen, abseihen. Man trinkt täglich 2 Gläschen. **Badezusatz:** 50 Gramm der Blätter werden mit 1 Liter Wasser zum Sieden gebracht. 30 Minuten ziehen lassen, dann ins Vollbad geben. **Hinweis:** Der Tee ist gut als zusätzliches Mittel und zur Vorbeugung, bei großer Anspannung empfiehlt sich Wein und Badezusatz. In der Schwangerschaft nicht anwenden.
Rotwein s. Aufbau- und Stärkungsprodukte (S. 28)	**Rotwein mit Ei:** ebd. **Hinweis:** Bei großen Belastungen mit Traubenzucker versehen.
Sellerie *(Apium graveolens)* **Wirkstoffe:** Alkaloid, ätherisches Öl, Kalium, Natrium, Chlor, Glukokine, Vitamine A, B, D, E. **Wirkung:** Harntreibend, blutverbessernd, wassertreibend, kreislauffördernd, potenzstärkend.	**Tee:** 2 gehäufte Teelöffel des Krautes mit ¼ Liter kaltem Wasser ansetzen, zum Sieden bringen, gleich abseihen. Davon trinkt man täglich 2 Tassen. **Hinweis:** Nicht bei akuten Nierenerkrankungen, nicht in der Schwangerschaft anwenden. **Homöopath. Zubereitung:** *Apium graveolens*, Urtinktur aus reifen Samen 1/3.
Thymian s. Schnupfenmittel (S. 51)	**Tee:** ebd. **Hinweis:** Der Tee hilft bei nervlicher, körperlicher Schwäche infolge von Streß.

Fertigpräparate	*Anwendungsweise*
Buerlecithin s. Spezielle Aufbau- und Stärkungsmittel (S. 40)	**Tonikum:** ebd. **Kapseln:** ebd.
Chinesisches Ginseng-Tonikum **Wirkstoff:** Ginseng-Flüssigextrakt. **Wirkung:** Herz-, kreislaufstärkend, abwehrstärkend, nervenstärkend, reguliert den Stoffwechsel.	**Tonikum:** ebd. **Hinweis:** Für Kinder nicht geeignet.
Gelee Royale **Wirkstoffe:** Futtersaft für Bienenköniginnen, Ginsengwurzelextrakt, Bienenhonig, Schisandrafrüchte. **Wirkung:** Nervenberuhigend, verhütet Streßfolgen.	**Trinkampullen:** 20 Tage lang trinkt man morgens nüchtern je 1 Ampulle. Nach 10 Tagen Pause erneut 20 Tage lang 1 Ampulle. Die Kur sollte 3 Monate lang durchgeführt werden. Kinder bekommen die Hälfte. **Hinweis:** Empfehlenswert nach Krankheiten oder Operationen.
Ginsana Ginseng **Wirkstoff:** Reiner Ginsengwurzelextrakt. **Wirkung:** Durchblutungsfördernd, aufbauend, kreislaufanregend, nervenstärkend.	**Kapseln:** Man nimmt täglich 2 Kapseln. **Hinweis:** Für Kinder eignet sich besser der Ginseng-Sirup.
Ginseng-Sirup **Wirkstoffe:** Ginsengwurzel, Ginseng-Sirup, Honig. **Wirkung:** Nervenstärkend, herz-, kreislaufstärkend, erhöht Leistung und Konzentrationsfähigkeit.	**Sirup:** Morgens und abends je 25 Gramm mit abgekochtem Wasser einnehmen. Am 6. Tag die Wurzel halbieren, eine Hälfte morgens, die andere abends essen. Geöffnete Flasche innerhalb von 8 Tagen aufbrauchen. Kinder bekommen die Hälfte. **Hinweis:** Hilft auch bei Schlafstörungen, die streßbedingt sind.
Mezereum Vitaplex **Wirkstoffe:** Seidelbast D13, Tintenfisch D4, Heidelbeere D5, Jambulbaum Urtinktur, Roßkastanie D2. **Wirkung:** Stärkt die Bauchspeicheldrüse, reguliert die Schilddrüse.	**Tropfen:** Morgens 5 Tropfen pur einnehmen. **Hinweis:** Schützt vor Erschöpfungszuständen der Bauchspeicheldrüse.

Fertigpräparate	*Anwendungsweise*
PK7 Hefetabletten/Sirup s. Spezielle Aufbau- und Stärkungsmittel (S. 38)	**Sirup:** ebd. **Tabletten:** ebd.
Sirmia Johanniskraut-Melisse-Nervenkur **Wirkstoffe:** Pomeranzenschalen, Melissen, Rosmarin, Kümmel, Weißdorn, Wermut, Tausendgüldenkraut, Johanniskraut, Muira-Puama. **Wirkung:** Drüsenanregend, stärkend, stimmungsverbessernd.	**Ampullen:** Man trinkt 2mal täglich je ½ Ampulle nach dem Essen. Nach eingetretener Besserung wird die Trinkampulle vor dem Essen eingenommen (30 Tage lang). **Hinweis:** Die Kur hilft bei beruflicher und schulischer Überforderung, Partnerschaftsproblemen und allgemeiner Nervenschwäche.
Sirmia Pollentonikum **Wirkstoffe:** Blütenpollen, Gelee Royale, Ginsengwurzel, Honig, Hefe, Karotin, Vitamine C, B_1, B_2, B_{11}, B_{12}, H, PP, Calcium, Colanuß. **Wirkung:** Belebt das Zentralnervensystem und die Gehirntätigkeit, gibt Energie und Kraft.	**Ampullen:** Man trinkt 2mal täglich je ½ Trinkampulle nach dem Essen. Die Kur dauert 30 Tage. **Hinweis:** Diese Kur hat sich besonders bei streßbedingter Konzentrationsschwäche bewährt. Auch für Kinder geeignet.

Weitere empfehlenswerte Mittel

Hevert-Vitan (Tabletten). Vitamine, Mineralstoffe, stabilisiert, baut auf.
Magnesium-Diasporal (Tabletten, Trinkgranulat). Magnesium, Thrombosevorbeugung.
Magnesium Verla (Dragees). Magnesium, löst Muskelverkrampfungen.
Nerventonikum Fides (Tabletten). Homöopath., stärkt, stabilisiert die Nerven.
Neukönigsförder Mineraltabletten mit Spurenelementen (Tabletten). Baut auf.
Pascossan (Pulver). Homöopath., empfehlenswert vor und nach großen Belastungen.
Thyreoidea compositum (Ampullen). Homöopath., dämpft die Schilddrüsentätigkeit.
Valerianaheel (Tropfen). Baldrianpräparat, bewährt bei starken Erregungszuständen.

Die Hypertonie ist eine besonders heimtückische Krankheit: Wer einen zu hohen Blutdruck besitzt, der fühlt sich nicht etwa krank oder gar leidend. Im Gegenteil. Er ist besonders unternehmungslustig, vital, leistungsfähig. Er sieht keinerlei Veranlassung, sich untersuchen zu lassen, geschweige denn, sich in Behandlung zu begeben.

Eine Tatsache, die fast noch mehr verwirrt: Nach keiner gesundheitlichen Störung wird intensiver gefahndet. Das Blutdruckmessen gehört selbstverständlich zu jeder ärztlichen Untersuchung. Trotzdem, so warnen die Experten, weiß nur jeder zweite von der Gefahr, in der er schwebt. Und von denen, die um ihre Hypertonie wissen, läßt sich wiederum nur die Hälfte behandeln – obwohl man ihnen unmißverständlich erklärt hat: Je höher der Blutdruck, desto kürzer die Lebenserwartung. Die Zusammenhänge sind einfach: Bei der Hypertonie schießt das Blut unter besonders hohem Druck durch die Blutgefäße. Deshalb kann es auch überall hingelangen. Die Blutversorgung ist gesteigert. Man steht unentwegt unter »Volldampf«.

Die Kehrseite der Fehlfunktion: Blutkörperchen, Blutgefäße und auch das Herz sind besonders hohen Belastungen und vorzeitigem Verschleiß ausgesetzt. In den zarten Innenwänden der Arterien entstehen Wunden, Verletzungen, schließlich Wucherungen, weil die Blutkörperchen mit hoher Wucht vor allem hinter »Kurven« und »Kreuzungen« gegen die Wände prallen. Sie selbst zerstören sich dabei sehr rasch. Das Herz erweitert sich zunächst, um den hohen Anforderungen gewachsen zu sein. Aber irgendwann wird die Erschöpfung und Übermüdung so groß sein, daß es einfach nicht mehr kann.

Jeder Mensch wird in gewissen Situationen, in aufregenden Momenten, im Streß, bei heftigen Anstrengungen, zum Hypertoniker. Das ist normal: Sobald aus irgendeinem Grund mehr Blut in Muskeln oder Organen benötigt wird, erhöht sich automatisch der Blutdruck. Krankhaft wird hoher Blutdruck erst dann, wenn er nach der Anstrengung nicht wieder auf normale Werte absinkt, wenn er für immer oben bleibt. Als Grenze gibt man heute allgemein an: bis 140/95 ist normal; bis 160/95 liegt im »kontrollbedürftigen Grenzbereich«; über 160/95 gilt als krank und behandlungsbedürftig.

Bei der Blutdruckmessung werden deshalb zwei Werte festgehalten, weil der Blutdruck in den Arterien eine obere und eine untere Grenze besitzt. Die obere ist erreicht, wenn das Herz sich gerade zusammenzieht und das Blut in die Aorta drückt, die untere während der Ruhepause des Herzens. Man spricht entsprechend vom systolischen Blutdruck (erster Wert) und vom diastolischen Druck (zweiter Wert). Der erste Wert läßt eher auf die Leistung und Anstrengung des Herzens rückschließen, der zweite auf die

 Elastizität der Gefäße. Der Blutdruck kommt ja durch beide Kräfte zustande: durch die Druckleistung des Herzens auf der einen Seite und den Widerstand der Blutgefäße auf der anderen, wobei der Herzrhythmus und der Rhythmus der Gefäßmuskeln genau aufeinander abgestimmt sein müssen.

Bei der Blutdruckmessung wird eine aufblasbare Manschette um den Oberarm gelegt und zunächst kräftig aufgepumpt. Nun läßt man die Luft langsam wieder entweichen. Mit dem Stethoskop kann man deutlich hören, wann das Blut wieder durch die Arterie in der Armbeuge fließt. Den systolischen Druck hat man gefunden, wenn die Geräusche auftauchen. Ist beim Herauslassen der Luft aus der Manschette der Punkt erreicht, an dem die Geräusche wieder verschwinden, weil das Blut unbehindert durch die Arterie fließen kann, dann hat man den diastolischen Druck.

Die moderne, schulmedizinische Behandlung des Bluthochdrucks ist ein besonders typisches Beispiel für verfehlte Heilkunst. Im Grunde kann niemand genau sagen, warum es – von Einzelfällen abgesehen – zum Bluthochdruck kommt. Man weiß, daß sich der Blutdruck in aller Regel schon im Kindesalter auf endgültige Werte einpendelt, die in späteren Jahren nur noch durch arteriosklerotische Verengungen erhöht werden. Interessanterweise haben Ehepartner oft ziemlich genau dieselben Blutdruckwerte, und selbst Adoptivkinder passen sich in diesem Punkt ihrer Familie ziemlich schnell an.

Eine gewisse Rolle mögen Eßgewohnheiten, bestimmte Nahrungsmittel (Salz) dabei spielen. Mit Sicherheit einen größeren Einfluß auf den Blutdruck hat die Atmosphäre, in der man lebt, die Einstellung zum Leben, die Art, wie man Problemen begegnet und sie zu bewältigen weiß, wie man sich entspannen kann. Wer ständig »unter Druck« lebt, von Ehrgeiz zerfressen wird, sich bedrückt, bedroht wähnt, nicht abschalten kann, der ist innerlich so verkrampft, daß weder das Herz noch die Muskeln der Blutgefäße zur Ruhe finden. Kommt dazu noch eine Entgleisung der Nerven, arbeiten Herz und Gefäßmuskeln sogar gegeneinander an. Eine riesige, völlig nutzlose Gewaltanstrengung. Der zu hohe Blutdruck muß unter allen Umständen annähernd auf Normalwerte gesenkt werden, sollte man sich mit ihm auch noch so wohl und leistungsfähig fühlen. Die verhängnisvollen Folgen (Herzversagen, Infarkt, Schlaganfall) sollten auch den Leichtsinnigsten dazu bringen, etwas zu tun. Die einzig richtige und sinnvolle Heilmaßnahme kann nur heißen: Es muß herausgefunden werden, was so sehr bedrückt, innerlich verspannt, verkrampft. Interessanterweise besitzen viele Hypertoniker völlig normale Blutdruckwerte, sobald sie sich im Urlaub befinden, ihre berufliche Position verändert haben, einem unerträglichen Partnerschaftsverhältnis entkommen sind.

Daß dies so ist, wissen auch die Ärzte. Doch sie meinen: »Wir können die persönlichen Verhältnisse unserer Patienten nicht ändern und auch nicht

die Arbeitsverhältnisse und die Vorgesetzten, die sie so unter Druck setzen.«
Deshalb verschreiben sie ein Medikament, das entweder entkrampfend oder gefäßerweiternd wirkt oder beides. Der Patient erfährt, daß er dieses Präparat pünktlich, regelmäßig und für immer einnehmen muß. Tut er das, fühlt er sich müde, schlapp. Seine Leistungskraft sinkt. Wenn er dann einmal für einen Augenblick lang einen erhöhten Blutdruck nötig hätte, kann der geknebelte Körper nicht mitgehen. Nicht zuletzt solche Erfahrungen bewegen viele, die Medikamente wieder abzusetzen und lieber alle Risiken der Hypertonie einzugehen.

Die einfachste und sicherste Methode bei Hypertonie sind Entspannungsübungen (s. *Auto-Heilhypnose*). Existenzprobleme dürfen nicht unter den Teppich gekehrt werden – man muß sich mit ihnen auseinandersetzen, damit man innerlich wieder zur Ruhe finden kann. Ohne seelische Entspannung gibt es keine normalen Blutdruckwerte. Hypertoniker müssen deshalb vor allem in den eigenen vier Wänden und in der Freizeitgestaltung für Entspannung und Lockerung sorgen. Sie sollen aufregende Betätigungen bewußt einschränken und sich statt dessen auf entspannende Musik und auf Sport verlegen, der freilich keine neue Überreizung bringen darf (keine Wettkämpfe, sondern spielerische Bewegung).

Daneben müssen aber noch ein paar Zusammenhänge beachtet werden: Bluthochdruck ist kein Altmännerleiden. Schon Babys können betroffen sein. Dabei muß man auch nicht unbedingt ein rotes Gesicht haben und stark zu Temperamentsausbrüchen neigen. Hypertoniker sind häufig auffallend blaß – vor allem dann, wenn die Nieren bereits geschädigt sind. Bei jungen Frauen, sonst mit sechs Prozent unter den Hypertonikern vertreten, erhöht sich der Anteil auf 18 Prozent, sobald sie die »Pille« nehmen, bei älteren steigt er von 22 auf 80 Prozent. Hormone können also auch eine Rolle spielen.

Heilmittel	*Anwendungsweise*
Bärlauch *(Allium ursinum)* **Wirkstoffe:** Ätherisches Öl, Mineralsalze, Schleim, Zucker, Vitamin C. **Wirkung:** Blutdrucksenkend, reinigt Leber, Magen, Darm und Blut.	**Gewürz:** Die Blätter werden fein zerschnitten über Salate und Gemüse gestreut. **Getränk:** 1 Zwiebel wird fein geschnitten, in 1 Glas warme Milch eingelegt und 2 bis 3 Stunden ziehen gelassen. Man trinkt die Milch schluckweise. **Hinweis:** Magenempfindliche Patienten könnten die Bärlauchmilch nicht vertragen. Der Geschmack ist wenig angenehm. **Homöopath. Zubereitung:** *Allium ursinum*, Urtinktur aus frischen, blühenden Pflanzen 1/3.
Berberitze s. **Mittel bei Alpträumen** (S. 198)	**Tee:** ebd. **Hinweis:** Sollte nicht bei fieberhaften Nierenerkrankungen genommen werden.
Ginseng *(Panax Ginseng)* **Wirkstoffe:** Glykoside, Saponine, ätherisches Öl, Bitterstoffe, Vitamine P_1, P_2. **Wirkung:** Regt den Stoffwechsel an, blutdrucksenkend, reguliert den Blutfettspiegel, stärkt die Nerven.	**Rohe Wurzel:** Man ißt 3, 4 Wochen lang täglich 1 Gramm der Wurzel. **Hinweis:** Man muß darauf achten, beste Qualität zu bekommen, sonst ist die Wurzel wertlos. Gute Möglichkeit, den Blutdruck zu normalisieren, ohne Leistungsabfall und Verstimmungen befürchten zu müssen. **Homöopath. Zubereitung:** *Ginseng*, Urtinktur aus getrockneten Wurzeln 1/10.
Knoblauch s. **Mittel bei Einschlafstörungen** (S. 188)	**Saft:** ebd. **Hinweis:** Knoblauch in jeder Form wirkt sehr schnell, aber nicht anhaltend, so daß gelegentliche Anwendungen nur wenig helfen.
Kopfsalat *(Lactuca sativa)* **Wirkstoffe:** Lactuin, Lactucerin, Lacticin, Lactucasäure, Asparagin, Oxalsäure, Manit, Spurenelemente, Vitamin C. **Wirkung:** Blutbildend, beruhigend, entkrampfend, blutdrucksenkend.	**Salat:** Hypertoniker sollten als Begleitmaßnahme besonders viel Kopfsalat essen, vor allem abends. **Hinweis:** Nur sehr frischer Kopfsalat ist vollwertig. **Homöopath. Zubereitung:** *Lactuca*, Urtinktur aus frischer, blühender Pflanze 1/2.
Mistel s. **Mittel bei Herzschmerzen** (S. 161)	**Tee:** ebd. **Hinweis:** Den Tee sollte man nur als Zusatzmittel in Anwendung bringen und nicht überdosieren.

Heilmittel	*Anwendungsweise*
Schlangenwurzel *(Rauwolfia serpentina)* **Wirkstoffe:** Das Alkaloid Reserpin, andere Alkaloide. **Wirkung:** Gefäßerweiternd, blutdrucksenkend, beruhigend.	**Hinweis:** Empfiehlt sich bei Bluthochdruck infolge innerer Verkrampfung, nicht bei Bluthochdruck infolge von Nierenstörungen. **Homöopath. Zubereitung Rauwolfia D3:** Man nimmt 7 Tropfen täglich mit etwas Wasser.
Weißdorn s. Mittel bei Herzschmerzen (S. 161)	**Tee aus dem Kraut:** 1 Eßlöffel des Krautes wird mit 1 Tasse kochendem Wasser überbrüht, sofort abgeseiht. Man trinkt täglich 3 Tassen. **Hinweis:** Der Tee der Blüten (man trinkt 1 Tasse täglich) reguliert bei leichteren Erkrankungen, der Tee aus dem Kraut wirkt stärker.

Mittel bei zu hohem Blutdruck

Fertigpräparate	*Anwendungsweise*
Arte Rutin **Wirkstoffe:** Olivenbaumblätterextrakt, Weißdorn, Baldrian, Hopfen, Vitamin P, Mistel. **Wirkung:** Blutdruckregulierend, fördert die Durchblutung der feinsten Blutgefäße.	**Dragees:** Man nimmt 3mal täglich 2 Dragees. **Tropfen:** Man nimmt 3mal täglich 30 Tropfen. **Hinweis:** Hilft auch bei gelegentlichem Bluthochdruck während besonderer Anspannungen.
Jsoskleran **Wirkstoffe:** Arnika D30, Sturmhut D12, Hafer D12, Sonnenhut D12, Pappel D12, Goldrute D12, Schwalbenwurz D12. **Wirkung:** Reguliert den Blutdruck, fördert die periphere Durchblutung.	**Tabletten:** 3mal täglich 1 bis 2 Tabletten auf der Zunge zergehen lassen. **Hinweis:** Hilft bei Bluthochdruck infolge organischer Erkrankungen, etwa Nierenstörungen, Arteriosklerose.
Rauwolfia compositum **Wirkstoffe:** Indische Schlangenwurzel D3, Goldjodid D10, Berglorbeer D4, Steinklee D8, Schwefel D10, Tollkirsche D6, Arnika D4, Schierling D3, Mistel D3, Bärlapp D6, Artischocke D8, Niere D10, Leber D10. **Wirkung:** Blutdrucksenkend, regt Nieren- und Lebertätigkeit an.	**Ampullen:** 1 bis 2 Ampullen mit je 1 Tasse Wasser täglich trinken. **Hinweis:** Wirkt besonders rasch und spürbar bei Hypertonie, verbunden mit Leber- oder Nierenproblemen.

Fertigpräparate	*Anwendungsweise*
Rutin-Kapseln **Wirkstoffe:** Vitamin P, Sojabohnenöl, Sojalecithin, Pflanzenöl. **Wirkung:** Fördert Durchlässigkeit und Elastizität der feinen Blutgefäße.	**Kapseln:** 1mal täglich 1 Kapsel mit etwas Flüssigkeit einnehmen. **Hinweis:** Gutes Vorbeugungsmittel gegen Arteriosklerose.

Weitere empfehlenswerte Mittel

Melilotus cpl. 357 (Tabletten). Homöopath., reguliert Blutdruck, Blutwallungen.
Rauwolsan (Tropfen). Homöopath., auch in der Schwangerschaft geeignet.
Rutiviscal (Dragees). Knoblauch, Weißdorn, Mistel, für altersbedingten Hochdruck.
Solidago Dr. Klein (Tropfen). Kräuterextrakte, gut bei nierenbedingtem Hochdruck.

Behandlungsmethoden bei zu hohem Blutdruck

Akupressur

Die beiden Punkte zur Beruhigung und Entspannung finden Sie am Mittelfinger rechts und links vom Nagel.

Nehmen Sie den Mittelfinger der linken Hand zwischen Daumen und Zeigefinger der rechten und drücken Sie fest zu (nicht mit den Nägeln kneifen!). Dann ziehen Sie ein wenig, als wollten Sie den Finger verlängern. Nach wenigen Sekunden Pause verfahren Sie genauso mit dem Mittelfinger der rechten Hand. Wiederholen Sie das Ganze drei- bis viermal, und zwar mehrmals am Tag, immer dann, wenn Sie eine kleine Pause haben, auf etwas warten müssen oder etwas überlegen. Atmen Sie dabei tief und regelmäßig ein und aus.

Entspannungsübungen

s. Auto-Heilhypnose (S. 446–452)

Armbäder/Wechselfußbäder

s. Wasseranwendungen und Wickel (S. 467–468)

Zu niedriger Blutdruck

Weithin gilt die Hypotonie nicht als gesundheitliche Störung. Junge Frauen, Jugendliche, die besonders häufig Blutdruckwerte unter 100/70 haben, erfahren gewöhnlich: »Kein Grund zur Sorge. Sie fühlen sich zwar nicht ganz so fit, dafür besitzen Sie die besten Voraussetzungen, einmal steinalt zu werden.« Die Vorstellung hinter solchen Aussagen: Der Kreislauf funktioniert im Schongang, also bleiben Blut, Blutgefäße und Herz vor Verschleiß verschont. Man verweist gern auf die Hundertjährigen, die in der Regel ausgesprochen niedrige Blutdruckwerte haben. Doch selbstverständlich hat auch der zu niedrige Blutdruck eine Kehrseite, die zeigt, daß er keineswegs gesund sein kann. Menschen mit zu niedrigem Blutdruck leiden häufig unter Kopfschmerzen (s. *Durchblutungskopfschmerzen*), ihnen ist oft schwindelig, vielleicht wird ihnen gelegentlich sogar schwarz vor den Augen. Sie klagen über Müdigkeit, kalte Hände und Füße, haben leicht eine unreine Haut, leiden unter Verdauungsschwierigkeiten, Impotenz und Frigität. Kurz: sie leben auf »Sparflamme«. Hintergrund der Hypotonie kann eine Erkrankung sein, etwa eine Infektion (Tuberkulose, Nierenleiden). In den meisten Fällen handelt es sich aber um eine Muskelschwäche. Sowohl das Herz als auch die Muskeln der Blutgefäße sind zu schwach, vor allem bei Anstrengungen die geforderte Spannung zu erzeugen. Das Herz pocht dann zwar schneller, aber nicht mit mehr Druck. Die Blutgefäße bleiben schlaff. Häufig ist gerade bei Frauen der systolische Druck einigermaßen normal, der diastolische aber zu niedrig. Daß das Blut unter solchen Voraussetzungen nicht ausreichend überall hingelangen kann, zeigt am deutlichsten die Haut. Sie bleibt bleich, grau, unrein. Auch die Kopfschmerzen sind ein Hinweis dafür, daß die Gehirnzellen nicht optimal durchblutet sind. Menschen mit zu niedrigem Blutdruck sind der mangelhaften Durchblutung wegen weit häufiger »erkältet« als andere. Krankheiten verlaufen bei ihnen leicht schwieriger, langwieriger. Wird die Hypotonie nicht durch eine Krankheit ausgelöst, etwa eine Schilddrüsenunterfunktion, dann geht sie häufig mit einem psychischen Problem einher: Lebensangst, Antriebsschwäche, mangelndes Selbstbewußtsein. Die Behandlung muß demzufolge immer drei Punkte im Auge haben: Muskeltraining durch Abhärtung, Massagen, Wasseranwendungen und Sport, gründliches Ausheilen auch kleinster Infektionen und Krankheitsherde (vereiterte Zahnwurzeln, Mandeln, geschwollene Drüsen) sowie eine Steigerung des Lebensmuts.

In diesem Zusammenhang ein Wort zum Rauchen: Die meisten dürften zunächst zu einer Zigarette greifen, weil das Nikotin eine straffende, blutdrucksteigernde Wirkung besitzt. Man fühlt sich belebt, aufgeweckt. Doch diese Wirkung hält nicht lange an. Der Körper muß das Nikotin wieder abbauen, also ein »Gegengift« herstellen. Je mehr man raucht, desto mehr Antinikotin ist im Blut, das seinerseits erschlaffend, ermüdend, gefäßlockernd wirkt. Der Raucher braucht schließlich die Zigarette, um diese Gegenreaktion auszugleichen. Die straffende Wirkung des Nikotins wird er aber immer seltener und immer schwächer verspüren. Ganz ähnlich kann es mit Medikamenten sein, die den Blutdruck anheben sollen, nimmt man sie regelmäßig über einen längeren Zeitraum ein. Eine Tasse Kaffee oder Tee kurbelt den Kreislauf an, doch das Coffein wirkt nicht unbedingt blutdrucksteigernd

Heilmittel	*Anwendungsweisen*
Brennessel s. Mittel bei Koliken (S. 146)	**Tee:** ebd. **Hinweis:** Der Tee kann ohne Bedenken auch über lange Zeiträume hinweg getrunken werden.
Honigkur Honig: s. **Mittel bei Juckreiz** (S. 178) **Hinweis:** Falls die Kur nicht angeschlagen haben sollte, kann sie nach einer Pause von etwa 3 Wochen wiederholt werden.	**Teemischung mit wechselnder Honigbeigabe:** Man stellt eine Teemischung aus gleichen Teilen Kamille und Schafgarbe her. Davon nimmt man ½ Teelöffel und überbrüht ihn mit ½ Tasse kochendem Wasser. Da hinein gibt man in der 1. Woche ½ Teelöffel Honig, in der 2. Woche 1 Teelöffel, in der 3. 1 ½ Teelöffel, in der 4. bis 7. 2 Teelöffel. Ab der 8. Woche wird die Honigmenge wieder um jeweils ½ Teelöffel verringert, bis man wieder auf ½ Teelöffel angelangt ist. Insgesamt dauert die Kur 10 Wochen. Man trinkt täglich 3 Tassen, morgens und mittags vor, abends nach dem Essen.
Kampfer *(Camphora)* **Wirkstoff:** Ätherisches Öl. **Wirkung:** Entkrampfend, kreislaufanregend, durchblutungsfördernd.	**Homöopath. Zubereitung D3:** Täglich 3 bis 5 Tropfen auf einem Stückchen Zucker einnehmen. **Hinweis:** Anwendung und Dosierung sollte mit Arzt oder Heilpraktiker abgesprochen werden.
Rote Bete s. **Aufbau- und Stärkungsprodukte** (S. 28)	**Saft:** ebd. **Hinweis:** Der rohe Saft sollte bei Antriebsschwäche schon morgens nüchtern getrunken werden.
Thymian s. Schnupfenmittel (S. 51)	**Tee:** ebd. **Hinweis:** Der Tee ist nicht empfehlenswert bei starker Erschöpfung, sollte eher vorbeugend zur Nervenstärkung getrunken werden. **Badezusatz:** 100 Gramm Thymian übergießt man mit 1 Liter kochendem Wasser, 15 bis 20 Minuten lang ziehen lassen. Der Aufguß wird dann ins Vollbad gegeben.

Fertigpräparate	*Anwendungsweise*
Camphora-Tropfen **Wirkstoffe:** Kampfer D2, Kaktus Urtinktur, Ephedra D3, Maiglöckchen D4, Strophantus D4, Holzkohle D8, Weißdorn Urtinktur, Goldchloritnatrium D4, Nießwurz D4, Baldriantinktur, Vitamin B_{15}. **Wirkung:** Regt den Blutkreislauf an, normalisiert den Kreislauf, ohne aufzuregen.	**Tropfen:** 3mal täglich 15 Tropfen. Sie sollen möglichst lang im Mund behalten werden. Man nimmt sie im Abstand von ½ Stunde zu anderen Medikamenten oder Mahlzeiten. Bei akutem Schwächegefühl bis zu 10 Tropfen stündlich. **Hinweis:** Besonders hilfreich bei niedrigem Blutdruck, der verbunden ist mit Übelkeit und Ohnmachtsanfällen.
Cefadysbasin »novum« **Wirkstoffe:** Rutin, Maisbrand D5, Roßkastanienextrakt, Gänsefingerkrautextrakt. **Wirkung:** Durchblutungsfördernd, gefäßstraffend.	**Tropfen:** 3- bis 5mal täglich, im akuten Notfall alle 2 Stunden 20 Tropfen. **Hinweis:** Hilfreich bei altersbedingt erschlafften Blutgefäßen.
Ferlixir triplex s. Mittel zur allgemeinen Herzstärkung/ Kreislaufstabilisierung (S. 253)	**Flüssigkeit:** ebd.
Thymus »Mulli« s. Mittel bei »Grippe« (S. 84)	**Dragees:** ebd. **Hinweis:** Empfiehlt sich bei starker Infektanfälligkeit.
Varicylum-Tropfen **Wirkstoffe:** Roßkastanie D1, Arnika D3, Calciumfluorat D9, Virginischer Zauberstrauch D1, Küchenschelle D4, Rutin. **Wirkung:** Löst Blutstaus in den Venen auf.	**Tropfen:** 3mal täglich 10 bis 15 Tropfen. **Hinweis:** Hilft vor allem bei zu niedrigem Blutdruck infolge venöser Staus und Schockzustände.

Weitere empfehlenswerte Mittel

Angioton (Tropfen). Weißdorn, Maiglöckchen, Adonisröschen, stützt Herz, Kreislauf.
Bikaplex 5 (Tropfen). Kräutertinkturen, durchblutungsfördernd, krampflösend.
Bikaplex 7 (Tropfen). Kräutertinkturen, harmonisiert Herz und Kreislauf.
Cefaglandol (Tropfen). Homöopath., wirkt ausgleichend auf die Schilddrüse.
Gutron (Tabletten, Tropfen). Midodrin, hilft bei wetterbedingten Kreislaufproblemen.
Hypo-Loges (Dragees). Kräuterextrakte, gut bei Kreislauf- und Durchblutungsstörungen.
Hypotonin-forte (Kapseln). Ephedrin, Spartein, Vitamin PP, rasch hilfreich.
Kneipp Rosmarin Tonik-Wein. Rosmarinauszug, hilfreiches Kreislauftonikum.
Tonus comp. Dragees (Dragees). Homöopath., auch bei Schulmüdigkeit geeignet.
Tonus-dragees (Dragees). Kräuterextrakte, Coffein, gut bei starker Müdigkeit.

Akupressur

Zwei einfache Akupressurübungen können auf die Beine helfen: Die erste ist ganz einfach und wird von vielen Menschen gelegentlich instinktiv angewendet. Der eigentliche Akupressurpunkt liegt am seitlichen Nagelrand des kleinen Fingers.

Man legt eine Hand auf den Hinterkopf. Dann drückt man mit der ganzen Handfläche und den Fingern fünfmal kräftig dagegen. Die beste Zeit, das zu tun: jeweils nach dem Essen, also dreimal täglich.

Nehmen sie den kleinen Finger zwischen Daumen und Zeigefinger der anderen Hand und drücken Sie kurz, aber kräftig gegen das Nagelbett. Das darf ruhig etwas weh tun. Bald ist nur noch ein leichter Druck nötig, und man fühlt sich plötzlich wie aufgeweckt.

Diese Akupressur, abwechselnd an beiden kleinen Fingern vorgenommen und nicht mehr als dreimal hintereinander, kann alle zwei Stunden wiederholt werden.

Wechselduschen am Morgen

s. Wasseranwendungen und Wickel (S. 463–471)

Massagen

s. Massagen (S. 458–460)

Rosmarin-Lavendelbäder

Man kocht 1 Liter Tee mit je 2 Teelöffeln Rosmarinblätter und Lavendelblüte. Nach dem Abseihen schüttet man ihn in das Badewasser.

Solche Bäder sollten, wenn möglich, am Vormittag oder am frühen Nachmittag, nicht am Abend gemacht werden.

Nicht zu empfehlen sind sie während einer Schwangerschaft.

Die wichtigste Aufgabe des Blutes ist es, Sauerstoff zu den Körperzellen zu transportieren. Um das leisten zu können, hat sich die Natur etwas genial Einfaches einfallen lassen: das Hämoglobin, der Blutfarbstoff der roten Blutkörperchen, enthält Eisen. Kommt ein Blutkörperchen nun in der Lunge mit Sauerstoff in Berührung, oxidiert dieses Eisen.

Damit ist aber auch schon die Problematik der Sauerstoffversorgung aufgezeigt: Das Blut kann nur dann ausreichend Sauerstoff aufnehmen, wenn es genügend gesunde rote Blutkörperchen besitzt und wenn diese Blutkörperchen über das nötige Eisen verfügen. Wenn heute über hundert verschiedene Ursachen für Blutarmut bekannt sind, so haben sie alle letztlich damit zu tun, daß der Körper entweder zuwenig Eisen bekommt, oder nicht in der Lage ist, es aufzunehmen; daß er zu wenige oder nur verformte Blutkörperchen herstellt oder ständig so viel Blut verliert, weil es irgendwo im Darm versickert oder fälschlicherweise von der Leber abgebaut wird, daß die Herstellung mit dem Verlust nicht Schritt halten kann. Frauen haben weit häufiger als Männer unter einer Anämie zu leiden, was sich bei den monatlichen Blutverlusten von selbst versteht.

Die weitaus häufigste Blutarmut ist die Eisenmangelanämie. In der Regel besitzt unsere Nahrung genug Eisen, doch der Körper kann es nicht verwerten, weil der Magen über zuwenig Magensäure verfügt, so daß es nicht herausgelöst werden kann; oder weil sich das Eisen vorzeitig an andere Substanzen bindet und mit ihnen verlorengeht. Kaffee, Cola, Vitamin C, Tee beispielsweise, auch Stoffe in Fertigsuppen, Marmelade, Pudding können selbst hochwertige Eisenpräparate wertlos machen, weil durch sie das Eisen chemisch umgeformt wird, noch ehe es ins Blut gelangen kann. Das muß jeder wissen, der solche Eisenaufbaustoffe zu sich nimmt.

Unsere Großeltern besaßen in den eisernen Kochtöpfen noch natürliche Eisenquellen. Beim Kochen sind winzigste Teilchen davon in die Nahrung gewandert – und zwar handelte es sich dabei um Eisen, das für den Körper besonders gut verwertbar war. In früheren Zeiten kannten blutarme Frauen auch ein sehr einfaches Mittel gegen die Eisenmangelanämie: Sie gingen zum Schmied und badeten im Trog, in dem er die glühenden Eisen gehärtet hatte. So heißt es in einem uralten Rezept: »Sammeln Sie Regenwasser in einem irdenen Gefäß oder in einem Holzfaß. Werfen Sie in dieses Wasser ein Stück glühendes Eisen. Dann stellen Sie sich bis zu den Knien in dieses ›Energiewasser‹. Ältere Menschen sollten dieses Bad möglichst oft und sehr ausgiebig anwenden, vor allem, wenn sie geschwollene Beine haben. Nach dem Bad dürfen die Beine nicht abgetrocknet werden, damit die Energieteilchen, die sich auf der Haut gelagert haben, nicht weggerieben werden.«

Sehr viel ernster ist die Blutarmut, wenn sie in einer verminderten Zahl roter Blutkörperchen oder in krankhaft mißgebildeten Blutkörperchen besteht. Die Medizin ist heute in der Lage, das Hämoglobin und die Zahl der roten Blutkörperchen rasch und ohne großen Aufwand festzustellen. Das muß bei einer Blutarmut unbedingt untersucht werden, damit notfalls die Blutbildung angeregt oder bisher unbekannte Sickerblutungen entdeckt werden. Vor allem Frauen sollten ihre Blutwerte alle zwei Jahre überprüfen lassen. Man kann eine Anämie nämlich nicht ohne weiteres an bleicher Haut erkennen. Deutlichere Hinweise sind da schon große Müdigkeit, Reizbarkeit, häufige Kopfschmerzen oder Kurzatmigkeit.

Heilmittel	*Anwendungsweise*
Erdbeere *(Fragaria vesca)* **Wirkstoffe:** Ellag-Gerbstoffe, ätherisches Öl, Flavone, Vitamin C, Mineralstoffe. **Wirkung:** Blutreinigend, blutvermehrend, nervenberuhigend.	**Kur:** Es werden an einem Tag pro Woche (zur Erdbeerzeit) 3mal täglich 125 Gramm Erdbeeren (wenn möglich Walderdbeeren) gegessen. **Tee:** 2 gehäufte Teelöffel der Blätter werden mit ¼ Liter kochendem Wasser überbrüht und 15 Minuten stehen gelassen. Anschließend seiht man ab. Hiervon trinkt man 3mal täglich eine Tasse. **Hinweis:** Bei Erdbeerallergie sollte nur der Tee verwendet werden. **Homöopath. Zubereitung:** *Fragaria vesca,* Urtinktur aus reifen Früchten 1/3.
Rotwein s. **Aufbau- und Stärkungsprodukte** (S. 28)	**Rotwein mit Ei oder Traubenzucker:** ebd.
BEWÄHRTE KRÄUTERMISCHUNG 20 Gramm Tausendgüldenkraut, 20 Gramm Enzian, 1 Gramm Wermut, 30 Gramm Melisse, 30 Gramm Thymian.	**Mischung:** Die Kräuter werden gemischt. 50 Gramm davon werden mit 1 Liter Rotwein kalt angesetzt und zum Sieden erhitzt. Man läßt noch 3 Minuten kochen und seiht dann ab. Von dem Sud nimmt man über den Tag verteilt 5 bis 6 Eßlöffel ein.

Mittel bei Anämie

Fertigpräparate	*Anwendungsweise*
Adermittel 3 *(ISO)* **Wirkstoffe:** Arnika, Hafer, Beifuß, Kanadische Gelbwurz, Käsepappel, Kanadische Blutwurzel, Küchenschelle. **Wirkung:** Regt die Blutbildung an.	**Globuli:** Man kann über längere Zeit täglich 3 bis 5 Globuli lutschen. **Hinweis:** Gutes Mittel bei Blässe und Müdigkeit infolge Blutarmut.
Calcipot D 3 s. **Mittel bei Osteoporose** (S. 431)	**Tabletten:** ebd. **Hinweis:** Stärkt die Knochen und das Knochenmark, welches für die Blutbildung verantwortlich ist.

Fertigpräparate	*Anwendungsweise*
Ferlixir triplex s. Mittel zur allgemeinen Herzstärkung/Kreislaufstabilisierung (S. 253)	Flüssigkeit: ebd. Hinweis: Empfiehlt sich vor allem bei Eisenmangelanämie.
Vitasprint B_{12} s. Spezielle Aufbau- und Stärkungsmittel (S. 36)	Ampullen: ebd. Hinweis: Gutes Mittel bei schwachen Nerven infolge Blutarmut.
Weizenkeimöl-Kapseln s. Spezielle Aufbau- und Stärkungsmittel (S. 39)	Kapseln: ebd. Hinweis: Empfehlenswertes Mittel, um die Blutbildung anzuregen.

Behandlungsmethode bei Anämie

Genagelte Bratäpfel	Stecken Sie in einen frischen Apfel 3 bis 5 Eisennägel, erhitzen Sie diesen Apfel in der Bratröhre, bis er ganz weich geworden ist. Dann ziehen Sie die Nägel heraus und essen den Bratapfel so heiß wie möglich.

Wenn ein Muskel oder ein Organ nicht mehr ausreichend mit Blut versorgt wird, muß nicht unbedingt zu niedriger Blutdruck daran schuld sein. Auch Blutgefäße können verkrampft, verengt oder verstopft sein, oder der Rückfluß des Blutes durch die Venen geht nicht zügig vonstatten.

Bei schlecht durchbluteter Haut, eiskalten Fingern und Zehen beispielsweise liegt der Fehler häufig in einer nervlichen Fehlsteuerung des sogenannten peripheren Blutkreislaufs: Als bestünde die Gefahr der Unterkühlung, riegelt der Körper seine Außenbezirke ab, so daß gerade noch eine Mindestversorgung aufrechterhalten bleibt. Auch viele Kopfschmerzen werden durch Gefäßkrämpfe verursacht (s. *Durchblutungskopfschmerzen*).

Die Arterien – auch die großen Schlagadern – können verstopft sein, weil Ablagerungen an den Innenwänden den Raum für das Blut immer mehr einengen, schließlich vielleicht sogar ganz zubauen (s. *Arteriosklerose*). Eine andere Gefahr bilden Blutpfropfen. Zu einer Thrombose, also einen Arterienverschluß durch einen solchen Pfropfen, kann es kommen, wenn sich Blutkörperchen aneinander kleben und den Eingang zu einem dünneren Arterienzweig »zumauern«. Die dritte Art eines Verschlusses ist die sogenannte Embolie: Ein Blut- oder Fettpfropfen wird vom Blutstrom mitgerissen und bleibt an einem Engpaß des Blutkreislaufs hängen, nicht selten in der Lunge. Immer muß das Gewebe, das hinter einem Verschluß liegt und nicht mehr mit Blut versorgt wird, absterben. Findet sich ein solcher Verschluß in der Arterie eines Herzmuskels, spricht man vom Herzinfarkt. Wird eine Arterie in einem Blutgefäß des Gehirns verschlossen, handelt es sich um einen Hirninfarkt (s. *Herzinfarkt und Schlaganfall*). Wird eine Arterie im Unterschenkel verschlossen, spricht man vom »Raucherbein«. Durch ähnliche Durchblutungsstörungen werden Bauchschmerzen, Verdauungsprobleme, Potenzstörungen, Unterleibsbeschwerden ausgelöst; sie werden aufgrund von Verkrampfungen oder Verengungen der Arterien verursacht, die frisches, sauerstoffreiches Blut herbeischaffen sollen.

Die Venen, also jene Blutgefäße, die das verbrauchte Blut zu Herz und Lunge zurückführen, sind weit weniger kräftig gebaut als die Arterien. In ihnen fließt das Blut nur noch sehr träge, der Blutdruck beträgt bestenfalls ein Zehntel des normalen Drucks. Das kann nur funktionieren, weil sich rund 60 Prozent des gesamten Blutes in den Venen aufhalten. Sie sind nämlich nicht nur die Rückleitbahnen, sondern zugleich Reservoir, Staubecken, aus dem mal mehr, mal weniger entnommen werden kann, ganz nach Bedarf.

Das eigentliche Venenproblem: Das Blut hat nur dann eine Chance, einigermaßen zügig zu Herz und Lunge hinaufzusteigen – von den Zehen bis zum Herzen immerhin eine Steigung von rund eineinhalb Metern –, wenn die umliegenden Muskeln durch kräftige Bewegungen auf die Venen wie Pumpen wirken. Zurückfließen kann das Blut nicht, weil die Venen über Klappen verfügen, die sich schließen, sobald Blut wieder nach unten will. Jeder Druck muß es also aufwärts befördern.

Bleibt die Muskelbewegung aus, etwa bei langem Stehen oder Sitzen, oder hat man die Beine übereinandergeschlagen, so daß die Venen nach oben hin abgeklemmt werden, dann staut sich das Blut in ihnen. Der Druck wird immer größer. Diese übermäßige Belastung kann die Venenklappen mit der Zeit zerstören, die Wände der Venen ausleiern. Dann versackt das Blut in Krampfadern. Die Beine schwellen an, das Herz bekommt zuwenig Blut zurück und ist auch nicht mehr in der Lage, bei Mehrbedarf größere Mengen abzurufen.

Man könnte noch meinen, die Beine, in denen sich das Blut staut,müßten besonders gut versorgt sein. Doch da es sich um verbrauchtes Blut handelt, das seinen Sauerstoff schon abgeliefert hat und statt dessen mit Kohlendioxid beladen ist, kann es das Gewebe nicht mehr versorgen, nur noch vergiften. Trotz Blutfülle sind die Beinvenen also besonders schlecht versorgt. Das führt leicht zu Venenentzündungen, zur Venenthrombose und zu »offenen Beinen«, Wunden an den Unterschenkeln, die nicht mehr heilen wollen. Durchblutungsstörungen entwickeln sich schleichend. Deshalb gilt es, sehr sorgfältig auf kleinere Beschwerden und Behinderungen zu achten, damit rechtzeitig etwas dagegen getan werden kann. Kalte Füße, die sich nicht umgehend erwärmen lassen, Wadenschmerzen beim Gehen, Wadenkrämpfe schon nach minimaler Belastung sind deutliche Hinweise.

Durchblutungsstörungen in den Beinen lassen sich einwandfrei mit der Ratschow-Lagerungsprobe erkennen. Man legt sich auf den Rücken und streckt beide Beine senkrecht in die Höhe. Nun versucht man etwa zwei Minuten lang, die Füße in den Sprunggelenken zu drehen. Der Gesunde kann diese Übung bis zu zehn Minuten ohne Beschwerden durchhalten. Bei Durchblutungsstörungen werden die Füße blaß, es treten in den Waden und Füßen Schmerzen auf, die vielleicht sogar dazu zwingen, die Übung abzubrechen.

Der zweite Teil des Tests gibt noch eindeutiger Antwort. Setzt man sich auf und läßt die Füße locker herabhängen, müßten sie eigentlich innerhalb von drei, vier Sekunden rot anlaufen. Bei Durchblutungsstörungen verzögert sich die Rötung oder sie bleibt ganz aus. Das sieht man besonders deutlich, wenn man beide Füße vergleicht. Wird der eine rot, während der andere blaß bleibt, dann besteht im blassen eine Durchblutungsstörung.

Ganz allgemein kann man an diesem Test ablesen: Wird im Augenblick des Hochhaltens der ganze Fuß blaß – auch schon dann, wenn keine Rollbewegungen ausgeführt werden –, sind wahrscheinlich Aorta und Beckenarterien von Arteriosklerose betroffen. Blaßt nur die Fußsohle ab, liegt die Verengung in der Regel im Oberschenkel. Wird der Fuß erst nach den Rollbewegungen blaß, befindet sich die Arteriosklerose in den Unterschenkeln. Erblaßt nur der Vorderfuß, könnte ein Verschluß in der Fußarterie liegen.

Durchblutungsstörungen in den Armen lassen sich entlarven, wenn man mit erhobenen Händen arbeiten muß (Vorhänge aufhängen, Frisieren) und dabei sehr rasch ermüdet. Genauere Auskunft gibt die sogenannte Faustschlußprobe: Man hebt die Arme senkrecht über den Kopf, schließt die Hände zur Faust und öffnet sie wieder. Das wiederholt man in langsamem Rhythmus etwa zehnmal. Schon jetzt sind auch gesunde, gut durchblutete Hände blaß geworden. Nun umschließt ein Helfer beide Handgelenke und drückt kräftig zu, während das Öffnen und Schließen der Hände fortgesetzt wird. Wieder werden zehnmal die Fäuste geballt und geöffnet. Danach läßt der Helfer die Handgelenke los. Beim Gesunden schießt das Blut in die Hände. In spätestens vier Sekunden sind sie schön gleichmäßig rot geworden. Es gibt keine weißen Flecken. Bei einer Arterienverengung verzögert sich die Rötung, oder Teile der Hand bleiben überhaupt blaß. Beides wäre ein Grund, die Durchblutung der Arme und Hände untersuchen zu lassen.

Es gibt auch einige körperliche Veränderungen, die Durchblutungsstörungen verraten. Etwa den *Arcus senilis*, einen weißen Ring um den äußeren Rand der Augenhornhaut. Bei älteren Menschen ist er nichts Außergewöhnliches. Er zeigt an, daß sich Fett und Kalk in der Hornhaut abgelagert haben. Findet sich der weiße Ring allerdings schon bei Menschen unter fünfundvierzig Jahren, dann ist er Hinweis für eine vorzeitige Arteriosklerose der Herzkranzgefäße (s. *Arteriosklerose*). Ein Viertel aller Männer unter Fünfzig hat ihn bereits. Wird nichts unternommen, leben sie mit erhöhtem Herzinfarktrisiko. Ein anderes Zeichen ist die Falte im Ohrläppchen. Sie verläuft von der untersten Ecke quer durch das Ohrläppchen. Fehlt diese Falte – das fanden Wissenschaftler der berühmten Mayo-Klinik in den USA –, zeigen Schmerzen in der Herzgegend nahezu immer nervöse Funktionsstörungen an. Ist sie dagegen vorhanden, stehen die Chancen, daß Herzkranzgefäße durch Ablagerungen verengt sind, neun zu eins. Die Behandlung aller Durchblutungsstörungen muß mit Entspannung beginnen (s. *Auto-Heilhypnose*). Auch sportliches Training ist wichtig. Es muß speziell auf Ausdauertraining ausgerichtet sein (keine isometrischen Übungen, keine Spiele mit plötzlichen, jähen Bewegungen wie Tischtennis, sondern Sportarten wie Langlauf, Radfahren, ausdauerndes Schwimmen. Dabei darf man keinen falschen Ehrgeiz entwickeln, sondern muß die Leistung langsam steigern. Wahrscheinlich ist auch eine vernünftige Gewichtsreduzierung und das Einhalten eines Fasttages alle vier Wochen sinnvoll. Schließlich sollte man für eine gezielte Versorgung mit Enzymen, eventuell für eine Ozontherapie sorgen. Natürliche Enzyme finden sich vor allem in Ananas, rohem Fleisch (Tartar), frischem Obst, Getreide und Milch, frisch von der Kuh.

Heilmittel	*Anwendungsweise*
Beinwell s. Mittel bei Halsschmerzen (S. 68)	**Tee:** ebd. **Umschläge:** 100 Gramm Beinwellwurzel werden in 1 Liter Wasser 10 Minuten lang gekocht. Wenn sich der Sud auf etwa 40 Grad abgekühlt hat, taucht man ein Leinentuch hinein. Mit ihm werden dann die Umschläge um die leidende Partie gemacht. **Hinweis:** Es empfiehlt sich, den Tee zu trinken und seine Wirkung durch Umschläge zu ergänzen.
Hafer s. Aufbau- und Stärkungsprodukte (S. 26)	**Getränk:** 2 Liter ganze Haferkörner werden 8- bis 10mal mit frischem Wasser gewaschen. Man kocht sie sodann in 3 Liter Wasser, bis etwa die Hälfte des Wassers eingekocht ist, seiht den Sud ab und läßt ihn auf Trinktemperatur abkühlen. Man gibt reichlich Honig in den Sud und trinkt ihn schluckweise über den Tag verteilt. **Hinweis:** Fördert vor allem die periphere Durchblutung und ist somit ein gutes Mittel bei kalten Händen und Füßen.
Heublumen s. Mittel bei Trigeminusneuralgie (S. 118)	**Fußdampfbad:** Man stellt eine Heublumenabkochung her (S. 118). Sie gibt man kochend heiß in ein nicht zu großes Gefäß. Darüber legt man zwei Holzleisten, auf die man dann die Füße stellt. Über die Knie legt man eine Decke, so daß die Beine damit bedeckt sind. So bleibt man 15 Minuten lang sitzen. Danach empfiehlt es sich, ins Bett zu gehen. **Hinweis:** Empfehlenswertes Mittel bei chronisch kalten Füßen.
Kalmus s. Mittel bei Zahnschmerzen (S. 140) **Hinweis:** Hilft bei schlecht durchbluteter Haut, kalten Gliedmaßen. Darf nicht bei Durchfall angewendet werden.	**Badezusatz:** s. Mittel bei Einschlafstörungen (S. 188) **Fußbad:** Man stellt den Sud her wie beim Badezusatz und badet die Füße direkt darin. **Haarspülung:** Bei schlecht durchbluteter Kopfhaut werden die Haare nach dem Waschen mit dem Kalmussud nachgespült.

Heilmittel	*Anwendungsweise*
Rosmarin s. **Mittel bei Durchblutungskopfschmerzen** (S. 112)	**Tee:** ebd. **Wein:** s. **Mittel bei Streß** (S. 258) **Badezusatz:** s. **Mittel bei Streß** (S. 258) **Spiritus:** 50 Gramm der Blätter werden mit 250 Gramm 70prozentigem Alkohol übergossen. Man läßt das 10 Tage stehen, preßt ab und filtert. Mit diesem Spiritus werden schlecht durchblutete Partien lokal eingerieben. **Hinweis:** Das Bad soll nicht abends genommen werden, da Schlafstörungen auftreten können. Nicht in der Schwangerschaft anwenden.
Wacholder s. **Mittel bei »Grippe«** (S. 82)	**Beerenkur:** Man beginnt mit 1 Wacholderbeere am Tag und nimmt täglich 1 Beere mehr, bis es 18 Beeren an einem Tag sind. Dann reduziert man wieder täglich um 1 Beere. Ist man bei 1 Beere angelangt, ist die Kur beendet. **Hinweis:** Bei Frauen können verstärkte Monatsblutungen auftreten. Nicht empfehlenswert bei Nierenempfindlichkeit.

Mittel bei Durchblutungsstörungen

Fertigpräparate	*Anwendungsweise*
Actihaemyl s. **Mittel bei »Grippe«** (S. 82)	**Dragees:** ebd. **Hinweis:** Nicht zur Dauerbehandlung geeignet.
Actovegin forte s. **Mittel bei Durchblutungskopfschmerzen** (S. 113)	**Dragees:** ebd. **Hinweis:** Oft hilft eine einmalige Kur.
Arnikamill s. **Mittel bei Verletzungen** (Stumpfe Verletzungen, S. 135)	**Salbe:** ebd. **Hinweis:** Gutes zusätzliches Mittel.
Cefaktivon s. **Mittel bei Vergiftungskopfschmerzen** (S. 106)	**Tropfen:** ebd. **Hinweis:** Empfehlenswert bei Nierenproblemen.

Fertigpräparate	*Anwendungsweise*
Hormonapinsalbe 3% s. Mittel bei Juckreiz (S. 179)	Salbe: ebd. Hinweis: Beruhigt, löst innere Verspannungen.
Varicylum-Salbe Wirkstoffe: Kampfer, Arnika, Roßkastanie, Heparin, Kamillenöl, Salbeiöl, Thymiankampfer. Wirkung: Strafft und stärkt die Gefäße, regt die Durchblutung an.	Salbe: Zusätzlich zu den Tropfen (s. u.) werden 3mal täglich die schlecht durchbluteten Stellen eingerieben. Hinweis: Hilft gut bei Durchblutungsstörungen in den Beinen.
Varicylum-Tropfen s. Mittel bei zu niedrigem Blutdruck (S. 270)	Tropfen: ebd. Hinweis: Hilft vor allem bei venösen Durchblutungsstörungen (s. *Salbe*).
Venorobal Wirkstoffe: Roßkastanie D1, Enzian D1, Virginischer Zauberstrauch D3, Löwenzahn D5, Gelbwurzel D8, Kamille D1, Silbernitrat D8, Schlangengift von Lachesis D10, Harnstoff D6, Mariendistel D2. Wirkung: Baut Venenstaus ab, ist harntreibend.	Tropfen: 3mal täglich 25 bis 40 Tropfen pur einnehmen. Hinweis: Empfehlenswert bei Krampfadern, Hämorrhoiden und anderen Venenleiden.
Wobe-Mugos s. Mittel bei chronischen Schmerzen (S. 171)	Dragees: ebd. Hinweis: Geeignetes Mittel zum Reinigen der Gefäße und zur Steigerung der Durchblutung.
Wobenzym s. Schnupfenmittel (S. 54)	Dragees: ebd. Salbe: Damit werden schlecht durchblutete Partien eingerieben. Hinweis: Empfiehlt sich bei allen Arten von Durchblutungsstörungen. Hilfreich besonders bei ersten Beschwerden.

Weitere empfehlenswerte Mittel

Aorta suis-Injeel (Ampullen). Organextrakt, gut bei Wadenkrämpfen, offenen Beinen.
Baryta cpl. 356 (Tabletten). Homöopath., vorbeugend gegen Schlaganfall, Infarkt.
Circulo-Injeel (Ampullen). Homöopath., speziell für periphere Mangeldurchblutung.
Königszäpfchen (Bindergaß). Basilikum, Beinwell, Terpentin, für alle Krampfadern.
Populus-Zäpfchen (Zäpfchen). Homöopath., speziell für Hämorrhoiden.
Salvia cpl. 340 (Tabletten). Homöopath., hilfreich bei venösen Staus.

Meist fällt es einem selbst gar nicht auf. Familienangehörige bemerken es vielleicht beim Frühstück: Ein Augenlid hängt ein wenig tiefer als das andere. Oder das Sprechen bereitet Schwierigkeiten und man nuschelt unverständlich. Oder ein Bein wird leicht nachgezogen. Solche Störungen, die sich gewöhnlich rasch wieder verlieren, können ein Hinweis darauf sein, daß man in der Nacht einen leichten Schlaganfall oder einen Hirninfarkt erlitten hat. Ein kleiner Teil des Gehirns wurde vorübergehend nicht durchblutet und ist abgestorben. Die Beschwerden, leichte Lähmungen, sind wieder behoben, sobald andere Gehirnzellen die Aufgabe der toten übernommen haben. Von den Folgen her momentan unbedeutend, in Wirklichkeit aber eine ernste Warnung: Wenn eines oder mehrere Blutgefäße im Gehirn entweder verengt oder vorübergehend durch einen Blutpfropfen verstopft waren, handelte es sich um einen Infarkt. Wenn ein sprödes und unelastisch gewordenes Gefäß unter dem Druck des Blutes riß, war es ein Schlaganfall. Ein schwerer Schaden dieser Art kann zur halbseitigen Lähmung oder gar, wenn ein besonders wichtiges Gehirnzentrum betroffen ist, zum Tod führen.

Weit dramatischer und viel schmerzhafter als ein leichter Schlaganfall oder Hirninfarkt verläuft der Herzinfarkt. Wird ein Kranzgefäß, also eine Arterie, die den Herzmuskel mit frischem Blut versorgt, durch Ablagerungen oder durch einen Blutpfropfen verschlossen, dann entsteht im unversorgten Muskel ein äußerst schmerzhafter Krampf (s. *Herzschmerzen*). Sowohl beim Schlaganfall wie auch beim Herzinfarkt ist das Vermeiden von Panik oberstes Gebot. Tatsache ist, daß die meisten tödlichen Infarkte sich noch vor Eintreffen des Arztes ereignen. Dabei ist es nicht immer der Schaden in den Herzmuskeln, der die Menschen umbringt, sondern die Angst. Deshalb dürfen vor allem die Zeugen des Zwischenfalls nicht in Panik verfallen – das würde die Angst des Patienten nur vergrößern. Ruhe und Besonnenheit dagegen können lebensrettend sein.

Die Angst vor einem Herzinfarkt oder einem Schlaganfall ist oft unbegründet – vorausgesetzt man achtet auf die deutlichen Hinweise, die eine Gefährdung anzeigen. Beide Zwischenfälle schlagen fast nie zu wie der Blitz aus heiterem Himmel. Typische Warnsignale auf der einen Seite sind häufige Kopfschmerzen, die schwer, bohrend sind, Konzentrationsprobleme und Gedächtnisausfälle, Depressionen, Veränderungen in Stimmung und Charakter. Vor allem ältere Menschen können durch Durchblutungsstörungen im Gehirn mürrisch, aufbrausend, vielleicht sogar bösartig werden, man spricht dann vom »Altersgrant«. Auf der anderen Seite sind es Herzbeschwerden vor allem bei körperlicher Anstrengung, Angina-pectoris-Anfälle, Druck auf der Brust mit Ausstrahlung in den linken Arm. Daneben sollte man die sogenannten Risikofaktoren kennen und beachten:

Bluthochdruck, Zuckerkrankheit, Übergewicht, zu hoher Blutfettspiegel, Arteriosklerose.

Grundsätzlich gilt wiederum: Nicht die Schonung schützt vor der Katastrophe, sondern das gesunde, vernünftige Training, der Abbau von Streßfolgen. So fordern Herzspezialisten Angina-pectoris-Patienten auf, zu Hause ein Rudergerät aufzustellen und damit täglich zu trainieren. Die Anweisung lautet: Kräftig rudern – aber immer nur so lange, bis sich die allerersten Anzeichen eines Anfalls ankündigen. Dann eine Pause einlegen und versuchen, sich völlig zu entspannen. Tief und ruhig durchatmen. Das Rudern aufnehmen, sobald man sich wieder wohl fühlt. Erneut rudern bis kurz vor die Schmerzgrenze – doch niemals darüber hinaus. Solche Trainingsmethoden haben den Vorteil, daß einerseits Herz und Kreislauf gestärkt werden, andererseits der Patient die Angst vor den Schmerzen verliert. Das »Erfolgserlebnis« besteht in der Erfahrung, daß die Schmerzen immer später auftreten.

Heute weiß man auch, daß falsche Ernährung in Verbindung mit ausgedehntem Sonnenbaden für das Herz eine verhängnisvolle Rolle spielt. Die ultravioletten Strahlen des Sonnenlichts bilden unter der Haut Vitamin D, das für Wachstum und Festigkeit der Knochen so wichtig ist: Es ist das Transportmittel für Kalk und Phosphor. Da es in Fleisch reichlich vorhanden ist, bekommt, wer sich beider Quellen zu intensiv bedient, leicht zuviel davon mit. Das führt zu Verstopfung, macht das Herz nervös und verkalkt die Gefäße, vor allem dann, wenn der Kalkgegenspieler Magnesium fehlt. Das bedeutet: Viele essen sich regelrecht in den Infarkt, weil sie auch im Sommer nicht auf ihre gewohnten Steaks verzichten wollen. Richtiger wäre es, von den Südländern zu lernen und im Sommer so zu essen wie sie: viel Salat, Gemüse, Obst – also die Magnesiumlieferanten –, wenig Fleisch und wenn, dann immer nur in Verbindung mit reichlich Salat.

Als besonders wirksames herzstärkendes Mittel empfahlen die alten Ägypter folgendes Rezept: »Man gibt ein Stückchen einer reifen Gurke (sie sollte nicht mehr grün, sondern gelb sein), die fünffache Menge Feigen, einen Teelöffel gelben Ocker in eine kleine Schüssel, übergießt es mit Wasser, so daß die Zutaten gerade bedeckt sind, verrührt gut und läßt das Ganze über Nacht im Freien stehen. Am nächsten Morgen preßt man das Mus aus und trinkt den Saft.«

Hildegard von Bingen riet bei Blutleere im Kopf und bei Herzproblemen: »Wer stark vergeßlich ist, wie leer im Kopf, der soll Kastanien in Wasser kochen. Er benötigt keine andere Zutat. Das Wasser wird abgegossen. Von den gekochten Kastanien soll er nüchtern und nach jedem Essen etwas zu sich nehmen. Das stärkt Gehirn und Nerven und bannt Kopfschmerzen. Wer an Herzschmerzen leidet und häufig ein schweres Gemüt hat, der muß rohe Kastanien essen. Das kräftigt das Herz, und der Frohsinn kehrt zurück.«

Heilmittel	*Anwendungsweise*
Arnika s. **Mittel bei Durchblutungskopfschmerzen** (S. 112)	**Tee:** 1 bis 2 Teelöffel der getrockneten Blüten werden mit ¼ Liter kochendem Wasser überbrüht. Man läßt den Tee 10 Minuten ziehen, seiht ab und trinkt nicht mehr als täglich 2 Tassen. **Tinktur:** s. **Mittel bei Durchblutungskopfschmerzen** (S. 112). Man nimmt 10 bis 15 Tropfen in 1 Glas Wasser. **Hinweis:** Tee und Tinktur sind Vorbeugungsmittel bei Gefährdung. Man muß die Dosierung aber unbedingt mit einem Arzt oder Heilpraktiker absprechen.
Nießwurz *(Veratrum album)* **Wirkstoffe:** Alkaloide. **Wirkung:** Durchblutungsfördernd, kreislaufanregend.	**Homöopath. Zubereitung Veratrum D6 bis D12:** Nach Anweisung des Arztes/Heilpraktikers. **Hinweis:** Gutes zusätzliches Mittel bei Herzinfarkt oder danach.
Weinessig *(Acetum vini)* **Wirkstoffe:** Gerbstoff, Säuren, Mineralbestandteile, Traubenzucker. **Wirkung:** Blutbildend, stärkend, blutreinigend, aufbauend.	**Waschungen:** 3- bis 4mal werden bei einem Schlaganfall kräftige Oberkörperwaschungen vorgenommen. Anschließend macht man warme Wickel um die Füße (s. *Wasseranwendungen und Wickel,* S. 471 f.). Als Schutz vor Wundliegen werden Rückenwaschungen mit verdünntem Weinessig vorgenommen (3 Eßlöffel auf 2 bis 3 Liter Wasser). **Hinweis:** Nur zusätzliche Hilfe. Ärztliche Maßnahmen sind bei Schlaganfall unablässig.
Ysop *(Hyssopus officinalis)* s. **Mittel zur allgemeinen Herzstärkung/Kreislaufstabilisierung** (S. 252)	**Tee:** ebd. **Öl:** Frische oder getrocknete Blätter und Blüten werden mit Olivenöl gerade bedeckt und 3 bis 6 Wochen (je nach Wetterlage) in die Sonne gestellt. Danach seiht man ab. Mit diesem Öl reibt man gelähmte Glieder nach einem Schlaganfall ein. **Hinweis:** Der Tee hilft nach einem Schlaganfall oder Infarkt zur raschen Erholung.

Fertigpräparate	*Anwendungsweise*
Cardio-Longoral **Wirkstoffe:** Magnesium, Kalium, Vitamine A_1, B_1, B_2, B_6, E, Weißdorn, Diprophyllin. **Wirkung:** Herzstärkend.	**Dragees:** Zur Vorbeugung nimmt man 3mal täglich 2 Dragees, ebenso bei Langzeitbehandlung. In sehr schweren Fällen 3mal täglich 3 Dragees. Sind die Beschwerden abgeklungen, reduziert man auf 1 Dragee täglich. **Hinweis:** Die Einnahme dieses Mittels sollte mit dem Arzt oder Heilpraktiker besprochen werden. Es hilft, das geschwächte Altersherz vor dem Infarkt zu schützen.
Herz-Dragees **Wirkstoffe:** Frischer Herzmuskel, Kalium-DL-hydrogenaspartat, Asparaginsäure, mono-Magnesiumsalz. **Wirkung:** Reguliert die Herzfunktion.	**Dragees:** Man nimmt 3mal täglich 1 bis 2 Dragees zu den Mahlzeiten ein. **Hinweis:** Gutes Mittel zur Vorbeugung und Zusatzbehandlung bei Herzrhythmusstörungen durch Magnesiummangel. Nicht bei Nierenerkrankungen verwenden.
Horvicard **Wirkstoffe:** Weißdorn, Königin der Nacht, Saroth. Herzgespann, Maiglöckchen, Primel, Raute, Sumpfmädesüß, Rosmarin, Kamille, Gänsefingerkraut, Gold, Buffomarin. **Wirkung:** Herzstärkend.	**Tropfen:** Vorbeugend gegen Herzinfarkt sollte man bei Überbelastung 3mal täglich 4 Tropfen einnehmen. **Hinweis:** Besonders geeignet, um die Folgen der Managerkrankheit zu verhindern.
Horvi-Naja-Reintoxin s. **Mittel bei Herzschwäche, vegetativer Dystonie** (S. 294)	**Tropfen:** ebd. **Hinweis:** Entkrampft die Herzgefäße und steigert die Durchblutung des Herzmuskels. Sollte schon bei den ersten Herzbeschwerden eingesetzt werden.
Hypophysinum D9 **Wirkstoff:** Hypophysenextrakt. **Wirkung:** Regt die Gehirntätigkeit an, stärkt.	**Tropfen:** Man nimmt 3mal täglich 25 Tropfen. **Hinweis:** Hilft, nach einem Schlaganfall Lähmungen zu lösen.
Vitasprint B_{12} **Wirkstoffe:** L-Glutamin, DL-o-Phosphoserin, Vitamin B_{12}. **Wirkung:** Löst die Angstzustände und sichert so die Sauerstoffzufuhr.	**Ampullen:** Man trinkt täglich 1 Ampulle. **Hinweis:** Zur Vorbeugung, Zusatz- und Nachbehandlung bei Herzinfarkt durch Überbelastung oder Magersucht.

Fertigpräparate	*Anwendungsweise*
Wobe-Mugos s. Mittel bei chronischen Schmerzen (S. 171)	**Klistiertabletten:** Man macht 1- bis 4mal täglich 1 Darmeinlauf mit 4 Tabletten pro Einlauf. **Hinweis:** Löst den Schmerz, verbessert die Durchblutung und befreit den Körper von störenden Ablagerungen. Außer bei Neigung zu Blutungen kann und sollte man dieses Mittel ohne Bedenken zu jeder Behandlung zusätzlich verwenden.
Wobenzym s. Schnupfenmittel (S. 54)	**Dragees:** ebd. **Hinweis:** Löst Blutgerinnsel nach einem Schlaganfall oder Herzinfarkt auf.

Weitere empfehlenswerte Mittel

DS 1 Herz-Kreislauf-Tabletten (Pulver). Kräuterextrakt, stärkt das Herz.
Extractum Cor (Tropfen). Herzmuskelextrakt, steigert die Durchblutung.

Behandlungsmethode bei Herzinfarkt

Akupressur

Die Akupressur von zwei Punkten am Handgelenk beruhigt den Krampf in den Herzmuskeln. Der eine Punkt liegt unmittelbar unter dem Handballen an der Seite des kleinen Fingers, der zweite drei Finger breit unter dem Rand des Handtellers in der Mitte des Unterarms.

Hinweis: Kann bei leichterem Infarkt gemacht werden und in der Zeit, bis der Arzt kommt.

Man drückt den Daumen nicht zu fest an die deutlich spürbare Vertiefung zwischen Arm und Hand. Nach einigen Sekunden wechselt man die Hand und wiederholt dasselbe.

Man legt den Ringfinger an den Rand der anderen Hand, Mittelfinger und Zeigefinger daneben. Dann drückt man mit dem Zeigefinger zu. Man tut das wiederum einige Sekunden lang, abwechselnd an beiden Händen, nachdem der erste Herzpunkt akupressiert wurde.

Darf man die beiden Begriffe überhaupt in einem Atemzug nennen? Im einen Fall sind die Herzmuskeln nicht mehr imstande, sich den Anforderungen anzupassen und größere Belastungen mitzumachen. Man fühlt sich kraftlos, gerät bei der kleinsten Anstrengung außer Atem oder hat Blähungen, Verdauungsprobleme, Nierenstörungen. Der Hintergrund: Das Herz ist nicht mehr fähig, das angelieferte Venenblut aufzunehmen und weiterzupumpen. Infolgedessen staut es sich vor ihm. Versagt die linke Herzkammer, spricht man von einer Linksinsuffizienz. Das Venenblut ist in der Lunge gestaut. Ist die rechte Herzkammer betroffen, nennt man das Rechtsinsuffizienz. Die Stauungen des Blutes befinden sich im Körperkreislauf und können zu schweren Organschäden führen. Im anderen Fall liegt eine Fehlregulation des vegetativen Nervensystem vor: Kopfschmerzen, Schwindel, rasches Frieren, Schwitzen, Herzklopfen und Erregbarkeit. Diese Übererregbarkeit, die ein schweres Krankheitsgefühl auslösen kann, führt direkt und indirekt zur Herzschwäche. Sie ist ihre eigentliche Ursache. Die Erklärung dafür: Wenn ein Körper so empfindsam reagiert, daß er bei der kleinsten Temperaturveränderung, bei jeder vermeintlichen Gefahr, Anforderung, Belastung in Panik gerät, so daß er nur noch damit beschäftigt ist, eine Notmaßnahme mit der nächsten zu korrigieren (Kühlung nach überflüssiger Erwärmung, Dämpfung nach Aufregung, Wegschaffen unnötiger Kraftstoffe), wenn also die Durchblutung ständig verändert, korrigiert, gestoppt, angetrieben oder beschleunigt werden muß, dann hat der Körper mit vierzig Jahren schon die Leistung eines Achtzigjährigen vollbracht.

Obwohl nach Expertenschätzungen jeder dritte Patient, der sich in ärztliche Behandlung begibt, unter ihr leidet, wird der vegetativen Dystonie leider viel zuwenig Beachtung geschenkt. Würde sie energisch behandelt, könnten mit der Herzschwäche auch alle die unzähligen Krankheiten vermieden werden, die aus ihr resultieren. Und hier dürfte man wohl nahezu alle chronischen Erkrankungen und schweren Organschädigungen aufzählen.

Selbst dann, wenn es zu einer Herzschwäche infolge einer Infektion des Herzens kommt, ist die vegetative Dystonie maßgeblich mitbeteiligt. Die Viren oder Bakterien konnten nur deshalb zum Herzmuskel oder zu den Herzklappen vordringen, weil der Körper zuvor keine Ruhe fand, die »Erkältung« wirksam zu bekämpfen. Ja, die Erkältung selbst wäre aller Wahrscheinlichkeit nach ohne die nervliche Fehlsteuerung gar nicht zustande gekommen. Man kann bei der vegetativen Dystonie tatsächlich von einem gesundheitlichen Grundproblem sprechen.

Ihm kommt man nur bei mit einer gezielten, bewußt durchgeführten Änderung der seelisch-körperlichen Lebensweise:

▷ *Verminderung des Reizangebots:* Weniger aufputschende Musik, vor allem weniger Lärm; weniger grelle optische Reize (flimmerndes Fernsehen, pulsierende Lichtquellen in Diskotheken); weniger scharfe Gewürze; keine unvorbereitete Begegnung mit großen Klimareizen (zu dünne Kleidung, nasse, undurchlässige Kleidung).

▷ *Abhärtung gegen unvermeidbare Reize:* Training mit Wind und Wetter (Wasseranwendungen, täglich frische Luft bei jeder Witterung, Bewegung, Ausdauersport); gesunde, nahrhafte Kost; Training aller Sinnesorgane an wohltuenden Reizen (Augentraining, bewußtes Wahrnehmen beruhigender, harmonischer Klänge).

▷ *Seelische Stabilisierung:* Bekämpfen von Angst, Minderwertigkeitsgefühlen; Autogenes Training zur Entspannung; Lösung von Konflikten; klare Zielsetzung. Wie der Körper, so braucht auch die Seele eine »dicke Haut«, die vernünftig reagiert und Angriffe an sich abprallen läßt.

Heilmittel	*Anwendungsweise*
Andorn *(Marrubium vulgare)* **Wirkstoffe:** Bitterstoff, ätherisches Öl, Gerbstoff, Harze, Salze, Fett, Wachs, Schleim. **Wirkung:** Beruhigt das nervöse Herz, befreit die Bronchien, regt Leber und Galle an.	**Tee:** 1 Teelöffel des Krautes mit 1 Tasse kochendem Wasser überbrühen, gleich abseihen. Man trinkt 2 bis 3 Tassen täglich mit Honig gesüßt. **Hinweis:** Hilft gut bei vegetativer Dystonie, vor allem bei älteren Menschen. **Homöopath. Zubereitung:** *Marrubium album, Urtinktur aus frischer Pflanze 1/3.*
Arnika s. **Mittel bei Durchblutungskopfschmerzen** (S. 112)	**Tee:** s. **Mittel bei Herzinfarkt und Schlaganfall** (S. 284) **Tinktur:** s. **Mittel bei Durchblutungskopfschmerzen** (S. 112) **Hinweis:** Hilfreich bei Herzmuskelschwäche und arteriellen Durchblutungsstörungen der Herzkranzgefäße.
Baldrian s. **Mittel bei Verspannungskopfschmerzen** (S. 99)	**Tee:** ebd. **Hinweis:** Empfiehlt sich bei akuter, nervlich bedingter Herzschwäche. Nicht länger als 2 Wochen.
Borretsch *(Borago officinalis)* **Wirkstoffe:** Schleim, Stärke, ätherisches Öl, Saponine, Mineralstoffe, Flavone. **Wirkung:** Herzstärkend, erfrischend, belebend, entwässernd, stimmungsaufhellend. **Hinweis:** Hilft bei nervöser Herzbeklemmung, verbunden mit Angstgefühlen. Sollte nicht zum Dauergetränk werden.	**Tee:** 2 gehäufte Teelöffel der getrockneten Blätter werden mit ¼ Liter kochendem Wasser überbrüht, 10 bis 15 Minuten ziehen lassen. Man trinkt 2 bis 3 Tassen täglich. **Milchgetränk:** 1 gehäufter Teelöffel feingehackter, frischer Blätter wird in ein Glas trinkwarme Milch gegeben. Man trinkt 1 Glas am Tag. **Homöopath. Zubereitung:** *Borago officinalis*, Urtinktur aus frischen Blättern 1/2.
Frühlings-Adonisröschen *(Adonis vernalis)* **Wirkstoffe:** Herzwirksame Glykoside. **Wirkung:** Reguliert den Herzrhythmus, kräftigt den Herzschlag, hilft bei nervösem Herzen.	**Tee:** 1 schwacher Teelöffel des Krautes wird mit 1 Tasse kochendem Wasser überbrüht und gleich abgeseiht. Man trinkt 1 bis 2 Tassen täglich. **Hinweis:** Gutes Mittel bei Unverträglichkeit von Digitalis, empfiehlt sich bei zu niedrigem Blutdruck mit Herzmuskelschädigung. Dosierung einhalten. **Homöopath. Zubereitung:** *Adonis vernalis*, Urtinktur aus frischer Pflanze 1/2.

Heilmittel	*Anwendungsweise*
Gartenrose s. **Mittel bei Vergiftungskopfschmerzen** (S. 105)	**Tee:** ebd. **Rosenwein:** ebd. **Hinweis:** Der Tee ist herz- und nervenstärkend. Der Wein wird für Umschläge in der Herzgegend verwendet.
Herzgespann *(Leonurus cardiaca)* **Wirkstoffe:** Säuren, Bitterstoff, Kalium, Calcium, Harz, Gerbstoff. **Wirkung:** Beruhigend, entkrampfend, löst Blähungen auf.	**Tee:** 1 Teelöffel des Krautes mit 1 Tasse kochendem Wasser überbrühen und gleich abseihen. Man trinkt 2 Tassen täglich. **Hinweis:** Hilft bei vegetativ-funktionellen Herzbeschwerden, Herzklopfen mit Angstgefühlen, Herzbedrängnis durch Verdauungsbeschwerden. **Homöopath. Zubereitung:** *Leonurus cardiaca*, Urtinktur aus frischem Kraut 1/3.
Himbeere s. **Aufbau- und Stärkungsprodukte** (S. 26) **Hinweis:** Stärkt das Herz nach Erkrankungen, Operationen.	**Sirup:** ebd. **Himbeeressig:** 1 Teil Himbeersirup und 2 Teile Weinessig werden gemischt. Davon nimmt man täglich 2mal 1 Teelöffel voll ein.
Honig s. **Mittel bei Juckreiz** (S. 178) **Achtung:** Bei Herzleiden muß Honig immer verdünnt eingenommen werden.	**Honigkur:** s. **Mittel bei zu niedrigem Blutdruck** (S. 269) **Hinweis:** Empfiehlt sich bei Herzmuskelentartungen, Angina pectoris.
Johanniskraut s. **Mittel bei Vergiftungskopfschmerzen** (S. 105)	**Tee:** s. **Mittel bei Trigeminusneuralgie** (S. 118) **Hinweis:** Der Tee empfiehlt sich besonders bei nervlicher Schwäche infolge Streß und Verstimmung.
Melisse s. **Mittel bei Verspannungskopfschmerzen** (S. 100) **Hinweis:** Sowohl Tee als auch Pfefferminz-Melissengeist bringen Besserung, falls nicht ein organisches Leiden zugrunde liegt.	**Tee:** ebd. **Pfefferminz-Melissengeist:** Je 1 Pfund Pfefferminz- und Melissenblätter werden in ein großes Einmachglas gegeben. Man übergießt sie mit 1 ½ Liter Kornschnaps und 1 ½ Liter Wasser. Das Glas stellt man 6 Tage gut zugedeckt an die Sonne. Danach wird abgeseiht, eventuell etwas gesüßt, in Flaschen abgefüllt, gut verkorkt. Davon trinkt man bei Bedarf 1 Likörglas voll.

Heilmittel	*Anwendungsweise*
Rosmarin s. Mittel bei Durchblutungskopfschmerzen (S. 112)	**Badezusatz:** s. **Mittel bei Streß** (S. 258) **Hinweis:** Empfiehlt sich vor allem für jüngere, nervlich stark belastete Menschen mit zu niedrigem Blutdruck. Statt des Badezusatzes kann auch 1 Teelöffel Rosmarinöl (Apotheke) ins Vollbad gegeben werden.
Schlüsselblume s. Hustenmittel (S. 62)	**Tee:** ebd. **Hinweis:** Bei Herzmuskelschwäche und -entzündung mit 1 bis 2 Teelöffel Honig versehen.
Schwarze Johannisbeere s. Mittel bei Migräne (S. 123)	**Tee:** ebd. **Hinweis:** Auch für stark nervöse Kinder und Jugendliche geeignet.
Spargel *(Asparagus officinalis)* **Wirkstoffe:** Asparagin, fettes und ätherisches Öl, Arsenspuren, Bernsteinsäure, Tyrosin, Cholin, Vitamine A, B, C, Mineralstoffe. **Wirkung:** Entwässernd, stärkt Nieren und Blase, herzstärkend, magenberuhigend.	**Spargelwasser:** 60 Gramm Spargel werden mit ¾ Liter kaltem Wasser angesetzt, 8 Stunden ziehen lassen. In ¼ Liter lauwarmem Wasser werden 2 Teelöffel Honig gelöst und mit dem Spargelwasser gemischt. Davon nimmt man alle Stunde 1 Eßlöffel. **Hinweis:** Besonders empfehlenswert für Übergewichtige und Hypertoniker. Darf bei akuter Nierenentzündung nicht angewendet werden. **Homöopath. Zubereitung:** *Asparagus officinalis*, Urtinktur aus frischen Sprossen 1/2.
Veilchen s. Mittel bei Halsschmerzen (S. 69)	**Tee:** ebd. **Sirup:** ebd. **Hinweis:** Tee und Sirup empfehlen sich bei Halsbeschwerden, die mit Atemnot einhergehen (Linksinsuffizienz).
Vogelkirsche *(Prunus avium)* **Wirkstoffe:** Fett, Salz, Eiweiß, Zucker, Harz. **Wirkung:** Herzstärkend, belebend, durchblutungsfördernd, magenstärkend, stoffwechselregulierend.	**Kompott:** Man kocht die Kirschen ohne Zucker und ißt von dem Kompott mehrmals am Tag 1 Teelöffel voll. **Saft:** Vom möglichst frischen Kirschsaft trinkt man täglich 1 bis 2 Gläser. **Hinweis:** Besonders geeignet bei Herzbeschwerden infolge von Verdauungsstörungen.

Heilmittel — *Anwendungsweise*

Waldmeister

s. Mittel bei Einschlafstörungen (S. 189)

Tee: ebd.
Hinweis: Hilft bei altersbedingter Herzschwäche.

Weißdorn

s. Mittel bei Herzschmerzen (S. 161)

Tee: ebd.
Hinweis: Seit Jahrhunderten bewährtes Herzstärkungsmittel. Der Tee darf unbedenklich auch über längere Zeiträume hinweg getrunken werden.

Mittel bei Herzschwäche, vegetativer Dystonie

Fertigpräparate — *Anwendungsweise*

Actihaemyl

s. Mittel bei »Grippe« (S. 82)

Dragees: ebd.
Hinweis: Hilft, die Sauerstoffversorgung des Herzmuskels zu verbessern.

Actovegin forte

s. Mittel bei Durchblutungskopfschmerzen (S. 113)

Dragees: ebd.
Hinweis: Gutes Mittel zur Verbesserung der Zellatmung und Sauerstoffversorgung.

Adermittel 1 *(ISO)*

Wirkstoffe: Arnika, Hafer, Hirtentäschelkraut, Kanadische Gelbwurzel, Käsepappel, Kanadische Blutwurzel.
Wirkung: Anregend, erhöht die Herzkraft.

Globuli: Man lutscht 3 bis 5 Kügelchen täglich.

Biosanum Tachycardiale

Wirkstoffe: Chinabaum, Faulbaum, Veilchen (alle Urtinktur), Frühlingsteufelsauge D2, Fingerhut D2, Weiße Nieswurz D2, Gold D6, Phosphor D15, Weißdorn D2, Glyzerin D4, Tollkirsche D4, Bärlapp D12, Ignatiusbohne D4 und D30, Maiglöckchen D6, Baldriantinktur, Rohkaffee D12, Echter Sturmhut D12, Brechnußbaum D4, Weiße Zaunrübe D4.
Wirkung: Beruhigt das Herz.

Tropfen: Man nimmt 3- bis 5mal täglich 15 bis 25 Tropfen, besonders auch für Kinder geeignet.
Hinweis: Hilft gut bei nervösem Herzjagen und durch Unruhe bedingte Schlafstörungen.

Cefaktivon

s. Mittel bei Vergiftungskopfschmerzen (S. 106)

Tropfen: ebd.
Hinweis: Pflanzliches Mittel, das die Sauerstoffversorgung der Herzmuskeln verbessert.

Fertigpräparate	*Anwendungsweise*
Corobal **Wirkstoffe:** Kampferbaum D6, Entengrütze D5. **Wirkung:** Durchblutungsfördernd, herzmuskelstärkend.	**Tropfen:** Man nimmt 3mal 30 Tropfen mit etwas Wasser vor dem Essen. **Hinweis:** Gutes Mittel für das Altersherz.
Corobal forte **Wirkstoffe:** Kampferbaum D5, Entengrütze D5, Zahnstocherammei D5, Santakraut D3, Kaliumkarbonat D60.	**Tropfen:** 3mal 10 Tropfen vor dem Essen, bei Herzentzündungen stündlich 20 Tropfen. **Hinweis:** Empfiehlt sich bei geschädigtem Herzmuskel.
Herz-Blut 103 **Wirkstoffe:** Extrakte aus Weißdorn, Oleander, Chlorophyllin, Rutin. **Wirkung:** Fördert Herz- und Gehirndurchblutung, stabilisiert die Gefäße.	**Tabletten:** Bei akuten Störungen nimmt man 3mal täglich 1 Tablette, zur Dauerbehandlung morgens und abends nach dem Essen 1 Tablette gut zerkaut mit etwas Flüssigkeit. **Hinweis:** Hilft zur Leistungsverbesserung der gesamten Gefäße, zum Dauergebrauch geeignet.
Herz Dragees s. Mittel bei Herzinfarkt und Schlaganfall (S. 285)	**Dragees:** ebd. **Hinweis:** Gutes Mittel zur Vorbeugung von Herzschädigungen. Bei schweren Nierenschädigungen nicht geeignet.
Horvi Ap 7 **Wirkstoffe:** Kobragift, Krötengift, Zahnstocherdolde, Cytochrom. **Wirkung:** Entkrampfend, herzstützend.	**Tropfen:** 2- bis 3mal 5 bis 7 Tropfen pur ½ Stunde vor dem Essen. **Hinweis:** Besonders geeignet bei zu hohem Blutdruck und herzbelastenden Erkrankungen.
Horvibidon **Wirkstoffe:** Vitamine C, B_1, B_2, PP, Glutaminsäure, Leukin, Valin, Calcium, Lecithin, Zitronensäure, Coffein, Cola, Ucubanuß, Potenzholz, Organextrakte, Weizenkeimmehl, Magermilchpulver. **Wirkung:** Nervenstärkend bei nachlassender Spannkraft.	**Dragees:** 3mal 1 Dragee täglich. **Hinweis:** Bewährt bei nachlassenden Potenzstörungen infolge ungenügender Herzleistung.

Fertigpräparate	*Anwendungsweise*
Horvi-Cardox **Wirkstoffe:** Gift der Kobra, der Korallenotter, der Kröte, Vitamin B_{15}, Kaliumchlorid, Äthylalkohol.	**Tropfen:** Man nimmt vor dem Frühstück und vor dem Mittagessen je 10 Tropfen pur und behält sie 1 Minute im Mund. **Hinweis:** Allgemeine, speziell auf die Herztätigkeit gerichtete Stärkung.
Horvi-Naja-Reintoxin **Wirkstoff:** Kobragift. **Wirkung:** Entkrampft die Herzgefäße, steigert die Durchblutung des Herzmuskels.	**Tropfen:** 2 Tropfen pur ½ Stunde vor dem Mittagessen. **Hinweis:** Hilfreich beim Nachlassen der Herzkraft.
Horviton Dragees **Wirkstoffe:** Vitamine B_1, B_2, B_6, C, PP, Cystin, Leukin, Valin, Glutaminsäure, Calcium, Eisen, Chlorophyllin, Hämoglobin, Orotsäure, Organextrakte, Enzyme. **Wirkung:** Herznervenstärkend, speziell nach Infektionen.	**Dragees:** 3mal täglich 1 Dragee. **Hinweis:** Besonders geeignet bei Herzschädigungen nach Infektionen.
Korodin **Wirkstoffe:** Extrakte aus Menthol, Kampfer, Maiglöckchen, Weißdorn, Baldrian. **Wirkung:** Allgemeine Stärkung von Herz und Kreislauf.	**Tropfen:** Bei Schwächeanfällen und drohendem Kollaps werden alle 15 Minuten 5 Tropfen auf Zucker gegeben. Ansonsten 3mal täglich 4 bis 5 Tropfen mit Wasser. **Hinweis:** Hat sich besonders bewährt nach Operationen, Kreislaufschwächen und nach Infektionen.
Miroton **Wirkstoffe:** Extrakte aus Meerzwiebelknolle, Maiglöckchen, Oleander. **Wirkung:** Allgemeine Stärkung von Herz und Kreislauf.	**Dragees:** Mehrmals täglich 1 bis 2 Dragees einnehmen. **Tropfen:** Mehrmals täglich 20 bis 30 Tropfen pur. **Hinweis:** Hat sich bewährt besonders bei Herzbeschwerden infolge Wettereinflüssen, Schwindel, zu niedrigem Blutdruck.
Montal **Wirkstoffe:** Meerschwamm D1, Gold D5, Sonnenhut (Urtinktur), Rosmarin D5, Königin der Nacht D2. **Wirkung:** Entzündungswidrig, entkrampft die Herzmuskeln.	**Tropfen:** Man nimmt vor dem Essen 3mal 20 bis 40 Tropfen auf Wasser. **Hinweis:** Empfiehlt sich bei asthmatischen Herzerkrankungen.

Fertigpräparate	*Anwendungsweise*
Strophantin-Herztabletten Compositum Wirkstoffe: Strophantin D4, Königin der Nacht D1, Nitroglyzerin D2, Knollenhahnenfuß D6, Berglorbeer D10, Wurmkraut D8. Wirkung: Herzregulierend bei nicht organisch bedingten Störungen, beugt dem Herzinfarkt vor.	Tabletten: Bei akuten Beschwerden alle 10 bis 15 Minuten 1 Tablette, bei Langzeitbehandlung 2- bis 4mal 1 Tablette lutschen. Hinweis: Empfiehlt sich bei Herzstichen infolge Streßüberlastung
Strophantus-Strath Wirkstoffe: Maiglöckchen, Weißdorn, Fingerhut, Strophantus. Wirkung: Kräftigt das Altersherz.	Tropfen: 3mal 20 Tropfen vor dem Essen mit etwas Wasser einnehmen. Hinweis: Empfiehlt sich bei rascher Ermüdung speziell für ältere Menschen.
Tinctura Justi-Pascoe Wirkstoffe: Maiglöckchen, Goldlack, Tigerlilie, Nitroglyzerin, Besenginster, Dogbane (alle Urtinktur), Weiße Nieswurz D2, Yasmin D2. Wirkung: Entgiftet die Nervenleitungen des Herzens.	Tropfen: Man nimmt vor dem Essen täglich 5 bis 40 Tropfen in Wasser. Hinweis: Empfiehlt sich besonders bei Herzrhythmusstörungen (Managersyndrom).
Wobe-Mugos s. Mittel bei chronischen Schmerzen (S. 171)	Dragees: ebd. Hinweis: In diesem Fall reichen 3mal 3 Dragees täglich.
Wobenzym s. Schnupfenmittel (S. 54)	Dragees: ebd. Hinweis: In diesem Fall reichen abends 5 Dragees.

Weitere empfehlenswerte Mittel

Cardiotonikum Bock (Tropfen). Homöopath., stärkt die Herzleistung, reguliert.
DS 1 Herz-Kreislauf-Tabletten (Pulver). Kräuterextrakte, stärkt das Herz.
Famitra-Kräuter-Extrakt-Tabletten 18 (Tabletten). Löst Muskelverkrampfungen.
Floricard (Tropfen). Homöopath., Kreislauf- und Herzregulationsmittel.
Multiplex Nr. 2 (Tropfen). Homöopath., hilft speziell bei nervösen Herzstörungen.
Oleander-Reciplex (Tropfen). Homöopath., gut bei Brustbeklemmungen, Unrast.

9 Verdauungs- und Stoffwechselstörungen

Wäre der menschliche Körper eine Maschine, ausgestattet mit allen Fähigkeiten des Organismus, sie müßte sich, um ein paar der wichtigsten zu nennen, selbst mit Energie versorgen, sich bewegen und Arbeit vielgestaltiger Art verrichten können. Sie müßte fähig sein zu fühlen und zu denken, selbständig zu entscheiden und sich immer wieder zu reproduzieren – also weit mehr Dinge tun können als der tüchtigste computergesteuerte Roboter. Wäre der Körper eine solche Maschine, dann könnte sich einerseits niemand dieses Wunderwerk leisten, weil es viel zu teuer käme, die wertvollen chemischen Grundstoffe zu beschaffen, die zur Energiegewinnung, zum Aufbau und zur Reparatur benötigt werden: Aminosäuren, Monosaccharide, Glyzerin, Fettsäuren. Andererseits käme diese Maschine wohl kaum dazu, etwas zu leisten, weil ihre Computer pausenlos damit beschäftigt wären auszurechnen, wieviel exakt von jedem einzelnen Grundbaustein, der Situation jeweils angepaßt, benötigt wird und zu welchen Wirksubstanzen die Grundbausteine zusammengesetzt werden müssen, um die geforderte Leistung erbringen zu können.

Glücklicherweise ist der Körper keine Maschine, und wir brauchen ihm nicht zu sagen, wie er zu funktionieren hat. Wäre er auf unsere Entscheidungen angewiesen, könnte er keine Sekunde überleben. Ein amerikanischer Wissenschaftler hat es so ausgedrückt: »Meine Leber ist wesentlich intelligenter, als ich es bin. Aber selbst wenn ich wüßte, wie die vielen hundert Enzyme funktionieren, mit deren Hilfe sie meinen Stoffwechsel steuert, könnte mich das nicht retten. Zu komplex ist das Zusammenspiel, zu fein sind die gegenseitigen Abstimmungen auf die einzelnen Aufgaben. Mein Verstand könnte das niemals begreifen.«

Tatsächlich brauchen wir, um den Körper zu versorgen, nicht viel mehr zu tun, als zu essen – was uns obendrein, sind wir einigermaßen gesund, auch noch Spaß bereitet. Alles andere besorgt er selbst.

Wir müssen also keinen Bedarf errechnen, peinlich genau auf Milligramm abwiegen, wie viele Baustoffe, Brennstoffe, Lebensstoffe entsprechend den zu erwartenden Leistungen geliefert werden müssen. Wir dürfen uns verhalten wie ein Lieferant, der dem Bauherrn nicht die bestellten tausend Dachziegel, fünfhundert Klinkersteine, dreißig Säcke Zement, einen Wagen voll Sand, zwanzig Fensterscheiben, tausend Liter Heizöl und dergleichen mehr bringt, sondern ihm einen nahezu unentwirrbaren Haufen vor das Haus kippt: Trümmer, Reste, Balken, Betonklötze – alles chaotisch durcheinander, übergossen mit Rohöl, durchtränkt mit Gift, durchsetzt mit Schädlichem, Wertlosem. Und der dann sagt: »Sieh zu, wie du damit zurechtkommst.«

Tatsache ist: Wollten wir selbst versuchen, die Nahrungsmittel in die nötigen und brauchbaren Grundbausteine zu zerlegen, die Gifte auszusondern, die richtigen Dosierungen zu ermitteln, wir benötigten dazu nicht nur perfekt eingerichtete Labors, sondern ganze Fabrikanlagen mit hochkomplizierten technischen Einrichtungen. Unser Körper schafft das ohne diesen Aufwand, weil jede einzelne unserer Zellen ein Programm von rund fünf Milliarden Reaktionsmöglichkeiten besitzt, und weil alle Zellen zusammen perfekt aufeinander abgestimmt sind. Unser Verdauungssystem ist eine hochspezialisierte, einmalig organisierte Einrichtung. Seine Aufgabe ist die Verarbeitung der angebotenen Nahrung. Der Körper muß die Nahrungsmittel so lange in immer einfachere Bestandteile zerlegen, zerkleinern, durchmischen und chemisch aufspalten, bis sie wasserlöslich geworden sind. Auch Fette und Eiweißstoffe müssen sich letztlich in Wasser auflösen lassen, sonst kann das Blut sie nicht durch die Darmwände hindurch aufnehmen. Verdauen heißt zerlegen der Nahrung, umwandeln in andere, lösbare Stoffe. Das beginnt bereits im Mund. Wenn wir etwa Brot lang genug kauen, merken wir, daß der Bissen immer süßer wird: Die Enzyme des Speichels verwandeln die Stärke in Zucker.

Zum Verdauungssystem gehören Mundhöhle, Rachen, Speiseröhre, Magen, Dünndarm, Dickdarm und Mastdarm. Jedes dieser Organe hat ganz bestimmte Aufgaben. Doch mit ihnen allein ist längst nicht alles getan. Sind die löslichen Stoffe ins Blut übergegangen, beginnt das Sortieren, Dosieren und Ausscheiden der Stoffe, die der Körper nicht brauchen kann oder die ihm gefährlich werden könnten. Deshalb gehört zur Verdauung unmittelbar auch das perfekte Funktionieren von Bauchspeicheldrüse, Leber, Nieren, nämlich die Kontrolle des Angebots, die Reduzierung des Überangebots und die Neutralisierung des Giftigen.

Liefert die Nahrung zuviel Zucker, dann darf er nicht im Blut bleiben, es würde sonst zähflüssig werden wie Honig. Deshalb gibt die Bauchspeicheldrüse sofort die richtige Menge Insulin hinzu. Es zieht den Zucker aus dem Blut und lagert ihn für den Bedarfsfall rasch abrufbar in der Leber und im Bindegewebe. Ist das Fettangebot gemessen am Bedarf zu groß, wird es unter der Haut gespeichert. Zuviel Eiweiß kann nicht gespeichert werden. Der Körper muß es sofort verbrennen, das heißt, in Energie umsetzen.

Hier zeigt sich nun, warum manche Menschen »gute Kostverwerter« sind, andere von jedem Bissen gleich dick werden: Einen Teil der Nahrung braucht der Körper sofort zur Energiegewinnung. Er wird in Wärme oder in Kraft umgesetzt. Man mißt den Nährwert in Kalorien beziehungsweise Joule. Eine Kalorie ist die Energiemenge, die ausreichen würde, einen Liter Wasser um ein Grad zu erwärmen. Ein Joule ist die Energiemenge, die eine elektrische Birne mit einem Watt in einer Sekunde verbraucht.

Bei einem Überangebot an Nahrung hat der Körper die Möglichkeit, dieses ebenfalls in Energie umzuwandeln. Man beginnt heftig zu schwitzen, ist ungeheuer aktiv. Oder er entscheidet sich für die Vorratshaltung. Der eine bleibt schlank, der andere wird dick. Zu welchem Typ man gehört, das hängt nicht zuletzt von der Funktion der Schilddrüse ab. Und sie funktioniert im wesentlichen wohl auch heute noch so, wie sie einst bei unseren Vorfahren funktionieren mußte, damit diese eine Überlebenschance hatten: Wer in kalten Regionen der Erde lebte, brauchte zur Wärmedämmung eine Fettschicht. Wer in warmen Gebieten lebte, mußte schlank bleiben, um die innere Wärme wieder loszuwerden. Eine gute Verdauung ist nun in erster Linie von vier Faktoren abhängig: Der Körper braucht große Mengen an Enzymen, von denen keines fehlen darf. Das setzt eine gesunde Bauchspeicheldrüse und eine natürliche Kost voraus. Der Magen muß genügend Salzsäure abgeben, nach jeder Mahlzeit muß reichlich Galle in den Zwölffingerdarm fließen, und im Dickdarm müssen gesunde Bakterien am Werk sein. Dazu kommt schließlich eine kräftige, aber nicht nervöse Darmtätigkeit, die dafür sorgt, daß der »Abfall« zügig weggeschafft wird. Denn je länger er im Darm bleibt, desto mehr Schmutz und Giftstoffe gelangen von ihm aus ins Blut. Eine gesunde Leber produziert täglich rund einen Liter Galle. Zusammen mit dem Speichel, dem Magen- und Pankreassaft stehen dem Körper insgesamt etwa acht Liter Verdauungsflüssigkeit zur Verfügung. Sie aber kann nur wirksam werden, wenn der Speisebrei lebhaft vom Darm bewegt, geknetet, gewendet und durcheinandergerührt wird.

Verdauung also ist ein aktiver Vorgang, der von allen beteiligten Organen beträchtliche Leistungen abverlangt. Aus Erfahrung weiß jeder, daß diese Arbeit auf vielfältige Weise gestört werden kann. Das macht sich dann durch mehr oder weniger harmlose Krankheitszeichen bemerkbar.

Übelkeit, Erbrechen

Nicht selten läuft uns schon beim Anblick eines köstlichen Gerichts das Wasser im Mund zusammen: Als würden wir es schon genießen, sondern die Drüsen im Mund den zu seiner Verdauung nötigen Speichel ab. Umgekehrt kann uns bereits übel werden, wenn wir etwas Unangenehmes nur sehen, riechen oder schmecken: Als hätte der Körper etwas im Magen liegen, das er ausspucken will. In diesem Sinn muß Übelkeit zunächst als Vorstufe des Erbrechens verstanden werden.

Daneben gibt es allerdings eine ganze Reihe anderer Ursachen für dieses Gefühl, das sich so schlecht beschreiben läßt und das vom leichten Unwohlsein und Blaßwerden bis hin zu heftigem Schweißausbruch, zu Schwindel, Erbrechen und Ohnmacht reichen kann. Vielen wird bei schaukelnden, schlingernden Bewegungen auf einem Schiff oder im Auto schlecht: Sie leiden unter der »Reisekrankheit«. Hunger kann ebenso zur Übelkeit führen wie starke Überreizung und Angst. Manche Frauen werden in den ersten Monaten der Schwangerschaft von Übelkeit heimgesucht. Schließlich ist aber auch nicht selten das Herz in Bedrängnis und eben nicht der Magen, wenn jemand von sich sagt: »Mir ist schlecht.« (s. *Herzschmerzen*)

Alle diese Ursachen haben mit dem Brechzentrum im Gehirn zu tun: Sobald es vom Magen, vom Darm oder von einem anderen Organ die Nachricht bekommt, daß etwas Unbekömmliches, Schädliches in den Körper gelangt ist, oder wenn dieses Zentrum Impulse vernimmt, die dem Signal »Vergiftungsgefahr« ähneln (Gleichgewichtsprobleme während einer Reise, Finger im Hals), setzt sich ein Mechanismus in Gang, der letztlich das Ziel verfolgt, die unrechte Kost aus dem Magen zu werfen. Zuerst wird einem übel. Das ist das Signal, mit dem Essen aufzuhören oder das, was der Körper nicht mag, abzubrechen. Wird diese Warnung nicht ernstgenommen und verstärkt sich die Reizung des Brechzentrums, dann erschlaffen schließlich die Muskeln des Magens. Der Mageneingang öffnet sich. Im selben Augenblick drücken die Muskeln des Zwerchfells und des Bauches ruckartig gegen den Magen, so daß sein Inhalt mit großer Wucht durch die Speiseröhre, durch Mund und Nase hinausgeschleudert wird.

Solange Übelkeit nur gelegentlich auftritt, muß sie als Warnsignal verstanden werden, das keiner Behandlung, aber der Aufmerksamkeit bedarf: Man sollte jedesmal genau zu erfahren suchen, warum einem schlecht geworden ist. Der Körper hat aufbegehrt. Es wäre falsch, ihn mit derselben Speise, demselben Gift (Nikotin, Alkohol, zu fettem Essen) weiterzuplagen. Tritt die Übelkeit in gewisser Regelmäßigkeit auf, dann gilt es, genauere Untersuchungen anzustellen: Ist der Blutdruck zu niedrig? Wird grundsätzlich zu viel oder zu wenig gegessen? Besteht vielleicht ein Magengeschwür, eine chronische Magenschleimhautentzündung? Ist das Herz in Ordnung? Ist man nervlich überreizt? Ähnlich wie Durchfall soll Erbrechen nicht in jedem Fall und mit allen Mitteln verhindert werden. Wenn der Körper gegen etwas revoltiert, hat er seine Gründe, die man respektieren muß. Erbrechen während der ersten Schwangerschaftsmonate zeigt die Umstellung des Körpers an. Die Übelkeit ist jener vergleichbar, die Frauen gelegentlich nach der Einnahme der »Pille« verspüren. Erbrechen in den späteren Monaten einer Schwangerschaft kann auf eine Vergiftung infolge Nierenversagens hindeuten und bedarf schnellster ärztlicher Behandlung.

Beim Säugling gehört das Erbrechen zum Einüben und stellt in den meisten Fällen nur ein »Überlaufen« dar: Das Kind hat seine Muskeln noch nicht unter Kontrolle. Wenn es aufstoßen muß, wird die getrunkene Milch wieder mitbefördert. Bedenklich wird das Erbrechen erst, wenn es sich regelmäßig erbricht und dadurch zuwenig Nahrung bekommt oder wenn das Erbrechen mit Durchfall verbunden ist (s. *Durchfall*).

Heilmittel	*Anwendungsweise*
Anis s. **Hustenmittel** (S. 60)	**Tee:** ebd. **Hinweis:** Der Tee, 2 bis 5 Tassen täglich, wird in diesem Fall ungesüßt getrunken. Kinder mögen ihn des besseren Geschmacks wegen lieber als Kümmel.
Basilikum s. **Mittel bei Einschlafstörungen** (S. 187)	**Tee:** ebd. **Hinweis:** Bei Übelkeit infolge Magenkatarrh, Vergiftungserscheinungen im Magen-Darm-Bereich, bei Erbrechen infolge von Keuchhusten.
Dill s. **Mittel bei Leibschmerzen** (S. 150)	**Tee:** ebd. **Wein:** 1 Teelöffel der Samen wird mit 1 Tasse heißem Weißwein übergossen und gleich abgeseiht. Man trinkt davon schluckweise bei akuter Übelkeit. **Hinweis:** Tee ist wirksamer bei Erbrechen, der Wein bei Übelkeit.
Fenchel *(Foeniculum vulgare)* **Wirkstoffe:** Ätherisches Öl, Eiweißsubstanzen, Zucker. **Wirkung:** Beruhigend, krampflösend, gärungswidrig.	**Tee:** 1 gehäufter Teelöffel zerdrückter Früchte mit ¼ Liter kochendem Wasser überbrühen, 10 Minuten ziehen lassen. Man trinkt ihn ungesüßt nach Bedarf. **Hinweis:** Bei Übelkeit infolge Nervosität, Galle- und Leberstörungen, Menstruationsbeschwerden. **Homöopath. Zubereitung:** *Foeniculum,* Urtinktur aus reifen Samen 1/10.
Kümmel s. **Mittel bei Leibschmerzen** (S. 150) **Hinweis:** Hilft besonders bei Übelkeit und Erbrechen, verursacht durch Magen-Darm-Beschwerden.	**Tee:** ebd. **Gewürz:** Man streut über Brot oder Gemüse einige Kümmelsamen. **Pulver:** Bei akuter Übelkeit nimmt man eine Messerspitze gepulverte Samen. **Kümmelessig:** 2 Handvoll Kümmel werden in eine Flasche gegeben und eben mit gutem Weinessig bedeckt. Das läßt man 3 Tage stehen und seiht dann ab. Der Kümmel (nicht der Essig) dient als Medizin: Man kaut jeden Abend ½ Teelöffel voll.

Heilmittel	*Anwendungsweise*
Petersilie s. Mittel bei Zahnschmerzen (S. 141)	**Tee:** 1 Teelöffel des frischen Krautes wird mit 1 Tasse kochendem Wasser überbrüht und sofort abgeseiht. Davon trinkt man nicht mehr als 2 Tassen täglich. **Hinweis:** Nicht bei akuten entzündlichen Nierenerkrankungen, aber hilfreich bei gestörter Nierenfunktion. Hilft bei Reisekrankheit.
Salbei s. Schnupfenmittel (S. 51)	**Tee:** ebd. **Pulver:** 1 Messerspitze des Pulvers wird ins Essen gegeben. **Hinweis:** Nicht in der Stillzeit verwenden, hilft bei Magenverschleimung.
Schafgarbe s. Mittel bei Leibschmerzen (S. 151) **Hinweis:** Hilfreich bei Übelkeit und Erbrechen bei Menstruationsbeschwerden mit Verdauungsstörungen.	**Tee:** ebd. **Likör:** $\frac{1}{3}$ Liter Kornschnaps, $\frac{2}{3}$ Liter Wasser werden in einem großen Einmachglas gemischt. Man gibt Schafgarbenblüten hinzu, soviel die Flüssigkeit aufnehmen kann. Das Glas wird gut verschlossen 8 Tage lang an die Sonne gestellt, danach wird abgefiltert. Das Ganze eventuell etwas nachsüßen und in Flaschen abfüllen. Man trinkt morgens und abends nüchtern 1 Eßlöffel, der mit 3 Eßlöffeln Wasser verdünnt wurde.
Tausendgüldenkraut s. Mittel bei Kontaktallergien (S. 218)	**Tee:** ebd. **Wein:** 30 Gramm feingeschnittenes Kraut werden mit 1 Liter Weißwein versetzt. Die Flasche wird gut verkorkt, 2 Wochen lang an einen warmen Ort gestellt und gelegentlich gut durchgeschüttelt. Danach wird abgeseiht, der Rückstand gut ausgepreßt. Man trinkt vom Wein täglich 2- bis 3mal 1 Schnapsglas voll. **Hinweis:** Gut bei verdauungsbedingter Übelkeit, mangelnder Magensäure.

Fertigpräparate	*Anwendungsweise*
Heparobal **Wirkstoffe:** Schöllkraut D4, Klette D1, Yamswurzel D3, Wohoo D3, Mariendistelart D1, Holunder D2, Boldo D3, **Wirkung:** Entkrampfend, harntreibend, regt die Leber- und Gallenfunktion an.	**Tropfen:** Man nimmt, bis die Beschwerden weg sind, 3mal täglich 40 bis 60 Tropfen. **Hinweis:** Ein empfehlenswertes Mittel, wenn die Leber durch Alkoholmißbrauch oder zu fettes Essen überlastet ist.
Mezereum Vitaplex s. **Mittel bei Streß** (S. 259)	**Tropfen:** ebd. **Hinweis:** Die Tropfen beruhigen die Bauchspeicheldrüse und vertreiben so nervlich bedingte Übelkeit.
Nephrobal **Wirkstoffe:** Leguminosa D4, Gift der Klapperschlange D5, Rahmapfel D6, Aeschynomene D5, Clirodendron D4. **Wirkung:** Durchblutungsfördernd, regt Darm- und Nierentätigkeit an.	**Tropfen:** Erwachsene nehmen vor dem Essen je 3mal täglich 50 Tropfen. Kinder bekommen die Hälfte. **Hinweis:** Hat sich besonders bei Übelkeit und Erbrechen während Reisen bewährt.
Schwedentrunk s. **Mittel bei Koliken** (S. 147)	**Getränk:** ebd. **Hinweis:** Ein gutes Mittel für jede Übelkeit, die durch einen »schlechten« Magen verursacht wird. Sollte nicht in der Stillzeit genommen werden.

Weitere empfehlenswerte Mittel

Apomorphin-Pentarkan (Tropfen). Homöopath., stillt den Brechreiz.
Dyspepsin (Tropfen). Homöopath., bannt Übelkeit, auch auf Reisen.
Gastricumeel (Tropfen). Homöopath., hilft bei Sodbrennen, Gastritis.
Symphoricarpus cpl.303 (Tabletten). Homöopath., auch in der Schwangerschaft.
Vomi-Gastreu R52 (Tropfen). Homöopath., auch hilfreich bei kleinen Kindern.
Vomitusheel-Suppositorien (Zäpfchen). Homöopath., auch für Säuglinge geeignet.

In jedem Bauch rumort es, mal stürmischer, mal weniger stürmisch. Gewöhnlich kennt man auch die Zusammenhänge: Manche Nahrungsmittel wie Zwiebeln, Kohl, Rettiche, Hülsenfrüchte bilden während der Verdauung besonders viele Gase, die den Leib aufblähen, die drücken und »klemmen«. Ein »Wind« kann in dieser Situation eine wahre Befreiung sein. Seien wir froh, daß es uns nicht ergeht wie manchem Vieh, das daran eingehen kann, wenn es falsches, zu heftige Gase entwickelndes Futter erwischt hat. Trotzdem gilt es unmißverständlich festzuhalten: Die wenigsten Blähungen rühren von falscher Kost. Deshalb hilft es dem, der zu mehr oder weniger regelmaßigen Blähungen neigt, wenig, auf irgendeine Diät auszuweichen. Die häufigste Ursache für Blähungen überhaupt ist verschluckte Luft. Jeder schluckt beim Essen und Trinken Luft, und zwar um so mehr, je hastiger er es hinunterschluckt und je mehr Luft oder Kohlensäure darin enthalten sind. Normalerweise entweicht diese Luft beim Aufstoßen wieder aus dem Magen. Das läßt sich bei Säuglingen beobachten: Wenn sie gefüttert worden sind, bleiben sie so lange unruhig, bis sie ordentlich aufgestoßen haben.

Wahrscheinlich infolge innerer Verkrampfungen – vor allem wegen eines zu starken Verschlusses des Mageneingangs – vermögen viele Leute nicht mehr richtig aufzustoßen. Bei ihnen muß die geschluckte Luft durch den Darm entweichen. Das dauert dann eine halbe bis eine Stunde. Kurz gesagt, die meisten Blähungen sind harmlos und könnten leicht vermieden werden, würde man sich beim Essen Zeit gönnen, nicht schlingen und auf kohlensäurehaltige Getränke verzichten.

Ihnen folgen Blähungen, die auf einen Enzymmangel oder einen Mangel an Galle zurückzuführen sind. Wieder hat man nicht das Falsche gegessen. Der Körper ist wegen eines fehlenden Enzyms nur nicht mehr imstande, die Nahrung restlos zu zerlegen. Es bleiben Gase übrig, die nicht weiter aufgelöst werden. Oder: das Fett wird mangels Galle, die in zu geringen Mengen hergestellt wird oder durch eine verstopfte Gallenblase nicht abfließen kann, nur teilweise aufgespalten. In diesem Fall kann der Körper das Fett überhaupt nicht verwerten. Es geht mit fettglänzendem Stuhl und heftigen, übelriechenden Winden ab. Solche Blähungen treten in aller Regel erst nach dem fünfundvierzigsten, fünfzigsten Lebensjahr auf. Sie geben den Hinweis, daß etwas für Leber und Bauchspeicheldrüse getan werden muß.

Erst an dritter Stelle sind Nahrungsmittel für Blähungen verantwortlich zu machen, denen bei der Vergärung – wie beim Traubensaft im Weinfaß – eine stürmische Gasentwicklung eigen ist. Doch solche Vergärungsgase machen nach Expertenaussagen nur etwa ein Drittel der Gasmenge im Bauch aus. Ohne sie bliebe alles erträglich, mit ihnen aber entsteht das unangenehme Gefühl der Völle, in schlimmeren Fällen verursachen sie sogar Schmerzen, die mit Angina-pectoris-Anfällen oder leichten Gallenkoliken verwechselt werden können. Solche Schmerzen ziehen sich gelegentlich bis in den Hals oder in die Schulterblätter hinauf oder strahlen in den Arm aus.

Bei allen Blähungen spielt die Tätigkeit des Darms eine nicht unwesentliche Rolle. Die Darmmuskeln arbeiten zu langsam oder zu kraftlos, sind verkrampft oder erschlafft, so daß der Darminhalt nicht zügig vorangeschoben wird.

Hört man mit einem Stethoskop die Bauchgeräusche ab, dann vernimmt man beim Gesunden weiche, gurgelnde Geräusche, beim Patienten, der unter Blähungen leidet, hektische, kullernde Laute. Sie stammen von Verkrampfungen. Die unter erheblichem Druck stehenden Gase versuchen, einen Weg durch den verstopften, trägen Darm zu finden. Wer unter regelmäßigen Blähungen leidet, muß für viel Bewegung sorgen, damit die Muskeln den Darm in seiner Arbeit unterstützen, ihn auf natürliche Weise massieren. Er sollte nicht weniger, sondern eher mehr essen, vor allem viele Ballaststoffe.

Ältere Menschen müssen sich um eine ausreichende Enzymversorgung bemühen. Die Bauchspeicheldrüse läßt sich bei der Enzymherstellung wirksam unterstützen, indem man viel enzymhaltige Nahrungsmittel zu sich nimmt, also »lebendige Lebensmittel« wie frisches Obst, möglichst direkt vom Baum, unbehandelte, nicht pasteurisierte Milch, rohes Gemüse (Salate, Möhren, Rettiche), Müsli, rohes Fleisch wie Tatar. Rohkost ist nämlich deshalb so gesund, weil sie im Gegensatz zur gekochten Nahrung noch Enzyme enthält.

Im akuten Notfall hilft bei Blähungen Wärme in Form von Bauchwickeln (s. *Wasseranwendungen und Wickel*), einem heißen Vollbad, einem warmen Einlauf.

Heilmittel	*Anwendungsweise*
Anis s. Hustenmittel (S. 60)	**Tee:** ebd. **Hinweis:** Tee darf nicht gesüßt werden. Hilft rasch, wenn Kinder unter Blähungen leiden.
Baldrian s. Mittel bei Verspannungskopfschmerzen (S. 99) **Hinweis:** Hilft bei Blähungen infolge starker Nervosität.	**Tee:** ebd. **Wein:** 1 bis 2 Teelöffel feingeschnittene Wurzeln werden in 1 Tasse Weißwein kurz aufgekocht. Bei Beschwerden trinkt man 1 Tasse.
Basilikum s. Mittel bei Einschlafstörungen (S. 187)	**Tee:** ebd. **Hinweis:** Der Tee hilft bei chronischen Blähungen. Er muß aber kurmäßig angewendet werden: 1 Woche lang 2mal täglich 1 Tasse. Nach 14 Tagen Pause wiederholen.
Benediktendistel s. Mittel bei Einschlafstörungen (S. 187)	**Tee:** ebd. **Hinweis:** Der Tee wird kurmäßig ungesüßt 2 Wochen lang getrunken und zwar 2 bis 3 Tassen täglich. Gut bei Blähungen im Zusammenhang mit Krankheiten, Operationen.
Bohnenkraut *(Satureja hortensis)* **Wirkstoffe:** Ätherisches Öl, Gerbstoffe, Bitterstoffe, Sitosterin, Ursolsäure. **Wirkung:** Verdauungsfördernd, löst Blähungen auf, appetitanregend.	**Tee:** 2 Teelöffel des Krautes werden mit ¼ Liter kochendem Wasser überbrüht, 10 Minuten ziehen lassen. Bei Beschwerden trinkt man 1 Tasse ungesüßt. **Badezusatz:** 100 Gramm Bohnenkraut werden mit 1 Liter kochendem Wasser überbrüht. 20 Minuten ziehen lassen, ins Vollbad geben. **Hinweis:** Tee wirkt gegen Blähungen, Vollbad dient zur Entspannung.
Dill s. Mittel bei Leibschmerzen (S. 150)	**Tee:** ebd. **Wein:** s. **Mittel bei Übelkeit und Erbrechen** (S. 300) **Hinweis:** Bei Blähungen eines Säuglings sollte die Mutter den Tee trinken. Er steigert die Milchmenge, die blähungswidrigen Substanzen gehen in die Muttermilch über.

Heilmittel	*Anwendungsweise*
Diptam *(Dictamnus albus)* **Wirkstoffe:** Ätherische Öle, Bitterstoffe, Saponine, Dictamnin. **Wirkung:** Beseitigt Blähungen, reguliert die Monatsblutungen, harntreibend.	**Tee:** 1 Teelöffel der Blätter wird mit 1 Tasse kochendem Wasser überbrüht und gleich abgeseiht. Man trinkt davon 2 Tassen täglich. **Homöopath. Zubereitung:** *Dictamnus albus,* Urtrinktur aus frischen Blättern 1/3. *Dictamnus albus* D3 bis D6. **Hinweis:** Hilft gut bei Blähungen infolge mangelnder Magensäfte.
Engelwurz s. **Schnupfenmittel** (S. 48)	**Tee:** ebd. **Wein:** 60 Gramm der Wurzeln werden fein zerschnitten und mit 1 Liter Weißwein übergossen. Man läßt das Gefäß gut verschlossen 1 bis 2 Tage stehen. Dann gibt man 2 Gramm Anis hinzu und läßt das Ganze wieder 1 bis 2 Tage stehen. Danach seiht man ab und füllt in eine Flasche um. Bei Bedarf nimmt man 1 bis 2 Eßlöffel. **Hinweis:** Gut bei Blähsucht. Kindern gibt man den Tee schluckweise.
Enzian s. **Mittel bei Grippe** (S. 89)	**Wein:** ebd. **Tee:** s. **Mittel bei Leibschmerzen** (S. 150) **Pulver:** 1- bis 2mal täglich werden 2 Gramm der gepulverten Wurzel eingenommen. **Hinweis:** Sollte erst 1 Stunde nach einer Mahlzeit eingenommen werden und nach Besserung noch ein paar Tage lang angewendet werden. Nicht geeignet für Schwangere und Hypertoniker.
Fenchel s. **Mittel bei Übelkeit und Erbrechen** (S. 300)	**Tee:** ebd. **Hinweis:** Besonders hilfreiches Mittel bei Säuglingen und Kindern. Empfehlenswert auch bei nierenbedingten Blähungen.
Kaktus *(Cereus grandiflorus)* **Wirkstoffe:** Alkaloid, Glykosid, Harze. **Wirkung:** Kreislaufanregend, entkrampfend.	**Hinweis:** Bei Blähungen, die mit Herzbeschwerden einhergehen oder periodenbedingt sind. **Homöopath. Zubereitung:** *Cereus* D2, D3.

Heilmittel	*Anwendungsweise*
Kalmus s. Mittel bei Zahnschmerzen (S. 140)	**Tee:** 2 Teelöffel zerschnittene geschälte Wurzelstöcke werden mit ¼ Liter heißem Wasser überbrüht. 15 Minuten ziehen lassen. Man trinkt den Tee vor jeder größeren Mahlzeit, bis zu 2mal täglich. **Hinweis:** Gut bei erschlaffter Magenmuskulatur. Darf bei Durchfall nicht angewendet werden.
Kümmel s. Mittel bei Leibschmerzen (S. 150)	**Tee:** ebd. **Hinweis:** Geeignetes Mittel, das vor blähenden Speisen vorbeugend eingenommen werden kann. Hilft auch bei Blähungen vor der Menstruation.
Majoran s. Schnupfenmittel (S. 50)	**Tee:** ebd. **Salbe:** s. **Mittel bei Verspannungskopfschmerzen** (S. 100) **Hinweis:** Bei Kindern sollte nur die Salbe angewendet werden. Man reibt sie in der Nabelgegend ein.
Petersilie s. Mittel bei Zahnschmerzen (S. 141)	**Tee:** s. **Mittel bei Übelkeit und Erbrechen** (S. 301) **Hinweis:** Kann vorbeugend vor Nahrungsmitteln eingenommen werden, die möglicherweise nicht verkraftet werden.
Roßfenchel *(Phellandrium)* **Wirkstoffe:** Ätherisches Öl, fettes Öl, Wachs, Harze, Androl, Phellandren, Kieselsäure. **Wirkung:** Entkrampfend, entblähend, schleimlösend.	**Tee:** ½ Teelöffel der Samen wird mit 1 Tasse kochendem Wasser überbrüht und gleich abgeseiht. Man trinkt nicht mehr als 2 Tassen täglich. **Hinweis:** Wirkt stärker als Fenchel, ist für Kinder nicht unbedingt geeignet, sondern wird hauptsächlich bei schmerzhaften Blähungen angwendet. **Homöopath. Zubereitung:** *Phellandrium,* Urtinktur aus reifen Samen 1/10.

Heilmittel	*Anwendungsweise*
Weizen *(Triticum vulgare)* **Wirkstoffe:** Eiweiß, Stärke, Spurenelemente, Mineralstoffe, Vitamine. **Wirkung:** Entgiftend, darmreinigend, magenstärkend. **Hinweis:** Hat sich bewährt bei chronischen Blähungen infolge Magenschwäche und bei Blähungen im Fall von Vergiftungsdurchfall.	**Kur:** Man gibt ¾ Kilogramm ganze Weizenkörner in 2 Liter Wasser. Das wird so lange gekocht, bis es dickflüssig geworden ist. Immer wieder umrühren, verkochtes Wasser eventuell ersetzen. Dann seiht man die Schalen ab, ißt täglich 4 Teller, leicht gesüßt, wobei außer Kompott nichts anderes gegessen werden soll. Die Kur sollte etwa 1 Woche lang dauern.
Wermut s. **Mittel bei Leibschmerzen** (S. 151) **Hinweis:** Altbewährtes Mittel bei blähenden Nahrungsmitteln.	**Tee:** ebd. **Magentropfen:** 10 Gramm Wermutkraut, 4 Gramm Kalmuswurzeln, 4 Gramm Enzianwurzel und 4 Gramm Orangenschalen werden fein zerkleinert in 200 Gramm Weingeist 8 Tage angesetzt, danach abgeseiht und in einer Flasche gut verschlossen aufbewahrt. Im Bedarfsfall nimmt man 15 bis 20 Tropfen, verdünnt mit ebensoviel Tropfen Wasser.
Windsaft **Wirkstoffe:** Fenchelöl, Anisöl, Honig, Branntwein. **Wirkung:** Schmerzstillend, entkrampfend.	**Saft:** ¾ Pfund Bienenhonig werden mit ½ Tasse abgekochtem, kaltem Wasser verrührt, in eine Flasche gegeben und gut und lang durchgeschüttelt. Sodann gibt man in ½ Teelöffel Branntwein 2 Tropfen Fenchelöl und 1 Tropfen Anisöl. Das wird in den Honigansatz gegeben, worauf man wiederum gut durchschüttelt (wenigstens 5 Minuten lang). Von diesem Saft gibt man 1 Teelöffel voll in jede Babyflasche, größeren Kindern einen Teelöffel direkt in den Mund.

Mittel bei Blähungen

Fertigpräparate	*Anwendungsweise*
Colonobal **Wirkstoffe:** Clirodendron D5, Combretumstrauch D6, Klapperschlange D4, Elefantenlaus D4. **Wirkung:** Reguliert die Bewegung der Darmzotten, baut die Darmschleimhaut auf.	**Tropfen:** Man nimmt 3mal täglich 20 Tropfen, Kinder die gleiche Dosis. **Hinweis:** Dieses Mittel empfiehlt sich für alle Bläherscheinungen, vor allem für die Blähsucht bei Kindern.

Fertigpräparate	*Anwendungsweise*
Hepafungin **Wirkstoffe:** Mariendistel, Löwenzahn. **Wirkung:** Entgiftend, reinigt die Leber.	**Tropfen:** Erwachsene nehmen 3mal täglich 10 Tropfen vor dem Essen, Kinder bekommen die Hälfte. **Hinweis:** Gutes Mittel, wenn durch falsche Ernährung oder Genußgifte die Leber überlastet ist. Eines der besten Mittel für Kinder.
hepa-loges s. **Mittel bei Vergiftungskopfschmerzen** (S. 106)	**Dragees:** ebd. **Hinweis:** Sollte nicht bei Nierenfunktionsstörungen angewendet werden. Hilft bei leberbedingten Blähungen.
Hewacyl **Wirkstoffe:** Honigbiene D4, Hanfartiger Hundswürger D4, Weißarsenik D6, Königin der Nacht D2, Fingerhut D4, Kaliumcarbonat D3, Oleander D4, Meerzwiebel D2. **Wirkung:** Reguliert die Verdauung, stärkt die Darmschleimhaut, nimmt die Schmerzen.	**Tropfen:** Je nach Beschwerden nimmt man 1- bis 3mal täglich 7 bis 9 Tropfen. Kinder etwas weniger. **Hinweis:** Besonders gutes Kindermittel für alle Arten von Blähungen, die mit Verdauungsstörungen einhergehen.
Schwedentrunk s. **Mittel bei Koliken** (S. 147)	**Getränk:** Empfehlenswertes Mittel, wenn Übelkeit die Blähungen begleitet. Während der Schwangerschaft und Stillzeit muß man auf andere Mittel ausweichen.

Weitere empfehlenswerte Mittel

Carminativum Hetterich (Tropfen). Pflanzenauszüge, vor allem für Kinder geeignet.
Papayasan (Dragees). Hefe, Pflanzenauszüge, bei Blähungen, verbunden mit Durchfall.
Röflatol (Tropfen). Pflanzenauszüge, hilft bei abnormen Gärungsprozessen.

Die Verstopfung ist heute fast zu einer Seuche geworden – und zu einem Gesundheitsproblem, das der falschen Behandlung wegen häufig schlimme Folgen nach sich zieht. Jede dritte junge Frau nimmt gelegentlich Abführmittel. Es soll Patienten geben, die solche Medikamente schon seit dreißig Jahren, und zwar regelmäßig, einnehmen, mit dem Ergebnis, daß die Nieren zerstört sind, die Leber versagt, nervliche Zerrüttung und Depressionen zur Tagesordnung gehören. Allein in der Bundesrepublik Deutschland werden alljährlich vierzig Millionen Packungen Abführmittel verkauft. Sie sind nach den Schmerzmitteln die am häufigsten verwendeten Medikamente. Die meisten Menschen greifen danach, weil sie viel zu selten, das heißt, bestenfalls alle drei, vier Tage einmal Stuhlgang haben. Die Stuhlmenge ist zu gering und wesentlich zu hart, so daß der Stuhlgang Beschwerden und Schmerzen verursacht oder gar zu Verletzungen führt. Über die Ursachen von Verstopfung gibt es längst keinen Zweifel mehr. Dabei werden immer wieder sechs Kardinalfehler gemacht.

Der erste und wichtigste ist der Mangel an ballaststoffreicher Kost. Bei einem wissenschaftlichen Test mit Schülern in England ist nachgewiesen worden: Weißbrot und Steaks verbleiben im Durchschnitt zweieinhalb Tage im Darm. Wer das Weißbrot durch Vollkornbrot ersetzt und die Steaks wenigstens teilweise durch Gemüse, dessen Speisereste haben nach spätestens eineinhalb Tage den Darm wieder verlassen.

Der zweite Fehler besteht in einer gewissen Unpünktlichkeit: Man hat irgendwann einmal aufgehört, auf die Regung des Körpers zu achten, der sich entleeren wollte. Man hat den Stuhldrang unterdrückt, bis er eines Tages nahezu unterblieb. Richtig wäre es gewesen, man hätte dem Drang sofort nachgegeben und den Körper dazu erzogen, sich täglich stets zur selben Zeit, etwa morgens gleich nach dem Frühstück, zu melden. Diese Erziehung ist möglich, solange die natürliche Funktion intakt ist.

Der dritte Fehler liegt in mangelnder Bewegung. Ausgedehntes Sitzen und der dabei erlebte Streß wirken lähmend auf die Darmmuskulatur und behindern den Blutfluß. Damit bleibt der Speisebrei schlecht verdaut und unbewegt im Darm liegen. Das Wasser wird ihm mehr und mehr entzogen. Er wird hart und trocken.

Der vierte Fehler hat mit der verlorengegangenen Fähigkeit zu tun, der Anspannung die Entspannung folgen zu lassen. Aufregung, Nervosität können fast sekundenschnell zum Durchfall führen. Dauerstreß bewirkt letztlich das Gegenteil: Der mit scheinbar wichtigeren Dingen ansgelastete Körper kommt nicht mehr dazu, sich ausreichend der Verdauung zu widmen.

Der fünfte Fehler kommt durch das Zusammentreffen von UV-Strahlen und dem Genuß von zuviel Fleisch zustande: Zuviel Vitamin D, das dabei produziert wird, führt unter anderem zu Verstopfung (s. *Herzinfarkt und Schlaganfall*).

Der sechste Fehler schließlich besteht in der zu häufigen Verwendung von Antibiotika, welche die für die Verdauung so wichtigen Darmbakterien vernichten. Es dauert lange, bis sie sich regeneriert haben. Zuerst hat man deshalb bei einer Antibiotikabehandlung meist Durchfall, anschließend Verstopfung. Verstopfung infolge einer organischen Störung, etwa einer Schilddrüsenunterfunktion, ist relativ selten.

Die Folge von Verstopfung ist eine systematische Vergiftung des Körpers durch Stoffe, die zu lange im Darm liegen und schließlich ins Blut gelangen – Stoffe, die sich meist erst bei der Verdauung bilden und möglichst rasch aus dem Körper befördert werden sollten. »Der Teufel sitzt im Darm«, sagten früher die Ärzte, womit sie andeuten wollten, daß die meisten und schlimmsten Erkrankungen von Darmgiften ausgehen. Auch die Anfälligkeit für Krebs wird größer. Die Maßnahmen zur Regelung der Verdauung – das geht schon aus der Aufzählung der Ursachen hervor – können also nicht in der Einnahme von Abführmitteln bestehen. Keines von ihnen – auch nicht das natürlichste Mittel – ist auf Dauer harmlos.

Im Einzelfall, etwa bei Verstopfung im Krankheitsfall oder bei hoher Streßbelastung, darf selbstverständlich ein natürliches Abführmittel genommen werden. Doch es wird niemals die Ursache der Verstopfung beseitigen. Auf Dauer würde es nicht ohne Schädigung bleiben. Denn Abführmittel wirken entweder über die Nerven auf die Darmmuskulatur, dann ist eine nervliche Belastung, sind vielleicht sogar Lähmungen zu befürchten. Oder sie binden Flüssigkeit, damit der Stuhl nicht austrocknet, dann besteht die Gefahr, daß der Körper mit dem Stuhlgang wichtige Salze und Mineralstoffe einbüßt und innerlich vertrocknet. Damit werden schließlich auch die Nerven geschädigt. Daneben können Abführmittel zu schweren Allergien, Lungenentzündung und Hautleiden führen. Selbst Medikamente werden in ihrer Wirkung beeinträchtigt. Gewiß gibt es auch noch die relativ harmlosen Mittel, die lediglich Quellstoffe enthalten. Sie sollen den Darm füllen und somit einen natürlichen Reiz auf die Darmwände ausüben. Sie können sehr viel billiger durch natürliche Ballaststoffe in der Nahrung ersetzt werden, sind also überflüssig. Ausdrücklich festzustellen ist: Ein, zwei Tage ohne Stuhlgang sind noch keine Verstopfung. Auch die Gefahr einer Vergiftung des Darms ist damit noch nicht gegeben. Viele Abführmittel werden also aus unbegründeter Angst eingenommen. Ein Darm, der sich erst einmal an Abführmittel gewöhnt hat, wird mit der Zeit unfähig, normal zu reagieren.

Das bedeutet: Alle, auch die in der nachfolgenden Liste aufgeführten Abführmittel, sind niemals zum Dauergebrauch bestimmt. Man darf und soll sie nehmen, wenn Verstopfung gelegentlich auftritt, also nach bestimmten Nahrungsmitteln, zu Beginn des Urlaubs, an einem Wochenende, wenn also psychische Belastungen wegfallen und der Körper damit automatisch auf »langsamer« schaltet, und auch dann, etwa im Frühjahr, wenn man einmal bewußt eine Darmreinigung zur Verbesserung der Haut vornehmen will.

Wer nicht gerade unter Verstopfung, aber an unregelmäßigem oder auch sehr hartem Stuhlgang leidet, der sollte sich auf die altbewährten Hausmittel besinnen: ein Glas lauwarmes Wasser morgens auf nüchternen Magen. Oder: getrocknete Pflaumen, die man vor dem Schlafengehen in so viel Wasser einweicht, daß sie eben bedeckt sind, und die man morgens, ebenfalls auf nüchternen Magen, mitsamt dem Einweichwasser einnimmt und gut kaut. Bei schwerer Verstopfung sind die genannten sechs Kardinalfehler zu beachten und auszuschalten.

Heilmittel	*Anwendungsweise*
Apfel s. **Mittel bei Verletzungen** (Verbrennungen, S. 133)	**Tee:** 15 Gramm getrocknete Apfelschalen und 10 Gramm Melissenblätter werdem mit ½ Liter kochendem Wasser überbrüht und abgeseiht. Hinzu kommen noch 1 Schuß Zitronensaft sowie 1 Zimtstange. Der Tee wird leicht mit Honig gesüßt. Man trinkt 2 Tassen täglich. **Tee:** 1 ungeschälter Apfel wird in kleine Stücke geschnitten, mit 1 Liter kochendem Wasser überbrüht, 2 Stunden ziehen lassen. Man trinkt davon 2 Tassen täglich. **Hinweis:** Der Apfelschalentee eignet sich besonders gut für blutarme Kinder, der Apfeltee für stark nervöse, geistig arbeitende Menschen.
Brennessel s. **Mittel bei Koliken** (S. 146)	**Tee:** ebd. **Hinweis:** Der Tee entgiftet den Darm, ist nicht direkt abführend.
Dill s. **Mittel bei Leibschmerzen** (S. 150)	**Tee:** ebd. **Hinweis:** Der Tee hilft bei nervlich bedingter Verstopfung, die mit Übelkeit und Magenschmerzen einhergeht.
Faulbaum *(Rhamnus frangula)* **Wirkstoffe:** Glukofrangulin, Anthrachinone, Ramnocerin, Ramnol, Säure, Bitterstoff, Harze, Vitamin C. **Wirkung:** Entgiftend, abführend.	**Beeren:** Man ißt 10 bis 12 reife Beeren. Das hilft rasch, aber nur momentan. **Tee:** 1 Teelöffel zerkleinerte Rinde mit 1 Tasse Wasser kalt ansetzen, kurz aufkochen, gleich abseihen. Man trinkt 1 Tasse von diesem Tee abends vor dem Schlafengehen. **Hinweis:** Weder Beeren noch Tee besitzen die Gefahr der Gewöhnung, keine Reizung der Darmschleimhaut. Hilft bei ungenügender Dickdarmtätigkeit, beseitigt auch die Folgen der Verstopfung sowie Kopfschmerzen. Gutes Zusatzmittel bei Wurmkuren. **Homöopath. Zubereitung:** *Frangula*, Urtinktur aus frischer Rinde 1/3.

Heilmittel	*Anwendungsweise*
Feige *(Ficus carica)* **Wirkstoffe:** Invertzucker, Pektine, Vitamine. **Wirkung:** Mild abführend.	**Feigenwurst:** ½ Kilo Feigen und ½ Kilo Rosinen werden durch den Fleischwolf gedreht und leicht erwärmt. Aus diesem Teig formt man eine Wurst und ißt davon morgens nüchtern eine Scheibe. **Hinweis:** Gut bei chronischer Verstopfung. Es sollten jedoch regelmäßig Pausen eingelegt werden (nach 3 Wochen 1 Woche Pause).
Gänseblümchen s. **Mittel bei chronischen Schmerzen** (S. 169)	**Tee:** ebd. **Hinweis:** Der Tee ist leicht abführend, ein gutes zusätzliches Mittel, das den Stoffwechsel anregt.
Hopfen s. **Mittel bei Einschlafstörungen** (S. 188)	**Saft:** Aus frischen Blättern und Trieben wird ein Saft ausgepreßt. Davon trinkt man täglich ½ Schnapsglas voll. **Hinweis:** Starkes Abführmittel, darf nicht über längere Zeit angewendet werden. Keine Hopfenzapfen verwenden. Sie bewirken das Gegenteil.
Kraut s. **Aufbau- und Stärkungsprodukte** (S. 27)	**Sauerkraut:** ebd. **Hinweis:** Das Sauerkraut ist ein vorzügliches Mittel bei chronischer Verstopfung. Es füllt zugleich den Darm.
Lein, Flachs s. **Mittel bei Halsschmerzen** (S. 68) **Hinweis:** Abführmittel bei chronischer Stuhlträgheit. Hilft, den Darm zur Pünktlichkeit zu erziehen.	**Tee:** s. **Mittel bei Leibschmerzen** (S. 150) **Auflage:** s. **Mittel bei Zahnschmerzen** (S. 140) **Leinsamenkörner:** 1 Teelöffel Leinsamen wird morgens zum Frühstück gegessen (ins Müsli oder in den Joghurt geben).
Rhabarber *(Rheum officinale)* **Wirkstoffe:** Zuckerverbindungen, Stärke, Säuren, Emodin, Vitamin C. **Wirkung:** Abführend.	**Tee:** 1 Teelöffel gepulverte oder kleingeschnittene Wurzel wird mit 1 Tasse kochendem Wasser überbrüht und gleich abgeseiht. Man trinkt täglich nur 1 Tasse. **Hinweis:** Der Tee ist ein auch für Kinder zu empfehlendes Mittel im akuten Fall. Bei chronischer Verstopfung empfiehlt sich eher Kompott. Der Tee ist nicht für Schwangere und Stillende geeignet. **Homöopath. Zubereitung:** *Rheum*, Urtinktur aus frischen Wurzeln 1/3.

Heilmittel	*Anwendungsweise*
Sauerklee *(Oxalis acetosella)* Wirkstoffe: Oxalsäure, Salze, Enzyme. Wirkung: Blutreinigend, leicht abführend.	Tee: 1 Handvoll frischer Klee wird mit 1 Liter kochendem Wasser übergossen, 2 bis 3 Minuten ziehen lassen, abseihen, kalt stellen. Man trinkt 1 bis 2 Tassen täglich (kalt). Hinweis: Empfehlenswert bei Verstopfungen, die mit Sodbrennen verbunden sind. Erfrischendes Frühjahrsgetränk. Homöopath. Zubereitung: *Oxalis Acetosella,* Urtinktur aus frischen, blühenden Pflanzen 1/2.
Weizen s. Mittel bei Blähungen (S. 308)	Weizenkleie: 2 bis 3 Eßlöffel Weizenkleie werden morgens mit viel Flüssigkeit eingenommen. Hinweis: Hilft bei akuter Verstopfung. Kann aber auch unbedenklich regelmäßig angewendet werden.
Zwetschgen *(Prunus domestica)* Wirkstoffe: Eiweiß, Kohlehydrate, Fett, Stärke, Rohrzucker, Mineralstoffe, Fruchtsäure. Wirkung: Mild abführend, verdauungsfördernd, appetitanregend, erleichtert die Darmentleerung.	Dörrobstsaft: Man legt am Abend 5 bis 10 gedörrte Zwetschgen in ¼ Liter Wasser ein. Am nächsten Morgen wird das Wasser nüchtern getrunken. Zwetschgenmus: Man ißt morgens nüchtern 1 bis 2 Eßlöffel Zwetschgenmus. Hinweis: Das Mus hilft bei hartnäckiger Verstopfung schneller und stärker als der Saft.

Mittel bei Verstopfung

Fertigpräparate	*Anwendungsweise*
Heelax Wirkstoffe: Aloe, Rhabarber, Faulbaum, Jalapenharz, Koloquinte D4, Brechnuß D4, Zaunrübe D4, Reißblei D4. Wirkung: Windetreibend, entkrampfend, harntreibend, schmerzlindernd, regt die Darmtätigkeit an.	Dragees: Anfänglich nimmt man täglich 1 Dragee, nur in besonders hartnäckigen Fällen 3mal täglich 2 bis 3 Dragees. In diesem Fall muß man nach einigen Tagen die Dosis langsam auf 1- bis 2mal täglich 1 Dragee reduzieren. Hinweis: Besonders empfehlenswert bei Verstopfung infolge Reizmittelmißbrauch.

Fertigpräparate	*Anwendungsweise*
Hepar compositum **Wirkstoffe:** Vitamin B_{12}, Leber D8, Zwölffingerdarm D10, Thymusdrüse D10, Dickdarm D10, Gallenblase D10, Bauchspeicheldrüse D10, Chinarinde D4, Bärlapp D4, Schöllkraut D4, Mariendistel D3, Histamin D10, Schwefel D13, Hafer D6, Rindergalle D8, Natriumoxalacetat D10, Ketoglutarsäure D10, Apfelsäure D10, Fumarsäuren D10, Liponsäure D8, Molkensäure D6, Cholesterin D10, Austernschale D28, Löwenzahn D4, Artischocke D6, Nieswurz D4. **Wirkung:** Entgiftet Leber und Galle, regt die Darm- und Drüsentätigkeit an, löst festsitzende Blähungen.	**Ampullen:** Man nimmt 1mal täglich 1 Ampulle in 1 Glas Wasser. **Hinweis:** Empfehlenswert, wenn die Verstopfung leberbedingt ist.
Nettivent **Wirkstoffe:** Aloe, Rhabarber, Faulbaum, Knoblauch. **Wirkung:** Stuhlregulierend.	**Dragees:** Man nimmt am Abend 1 bis 2 Dragees, in besonders hartnäckigen Fällen 3mal täglich 1 Dragee mit etwas warmem Wasser. **Hinweis:** Vollkommen gewöhnungsfreies Abführmittel, bei allen Arten der Verstopfung. Kann zusätzlich zu Wurmkuren angewendet werden.
Schwedentrunk s. **Mittel bei Koliken** (S. 147)	**Getränk:** ebd. **Hinweis:** Darf nicht in der Schwangerschaft und Stillzeit genommen werden, ansonsten gutes Mittel, um Verstopfung, die mit Blähungen und Übelkeit verbunden ist, zu beseitigen.

Weitere empfehlenswerte Mittel

Babylax (Miniaturklistier). Glyzerol, hilft bei Verstopfung von Säuglingen.
Glycilax (Zäpfchen). Glyzerin, für Erwachsene (E) und Kinder (K).
Lecicarbon CO_2 Laxans (Zäpfchen). CO_2, gut für Bettlägrige, Schwangere.
Maskam (Dragees). Kräuterextrakte, gut geeignet zur Vorbeugung.
Microklist (Klistier). Natriumcitrat, hilft rasch bei akuter Verstopfung.
Much Weizenkleie-Tabletten. Weizenkleie, verhilft vorbeugend zu gutem Stuhl.
Rheum-Dragees Nestmann (Dragees). Aloe, Rhabarber, verbessert den Darmschleim.
Silberne Karlsbader (Dragees). Karlsbader Salz, hilft gegen Darmträgheit.

Akupressur

Speziell bei chronischer Verstopfung kann der Darm durch Akupressur von zwei Punkten aus aktiviert werden. Der erste Punkt liegt auf der Bauchdecke, der zweite auf der Fußsohle.

Legen Sie drei Finger über den Bauchnabel. Senkrecht darüber, unter dem Zeigefinger, liegt der gesuchte Punkt. Massieren Sie ihn mit langsamen, kreisenden Bewegungen. Ganz leicht, aber ausgiebig, wenigstens zwei Minuten lang. Wiederholen Sie diese Akupressur mehrmals am Tag.

In der Vertiefung zwischen dem Ballen der großen Zehe und den übrigen Zehenballen liegt ein deutlich druckempfindlicher Punkt. Massieren Sie ihn mit dem Daumen, indem Sie einen Fuß über das andere Bein legen. Der Druck darf dabei recht kräftig sein. Massieren Sie möglichst ausgiebig, also drei bis fünf Minuten lang, erst am linken Fuß, dann am rechten, am besten morgens vor dem Aufstehen und abends vor dem Schlafengehen.

Fuß-Reflexzonen-Massage

(S. 453–456)

Einlauf

In 1 Liter warmes Wasser (etw 37 Grad) wird 1 Eßlöffel Kochsalz verrührt. Das Ende des Einlaufschlauchs wird eingefettet und in den After gesteckt. Die Einlaufbirne hängt man möglichst hoch. Danach etwas ausruhen.

Die erste Zigarette kann Durchfall ebenso plötzlich auslösen wie große Angst oder ein momentaner Schreck. Das sind Beispiele dafür, wie direkt und wie unerklärlich schnell der Organismus auf einen Notruf des Körpers oder der Seele zu reagieren vermag. Sekundenschnell sorgt er dafür, daß etwas Schädliches ausgeschieden wird.

Dies ist ein sehr sinnvoller und hilfreicher Mechanismus. Deshalb wäre es grundfalsch, gegen gelegentlichen Durchfall etwas »Stopfendes« einzunehmen. Die Ausscheidung des Giftes oder des schädlichen Stoffes würde wesentlich verzögert. Die Schadstoffe fänden Zeit, ins Blut überzugehen. Und genau das versucht ja der Körper mit seiner oft geradzu explosivartigen Reaktion zu verhindern.

Das gilt zunächst auch für den sogenannten Darmkatarrh, eine Virusinfektion, und selbst für schwerere bakterielle Infektionen wie Typhus, Paratyphus und Ruhr: Es kann nie schaden, wenn der Körper zunächst rasch und gründlich gesäubert und damit von der Masse der Krankheitserreger befreit wird. Die erste Hilfsmaßnahme sollte sich deshalb nicht gegen den Durchfall richten, sondern der Heilung der Infektion gelten. Bei solchen Darminfektionen ist die feine Schleimhaut im Darm entzündet. Deshalb darf man vorübergehend, speziell am ersten Tag, auch nichts essen, sondern muß möglichst viel heilsamen Tee trinken (s. *Liste*). Damit sorgt man dafür, daß die verlorengegangene Flüssigkeit wieder ersetzt wird. Gleichzeitig gilt es aber auch, die ausgeschwemmten Salze, Mineralien und Vitamine zu ersetzen. Besonders rasch gelingt das mit geriebenen Äpfeln, über die eine Prise Salz gestreut wird. Am zweiten Tag eines schweren Durchfalls ist es zweckmäßig, sich mit Haferschleim zu ernähren; erst allmählich kann man dann wieder zu normaler Kost übergehen.

Bei Reisen in fremde Länder, vor allem in tropische und suptropische Regionen, ist das Risiko eines Durchfalls besonders groß, weil der Körper mit bisher unbekannten Bakterien konfrontiert wird, gegen die er noch keine speziellen Abwehrkräfte besitzt. Man kann sich gegen eine solche Infektion vorsehen, indem man nur abgekochtes Wasser trinkt, in den ersten Tagen Obst und frisches Gemüse ganz meidet, es später vor der Zubereitung fünfzehn Minuten lang in Salzwasser legt und dann sorgfältig wäscht. Zusätzlich sollte man viel Hefe zu sich nehmen, weil sie die nützlichen Mikroorganismen im Darm stärkt, so daß sich schädliche Bakterien wie etwa Salmonellen nicht so leicht ansiedeln können. Am besten besorgt man sich Hefekapseln in der Apotheke. Durchfall kann speziell bei kleinen Kindern wegen des Flüssigkeitsverlustes lebensbedrohlich werden. Vor allem, wenn ein Kind zugleich erbrechen muß und auch einen beruhigenden, heilenden Tee (s. *Mittel bei Durchfall*, S. 319–323) nicht bei sich behält, ist dringend ärztliche Behandlung nötig.

Heilmittel	*Anwendungsweise*
Apfel s. **Mittel bei Verletzungen** (Verbrennungen, S. 133) **Hinweis:** Das beste Mittel bei Darmkatarrh und bakteriellen Darminfektionen. Hilft auch Kindern.	**Geriebener Apfel:** Man reibt möglichst frische, unbehandelte Äpfel und ißt 1 bis 2 Tage lang nur dieses jeweils frisch zubereitete Mus. Es darf nicht gesüßt werden, man sollte auch nichts zusätzlich trinken.
Bärlapp s. **Mittel bei Juckreiz** (S. 178)	**Pulver:** Man nimmt 2mal täglich eine Messerspitze Sporenpulver. **Hinweis:** Empfehlenswertes Mittel bei Durchfall, der nicht unbedingt abgestoppt werden soll. Lindert die Beschwerden.
Beifuß *(Artemisia vulgaris)* **Wirkstoffe:** Bitterstoffe, ätherisches Öl. **Wirkung:** Fäulniswidrig, reinigend, entgiftend. **Hinweis:** Hilft gut bei Durchfällen infolge falscher Kost. Nicht für Schwangere geeignet.	**Gewürz:** Man gibt das Kraut vorbeugend wie Petersilie zu allen fetten Speisen. **Tee:** 1 gehäufter Teelöffel des geschnittenen Krautes wird mit ¼ Liter kochendem Wasser überbrüht, 1 bis 2 Minuten ziehen lassen. Man trinkt 1- bis 3mal täglich 1 Tasse. **Homöopath. Zubereitung:** *Artemisia vulgaris,* Urtinktur aus dem frischen Wurzelstock 1/3.
Blutwurz s. **Mittel bei Zahnschmerzen** (S. 142) **Hinweis:** Blutwurz ist seit Jahrhunderten das eigentliche Mittel gegen Sommerdurchfall, Dickdarmentzündungen, Darmkatarrh.	**Tee:** 1 Teelöffel der Wurzel wird mit 1 Tasse kochendem Wasser überbrüht, 1 bis 2 Minuten ziehen lassen, abseihen. Man trinkt täglich 1 bis 2 Tassen ungesüßt. **Pulver:** Mehrmals am Tag nimmt man 1 Messerspitze gepulverte Wurzel mit etwas Wasser. **Tinktur:** 1 Teil feingeschnittene Wurzel wird mit 10 Teilen Weingeist angesetzt und 4 bis 6 Wochen an warmem Ort aufbewahrt. Man schüttelt täglich. Danach wird abgefiltert. Man trinkt 2- bis 3mal täglich 10 bis 20 Tropfen in etwas Wasser.
Bohnenkraut s. **Mittel bei Blähungen** (S. 305)	**Tee:** ebd. **Hinweis:** Hilft bei Durchfällen, die mit Gärungserscheinungen einhergehen.

Heilmittel	*Anwendungsweise*
Brombeere s. Mittel bei Einschlafstörungen (S. 187)	**Tee:** 2 gehäufte Teelöffel der Blätter werden mit ¼ Liter kochendem Wasser überbrüht, 15 Minuten ziehen lassen. **Hinweis:** Darf nach Bedarf getrunken werden, da der Tee völlig unschädlich ist. Hilft auch bei blutigem Durchfall von Säuglingen.
Dost s. Mittel bei Allergien der Atemwege (S. 207)	**Tee:** ebd. **Hinweis:** Desinfiziert den Darm, aktiviert die Verdauungssäfte. Gut bei Durchfall mit starken Bauchschmerzen. Darf nicht in der Schwangerschaft angewendet werden.
Frauenmantel s. Mittel bei Kreuzschmerzen (S. 155)	**Tee:** s. Mittel bei Einschlafstörungen (S. 188) **Hinweis:** Lindert die Beschwerden bei Durchfall, ohne die Entgiftung zu behindern.
Hafer s. Aufbau- und Stärkungsprodukte (S. 26)	**Haferschleim:** ebd. **Hinweis:** Haferschleim ist besonders hilfreich bei Magen-Darm-Störungen.
Heidelbeere *(Vaccinium myrtillus)* **Wirkstoffe:** Gerbstoffe, Arbutin, Glykosid, Säuren, Erikolin, Vitamin C. **Wirkung:** Fäulniswidrig, entgiftend, zusammenziehend.	**Getrocknete Beeren:** Bei Bedarf ißt man eine Handvoll getrocknete Beeren. **Tee:** 1 Eßlöffel Blätter werden mit 1 Tasse nicht mehr kochendem Wasser überbrüht, 10 Minuten ziehen lassen. Man trinkt 2 bis 3 Tassen täglich, aber nicht unmittelbar vor oder nach den Mahlzeiten. **Tee:** 3 gehäufte Eßlöffel Beeren werden mit ½ Liter kaltem Wasser angesetzt und 10 Minuten gekocht. Erwachsene nach Bedarf mehrmals täglich 1 Likörglas, Kinder mehrmals täglich 1 Teelöffel. **Hinweis:** Der Blättertee eignet sich eher für Darmstörungen bei Erwachsenen, die Beeren für Zahnungsdurchfall bei Kindern. **Homöopath. Zubereitung:** *Myrtillus,* Urtinktur aus frischen, reifen Beeren 1/3.

Heilmittel	*Anwendungsweise*
Hirtentäschel *(Bursa pastoris)* **Wirkstoffe:** Cholin, Thyramin, Säuren, ätherisches Öl, Saponin, Kalium. **Wirkung:** Blutstillend, gefäßverengend, gefäßverdichtend.	**Tee:** 4 Teelöffel des getrockneten oder 2 Teelöffel des frischen Krautes werden mit 2 Tassen kochendem Wasser überbrüht und gleich abgeseiht. Man trinkt täglich 2 Tassen ungesüßt. **Wein:** Die Zubereitung erfolgt wie beim Tee, nur nimmt man statt des Wassers Wein, der ebenfalls gekocht wird. Man trinkt auch davon 2 Tassen täglich. **Homöopath. Zubereitung:** *Thlaspi Bursa pastoris,* Urtinktur aus frischen blühenden Pflanzen 1/3. **Hinweis:** Hat sich bewährt bei Salmonelleninfektionen. Tee und Wein sind wehenanregend und dürfen deshalb in der Schwangerschaft nicht getrunken werden.
Kamille s. Schnupfenmittel (S. 49)	**Tee:** ebd. **Auflage:** Man füllt ein Leinensäckchen mit Kamillenblüten. Dieses Säckchen wird in kochendes Wasser geworfen und einmal kurz aufgekocht. Dann legt man es warm auf den Leib. **Hinweis:** Sowohl Tee als auch Auflage wirken nicht nur schmerzlindernd, sondern auch heilend.
Quitte s. Aufbau- und Stärkungsprodukte (S. 27)	**Kompott:** Man kocht reife Früchte zu einem Kompott. Davon ißt man täglich ein Schälchen voll. **Hinweis:** Hilft gut bei Durchfall infolge Schleimhautentzündungen von Magen und Darm und bei tuberkulösen Darmgeschwüren.
Ringelblume s. Mittel bei Vergiftungskopfschmerzen (S. 105)	**Tee:** ebd. **Hinweis:** Bei Durchfall mit Krämpfen im Magen-Darm-Bereich ist der Tee empfehlenswert.

Heilmittel	*Anwendungsweise*
Spitzwegerich s. Schnupfenmittel (S. 51)	**Saft:** Die frischen Blätter (im Winter die getrockneten) werden im Mörser zerstoßen, dazu kommt etwas Wasser, der Ansatz wird zum Kochen gebracht. Nicht abseihen. Man nimmt jede Stunde 1 Teelöffel davon ein. **Hinweis:** Lindert vor allem Beschwerden und wirkt ausgleichend.
Tausendgüldenkraut s. Mittel bei Kontaktallergien (S. 218)	**Tee:** ebd. **Wein:** s. **Mittel bei Übelkeit und Erbrechen** (S. 301) **Hinweis:** Bewährtes Mittel bei Durchfall, der mit Übelkeit einhergeht, und bei Brechdurchfall.
Vogelknöterich s. Mittel bei chronischen Schmerzen (S. 169)	**Tee:** 2 gehäufte Eßlöffel des Krautes werden mit ¼ Liter kaltem Wasser übergossen und zum Sieden gebracht, gleich abseihen. Man trinkt täglich 2 bis 3 Tassen. **Wein:** 1 Eßlöffel des Krautes wird in ¼ Liter trockenem Rotwein kuz aufgekocht und abgeseiht. Man trinkt 1 bis 2 Gläschen täglich. **Homöopath. Zubereitung:** *Polygonum aviculare,* Urtinktur aus frischem Kraut 1/2. **Hinweis:** Hilft gut bei Durchfall mit Beschwerden, Schmerzen, Blutungen. Bei Durchfall der Säuglinge gibt man den Tee teelöffelweise.

Mittel bei Durchfall

Fertigpräparate	*Anwendungsweise*
Colonobal s. Mittel bei Blähungen (S. 308)	**Tropfen:** ebd. **Hinweis:** Schützt die Darmschleimhaut und beruhigt den Darm. Gut für ernährungsbedingten Durchfall.
Memorobal s. Mittel bei Durchblutungskopfschmerzen (S. 114)	**Tropfen:** ebd. **Hinweis:** Milz und Bauchspeicheldrüse stärkendes Präparat, welches die Abwehr aufbaut. Empfehlenswert bei allen Darminfektionen.

Fertigpräparate	*Anwendungsweise*
Perenterol **Wirkstoffe:** Lebensfähige Zellen eines Wildhefestammes. **Wirkung:** Baut die Darmflora auf, schaltet Krankheitserreger aus, beseitigt Vitamin-B-Defizite.	**Kapseln:** Bei akuten Beschwerden nehmen Erwachsene 3mal täglich 4, Kinder 3mal 3 Kapseln. Es ist ratsam, die Einnahme nach Beseitigung des Durchfalls noch einige Tage fortzusetzen, um Rückfälle zu vermeiden. Bei chronischem Durchfall und zur Prophylaxe reicht 3mal 1 Kapsel. **Hinweis:** Empfehlenswert bei chronischem Durchfall und zur Vorbeugung gegen Sommer- und Reisediarrhö. Sollte zum Aufbau der Darmflora nach jeder Antibiotikabehandlung einige Zeit eingenommen werden. Risikolos auch für Säuglinge und Schwangere.
Pyrogenium D5/D6 **Wirkstoff:** Sepsin. **Wirkung:** Entgiftend.	**Nosode:** Man nimmt, solange Beschwerden da sind, täglich 1 Ampulle in 1 Tasse Wasser. **Hinweis:** Nützliches Mittel für alle Folgen einer Lebensmittelvergiftung.
Traumeel s. Mittel bei »Grippe« (S. 84)	**Tabletten:** ebd. **Hinweis:** Beruhigt sofort die Darmschleimhaut und fördert die Heilung bei Entzündungen. Hat sich besonders bei blutigem Durchfall bewährt.

Weitere empfehlenswerte Mittel

Bismutum cpl.173 (Tropfen). Homöopath., hilft bei Entzündungen und Infektionen.
Colocynthis-kpl. (Tropfen). Homöopath., hilft auch bei Brechdurchfall.
elhaflatol (Tropfen). Homöopath., reguliert die Darmtätigkeit.
Gentiana M16 (Tropfen). Hochpotenz von Enzian, hilft bei Magenkatarrh.
Oenothera cpl. 103 (Tropfen). Homöopath., hilfreich bei Sommerdurchfällen.
Origanum D4 (Tropfen). Homöopath., wirkt nervenstärkend auf den Bauchraum.
Pankreaplex (Dragees, Tropfen). Kräuter-, Organextrakte, hilft bei Entzündungen.
Pektan (Tabletten). Bismut, Pflanzenextrakte, schützt den Darm nach Vergiftungen.

Akupressur

Die Akupressurpunkte liegen am untersten Glied des Zeigefingers. Ist die Ursache des Durchfalls starke Angst, dann akupressieren Sie zusätzlich den Angstpunkt. Er liegt drei Finger breit unter dem Rand des Handtellers in der Mitte des Unterarms.

Nehmen Sie den Zeigefinger zwischen Daumen und Zeigefinger der anderen Hand. Streichen Sie leicht mit beiden Fingern über das untere Fingergelenk zur Hand hin. Wiederholen Sie das zehnmal und wechseln Sie dann zur anderen Hand, um dort ebenso zu verfahren. Die Akupressur darf zwei-, dreimal wiederholt werden.
Man legt den Ringfinger an den Rand der anderen Hand, Mittelfinger und Zeigefinger daneben. Dann drückt man mit dem Zeigefinger zu. Man tut das wiederum einige Sekunden lang abwechselnd an beiden Händen, nachdem der erste Angstpunkt akupressiert wurde.

Heublumenwickel

Ein gut warmes Heublumentüchlein (s. **Mittel bei Kreuzschmerzen,** S. 155) wird auf den Bauch gelegt und alle zwei Stunden erneuert.

Die meisten Organe des Körpers wird man eines Tages vermutlich durch künstliche ersetzen können – nicht jedoch die Leber. Sie verrichtet pausenlos und gleichzeitig über fünfhundert verschiedene Funktionen. Sie sind größtenteils so kompliziert, daß die Leistung des »chemischen Labors« in unserem Körper noch längst nicht durchschaut ist.

Wenn die Nahrungsstoffe durch den Dünndarm ins Blut gelangt sind, müssen sie mit ihm zuerst durch die Leber. Dort werden sie sorgfältig sortiert, zerlegt, zusammengebaut, notfalls unschädlich gemacht oder gleich wieder über die Nieren ausgeschieden. Gleichzeitig werden Vitamine und Enzyme produziert, Zucker und Fette auf Lager gelegt, alte und geschädigte rote Blutkörperchen aus dem Blut genommen. Nicht zuletzt stellt die Leber täglich bis zu einen Liter Gallenflüssigkeit her, ohne die kein Fett verdaut werden könnte. Doch das alles sind nur ein paar Beispiele für ihr gewaltiges Aufgabengebiet.

Die eigentlichen Gefahren für die Leber bestehen in Virusinfektionen, wobei die Krankheitserreger meistens mit der Nahrung, etwa rohen Muscheln, in die Leber gelangen, und in Giften. Nach reichlichem Alkoholgenuß beispielsweise werden die Leberzellen in ihrem Bemühen, die gefährliche Substanz aus dem Blut zu schaffen, derart hektisch aktiv, daß sie schlagartig bis zum Zehnfachen des normalen Sauerstoffbedarfs benötigen. Die Leberzellen vergrößern sich bei diesem Prozeß, den man mit einer Entzündung vergleichen kann, unter Umständen so stark, daß sie sich gegenseitig erdrosseln. Reicht der Sauerstoff für diesen Gewaltakt aber nicht aus – im Gegensatz zur Anstrengung der Herzmuskeln werden wir bei der Leberhöchstleistung ja nicht zu schnellerem und heftigerem Atmen gezwungen –, dann sterben die unversorgt gebliebenen Zellen ab. Es bilden sich in der Leber Narben, die Blutfluß und Funktion mehr und mehr behindern. Es kommt zu Blutstaus in und vor der Leber, vielleicht sogar zu Krampfadern im Bauch- und Brustraum.

Eine weitere Gefahr für die Leber stellt der behinderte Gallenabfluß dar. Ist die Gallenblase krampfhaft, verengt oder durch Steinablagerungen verstopft, staut sich Galle in die Leber zurück. Meistens verfärbt sich damit die Haut und das Weiß in den Augen gelblich.

Leberstörungen können die körperliche Gesundheit in kurzer Zeit ruinieren. Zunächst fühlt man sich nur abgeschlagen, müde, leidet unter Appetitlosigkeit, Übelkeit, Blähungen und häufigen »Erkältungen«. Unwohlsein geht häufig nicht vom Magen, sondern von der Leber aus. Bei fortgeschrittener Leberschädigung verändert sich die Haut. Es bilden sich im Gesicht, an den Oberarmen und auf dem Oberkörper rote Punkte, von denen kleine Äderchen wie Spinnenbeine ausgehen, die sogenannten Lebersternchen. Die Haut bekommt außerdem an Armen und Oberschenkeln große weiße Flecken, an den Handballen unterhalb des kleinen Fingers die typisch feuerrote Verfärbung. Die Fingernägel werden weiß. Gleichzeitig aber verfällt auch die geistige Leistungskraft. Es fällt einem schwer, sich zu konzentrieren, zu denken, sich wach zu halten und prompt zu reagieren. Jede Stärkung von Leber und Gallenfluß muß zunächst in der Vermeidung und Ausschaltung von Giften bestehen (Genußgifte, Medikamente, chemische Umweltgifte, die mit der Nahrung oder über die Atemwege in den Körper gelangen). Nach Vergiftungen aber muß jeweils rasch und gründlich dafür gesorgt werden, daß die unvorstellbar regenerationsfähige Leber sich rasch erholen kann. Nicht zuletzt der bedrängten Leber wegen muß man mit einem »Kater« an die frische Luft und dort tief und ausdauernd atmen.

Hilfreich für eine überlastete Leber sind – besonders bei Gallestau – warme Leberwickel und die Auflage feuchtwarmer Umschläge auf die Lebergegend (s. *Wasseranwendungen und Wickel*). Ganz wichtig ist zu wissen, daß sehr viele Medikamente – es sind über vierhundert bekannt, darunter Schmerzmittel, Beruhigungsmittel, Antibiotika, selbst *Aspirin* zählt unter gewissen Voraussetzungen dazu – bei Daueranwendung zu Leberschädigungen führen können. Die Erkrankung äußert sich in einem solchen Fall ganz ähnlich wie eine Virusinfektion. Wer also mit der Leber zu tun hat, der muß mit der Anwendung von chemischen Arzneimitteln noch vorsichtiger sein als andere.

Generell stellt der Leberexperte Professor Dr. Klaus Ewe aus Mainz fest, daß es bis heute kein einziges Medikament gibt, durch das der Verlauf einer Lebererkrankung entscheidend gebessert würde. Bei Lebererkrankungen ist es also ganz ähnlich wie bei einer »Grippe«: Nur der Körper allein vermag sie zu kurieren. Spezielle Medikamente können vielleicht einige Symptome, etwa die Gelbverfärbung der Haut, beseitigen und die Heilung unterstützen – beschleunigen können sie diese nicht.

Auch von speziellen Leber- und Gallediäten ist man heute völlig abgekommen. Wer seine Leber vor Schädigungen schützen und eine kranke Leber schonen will, der kann nur eines tun: dafür sorgen, daß die Nahrung vollwertig, vor allem vitaminreich ist – und den Alkohol meiden.

Völlig falsch ist die Vorstellung, man könne die Leber durch Fasten oder durch besonders fett- und eiweißarme Kost schonen. Beim Hungern, etwa bei Schlankheitskuren, wird die Leber besonders stark belastet. Und wenn die Nahrung kein Fett enthält, wird sie gezwungen, in komplizierten chemischen Prozessen Fette aus Kohlehydraten zu synthetisieren.

Als besonders hilfreiches natürliches Mittel zur Stärkung der Leber hat sich in jüngster Zeit Stutenmilch erwiesen. (Sie kann über Apotheken bezogen, zumindest bestellt werden.) Ihr Eiweiß ist von der Leber sehr viel leichter zu verkraften als andere Eiweißarten. Frisch und unbehandelt wirkt sie auch gegen Bakterien und Viren.

Heilmittel	*Anwendungsweise*
Alant s. Hustenmittel (s. 60)	**Tee:** ebd. **Hinweis:** Gutes Zusatzmittel bei Behandlung der Gelbsucht.
Beifuß s. Mittel bei Durchfall (s. 319)	**Tee:** ebd. **Hinweis:** Der Tee kann außer in der Schwangerschaft bei allen Erkrankungen der Leber und Galle, besonders wenn sie mit Verdauungsstörungen einhergehen, angewendet werden.
Berberitze s. Mittel bei Alpträumen (S. 198) **Hinweis:** Gutes Mittel bei Gelbsucht und allgemein schwacher Leber.	**Tinktur:** 100 Gramm der Rinde werden mit 400 Gramm Weingeist (68%) übergossen. Das damit gefüllte Glas sollte 10 Tage bei 20 Grad ruhiggestellt werden. Nach dem Abfiltern nehmen Erwachsene 3- bis 4mal täglich 15 bis 20 Tropfen, Kinder 2mal täglich 5 bis 8 Tropfen.
Bitterklee *(Trifolium fibrinum)* **Wirkstoffe:** Bitterstoffe, Gerbstoffe. **Wirkung:** Fördert den Gallenfluß, reguliert die Darmtätigkeit. **Hinweis:** Empfiehlt sich bei Magen- und Darmbeschwerden, die durch zu geringen Gallenfluß ausgelöst werden. Ebenfalls zur Vorbeugung gegen Gallensteine.	**Tee:** Man setzt 1 Teelöffel der Blätter mit ¼ Liter kaltem Wasser an, erhitzt den Ansatz zum Kochen und siedet ihn noch 1 Minute. Anschließend wird gleich abgeseiht. 3 Tassen täglich genügen. **Homöopath. Anwendung:** *Menyanthes,* Urtinktur aus frischen Pflanzen 1/3.
Brennessel s. Mittel bei Koliken (Nierenkolik, S. 146)	**Tee:** 2 gehäufte Teelöffel der Blätter werden mit ¼ Liter kochendem Wasser überbrüht und 5 Minuten gekocht. Man seiht dann gleich ab. Es empfiehlt sich, morgens und abends je 1 Tasse zu trinken. **Hinweis:** Zur Stärkung von Leber und Galle wird der Tee kurmäßig über 4 bis 6 Wochen empfohlen.

Heilmittel	*Anwendungsweise*
Dost s. Mittel bei Allergien der Atemwege (S. 207)	**Tee:** ebd. **Hinweis:** Gutes Mittel bei Leberbeschwerden mit Durchfall und Blähungen.
Enzian s. Mittel bei Grippe (S. 89)	**Tee:** s. **Mittel bei Leibschmerzen** (S. 150) **Hinweis:** Während der Schwangerschaft und bei zu hohem Blutdruck sollte man auf ein anderes Mittel ausweichen. Hilft bei Leber- und Gallenerkrankungen, wenn gleichzeitig eine Magenfunktionsstörung besteht.
Kartoffel s. Aufbau- und Stärkungsprodukte (S. 26)	**Roher Saft:** ebd. **Auflage:** s. **Mittel bei Koliken** (Gallenkolik, S. 146) **Hinweis:** Der Saft reinigt und unterstützt die Leber und die Gallenwege, die Auflage nimmt die Schmerzen.
Lein, Flachs s. Mittel bei Halsschmerzen (S. 68)	**Auflage:** s. **Mittel bei Zahnschmerzen** (S. 140) **Tee:** s. **Mittel bei Leibschmerzen** (S. 150) **Hinweis:** Nimmt die Schmerzen bei Leberschwellungen.
Mariendistel *(Silybum marianum)* **Wirkstoffe:** Bitterstoffe, ätherische Öle, Tyramin, Histamin, Flavone, Silymarin. **Wirkung:** Schützt und regeneriert die Leber. **Hinweis:** Empfehlenswertes Mittel bei Fettleber. Schützt die Leber vor Folgeschäden bei Hepatitis.	**Tee:** Man übergießt 1 Teelöffel der Früchte mit ¼ Liter kochendem Wasser. Nachdem der Tee noch 10 bis 20 Minuten gezogen hat, wird abgeseiht. Man trinkt davon morgens nüchtern, ½ Stunde vor dem Mittagessen und abends vor dem Schlafengehen jeweils 1 Tasse. **Homöopath. Zubereitung:** *Carduus marianus,* Urtinktur aus reifen Samen 1/3.

Heilmittel	*Anwendungsweise*
Rettich *(Raphanus sativus)* **Wirkstoffe:** Senfölglykoside, Rhodanwasserstoff, Vitamin C. **Wirkung:** Der Saft wirkt galletreibend und hilft so bei Entzündungen der Gallenwege und vorbeugend bei Neigung zu Stein- und Grießbildung.	**Saft:** Man gewinnt den Saft entweder mit Hilfe eines Entsafters oder indem man den Rettich mit einem Reibeisen schabt. Anfänglich trinkt man 100 Gramm nüchtern. Nach ungefähr 3 Tagen steigert man die Tagesgabe auf 400 Gramm. Anschließend wird wieder langsam auf 100 Gramm reduziert. **Hinweis:** Sollte kurmäßig angewendet werden. **Homöopath. Zubereitung:** *Raphanus sativus,* Urtinktur aus frischen Wurzeln 1/3.
Vogelmiere *(Stellaria media)* **Wirkstoffe:** Saponine, Kalium. **Wirkung:** Löst Stauungen auf.	**Tee:** Man überbrüht 2 Teelöffel des Krautes mit 2 Tassen kochendem Wasser und läßt den Tee noch 5 bis 10 Minuten ziehen. Er wird dann gleich abgeseiht. Bis zur Besserung trinkt man 2mal täglich 1 Tasse. **Hinweis:** Der Tee hat eine sofort einsetzende schmerzlindernde Wirkung bei Leberstauungen. **Homöopath. Zubereitung:** *Stellaria media,* Urtinktur aus frischen, blühenden Pflanzen 1/2.
Waldmeister s. **Mittel bei Einschlafstörungen** (S. 189)	**Tee:** ebd. **Hinweis:** Gutes »Nachtschmerzmittel« bei Leberstauungen.

BEWÄHRTE KRÄUTERMISCHUNG

Bei Leberentzündung: 20 Gramm Bibernelle, 40 Gramm Blutwurz, 15 Gramm Wermut, 15 Gramm Löwenzahn, 10 Gramm Bärlapp.
Bei geschwollener Leber: 15 Gramm Hopfen, 20 Gramm Löwenzahn, 10 Gramm Andorn, 15 Gramm Ringelblume.
Bei Gelbsucht: 20 Gramm Berberitze, 30 Gramm Löwenzahn, 20 Gramm Ringelblume, 20 Gramm Hopfen, 30 Gramm Wermut.
Bei Leberschrumpfung: 30 Gramm Odermennig, 20 Gramm Ringelblume, 30 Gramm Bibernelle, 10 Gramm Tausendgüldenkraut, 10 Gramm Kamille.
Bei verhärteter Leber: 20 Gramm Wegwarte, 10 Gramm Tausendgüldenkraut, 20 Gramm Schöllkraut, 40 Gramm Odermennig, 10 Gramm Enzian.
Bei Leberstechen: 10 Gramm Blutwurz, 25 Gramm Ackerschachtelhalm, 25 Gramm Wermut, 20 Gramm Löwenzahn, 20 Gramm Bibernelle.
Anwendungsweise: Die jeweiligen Kräuter werden gemischt und in der Kaffeemühle pulverisiert. Von diesem Pulver nimmt man 4mal täglich ½ Teelöffel und trinkt einen Schluck Mineralwasser hinterher.

Fertigpräparate	*Anwendungsweise*
Gallorobal **Wirkstoffe:** Stinkasant D4, Sandelholz D6, Bauhiniarinde D4, Leguminosa D5. **Wirkung:** Regt die Gallentätigkeit an. Verbessert die Durchblutung des Gehirns.	**Tropfen:** Man nimmt 3mal täglich 30 bis 60 Tropfen. **Hinweis:** Gutes Mittel bei Müdigkeit und Vergeßlichkeit, wenn sie durch Gallenbeschwerden verursacht werden.
Heparobal s. **Mittel bei Übelkeit und Erbrechen** (S. 302)	**Tropfen:** Man nimmt 3mal täglich 40 bis 60 Tropfen. **Hinweis:** Empfiehlt sich bei allen Entzündungen der Leber. Sehr gutes Mittel bei Hepatitis. Für Kinder empfiehlt sich *Heparobal forte*.
Horvi-Haarlemer-Oel **Wirkstoffe:** Leinöl, Kiefernöl, Wermutöl, Cajeputöl, Kalmusöl, Ceylonzimtöl, Eukalyptusöl, Fenchel, Wacholderöl, Majoranöl, Pfefferminzöl, Salbeiöl, Spiköl, Thymianöl, Gewürznelkenöl. **Wirkung:** Fördert den Gallenfluß, verhindert Koliken der Galle und bringt Schwellungen zum Abklingen.	**Kapseln:** Man nimmt entweder zum Essen oder danach je 1 Kapsel. **Hinweis:** Hilft auch sofort bei Sodbrennen, das von Leber oder Galle bedingt wird.
Natrium sulfuricum D6 s. **Mittel bei Vergiftungskopfschmerzen** (S. 107)	**Tabletten:** In diesem Fall lutscht man über den Tag verteilt 6 Tabletten. **Hinweis:** Löst Gallensteine.

Es gibt Kinder, die schon zuckerkrank zur Welt kommen. Andere erleiden durch eine schwere Infektion eine Schädigung der Inselzellen in der Bauchspeicheldrüse und werden durch den Ausfall des Insulins zum Diabetiker. In neun von zehn Fällen ist die Krankheit aber ein typisches Altersleiden: Zu üppiges Essen verbunden mit übermäßigem Streß überfordern die Bauchspeicheldrüse so lange, bis sie erschöpft ist (s. *Streß*). Wahrscheinlich ist das Heer der Menschen mit einem zu hohen Blutzuckergehalt noch viel größer als geschätzt. Viele wissen nämlich nicht um die Gefahr, in der sie schweben.

Ein gesunder Mensch hat einen ziemlich stabilen Blutzuckerspiegel von etwa hundert. Das heißt, in hundert Gramm Blut befinden sich hundert Milligramm Zucker. Alles, was darüber hinaus angeboten und was durch Streß ins Blut zurückgerufen wird, schafft das Insulin wieder weg. Es verstaut den Zucker abrufbereit vorwiegend in der Leber. Fällt dieser »Gegenspieler« nun aus, dann ist das Blut mit Zucker übersättigt. Damit es nicht dick wie Honig wird, müssen die Nieren den Zucker in großen Mengen mit dem Harn ausscheiden. Er kann also nicht mehr gespeichert werden und fehlt deshalb, sobald er bei Anstrengungen in den Muskeln gebraucht wird. Der Diabetiker ist der fehlenden Energie wegen rasch müde. Weil die Nieren vermehrt Harn ausscheiden, hat er fast immer ein starkes Durstgefühl. Obwohl er viel ißt, magert der bis dahin meist Übergewichtige ab.

Das alles wäre gegebenenfalls noch hinzunehmen, hätte diese Stoffwechselstörung nicht schlimme Folgen: Bei zwei Drittel aller Herzinfarktpatienten wird erhöhter Blutzucker entdeckt. Nahezu alle unbehandelten Diabetiker leiden unter Arteriosklerose. Wer nicht dafür sorgt, daß sein Blutzucker normale Werte besitzt, muß damit rechnen, daß er »offene Beine« bekommt, Unterschenkelgeschwüre, die nicht mehr heilen wollen; daß er impotent wird; daß sich seine Lebenserwartung rapide verschlechtert. Außerdem kann es jederzeit infolge einer Übersäuerung des Blutes zu einem diabetischen Koma, oder infolge eines Unterzuckers zum hypoglykämischen Koma, also zur plötzlichen Bewußtlosigkeit, kommen. Deshalb dürfen Diabetiker, die ihre Krankheit nicht behandeln, ihre Zuckerwerte nicht ständig kontrollieren, nicht ans Steuer.

Doch das alles gilt nur für den unbehandelten Diabetes. Die Zuckerkrankheit der Kinder und Jugendlichen kann mit regelmäßigen Insulinspritzen heute so gut unter Kontrolle gehalten werden, daß keinerlei nachteilige Folgen zu erwarten sind. Der Altersdiabetes kann meistens sogar ohne Insulin behandelt und in vielen Fällen auf ganz natürliche Weise geheilt werden. Die Inselzellen der Bauchspeicheldrüse lassen sich aufpäppeln, vor allem dann, wenn man rechtzeitig etwas für sie tut. Eine solche

 Behandlung verlangt nicht einmal die vielfach befürchtete radikale Lebensumstellung mit Verzicht auf alles, was Genuß verschafft.

Wichtig ist, daß man schon vor dem Auftreten der Zucker-Stoffwechsel-Störung weitgehend auf »leeren» Zucker in der Nahrung verzichtet und Streß regelmäßig abbaut (s. *Streß*). Allein damit kann die Bauchspeicheldrüse enorm entlastet werden. Diabetiker sollten viel Sport betreiben. Er senkt den Insulinbedarf. Außerdem gilt es, vor allem um die Fünfundvierzig, Fünfzig, das Gewicht zu reduzieren. Jeder zweite Diabetiker wäre nach Meinung der Experten nicht zum Patienten geworden, hätte er auf sein Gewicht geachtet.

Ein altes Volksmittel zur Vorbeugung gegen Diabetes sind grüne Bohnen. Sie enthalten eine Vorstufe des Insulins, das Inulin.

Heilmittel	*Anwendungsweise*
Alant s. Hustenmittel (S. 60)	**Tee:** ebd. **Hinweis:** Der Tee – in diesem Fall trinkt man ihn ungesüßt – steigert den Stoffwechsel. Besonders gut bei Diabetes, verbunden mit Blutarmut.
Bohne *(Phaseolus vulgaris)* **Wirkstoffe:** Eiweiß, Aminosäure, Kohlehydrate, Mineralstoffe, Glukokinin, Flavone, Cholin. **Wirkung:** Wassertreibend, blutzuckersenkend. **Hinweis:** Wirksamstes Mittel zur Senkung des Blutzuckers.	**Tee:** 1 gehäufter Eßlöffel geschnittene Schalen wird mit ¼ Liter kaltem Wasser angesetzt und zum Sieden gebracht. Man läßt den Tee 3 bis 7 Minuten kochen. Davon trinkt man 2- bis 3mal täglich ¼ Liter. **Homöopath. Zubereitung:** *Phaseolus vulgaris*, Urtinktur aus der ganzen Pflanze 1/3.
Bohnenkraut s. Mittel bei Blähungen (S. 305)	**Tee:** ebd. **Hinweis:** In diesem Fall trinkt man anfänglich 3 bis 4 Tassen täglich, reduziert diese Menge nach und nach auf 1 Tasse täglich. **Gewürz:** Diabetiker sollten das Bohnenkraut anstelle von Salz und Pfeffer verwenden. Darf aber nicht überdosiert werden. **Hinweis:** Der Tee hilft vor allem gegen das Durstgefühl. Das Gewürz entlastet die Bauchspeicheldrüse noch wirksamer.
Heidelbeere s. Mittel bei Durchfall (S. 320) **Hinweis:** Gutes unterstützendes Mittel, das abwechselnd mit anderen angewendet werden sollte.	**Tee** (aus Blättern): ebd. **Hinweis:** Wirkstoffe der Heidelbeerblätter gelten seit jeher als pflanzliches Insulin mit großer Wirksamkeit.
Holunder s. Schnupfenmittel (S. 48)	**Tee** (aus den Blättern): Man nimmt 2 gestrichene Teelöffel der Blätter und setzt sie mit ¼ Liter kaltem Wasser an. Das bringt man zum Sieden und seiht gleich ab. Davon trinkt man über den Tag verteilt ¼ Liter.
Kartoffel s. Aufbau- und Stärkungsprodukte (S. 26)	**Kartoffelbreikur:** Man ißt 1 Woche lang täglich Kartoffelbrei, abwechselnd mit Milch, Joghurt, Butter oder Rahm. **Hinweis:** Zusatzmittel zur Regulierung eines übersäuerten Magens.

Heilmittel	Anwendungsweise
Kraut s. **Aufbau- und Stärkungsprodukte** (S. 27) **Hinweis:** Die im Kraut vorhandenen Kohlehydrate kann der Diabetiker ohne Steigerung des Zuckerspiegels aufnehmen.	**Sauerkraut:** ebd. **Frischgemüse:** Neben dem Sauerkraut sollten Diabetiker wöchentlich wenigstens 1mal ein Krautgericht (roh oder gekocht) zu sich nehmen.
Mistel s. **Mittel bei Herzschmerzen** (S. 161)	**Tee:** 6 Teelöffel der Blätter werden in 3 Tassen kaltem Wasser angesetzt. Den Kaltauszug läßt man 6 bis 8 Stunden ziehen. Dann wird er abgeseiht. Man trinkt täglich 3 Tassen ungesüßt. **Saft:** Junge Zweige und Blätter werden mit kaltem Wasser bespritzt. Wenn diese das Wasser aufgesogen haben, werden sie ausgepreßt. Von diesem Saft nimmt man 2 bis 4 Teelöffel täglich. **Hinweis:** Tee wie auch Saft normalisieren die Gallenabsonderung und regen die Bauchspeicheldrüse an. Hilfreich bei großem Streß.
Rote Johannisbeere *(Ribes rubrum)* **Wirkstoffe:** Vitamin C, Hexosen, Säuren, Pektin, Invertin. **Wirkung:** Belebend, regt die Darmtätigkeit an, korrigiert Diätmängel.	**Frischsaft:** Vom rohen, ungesüßten Saft trinkt man täglich 2 bis 3 Gläser. **Hinweis:** Stoppt das Durstgefühl.
Spargel s. **Mittel bei Herzschwäche, vegetativer Dystonie** (S. 291)	**Gemüse/Suppen:** 1mal wöchentlich sollte zur entsprechenden Zeit ein Spargelgericht auf dem Speiseplan stehen. **Hinweis:** Kohlehydrate, die den Zuckerspiegel nicht erhöhen.
Wintergrün *(Pirola umbellata)* **Wirkstoffe:** Glykoside, Bitterstoffe, Tanin, Säure, Harze, Fett, Gerbstoffe. **Wirkung:** Zuckersenkend, beruhigend, leicht abführend.	**Tee:** 1 Teelöffel Blätter wird mit 1 Tasse kochendem Wasser überbrüht und gleich abgeseiht. Man trinkt täglich 2 Tassen ungesüßt. **Hinweis:** Empfiehlt sich als Teekur über einen Monat. **Homöopath. Zubereitung:** *Chimaphila umbellata,* Urtinktur aus frischen, blühenden Pflanzen 1/3.

Fertigpräparate	*Anwendungsweise*
Chinesische Diabetes-Pillen Wirkstoffe: Hülsenfruchtwurzel, Kürbiswurzel, Süßholzwurzel, Limonenfrucht. Wirkung: Entgiftet die Bauchspeicheldrüse, mobilisiert sie.	Pillen: Man nimmt 3mal 8 Pillen jeweils nach dem Essen. Hinweis: Da sich der Blutzuckerspiegel sehr rasch senkt, ist regelmäßige Kontrolle unbedingt nötig.
Diabetes-Entoxin Wirkstoffe: Urtinktur von Roßkastanie, Braunwurz, Chinabaum, Salbei, Eberraute, Gänseblümchen, Palmlilie, Galgant, Immergrün, Johanniskraut, Brechwurzel, Königin der Nacht, Wurmkraut, Thymian, Stiefmütterchen, Kampfer, Goldrute, Wasserhanf, Ziströschen, Schlüsselblume, Baldrian, Kermesbeere D2, Schwefel D4, Zaunrübe D2, Giftsumach D1, Sturmhut D4, Waldrebe D1, Salpetersäure D1, Strophantus D4, Sadebaum D1, Oleander D1, Euphorbium D2, Knollenhahnenfuß D1, Grüne Nießwurz D4, Schwarze Nießwurz D1, Hanfartiger Hundswürger D1, Weißarsenik D4, Honigbiene D2, Brechnuß D2, Buschmeister D8, Ignatiusbohne D2, Schöllkraut D1, Fingerhut D4. Wirkung: Entgiftend, regt die Bauchspeicheldrüse an.	Tropfen: Man nimmt 3mal täglich 20 Tropfen auf 1 Teelöffel Wasser. Hinweis: Befreit die Bauchspeicheldrüse von Giften anderer Diabetes-Medikamente.
Diabetobal Wirkstoffe: Königskerze D2. Wirkung: Regt den Bauchspeicheldrüsenkopf an.	Tropfen: Man nimmt 3mal täglich 60 Tropfen. Hinweis: Hilft rasch bei erschöpfter Bauchspeicheldrüse.
DIABETES-MISCHUNG **Diabetobal** **Mezereum Vitaplex** **Pankreobal**	Tropfen-Mischung: Man läßt sich in der Apotheke die 3 Mittel mischen und nimmt davon täglich 3mal 60 Tropfen. Hinweis: Bei allen leichteren Diabetes-Erkrankungen ist diese Mischung (ebenfalls mit zusätzlicher Anwendung von *Nephrobal*) den einzelnen Mitteln vorzuziehen.

Fertigpräparate	*Anwendungsweise*
Gefäßmittel *(ISO)* **Wirkstoffe:** Calciumfluorat B12, Kaliumphosphat D6, Magnesiumphosphat D6, Feuerstein D12. **Wirkung:** Fördert die arterielle Durchblutung.	**Tabletten:** Man nimmt täglich 3 bis 5 Tabletten. **Hinweis:** Löst Blutblockaden, die ein gesundes Funktionieren der Bauchspeicheldrüse verhindern.
Mezereum Vitaplex s. Mittel bei Streß (S. 259)	**Tropfen:** ebd. **Hinweis:** In diesem Fall nimmt man 3mal 60 Tropfen.
Nephrobal s. Mittel bei Übelkeit und Erbrechen (S. 302)	**Tropfen:** ebd. **Hinweis:** In diesem Fall nimmt man 3mal 10 Tropfen täglich. Bei jeder Diabetes-Behandlung zusätzlich zur Entgiftung.
Nierenkomplex **Wirkstoffe:** Balsam D4, Urtinktur vom Sonnenhut, Bilsenkraut D4, Bärlappsporen D8, Küchenschelle D4, Sägepalme D2, Goldrute D2, Stephanskrautsamen D4, Kiefernterpentin D4. **Wirkung:** Entgiftend, steigert die Nierentätigkeit.	**Tropfen:** 1- bis 3mal täglich nimmt man 7 bis 9 Tropfen. **Hinweis:** Empfehlenswertes Zusatzmittel, besonders gut für Kinder und sehr alte Menschen. Verhindert Überreaktionen.
Pankreobal **Wirkstoffe:** Gewöhnlicher Schneeball D6, Königskerze D4, Feldthymian D4. **Wirkung:** Wirkt direkt auf den Bauchspeicheldrüsenschwanz.	**Tropfen:** Man nimmt täglich 3mal 60 Tropfen. **Hinweis:** Empfiehlt sich bei Bauchspeicheldrüsenentzündung und nach Infektionen.

Achtung: Die oben aufgeführten Medikamente wirken stark zuckersenkend. Sie können bei zerstörter oder nicht funktionsfähiger Bauchspeicheldrüse das Insulin nicht ersetzen, helfen aber bei erschöpfter Bauchspeicheldrüse. Zur Vermeidung von Unterzucker sind regelmäßige Kontrollen nötig.

Weitere empfehlenswerte Mittel

Bufomarin (Tropfen). Krötengiftlösung, regt die Bauchspeicheldrüsen an.
Cefamelit (Tropfen). Jambulbaumextrakt, gutes zusätzliches Mittel.
Diabetiker-Tee (Tee). Kräutermischung, unterstützt jede andere Therapie.
Pankreas-Gastreu R72 (Tropfen). Homöopath., gut für erschöpfte Bauchspeicheldrüse.
Pankreaticum Hewert (Tropfen). Kräutertinkturen, gut bei Altersdiabetes.

Besonders deutlich sieht man es morgens beim Blick in den Spiegel: Die Augenlider sind angeschwollen – ein Zeichen dafür, daß die Nieren mit einer besonderen Belastung des Vortags nicht fertig geworden sind oder daß sie, durch eine Infektion geschwächt, ihre volle Leistung nicht bringen können. Im Gewebe haben sich Giftstoffe und Wasser angesammelt.

Zu allen Zeiten hat die Heilkunst den Nieren ihre besondere Aufmerksamkeit gewidmet. Denn sie sind nicht nur die Kläranlagen des Körpers, die alles aus dem Blut herausfiltern, was zuviel oder gar schädlich sein könnte, was sich an natürlichem Abfall angesammelt hat und ausgeschieden werden muß. Sie regulieren zugleich den Wasserhaushalt, indem sie dem Blut Flüssigkeit entziehen, und sie pendeln damit das Verhältnis zwischen Säuren und Basen ein. Bis zu dreihundertmal am Tag muß die gesamte Blutmenge durch die Nieren fließen. Das sind bis zu fünfzehnhundert Liter täglich – ein Riesenpensum.

Gefährdet sind die Nieren dabei durch zwei Umstände: Durch ihre Lage im unteren Rückenbereich befinden sie sich in dem bei den meisten Menschen am schlechtesten durchbluteten Körperteil. Die Nierengegend ist fast immer kalt. Hier sammelt sich nach Anstrengung auch mit Vorliebe kalter Schweiß. Wird die Unterwäsche nicht sofort gewechselt, trägt man einen naßkalten Umschlag direkt auf den Nieren, und die Durchblutung wird noch mehr gedrosselt. Weil aber der Rücken bei nahezu allen Maßnahmen zur Stärkung der Gesundheit vernachlässigt wird, kommt es dort nicht zur nötigen Reaktion: Die Blutgefäße bleiben verschlossen, der Blutfluß geschwächt.

Sodann droht den Nieren Gefahr von Blase und Harnleiter, der bei Frauen sehr viel kürzer ist als bei Männern, wodurch sie erkrankungsanfälliger sind. Zu leicht gelangen Krankheitserreger über den Harnleiter und die Blase hinauf zu den Nieren. In solchen Fällen handelt es sich dann meistens um Komplikationen einer Erkältung, die nur oberflächlich behandelt wurde: Wenn der Schnupfen scheinbar geheilt ist, setzt die Harnwegsinfektion ein, der »Blasenkatarrh« oder die Nierenbeckenentzündung. Nierenerkrankungen und die damit verbundenen Funktionsstörungen sind deshalb so gefährlich, weil damit die Entgiftung des Körpers unvollständig besorgt wird, gleichzeitig der Körper aber auch wertvolle Stoffe verliert, beispielsweise Eiweiße und Blutkörperchen. Die erkrankten Nierengefäße sind zu durchlässig geworden. Am Eiweiß im Harn – er ist dann weißlichtrübe – lassen sich Nierenerkrankungen erkennen.

Mehr und mehr neigt die moderne Heilkunst zur Einsicht, daß die Ärzte früher doch recht hatten, wenn sie immer wieder die Ausscheidungsorgane, speziell die Nieren, für viele Erkrankungen verantwortlich machten und deshalb an den Beginn jeder Behandlung neben die Stärkung von Herz und

 Kreislauf die Kräftigung der Nierenfunktion stellten. Wenn die Nieren ihre Arbeit nicht unbehindert leisten können, so sagte schon Hippokrates ebenso wie Galenos, dann bekommt der eine eine unreine Haut, der andere Rheuma, der dritte Magenbeschwerden, der vierte ein Lungenleiden. Immer machen sich die im Blut zurückgehaltenen Gifte an der Schwachstelle eines Menschen bemerkbar. Es hätte deshalb wenig Sinn, die Lunge oder den Magen oder die Hautunreinheiten zu behandeln, solange nicht die eigentliche Ursache, die Funktionsstörung der Nieren, behoben ist.

Einmal im Jahr, möglichst im Frühjahr, sollte jeder eine Nierenkur durchführen. Sie muß bestehen in einer gründlichen »Durchspülung« der Nieren mit den entsprechenden Nierentees, in einer allgemeinen Blutreinigung und in einer deutlichen Entlastung der Nieren. Das heißt: wenig, oder noch besser, für zwei oder drei Wochen überhaupt kein Fleisch und bestenfalls Spuren von Salz. So wie diese vorbeugende Maßnahme sieht auch die Behandlung von Nieren-, Blasen- und Harnleitererkrankungen aus. Sie braucht aber zusätzlich Wärme, möglichst sogar Bettruhe.

Heilmittel	*Anwendungsweise*
Bärentraube *(Uva-ursi)* s. Mittel bei Prostataleiden (S. 440)	**Tee:** 1 bis 2 Teelöffel der Blätter werden mit ¼ Liter kaltem Wasser 12 bis 24 Stunden beiseite gestellt. Man sollte während dieser Zeit gelegentlich umrühren. Nach dem Abseihen wird der Tee auf Trinktemperatur erwärmt. Man nimmt davon 1 Woche lang 2- bis 3mal täglich 1 Tasse. **Hinweis:** Hilft bei Entgiftung der Niere, der Blase und der ableitenden Harnwege. Besonders gut bei akuten Entzündungen der Harnblase, die durch Erkältung verursacht wird.
Berberitze s. Mittel bei Alpträumen (S. 198)	**Tee:** ebd. **Hinweis:** Gutes Zusatzmittel bei Nierenkoliken, Nierenblutungen und Nierenbeckenentzündung.
Bohne s. Mittel bei Diabetes (S. 333)	**Tee:** ebd. **Hinweis:** Empfehlenswert bei Harnverhalten, Blasen- und Nierenentzündungen.
Borretsch s. Mittel bei Herzschwäche, vegetativer Dystonie (S. 289)	**Tee:** ebd. **Hinweis:** Hilft zusätzlich zu anderen Mitteln bei Nierenentzündungen.
Brunnenkresse s. Mittel bei Streß (S. 257)	**Frischsaft:** s. Mittel bei Abwehrschwäche (S. 348) **Hinweis:** Hilft bei allen Nieren- und Blasenerkrankungen, die durch mangelnde Nierentätigkeit verursacht werden. Der Tee darf jedoch nicht überdosiert werden, da die Wirkung sonst ins Gegenteil umschlagen kann.
Goldrute s. Mittel bei Halsschmerzen (S. 68)	**Tee:** ebd. **Hinweis:** Empfehlenswertes Mittel bei Blasen- und Nierenentzündungen mit schmerzhafter Harnentleerung, Wasserstauungen und Drüsenschwellungen (besonders chronischen).

Heilmittel	*Anwendungsweise*
Indischer Blasen- und Nierentee *(Orthosiphon stamineus)* **Wirkstoffe:** Ätherisches Öl, Saponine, Glykoside, Gerbstoffe. **Wirkung:** Entwässernd, wassertreibend, krampflösend.	**Tee:** Man setzt 1 gestrichenen Eßlöffel der Blätter mit ¼ Liter kaltem Wasser an und läßt den Ansatz unter gelegentlichem Umrühren 8 bis 12 Stunden ziehen. Nach dem Abseihen wird der Tee auf Trinktemperatur erwärmt. Man trinkt 2 bis 3 Tassen pro Tag. **Hinweis:** Gilt als eines der besten Desinfektionsmittel der Blase und der ableitenden Harnwege. Besonders gut bei der sogenannten Schrumpfniere.
Labkraut s. **Mittel bei Kontaktallergien** (S. 218)	**Tee:** ebd. **Hinweis:** Bei erkältungsbedingten schmerzhaften Nieren- und Blasenerkrankungen.
Wintergrün s. **Mittel bei Diabetes** (S. 334)	**Tee:** ebd. **Hinweis:** Desinfiziert die ableitenden Harnwege und eignet sich besonders gut bei Blasen- und Nierenkatarrhen.
Zinnkraut s. **Mittel bei Zahnschmerzen** (S. 141)	**Tee:** s. **Mittel bei Koliken** (S. 146) **Umschläge:** s. **Mittel bei Juckreiz** (S. 179). In diesem Fall wird ein Nierenwickel angewendet. **Hinweis:** Gutes Mittel bei vorhandenen Blasen- und Nierenleiden und zur Vorbeugung und Behandlung von Koliken.

BEWÄHRTE KRÄUTERMISCHUNG

Bei Nierenentzündung: 10 Gramm Johanniskraut, 20 Gramm Stechpalme, 15 Gramm Bibernelle, 30 Gramm Gelbe Taubnessel, 25 Gramm Gänsefingerkraut.
Bei chronischer Nierenentzündung: 15 Gramm Bibernelle, 15 Gramm Stechpalme, 25 Gramm Johanniskraut, 25 Gramm Frauenmantel, 20 Gramm Quecke.
Anwendungsweise: Die jeweils angegebenen Kräuter werden gemischt. Man setzt dann 30 Gramm der Mischung mit je 1 Liter Wasser kalt an und erhitzt zum Sieden. Nachdem der Tee 10 Minuten gezogen hat, seiht man ab und trinkt davon 1 Liter pro Tag.

Fertigpräparate	*Anwendungsweise*
Kalium sulfuricum D6 s. Mittel bei chronischen Schmerzen (S. 171)	Tabletten: ebd. Hinweis: Befreit die Nieren von Harnsäure und Steinen.
Nephrobal s. Mittel bei Übelkeit und Erbrechen (S. 302)	Tropfen: ebd. Hinweis: Reinigt die Nieren von Giftstoffen und Entzündungen. Für Kinder sollte man besser *Nephrobal forte* verwenden.
Nettidiath s. Mittel bei Vergiftungskopfschmerzen (S. 107)	Tabletten: ebd. Hinweis: Empfehlenswertes Mittel bei allen Nieren- und Blasenleiden. Reinigt die Nieren und die ableitenden Harnwege.
Nieren-Blasentropfen *(Cosmochema)* Wirkstoffe: Berberitze D3, Winterschachtelhalm D3, Goldrute D2, Hanfartiger Hundswürger D2, Wacholder D4, Kiefernterpentin D6, Brennessel D3, Hydragyrum bichloratum D4, Kaliumarsenat D4, Muskatnuß D4, Ignatiusbohne D4, Spanische Fliege D4, Krapp D3, Bruchkraut D2, Koloquinte D4, Bukko D3, Grieswurz D3, Bleisäure D10, Sägepalme D3, Bienengift D10, Meerzwiebel D2, Espe D2, Cayenne D3, Petersilie D3, Silbernitrat D8, Wintergrün D3, Niere D10, Harnblase D10. Wirkung: Stärkt und säubert Nieren und Blase.	Tropfen: Für die Langzeitbehandlung nimmt man 2- bis 4mal täglich 16 Tropfen vor dem Essen. Kinder unter 6 Jahren bekommen ab dem 3. Lebensjahr 5 Tropfen täglich. Hinweis: Gutes Mittel bei Schließmuskelschwäche der Blase, Reizblase und Bettnässen.
Nierenkomplex s. Mittel bei Diabetes (S. 336)	Tropfen: ebd. Hinweis: Besonders gutes Mittel für Kinder bei Erkrankungen der Blase und der Nieren.
Reneel Wirkstoffe: Berberitze D2, Salpetersäure D4, Spanische Fliege D5, Bleiazetat D6, Grieswurz D3, Zwergpalme D2, Ätzstoff D4, Tonerde D12. Wirkung: Stärkt, reinigt und schützt Blase, Harnwege und Nieren.	Tabletten: Im Normalfall lutscht man 3mal täglich 1 Tablette, bei akuten Schmerzen kann man alle 15 Minuten 1 Tablette nehmen. Hinweis: Gutes Mittel bei allen entzündlichen Erkrankungen im Bereich der ableitenden Harnwege.

10 Zivilisationskrankheiten

Niemand möchte alt werden – aber alle wollen möglichst lange leben. Die Lebenserwartung des Menschen hat sich in den letzten Jahrzehnten deutlich erhöht. Immer mehr Menschen erreichen das hohe Alter von achtzig, neunzig oder gar einhundert Jahren. Doch die Zahlen täuschen. Der moderne Mensch ist nicht gesünder geworden. Wenn uns aber ein hohes Alter als Lebensziel vor Augen steht, dann ist damit immer auch der Wunsch verbunden, vor Krankheit, Siechtum, vor Gebrechen und Behinderung verschont zu bleiben. Wer lange leben will, möchte möglichst lange jung, vital, leistungsfähig bleiben. Nicht die letzten, durch vielerlei Einschränkungen wenig attraktiven Jahre sollen verlängert werden, sondern die Jahre im Vollbesitz der Kräfte.

Das Dilemma unserer Tage angesichts solcher Vorstellungen: Es gelingt uns zwar vielfach, mit fünfzig Jahren so auszusehen, als wären wir erst vierzig. Doch sieht man einmal davon ab, daß wir ein jugendliches Erscheinungsbild länger bewahren und die Wechseljahre um Jahre hinausschieben können, machen sich typische Anzeichen des Alters wesentlich früher bemerkbar. Krankheiten wie Diabetes, Arteriosklerose, manche Krebserkrankungen, chronische Bronchitis, Abwehrschwäche, Osteoporose sind längst nicht mehr alten Menschen vorbehalten, sondern suchen schon jene heim, die mitten im Berufsleben stehen. Ohne Zweifel hängt dieses vorzeitige Altern mit dem zu hektischen Leben zusammen, mit falscher Ernährung und einer Reihe anderer Verhaltensfehler, die entweder einen vorzeitigen Verschleiß oder ein Verkümmern nach sich ziehen. Unsere eigentlichen Leiden, die chronischen Erkrankungen, das, was uns heute alt und siech macht, sind nahezu ausnahmslos Wohlstandsleiden, Zivilisationskrankheiten. In Notzeiten gab es sie kaum. Bei Naturvölkern und im Tierreich sind sie praktisch unbekannt.

Andererseits: Wäre das Leben überhaupt lebenswert, wollte man auf alles verzichten, was der Gesundheit eventuell schadet? Ist es nicht erstrebenswerter, ein paar Jahrzehnte schwungvoll, vital, mit Spaß, viel Genuß und großen Leistungen zu leben, als blutleer, enthaltsam, freudlos dem Alter entgegenzugehen? Außerdem: Ist unser Leben letztlich nicht vorprogrammiert? Besitzt nicht jede einzelne Körperzelle eine innere Uhr, die unerbittlich und unaufhaltsam abläuft, auch wenn wir noch so gesund, vernünftig, »schonend« leben? In solcher heute weitverbreiteten Denkweise steckt eine ganze Reihe grundlegender Fehler:

1. Von Natur aus dürfte das Menschenleben – gemessen an biologischen

Alterungsprozessen in der Tierwelt – auf einhundertzwanzig Jahre angelegt
sein – und zwar ohne Vitalitätsverlust bereits ab dem fünfundvierzigsten, fünfzigsten Lebensjahr. Wenn es uns weder gelingt, dieses Alter zu erreichen, noch den viel früher einsetzenden Zerfall der Körper- und Geisteskräfte aufzuhalten, machen wir bei unserer Lebensweise nicht nur den einen oder anderen Fehler, sondern leben ganz offensichtlich von Grund auf falsch.

2. Lebensverkürzung und Minderung von Vitalität und Gesundheit sind nicht nur unsere eigene Schuld. Wir müssen büßen, was unsere Vorfahren verdorben und uns als fehlerhafte Erbanlagen mitgegeben haben. Daran läßt sich manches korrigieren, aber nicht voll aus der Welt schaffen.

3. Leistungen, Anstrengungen – aber auch Genuß und Vergnügen – sind an sich keine lebensverkürzenden Faktoren. Das Leben braucht den Reiz. Es will ständig gefordert werden. Wo ein Muskel sich nicht mehr anstrengen muß, verkümmert er. Dasselbe gilt für Organe und Funktionen. So gehört sicherlich auch der eine oder andere Fehler zum gesunden Leben – ganz einfach, weil sich der Organismus an ihm üben kann. Krank und alt macht erst die Überforderung, die ständige Erschöpfung, der Mangel an Ausgleich und Erholung, die fehlende Freude.

4. Die eigentlichen Altmacher aber heißen übermäßiger, nicht verarbeiteter Streß – ob er nun von körperlicher oder geistiger Überlastung ausgeht oder nur eingebildet ist, ob er mit Leid, zu üppigem Essen, bedrückender Einsamkeit, zu vielen Aufregungen oder partnerschaftlichen Problemen in Zusammenhang steht. Die fatalen Folgen sind immer dieselben: Verschmutzung, Verschleiß, Zerstörung der Gefäße, nervliche Zerrüttung und nicht ausgeheilte, allzuhäufige Erkrankungen.

Dabei spielen die sogenannten banalen Infektionen eine besonders verhängnisvolle Rolle: Wird nach einer »Erkältung« die volle Gesundheit nicht wiederhergestellt, bleiben »Narben« zurück. Wenn sich solche Narben aneinanderreihen, ist der Organismus bald nicht mehr in der Lage, unbehindert zu funktionieren. Dann häufen sich die Funktionsfehler, erlahmen schließlich die Abwehr- und Säuberungskräfte. Anders gesagt, nicht die Körperzellen altern, sondern das Versorgungssystem bricht nach und nach zusammen.

5. Mancher Alterungsprozeß könnte gestoppt, vielleicht sogar rückgängig gemacht werden, wären unsere Nahrungsmittel noch heilsam. Doch sie taugen nicht mehr, die Gesundheit aufrechtzuerhalten oder wiederherzustellen. Was wir falsch machen, wurde in einem Experiment in einem zoologischen Garten deutlich. Dort gab man einem Teil der Tiere dasselbe Futter wie bisher, mit einem einzigen Unterschied: Das Fleisch, die Bananen, die Rüben waren nicht mehr roh, sondern gekocht. Es schien den Tieren zunächst recht gut zu bekommen. Sie gediehen prächtig, wuchsen schneller, wurden größer und zeigten den besseren Appetit. Doch bald

 offenbarte sich die Kehrseite der veränderten Ernährung. Im besten Alter fingen die Tiere an zu kränkeln. Sie bekamen alle jene Leiden, die man heute zu den Zivilisationskrankheiten zählt: Diabetes, Gicht, Rheuma, Arteriosklerose, Blut-Kreislauf-Erkrankungen, in verstärktem Maß auch Krebs. Die Lebenserwartung der Tiere sank deutlich unter die Norm.

Der Unterschied zwischen roher und gekochter Nahrung ist der, daß die eine »lebt« und die andere »tot« ist. Viele Vitamine, vor allem aber die Enzyme, vertragen keine Hitze. Sie werden zerstört. Damit entfallen die Lebensstoffe, die der Körper zur Heilung, zur Reinigung, zu »Reparaturen« vor allem dann so dringend benötigt, wenn einzelne Organe erschöpft sind.

Das bedeutet aber: Seine Gesundheit, seine Vitalität und Lebenskraft bewahrt sich nicht der Faule, nicht, wer sich besonders schont und jedem Risiko ausweicht, sich in Watte packt und alle Lebensäußerungen auf Sparflamme schaltet. Jung bis ins hohe Alter bleibt nicht, wer von Anstrengungen verschont bleibt, sondern wer sich ihnen stellt nach der Devise: Fange nie an aufzuhören – und höre nie auf anzufangen. Wer vorzeitiges Altern verhindern will, der darf sich nicht damit abfinden, daß sich eines Tages das erste Zwicken, die erste Steifheit, Müdigkeit, Leistungsminderung einstellt. Die meisten Beschwerden in der Mitte des Lebens sind noch keine Altersanzeichen und dürfen deshalb auch nicht als solche hingenommen werden. Wollte man sich damit abfinden, daß ein Husten nicht mehr verschwindet, ein Gelenk zu knirschen beginnt, hätte man sich in Resignation bereits dem Alter ausgeliefert.

Wer seinem Körper helfen will, jung und lebendig zu bleiben, der muß nicht unbedingt zum Rohköstler werden. Doch er sollte zusehen, daß zu jeder Mahlzeit, wie immer sie aussehen mag, etwas »Lebendiges« gehört: frisches Obst, frisches Gemüse, etwas, das nicht gekocht ist, pasteurisiert, sterilisiert oder sonstwie behandelt wurde.

Abwehrschwäche

Viele stellen um das fünfzigste Lebensjahr mit Erleichterung fest, daß sie immer seltener krank werden. Als wären sie gegen Infektionen gefeit, bleiben sie von Erkältungskrankheiten und Anginen verschont, zumindest verlaufen solche Erkrankungen jetzt in recht erträglicher Form. Kein spürbares Fieber, kein starkes Krankheitsgefühl mehr, das zur Bettruhe zwänge.

Dem gilt es mit Mißtrauen zu begegnen, vor allem dann, wenn man zugleich stark wetterfühlig geworden ist; wenn sich auf dem Handrücken Warzen und Altersflecke bilden; wenn man sich müde und abgeschlagen fühlt. Das Fehlen von Beschwerden und anderen Krankheitszeichen ist leider noch keine Garantie für eine stabile Gesundheit. Es kann sogar darauf hinweisen, daß man jetzt gesundheitlich erst richtig gefährdet ist. Das nämlich ist der Unterschied zwischen akuter Erkrankung und chronischem Siechtum: Eine »Erkältungskrankheit« mit Fieber und Entzündungen läßt keinen Zweifel daran, daß der Körper sich zu wehren weiß. Er tut das sehr energisch und zwingt den Kranken sogar, alle Anstrengungen vorübergehend einzustellen, damit nichts den Heilungsprozeß stört. Bei chronischen Leiden bäumt er sich nicht mehr auf. Er duldet Krankheitserreger und nimmt hin, daß sich in ihm »Sümpfe« bilden (Wasseransammlungen) und »Schutthalden« (Ablagerungen von Schlacken, Salzen, Kalk) und Zellen entarten (Krebs). Man kann es nicht deutlich genug sagen: Beide Formen des Krankseins sind einander direkt entgegengesetzt. Wenn man bei einer »Erkältung« noch richtig krank werden kann, darf man darüber froh sein. Denn sie zeigt, daß das Abwehrsystem noch intakt ist und somit noch keine Anfälligkeit für die eigentlichen Leiden besteht. Schon in jungen Jahren muß man aber wissen, daß es nicht genügt, die Abwehrkräfte durch Abhärtung wach und fit zu halten, also etwa Wasseranwendungen nach Kneipp vorzunehmen. Die Aktivität und Schlagkräftigkeit der Abwehrkräfte ist nur eine, wenn auch eine sehr wichtige Seite. Die andere ist ihr Wissen, ihre »Intelligenz«. Die höchste Aggressivität gegenüber Krankheitserregern und entarteten Zellen nützt nichts mehr, wenn die Abwehrkräfte nicht mehr wissen, ob sie auf dem Weg durch den Körper einer eigenen Körperzelle oder einem Krankheitserreger begegnet sind, ob die eigene Zelle gesund und schützenswert ist oder krank und deshalb vernichtet werden muß. Bei dieser Frage aber geht es nun wirklich um Leben und Tod. Denn greifen die vergeßlich gewordenen weißen Blutkörperchen die eigenen roten Blutkörperchen an, dann leidet der Betroffene an einer besonders heimtückischen Leukämie. Zerstören sie Knorpel- und Knochengewebe in den Gelenken, dann haben wir es mit einer rheumatischen Erkrankung zu tun. Dulden sie Krankheitserreger, weil sie deren Gefährlichkeit nicht mehr erkennen, oder lassen sie Krebszellen heranwachsen, dann nützen auch Antibiotika und radikale Operationen letztlich nichts mehr: Die Krankheit wird immer wieder aufflammen und den Körper zerstören.

Damit sind wir auf eines der ganz großen und wunderbaren Geheimnisse des Lebens gestoßen: Woher erfahren die Abwehrkräfte, was fremd und schädlich und was eigen und gesund ist? Die Antwort fanden die Wissenschaftler erst vor wenigen Jahren. Sie klingt unglaublich: Im Körper gibt es eine »Schule«, die Thymusdrüse.

Ohne sie wäre der Organismus jeder Infektion hilflos ausgeliefert. Er besäße keine Widerstandskräfte. Hat sie aber auch nur wenige Tage funktioniert, dann könnte er auch ohne sie überleben, weil sie ihre wichtigste Aufgabe bereits erledigt hat: Ein Teil der weißen Blutkörperchen, der im Knochenmark gebildet wird, muß durch diese Schule. In ihr lernen sie, was eigen und was feindlich, was gesund und was krank ist. Diese Schulung dauert etwa vier Tage. Nach einer strengen Prüfung, die nur ein Kandidat von hundert überlebt, gelangt der T-Lymphozyt, so heißt das Blutkörperchen nun, zum Einsatz. Er bewegt sich selbständig, nicht etwa vom Blut getrieben, durch den Körper. Stößt er auf etwas, das vernichtet werden muß, dann vervielfältigt er sich durch Teilung genau bis zu der Zahl, die ausreicht, die Gefahr zu bannen. Jedes bei der Teilung neu entstandene Blutkörperchen besitzt das ganze Wissen des ursprünglichen. Eine erneute Schulung ist also nicht mehr unbedingt nötig. Entsprechend wird die Thymusdrüse bei Abschluß des Wachstums kleiner.

Das eigentliche Problem dieser phantastischen, intelligenten Abwehr: Je hektischer sich die Lymphozyten teilen müssen, desto größer ist die Gefahr, daß es bei einer solchen Zellteilung zu einem Fehler kommt. Jeder Fehler wird aber sofort millionenfach weitergegeben.

In dieser Situation könnte nur eine neue Generation frisch geschulter T-Lymphozyten vor Abwehrschwäche oder Abwehrfehlern schützen. Doch die Thymusdrüse ist schon bei den meisten Menschen um das fünfzigste Lebensjahr so geschrumpft – nicht zuletzt durch Überstreß –, daß sie dazu nicht mehr in der Lage ist. Der einzige Weg, den Zerfall der Abwehrkräfte zu verhindern, heißt erneut: Jede noch so kleine Krankheit muß voll ausgeheilt werden, damit die Abwehrkräfte nicht von einem hektischen Einsatz in den nächsten geschickt werden.

Bei jedem übermäßigen Streß wird die Abwehr vorübergehend lahmgelegt, weil der Körper glaubt, wichtigere Aufgaben erledigen zu müssen. Dann können Krankheitserreger und Fehlbildungen im Körper gedeihen, die später die Abwehrkräfte vor eine nahezu unlösbare Aufgabe stellen. Deshalb muß man Streß vor allem während Infektionen so klein wie möglich halten und dafür sorgen, daß ihm eine Erholungsphase folgt. Ausreichend Schlaf ist ebenso nötig wie ein streßfreies Wochenende und ein Urlaub ohne erneute Streßbelastung. Es gilt heute als gesichert, daß alle chronischen Erkrankungen und Krebs eines gemeinsam haben: Sie können nur bei geschwächten und irritierten Abwehrkräften entstehen.

Das bedeutet aber auch, daß man nicht jede beginnende Krankheit mit starken Medikamenten wie etwa Antibiotika abbremsen darf. Eine durchgestandene Krankheit stärkt die Widerstandskraft. Pfarrer Kienzle hat schon gewarnt: »Fieber ist keine Krankheit… Fieber ist Kampfeshitze… Es ist eine erwiesene und ärztlich anerkannte Tatsache, daß der einigermaßen stabile Körper im Fieberzustand Kräfte, vor allem Abwehrkräfte, entwickelt, die er sonst gar nicht hervorbringen kann. Und diese Abwehrstoffe und Abwehrkräfte bilden eine ganz neue Kraftquelle für den Körper und schützen ihn vor vielen neuen Angriffen. Es ist auch eine Tatsache, daß darum sogenannte kränkliche Leute, die fast alle Jahre ihre obligatorische Grippe oder dergleichen haben, widerstandsfähiger sind und älter werden als solche, die nie krank waren. Also: das Fieber nicht so fürchten und vor allem es nicht mit aller Gewalt herabdrücken wollen, als ob der Kranke damit schon gesund wäre ...«

In den letzten Jahrzehnten ist es gelungen, Extrakte aus Thymusdrüsen frischgeborener Kälber zur Auffrischung der Thymusdrüse in Anwendung zu bringen. Diese Extrakte sprechen dafür, daß sie in der Lage sind, die eigene Thymusdrüse anzuregen und somit die Abwehrkräfte »nachzuschulen«. Thymusextrakte haben nichts mit Frischzellen zu tun. Sie enthalten kein Zellmaterial. Es gibt Frischextrakte, die man sich in Sanatorien spritzen lassen kann, aber auch Trockenextrakte, die in ihrer Wirkung nicht wesentlich schwächer sein dürften. Wichtig ist, daß man sich solche Extrakte nicht erst dann geben läßt, wenn die Abwehr bereits zusammengebrochen ist und sich Altersdefekte zeigen, sondern bereits ab dem vierzigsten, fünfundvierzigsten Lebensjahr.

Heilmittel	*Anwendungsweise*
Arnika s. **Mittel bei Durchblutungskopfschmerzen** (S. 112) **Hinweis:** Arnika steigert speziell die Abwehrbereitschaft der Schleimhäute.	**Tee:** s. **Mittel bei Herzinfarkt und Schlaganfall** (S. 284) **Tinktur:** ebd. Man nimmt 1 Teelöffel der Tinktur in 1 Glas Wasser, um damit zu gurgeln.
Brennessel s. **Mittel bei Koliken** (S. 146) **Hinweis:** Stärkt die Widerstandskräfte des alternden Körpers. Der Saft muß aber täglich frisch hergestellt werden.	**Tee:** ebd. **Preßsaft:** Die ganze blühende Pflanze wird zerschnitten und mit Wasser bedeckt, 12 Stunden ziehen lassen. Beim Abseihen wird sie gut ausgepreßt. Von diesem Saft trinkt man täglich 2 Gläschen.
Brunnenkresse s. **Mittel bei Streß** (S. 257)	**Beigabe zu Salaten:** ebd. **Frischsaft:** Man entsaftet frische Brunnenkresse (normalerweise dürften etwa 50 Gramm ausreichen) und nimmt davon täglich 2- bis 3mal einen guten Teelöffel, verdünnt mit der 5fachen Menge Wasser. **Hinweis:** Empfiehlt sich auch bei rheumatischen Beschwerden, allgemeiner Müdigkeit und als Frühjahrskur. Nie länger als 4 Wochen anwenden. Den Frischsaft kann man sich auch im Reformhaus besorgen.
Hagebutte s. **Schnupfenmittel** (S. 48) **Hinweis:** Hagebutte baut die Abwehr des gesamten Körpers auf.	**Mus:** ebd. **Tee:** ebd. **Wein:** 3 Liter halbierte Hagebutten werden mit einer Zuckerlösung aus 4 Liter abgekochtem Wasser und 2 Kilo Zucker übergossen. Man bedeckt die Schüssel (oder das Glas) mit einem Leinentuch und stellt sie für 6 bis 8 Wochen an einen warmen Ort. Wenn die Gärung beendet ist, filtert man den Satz ab, füllt den Wein in Flaschen und verkorkt sie. Von diesem Wein trinkt man in Zeiten besonderer Ansteckungsgefahr täglich $\frac{1}{16}$ bis $\frac{1}{8}$ Liter.
Honig s. **Mittel bei Juckreiz** (S. 178)	**Honigkur:** s. **Mittel bei zu niedrigem Blutdruck** (S. 269) **Hinweis:** Bewährtes Mittel zur Aktivierung der gesamten Abwehrbereitschaft. (Diabetiker müssen den Arzt oder Heilpraktiker konsultieren.)

Heilmittel	*Anwendungsweise*
Kraut s. Aufbau- und Stärkungsprodukte (S. 27)	Rohes Sauerkraut: ebd. Hinweis: Stärkt vor allem die Abwehrbereitschaft im Magen-Darm-Bereich.
Melisse s. Mittel bei Verspannungskopfschmerzen (S. 100)	Tee: ebd. Badezusatz: 50 bis 60 Gramm werden in 1 Liter kaltes Wasser gegeben und zum Sieden gebracht, 10 Minuten ziehen lassen und ins Vollbad geben. Hinweis: Der Tee stärkt vor allem die Leber-Gallen-Funktionen und entlastet die Abwehr, das Bad hilft zum Aufbau der Abwehrkräfte nach schweren Infektionen.
Sanddorn *(Hippophae rhamnoides)* Wirkstoffe: Vitamine A, B, C, F und P, Mineralstoffe, Fruchtsäuren, Flavonoide. Wirkung: Abwehrsteigernd.	Marmelade: Man nimmt die Marmelade als Brotaufstrich, mit Milch oder Joghurt verquirlt. Saft (im Reformhaus besorgen): Man nimmt in Ansteckungszeiten 3 Eßlöffel am Tag. Hinweis: Gutes Vorbeugungsmittel gegen Infektionen, speziell der Atemwege.
Schafgarbe s. Mittel bei Leibschmerzen (S. 151) Hinweis: Wirkt besonders günstig auf die Abwehrkräfte im Bauchraum und Unterleib.	Tee: ebd. Badezusatz: ebd. Saft: 2 Handvoll des frischen Krautes werden im Entsafter ausgepreßt (oder der Saft wird im Reformhaus gekauft). Man nimmt 2- bis 4mal täglich 2 Teelöffel in 2 Teelöffel Wasser verdünnt.
Sonnenhut *(Echinacea purpurea et angustifolia)* Wirkstoffe: Echinacin, ätherisches Öl, Harze, Bitterstoffe, Phytosterine, Stärke, Echinacosid. Wirkung: Abwehrstärkend, antiseptisch, schmerzstillend.	Homöopath. Zubereitung: *Echinacea angustifolia,* Urtinktur aus ganzen, frischen, blühenden Pflanzen 1/3. Echinacea D3. Hinweis: Bewährtes Mittel zum Aufwecken der Abwehrkräfte, antibakteriell wirksam.
Tausendgüldenkraut s. Mittel bei Kontaktallergien (S. 218)	Tee: ebd. Hinweis: Schafft im Körper die nötigen Voraussetzungen für die Entfaltung der Abwehrkräfte, deshalb gutes zusätzliches Mittel.

Heilmittel	*Anwendungsweise*
Teufelskralle *(Harpagophytum procumbens)* **Wirkstoffe:** Glykoside. **Wirkung:** Entzündungswidrig, senkt Cholesterin- und Harnsäurespiegel. **Hinweis:** Gut zur Vorbeugung von rheumatischen, gichtigen Erkrankungen.	**Tee:** 2 Tassen Wasser abends 1mal aufkochen. Anschließend ins noch heiße Wasser 1 Teelöffel der Wurzel geben. Über Nacht gut zugedeckt ziehen lassen. Am folgenden Tag trinkt man vor jeder Mahlzeit 1/3 des Tees. Das sollte 3 bis 6 Wochen durchgehalten werden. Kur nicht unterbrechen, Tee nicht süßen. **Homöopath. Zubereitung:** *Harpagophytum,* Urtinktur aus frischen Wurzeln 1/3.
Vogelknöterich s. **Mittel bei chronischen Schmerzen** (S. 169)	**Tee:** s. **Mittel bei Durchfall** (S. 322) **Hinweis:** Regt den Stoffwechsel an. Kurmäßig 2 bis 3 Wochen im Frühjahr oder Herbst zur Stärkung der Lunge.
Wacholder s. **Mittel bei »Grippe«** (S. 82) **Hinweis:** Hat sich immer wieder vor allem zur Stärkung und zum Schutz der Lunge bewährt. Darf nicht bei Nierenleiden angewendet werden.	**Tee:** ebd. **Sirup:** 500 Gramm Beeren werden in 3 Liter Wasser weichgekocht, zerdrückt und nochmals aufgekocht. Man passiert das Ganze durch ein Sieb, läßt es abkühlen und gibt soviel Honig hinzu, bis eine sirupartige Masse entstanden ist. Erwachsene nehmen davon 3mal täglich 1 Stunde vor den Mahlzeiten 2 Teelöffel voll. **Wacholderbeeren:** In Zeiten, in denen man einen Infektionsschutz nötig zu haben glaubt, kaut man einige Wacholderbeeren.
Weizen s. **Mittel bei Blähungen** (S. 308) **Hinweis:** Gutes Vorbeugungsmittel zur allgemeinen Kräftigung.	**Weizenkeimlinge:** Man besorgt sich in der Apotheke oder im Reformhaus Weizenkeimlinge. Davon nimmt man täglich 1 bis 2 Eßlöffel (pur oder unter das Essen gemischt).

Mittel bei Abwehrschwäche

Fertigpräparate	*Anwendungsweise*
Aktiv-Kapseln **Wirkstoffe:** Knoblauchöl, Johanniskrautblüten, Weizenkeimöl, Vitamine A, D_3, E. **Wirkung:** Schützt vor Arteriosklerose, reguliert die Sauerstoffverwertung, stimmungsaufhellend.	**Kapseln:** Man nimmt 3mal täglich 1 bis 2 Kapseln vor den Mahlzeiten. **Hinweis:** Hilft besonders gut, wenn es rechtzeitig, vor Auftreten von Altersbeschwerden, genommen wird.

Fertigpräparate	*Anwendungsweise*
Chinesisches Geriatricum **Wirkstoffe:** Hirschhorn, Zimtrinde, Epimediumkraut, Achyranthiswurzel, Lyciumfrüchte, Cornusfrüchte. **Wirkung:** Aufbauend, bringt verlorene Energien zurück.	**Kapseln:** Man nimmt 2mal täglich 1 bis 2 Kapseln ½ Stunde nach dem Essen. **Hinweis:** Hilft bei körperlichen und geistigen Schwächezuständen.
Echinacin **Wirkstoffe:** Preßsaft aus Rotem Sonnenhut. **Wirkung:** Stärkt die Abwehr des ganzen Körpers, indem es die Lymphe entgiftet.	**Tropfen:** Man nimmt täglich 20 bis 50 Tropfen. **Hinweis:** Sehr schnell und prompt wirkendes Mittel.
Esberitox N s. Schnupfenmittel (S. 52)	**Tropfen:** ebd. **Hinweis:** Steigert die Bildung der weißen Blutkörperchen.
Propolis Blütenpollen-Kapseln **Wirkstoffe:** Bienenkittharzextrakt, Blütenpollen. **Wirkung:** Abwehrsteigernd, antibakteriell.	**Kapseln:** Man nimmt 3mal täglich 1 Kapsel mit etwas Wasser. **Hinweis:** Sollte möglichst schon vorbeugend, auch ohne Beschwerden ab dem 50. Lebensjahr genommen werden.
Thymus »Mulli« s. Mittel bei »Grippe« (S. 84)	**Dragees:** ebd. **Hinweis:** Empfiehlt sich vor allem bei erschöpfter Thymusdrüse infolge Dauerstreß.
Wobenzym s. Schnupfenmittel (S. 54)	**Dragees:** ebd. **Hinweis:** Räumt Rückstände und Gifte von Krankheitserregern aus dem Körper.

Weitere empfehlenswerte Mittel

Alvinorm (Tabletten). Pflanzenextrakt, bei vorzeitigem Altern.
Apia Prophycan (Kapseln). Kräuter-Organextrakte, gut bei Infektionsanfälligkeit.
Geriatrie-Mulsin (Mulsin). Vitaminkombination, hilft bei Mangelerscheinungen.
Gero-H3-Aslan (Dragees). Procain, gut bei rascher Ermüdung, Leistungsschwäche.
Gerontabol (Kapseln). Pyritinol, Bromelin, speziell für geistige Ermüdung.
Glutergen (Kapseln). Magnesium, Vitamine, aktiviert den Stoffwechsel.
Glutergen H3 (Kapseln). Vitamine und Procain, speziell für ältere Menschen.
Ney Geront (Kapseln). Organextrakte, hilfreich bei einsetzenden Altersleiden.
Revital Energen-Kapseln (Kapseln). Ginseng, Gelée Royale, Weißdorn, aufbauend.
Vigodana (Kapseln). Procain, Vitamine, verbessert Nervenkraft, Durchblutung.
Vitamin E natürlich (Dragees). Kräftigt vor allem die roten Blutkörperchen.
Zell H3 (Dragees). Procain, Enzyme, Vitamine, gut bei einsetzenden Altersbeschwerden.

Während des Koreakrieges machten amerikanische Ärzte eine sensationelle Entdeckung: Schon zwanzig- bis fünfundzwanzigjährige gefallene Soldaten, die obduziert werden mußten, hatten Arteriosklerose. Schuld an diesem ungewöhnlich frühen Altersleiden waren das falsche Essen und der durch Angst und Aufregung bedingte Streß (s. *Streß*). Keine Spur einer Arteriosklerose fanden sie dagegen bei Soldaten, die sich im Dschungel verirrt hatten und dort verhungert waren. Das Zwangsfasten muß die Ablagerungen aufgezehrt haben.

Damit wurde die festgefahrene Lehrmeinung zum erstenmal widerlegt, Arteriosklerose sei nicht mehr rückgängig zu machen, also auch nicht heilbar. Entkräftet ist inzwischen auch die Meinung, die Ablagerungen in den Gefäßen bestünden vorwiegend aus Fetten, wobei das Cholesterin eine besonders böse Rolle spiele. Sehr viel größer ist nämlich oft der Anteil an Kalk. Womit der Volksmund recht hat, wenn er von Adernverkalkung spricht. Und noch ein Irrtum: Die »Verkalkung« findet sich nicht etwa nur im Gehirn (Schlaganfall), im Herzen (Infarkt) oder in den Beinen (»Raucherbein«), sie kann überall sein. So befindet sie sich besonders gern in den Hals- und Bauchschlagadern. Tritt sie aber an einer Stelle auf, heißt das noch lange nicht, daß sie auch an anderen sein müßte: Nicht selten ist sie lokal begrenzt.

Ohne Zweifel ist die Arteriosklerose der eigentliche Altmacher – und der Hintergrund für die häufigsten Todesursachen (s. *Herz-Kreislauf-Erkrankungen*), heimtückisch besonders deshalb, weil sie sich viel zu undeutlich ankündigt. Um so aufmerksamer gilt es, auf die versteckten Hinweise zu achten und Risikofaktoren auszuschalten.

Am deutlichsten zeigen sich erste Anzeichen in den Beinen: Kribbeln in den Zehen, Einschlafen der Füße, Muskelkater schon nach kleinsten Anstrengungen (Ratschow-Lagerungsprobe und Faustschlußprobe s. *Durchblutungsstörungen*).

Für arteriosklerotische Veränderungen der Blutgefäße im Gehirn sprechen ein zunehmend lückenhaftes Gedächtnis, Konzentrationsschwäche, Sehstörungen, Schwindelanfälle. Wer ein Stethoskop besitzt, kann selbst Verengungen der Halsschlagadern feststellen: Beim gesunden Blutfluß hört man ein dumpfes, rollendes Geräusch, bei arteriosklerotischer Verengung ein deutliches Zischen, Glucksen, Ticken.

An rund zwei Dutzend Stellen des Körpers kann man den Puls tasten. Wenn das leicht gelingt, spricht das für einen gesunden Blutfluß. Die wichtigsten Stellen finden sich an der Halsschlagader, in der Kniekehle, im Ellenbogen, in der Achselhöhle, unter dem Knöchel, am Handgelenk, auf dem Fußrücken. Mit etwas Übung lassen sie sich leicht finden. Eigentlich gehört in jede Familie ein Gerät, mit dem der Blutdruck in regelmäßigen

Abständen (alle vier Wochen einmal) gemessen wird (s. *Zu hoher Blutdruck*). Die Kontrolle zu Hause liefert nämlich meist genauere Werte als die mehr oder weniger zufällige Messung beim Arzt, die durch Aufregung, langes Warten und einen leeren Magen verfälscht werden kann.

Nicht übersehen darf man Krämpfe im oberen Bauch, die sich nach größeren Mahlzeiten einstellen. Meist handelt es sich dabei nicht um Verdauungsstörungen, sondern fast immer um Muskelkrämpfe infolge arteriosklerotischer Veränderungen in der Bauchschlagader. Sehr wahrscheinlich werden auch viel zu viele Fälle von Impotenz und Frigidität als psychische Störung behandelt. In Wirklichkeit steckt dahinter oft eine Gefäßverengung, diesmal im unteren Bauch.

Das wirksamste Mittel, eine rechtzeitig erkannte Arteriosklerose rückgängig zu machen, ist das vom Arzt oder Heilpraktiker überwachte Fasten, eine Null-Diät von rund drei Wochen. Es gibt Spezialkliniken (Buchinger), in denen man unter ärztlicher Kontrolle nicht nur abspecken, sondern sich in diesem Sinn verjüngen kann.

Interessanterweise besitzen alle Hundertjährigen erstaunlich flexible Blutgefäße und einen relativ niedrigen Blutdruck. Keiner von ihnen verdankt sein hohes Alter einer Spezialdiät. Doch alle haben abwechslungsreich, sparsam und leicht gegessen, nicht stark geraucht und sich gelegentlich ein Gläschen Wein gegönnt. Zum Speiseplan der meisten gehörte Knoblauch, viel Hefe – und immer wieder frisches Obst, vitamin- und enzymreiche Nahrung.

Heilmittel	*Anwendungsweise*
Apfel s. **Mittel bei Verletzungen** (Verbrennungen, S. 133) **Hinweis:** Reinigt verkalkte Adern und entgiftet.	**Apfelessig:** Statt des üblichen Essigs verwendet man in der Küche nur Apfelessig. **Frischobst:** Täglich sollte ein frischer Apfel gegessen werden.
Arnika s. **Mittel bei Durchblutungskopfschmerzen** (S. 112) **Hinweis:** Erweitert die Blutgefäße, speziell die Herzkranzgefäße. Dosierung der Tinktur sollte mit Arzt/Heilpraktiker besprochen werden.	**Tinktur:** ebd. **Tee:** s. **Mittel bei Herzinfarkt und Schlaganfall** (S. 284)
Faulbaum s. **Mittel bei Verstopfung** (S. 313) **Hinweis:** Bewährtes Hausmittel bei Arteriosklerose.	**Wein:** 3 Gramm der Rinde werden in ¼ Liter Apfelmost zum Kochen gebracht und sofort abgeseiht. Man trinkt täglich ⅛ davon.
Knoblauch s. **Mittel bei Einschlafstörungen** (S. 188)	**Tinktur:** 250 Gramm Knoblauchzwiebeln werden geschält, zerschnitten und in 1 Liter Branntwein angesetzt. Man stellt die Flasche 14 Tage lang an die Sonne, seiht ab. Davon nimmt man täglich 10 bis 15 Tropfen. **Hinweis:** Auch alle anderen Formen der Knoblauchanwendung beugen der Arteriosklerose vor.

Mittel bei Arteriosklerose

Fertigpräparate	*Anwendungsweise*
Arnica D30 **Wirkstoffe:** Arnikaextrakt in homöopathischer Potenz. **Wirkung:** Gefäßerweiternd, durchblutungsfördernd.	**Tropfen:** Man nimmt täglich 2 Tropfen. **Hinweis:** Es ist angebracht, zusätzlich Umschläge mit Arnikatinktur (S. 112) zu machen.

Fertigpräparate	*Anwendungsweise*
Arteria suis-Injeel Wirkstoffe: Arterielle Gefäße. Wirkung: Durchblutungsfördernd, gefäßwandstabilisierend.	Ampullen: Man trinkt 1mal wöchentlich 1 Ampulle in 1 Glas Wasser. Hinweis: Empfiehlt sich besonders bei Gefäßkrämpfen (Wadenkrämpfen, Angina pectoris).
Cefadysbasin s. Mittel bei Herzschmerzen (S. 162) Hinweis: Dichtet die Gefäßwände ab, verbessert die Durchblutung.	Tropfen: In diesem Fall nimmt man 3mal täglich 20 Tropfen, bei schweren Schmerzattacken bis zu 20 Tropfen stündlich.
Cefaktivon s. Mittel bei Vergiftungskopfschmerzen (S. 106)	Tropfen: Man nimmt mehrmals täglich 20 bis 30 Tropfen. Hinweis: Hat sich vor allem bei alten Menschen mit stark abgenutzten Gefäßen bewährt. Vermag Gefäße zu erneuern.
Cefavenin s. Mittel bei Verletzungen (Stumpfe Verletzungen, S. 135) Hinweis: Löst Blutstauungen auf, erleichtert damit die Durchblutung.	Tropfen: Man nimmt mehrmals täglich 20 bis 30 Tropfen, abends 40. Tabletten: Man nimmt tagsüber mehrmals 2 bis 3 Tabletten mit etwas Flüssigkeit, abends 4.
Equisetum hiemale D30 Wirkstoffe: Schachtelhalm aus dem Himalaja in Hochpotenz. Wirkung: Erweitert die Gefäße, baut Ablagerungen ab.	Tropfen: Man nimmt täglich 2 bis 3 Tropfen. Hinweis: Gutes Arterien-»Putzmittel«, empfiehlt sich vor allem jungen Patienten.
Gefäßmittel *(ISO)* s. Mittel bei Diabetes (S. 336)	Tabletten: Man nimmt 3 bis 5 Tabletten täglich. Hinweis: Baut Ablagerungen in den Blutgefäßen ab.
Horvi Nukleozym comp5 Wirkstoffe: Nukleozym, Ammodytes-forte-Reintoxin, Strontiumbromid. Wirkung: Öffnet halbverschlossene Gefäße, fördert die Durchblutung.	Tropfen: Man nimmt 2- bis 3mal täglich vor dem Essen 5 bis 6 Tropfen unverdünnt und behält sie ½ Minute im Mund. Hinweis: Ist vor allem bei fortgeschrittener Arteriosklerose zu empfehlen.

Fertigpräparate	*Anwendungsweise*
Rutin-Kapseln s. Mittel bei zu hohem Blutdruck (S. 266)	**Kapseln:** ebd. **Hinweis:** Schützt brüchige Gefäße, fördert ihre Elastizität.
Wobe-Mugos s. Mittel bei chronischen Schmerzen (S. 171)	**Dragees:** ebd. **Zäpfchen:** ebd. **Salbe:** ebd. **Hinweis:** Sollte möglichst schon vorbeugend genommen werden. Reinigt die Gefäße.
Wobenzym s. Schnupfenmittel (S. 54)	**Dragees:** ebd. **Hinweis:** Auch diese Enzymmischung ist ein gutes Gefäßreinigungsmittel.

Weitere empfehlenswerte Mittel

Aesculus compositum (Tropfen). Homöopath., gut bei »Raucherbein«, nach Infarkt.
Allicyn-Enzym (Dragees). Kräuter- und Organextrakte, reinigt die Gefäße.
Antisklerosin (Dragees). Beeren-, Kräuterextrakte, gut durchblutungsfördernd.
Arnica D 60(Tropfen). Homöopath., hilft vorbeugend und nach Erkrankungen.
Cerebrosan (Tropfen). Homöopath., hilft bei Durchblutungsstörungen des Gehirns.
Cerebrum compositum (Ampullen). Homöopath., hilft bei Gedächtnisschwäche.
Cralonin(Tropfen). Homöopath., hilft dem Altersherzen.
Sklerose-Tropfen Cosmochema (Tropfen). Homöopath., bei Gedächtnisschwäche.
Vertigoheel (Tabletten). Homöopath., besonders hilfreich bei Schwindel, Ohrensausen.
Vertigotropfen Cosmochema (Tropfen). Homöopath., vorbeugend gegen Schlaganfall.
Wörishofener Arterio-Tee (Tee). Kräutermischung, gutes zusätzliches Mittel.

Die unter diesem Sammelbegriff zusammengefaßten Leiden, die von Arthrose über Sehnenscheidenentzündung, Rückgratverkrümmung, Gicht bis hin zur chronischen Polyarthritis reichen, haben etwas mit Erkältungskrankheiten gemeinsam. Rheuma, so sagte man früher, bekommt man in feuchten, zugigen Wohnungen, in Berufen, die viel mit Nässe und Kälte zu tun haben. Die Krankheit ist das Ergebnis ständiger Verkühlungen. Das war nicht falsch – ist aber auch nur ein Teil der Wahrheit. Rheuma so behaupten auch heute noch viele Ärzte, resultiere aus Krankheitsherden im Körper: vereiterte Zahnwurzeln, zerstörte Mandeln, eitriger Blinddarm. Seitdem die Medizin das rheumatische Fieber beherrscht, eine Krankheit, die sich nach verschleppten Infektionen mit rheumatischen Schmerzen äußert, kann auch an dieser Auffassung nur noch bedingt festgehalten werden. Vielleicht stimmt sie in manchen Fällen. Doch der einzige Hintergrund für rheumatische Erkrankungen kann der Eiterherd nicht sein.

Erst in jüngerer Zeit hat man nämlich einen Antikörper entdeckt, den sogenannten Rheumafaktor. Es handelt sich um einen Abwehrspezialisten, der nicht gegen fremde Krankheitserreger eingesetzt wird, sondern gegen das eigene Gewebe. Er findet sich zwar nicht bei allen, doch bei sehr vielen Rheumakranken.

Möglicherweise gibt es neben dem Rheumafaktor noch andere, bisher nicht entdeckte Antikörper dieser Art.

Man muß sich die chronische Polyarthritis, bei der nach und nach die Gelenke steif werden, verkrüppeln, knotige Auswüchse bekommen, etwa so vorstellen: Zunächst entzündet sich die Gelenkinnenhaut. Diese Entzündung ist aber aller Wahrscheinlichkeit nach keine Reaktion auf Viren oder Bakterien, sondern auf das eigene Gewebe, als wäre es ein fremdes Organ, das abgestoßen werden muß. Die Gelenkinnenhaut wird zerstört. Die Entzündung greift dann auf den Knorpel, auf Bänder und Knochen über. An der Gelenkinnenhaut beginnt die Selbstzerstörung deshalb so häufig, weil sie zu den am schlechtesten versorgten Teilen des Körpers gehört. Sie ist nicht direkt an den Blutkreislauf angeschlossen. Zu ihr führen also keine Blutgefäße. Sie kann nur ernährt und vom Abfall befreit werden, wenn kräftige Muskelbewegungen das Blut heranpumpen und absaugen, sie lebt daher einzig von der Bewegung. Doch sie ist äußerst wichtig, denn sie liefert die »Schmierung« für das Gelenk und ernährt schließlich auch noch die Knorpelschichten und die Knochenenden, die ebenfalls keinen direkten Anschluß an den Kreislauf besitzen. Fehlt die Bewegung, dann »verhungert« das ganze Gelenk. Das ist der Augenblick, in dem die Abwehrkräfte zupacken: Sie erkennen das veränderte Gewebe nicht mehr und halten es für etwas Krankes, Fremdes, das vernichtet werden muß.

Wenn das aber so ist, dann hat man bisher in der Rheumatherapie zwei ganz entscheidende Fehler gemacht: Falsch war die Behandlung mit Wärme. Denn sie beschleunigt Entzündungsvorgänge, läßt also den Zerstörungsprozeß schneller ablaufen. Falsch war auch das Ruhigstellen. Denn damit wurde die Blutversorgung abgestoppt, so daß das erkrankte Gewebe noch mehr verfiel.

Heute geht man deshalb genau den umgekehrten Weg mit Kälte und Bewegung. Das ist leicht gesagt. Nur wer einmal versucht hat, eine Haarsträhne aus der Stirn zu streifen und dabei die höllischen Schmerzen tapfer zu verbeißen, weiß, was Rheuma ist. Auch Kälte ist alles andere als angenehm.

Doch die Grundregel jeder Rheumabehandlung heißt: Wer aufgibt, liefert sich der Krankheit aus. Und sie wird von Tag zu Tag schlimmer. Wer aber dagegen angeht, kann täglich Fortschritte verbuchen. Rheumatische Erkrankungen sind kein Schicksal, das unaufhaltsam in immer größeres Siechtum führen muß. Es gibt Rheumapatienten, die schon im Rollstuhl saßen und es geschafft haben, wieder zu gehen und die Hände zu gebrauchen. Das gilt sogar für die gefürchtete Arthrose: Auch abgenutzte Gelenke müssen bewegt werden. Nur so ist ihr weiterer Zerfall aufzuhalten. Bewegung heißt in diesem Fall nicht, Kniebeugen oder Liegestützen zu machen – das Gewicht des Körpers würde zu schwer auf den geschädigten Gelenken ruhen –, sondern leichte, spielerische Übungen.

Hier zwei Beispiele, die dem Rheumatiker helfen können: Zunächst werden die schmerzenden Gelenke mit kalten Umschlägen oder Eisauflagen kräftig gekühlt. Das hat den Vorteil, daß die Schwellung zurückgeht, die Gelenke etwas beweglicher werden und Bewegungen nicht so schmerzhaft sind. Dann versucht man, die steifen Finger oder Zehen zu bewegen. Man darf nicht aufgeben. Eine winzige Neigung ist besser als nichts. Und Tag für Tag wird der Spielraum etwas größer werden.

Bei schmerzenden Hüft- und Kniegelenken stellt man sich morgens nach dem Aufstehen mit einem Bein auf ein dickes Buch, hält sich an einem Stuhlrücken fest und läßt nun das freie Bein leicht hin- und herschaukeln. Das sollte fünfzehn Minuten dauern. Danach kommt das andere Bein.

Hildegard von Bingen schuf eine Salbe gegen rheumatische Schmerzen: »Man zerstampft Wermutblätter zu einem Brei. Dann nimmt man einen Teil Hirschmark, zwei Teile Hirschtalg und vier Teile des Wermutbreis. Daraus knetet man eine Salbe. Einen Menschen, der von schwerstem Rheuma geplagt wird, so daß sogar seine Glieder zu zerbrechen drohen, salbt man in der Nähe eines Feuers (in einem warmen Raum) dort ein, wo es ihm weh tut.«

Heilmittel	*Anwendungsweise*
Bärlapp s. Mittel bei Juckreiz (S. 178) **Hinweis:** Wirkt zugleich heilsam und lindernd, sollte aber abwechselnd mit anderen Teesorten getrunken werden.	**Tee:** 1 gehäufter Teelöffel des Krautes wird mit ¼ Liter kaltem Wasser angesetzt und zum Sieden gebracht. Man trinkt 3 Tassen täglich.
Besenginster *(Spartium scoparium)* **Wirkstoffe:** Spartein, Alkaloid, Bitterstoffe, Gerbstoffe, ätherisches Öl, Flavonglykosid. **Wirkung:** Entgiftend, blutreinigend. **Hinweis:** Sehr hilfreiches, aber der starken Wirkung wegen nicht ungefährliches Mittel. Dosierung und Anwendung sollten mit Arzt oder Heilpraktiker besprochen werden.	**Tee:** 1 Teelöffel des Krautes wird mit 1 Tasse kochendem Wasser überbrüht und gleich abgeseiht. Man trinkt nicht mehr als 1 Tasse täglich. Nach 1 Woche legt man eine Pause von 1 Woche ein. **Homöopath. Zubereitung:** *Spartium scoparium*, Urtinktur aus frischen Blüten 1/3.
Birke *(Betula pendula)* **Wirkstoffe:** Flavonoide, ätherisches Öl, Bitterstoffe, Gerbstoffe, Saponine, Vitamin C, Invertzucker, Eiweiß, Säuren. **Wirkung:** Entwässernd, regt den Stoffwechsel an.	**Tee:** 2 gehäufte Teelöffel der Blätter werden mi ¼ Liter kochendem Wasser überbrüht, 10 Minuten ziehen lassen. Davon trinkt man 3 Tassen täglich. **Homöopath. Zubereitung:** *Betula alba*, Urtinktur aus dem Saft junger Birken 1/2. **Hinweis:** Darf nicht nur bei Beschwerden getrunken werden, sondern sollte als 4wöchige Kur in den Übergangszeiten angewendet werden.
Brennessel s. Mittel bei Koliken (S. 146)	**Tee:** ebd. **Teemischung:** 20 Gramm Brennesselkraut, 20 Gramm Löwenzahnwurzel, 10 Gramm Zinnkraut, 5 Gramm Birkenblätter und 5 Gramm Hagebutten (mit Samen) werden gemischt. Davon nimmt man 2 Teelöffel. Sie werden mit kochendem Wasser überbrüht; 15 Minuten ziehen lassen. Man trinkt 3mal täglich 1 Tasse. **Hinweis:** Ideale Rheuma-Teemischung. Reinigt das Blut. Sollte kurmäßig wenigstens 4 Wochen lang getrunken werden.
Breuss-Tee s. Mittel bei chronischen Schmerzen (S. 169)	**Teemischung:** ebd. **Hinweis:** Die 3wöchige Kur sollte 2mal im Jahr vorgenommen werden (Frühjahr/Herbst).

Heilmittel	*Anwendungsweise*
Brunnenkresse s. **Mittel bei Streß** (S. 257) **Hinweis:** Auch alle anderen unter Streß (S. 257) aufgeführten Anwendungsarten mit Brunnenkresse sind empfehlenswert.	**Brei:** 2 Teelöffel der Blätter werden gut zerdrückt und mit Honig gesüßt. Davon ißt man immer dann, wenn ein Schmerzanfall einsetzt, aber nur einmal täglich. Das Mittel muß nach 1 Woche abgesetzt werden.
Efeu s. **Mittel bei Allergien der Atemwege** (S. 207) **Hinweis:** Heilsamer Tee, der neue Schmerzanfälle verhindern kann.	**Tee:** 1 gehäufter Teelöffel der Blätter wird mit ¼ Liter kochendem Wasser überbrüht, 10 Minuten ziehen lassen. Man trinkt täglich 1 bis 2 Tassen.
Esche *(Fraxinus excelsior)* **Wirkstoffe:** Rutin, Quercitrin, Cumarine, Bitterstoffe, Gerbstoffe, ätherisches Öl. **Wirkung:** Leicht entwässernd, aktiviert die Niere ohne Reizung, blutreinigend, leicht abführend.	**Tee:** 1 gehäufter Eßlöffel der Blätter wird mit ¼ Liter kaltem Wasser angesetzt und zum Sieden gebracht, etwa 3 Minuten ziehen lassen. Man trinkt täglich 2 Tassen über mindestens 14 Tage. **Hinweis:** Mildes Rheumamittel, das bei ersten Anzeichen des Leidens sehr hilfreich sein kann. **Homöopath. Zubereitung:** *Fraxinus excelsior,* Urtinktur aus frischer Rinde 1/3.
Farnkraut *(Aspidium filix)* **Wirkstoffe:** Filicin, Filmaron, Phlorogucin. **Wirkung:** Antibiotisch. **Hinweis:** Das alte Wurmmittel Farnkraut sollte niemals innerlich angewendet werden. Äußerlich hilft es sowohl bei Muskel- als auch bei Gelenkrheumatismus.	**Unterlage:** Man legt einige frische Farnwedel unter das Leintuch des Rheumapatienten. Er muß damit rechnen, daß damit die Schmerzen zunächst heftiger werden, doch das ist nur ein Zeichen für die Wirksamkeit. Sobald der Farn getrocknet ist, wird er durch frischen ersetzt. **Tinktur:** 100 Gramm junge grüne oder 200 Gramm getrocknete Farnkrautblätter werden mit 400 Gramm 68prozentigem Weingeist in einem Glas angesetzt und 14 Tage lang bei einer Temperatur von etwa 20 Grad Wärme aufbewahrt. Danach wird abgefiltert. Diese Tinktur reibt man auf die schmerzende Stelle, die zuvor warm abgewaschen wird, damit die Haut die Wirkstoffe gut aufnehmen kann.

Heilmittel	*Anwendungsweise*
Gänseblümchen s. Mittel bei chronischen Schmerzen (S. 169) **Hinweis:** Hat sich besonders bei Gelenkrheumatismus bestens bewährt. Bei Muskelrheuma weniger zu empfehlen.	**Salbe:** ½ Pfund ungesalzene Butter wird zerkleinert und mit 1 Handvoll Gänseblümchenblätter sowie ½ Handvoll Käsepappelblätter (Malve) angeröstet. Das warme Fett wird durch ein Tuch abgeseiht. Mit dieser Salbe werden die schmerzenden Glieder 2- bis 3mal eingerieben.
Hafer s. Aufbau- und Stärkungsprodukte (S. 26) **Hinweis:** Sollte im Winter und in feuchten Wohnungen möglichst oft angewendet werden.	**Badezusatz:** 100 Gramm kleingeschnittenes Haferstroh werden in 3 Liter Wasser 20 Minuten lang gekocht. Diesen Absud gibt man ins Vollbad.
Königskerze s. Mittel bei Verletzungen (Verbrennungen, S. 134)	**Einreibung:** s. Mittel bei chronischen Schmerzen (S. 170) **Hinweis:** Bringt rasche Linderung im akuten Notfall.
Löwenzahn *(Taraxacum officinale)*	**Tee:** ebd. **Salat:** Frische Blätter der noch nicht blühenden Pflanze werden im Frühjahr als Salat verwendet. **Hinweis:** Der Tee empfiehlt sich als Kur (2mal im Jahr, 4 Wochen). **Homöopath. Zubereitung:** *Taraxacum*, Urtinktur aus frischen Pflanzen 1/3.
Majoran s. Schnupfenmittel (S. 50) **Hinweis:** Gutes Mittel, das auch vorbeugend in feuchten Wohnungen und in kaltnassen Jahreszeiten angewendet werden kann.	**Öl:** Man gibt frische Majoranpflanzen in ein Weckglas und übergießt sie mit kaltgepreßtem Olivenöl, bis sie eben bedeckt sind. Das Glas wird offen 2 bis 3 Wochen an die Sonne gestellt. Man braucht nicht abzuseihen. Dieses Öl reibt man auf die schmerzenden Muskeln und Gelenke.
Mariendistel s. Mittel bei Leber- und Gallenbeschwerden (S. 328)	**Tee:** ebd. **Hinweis:** Hilfreich besonders bei Muskelrheumatismus.

Heilmittel	*Anwendungsweise*
Quecke *(Triticum repens)* **Wirkstoffe:** Kohlehydrate, Inulin, Saponine, Schleim, Mineralsalze, Vitamine A, B. **Wirkung:** Blutreinigend, entwässernd, belebend, leicht abführend, aktiviert die Drüsen.	**Tee:** 2 gehäufte Teelöffel der Wurzel werden mit ¼ Liter kaltem Wasser angesetzt und zum Kochen gebracht, gleich abseihen. Man trinkt 2 bis 3 Wochen 2mal täglich 1 Tasse. **Hinweis:** Ist eines der besten Blutreinigungsmittel bei rheumatischen Erkrankungen.
Rosmarin s. **Mittel bei Durchblutungskopfschmerzen** (S. 112)	**Badezusatz:** s. **Mittel bei Streß** (S. 258) **Hinweis:** Hilft gut bei Bewegungseinschränkungen.
Schlehdorn *(Prunus spinosa)* **Wirkstoffe:** Blausäure, Glykosid, Gerbstoffe, Säuren, Rohrzucker. **Wirkung:** Leicht abführend, harntreibend, entgiftend, magenstärkend.	**Tee:** 1 Teelöffel der Blüten wird mit 1 Tasse kochendem Wasser überbrüht und gleich abgeseiht. Man trinkt täglich 2 Tassen mit Honig gesüßt. **Hinweis:** Nicht bei Durchfall anwenden. **Homöopath. Zubereitung:** *Prunus spinosa*, Urtinktur aus frischen Blüten 1/3.
Stiefmütterchen s. **Mittel bei Juckreiz** (S. 179)	**Tee:** ebd. **Hinweis:** Man trinkt 8 Wochen lang kurmäßig morgens und abends 1 Tasse. Ganz selten können allergische Reaktionen auftreten.
Zinnkraut s. **Mittel bei Zahnschmerzen** (S. 141)	**Tee:** s. **Mittel bei Koliken** (S. 146) **Badezusatz:** 100 Gramm des Krautes werden mit 1 Liter kochendem Wasser überbrüht, 1 Stunde ziehen lassen. **Hinweis:** Tee und Bad regen die Durchblutung an und nehmen die Schmerzen. Beides darf nicht am selben Tag angewendet werden.

Fertigpräparate	*Anwendungsweise*
Anti-Rheumaticum **Wirkstoffe:** Sadebaum, Kiefernart, Färbeginster, Stiefmütterchen, Pfingstrose, Sumpfmädesüß, Blutwurz, Hopfen, Efeu, Pfennigkraut, Schlangenknöterich, Weinraute, Sumpfporst. **Wirkung:** Entschlackt und entgiftet den ganzen Körper.	**Lösung:** Man nimmt 2- bis 3mal täglich 1 Teelöffel voll. **Hinweis:** Löst Ablagerungen, die rheumatische Erkrankungen auslösen, aus Gelenken, Wirbelsäule und Gewebe.
Arthronal s. Mittel bei chronischen Schmerzen (S. 170)	**Tropfen:** ebd. **Hinweis:** Bewährtes Mittel bei Gelenkrheumatismus.
Arthrorobal **Wirkstoffe:** Wintergrün D3, Giftsumach D12, Tonerde D10, Madar-Rinde D11, Taumelloch D6. **Wirkung:** Entzündungswidrig, durchblutungsfördernd.	**Tropfen:** Man nimmt 3- bis 6mal täglich 40 Tropfen. **Hinweis:** Heilt die Gelenke von Entzündungen.
Berberis-Tonikum-Pascoe **Wirkstoffe:** Herbstzeitlose D1, Urtinktur der Berberitze, Jasmin D2, Lithium D1, Chinabaum D3, Bittersüß D3, Sumpfporst D3, Bärlappsporen D3, Natronsalpeter D3, Ulme D3. **Wirkung:** Entsäuert, entgiftet.	**Tonikum:** Man nimmt 3mal täglich ½ bis 1 Eßlöffel voll. **Hinweis:** Gutes Gicht- und Rheumamittel, das die Schmerzen von der Ursache her beseitigt.
Chinesische Gelenkentzündungs-Pillen **Wirkstoffe:** Ginseng, Staphania, Hirschgeweih, Roßkümmel, Engelwurz. **Wirkung:** Stoppt Entzündungen, stillt Schmerzen, hebt die Stimmung.	**Pillen:** 2mal täglich morgens und abends je 3 bis 4 Pillen mit etwas lauwarmem, abgekochtem Wasser einnehmen. **Hinweis:** Reinigt Wirbelsäule und Gelenke und befreit von Entzündungen.
Chinesische Rheuma-Pillen **Wirkstoffe:** Korbblütlerkraut, Eisenkraut, Hirschhorn, Färberdistel, Quitte. **Wirkung:** Entwässernd, reinigt Leber und Niere.	**Tabletten:** Man nimmt 2mal täglich morgens und abends 10 Tabletten mit lauwarmem, abgekochtem Wasser. **Hinweis:** Rechtzeitig eingenommen, können diese Tabletten Rheumarückfälle verhüten.

Fertigpräparate	*Anwendungsweise*
hepa-loges s. Mittel bei Vergiftungskopfschmerzen (S. 106)	**Dragees:** ebd. **Hinweis:** Gutes zusätzliches Mittel zur Entgiftung von Leber, Blut und Gewebe.
Kalium sulfuricum D6 s. Mittel bei chronischen Schmerzen (S. 171)	**Tabletten:** ebd. **Hinweis:** Hilft besonders gut, wenn die rheumatische Erkrankung mit Nierenproblemen verbunden ist.
Lymphorobal s. Mittel bei »Grippe« (S. 83)	**Tropfen:** ebd. **Hinweis:** Räumt die Folgen von Infektionen aus dem Körper.
Natrium sulfuricum D6 s. Mittel bei Vergiftungskopfschmerzen (S. 107)	**Tabletten:** ebd. **Hinweis:** Hilft bei Gicht, immer dann, wenn Harnsäureablagerungen aus Leberstörungen resultieren.
rheuma-loges **Wirkstoffe:** Urtinktur der Berberitze, Sumpfporst D2, Lebensbaum D1, Jasmin D2, Giftsumach D3, Herbstzeitlose D3, Ameise D4, Lithiumkarbonat D6. **Wirkung:** Entzündungswidrig, regt Stoffwechsel an.	**Tropfen:** Erwachsene nehmen vor dem Essen 3mal täglich 20 Tropfen, Kinder die Hälfte, möglichst lange im Mund behalten. **Hinweis:** Empfiehlt sich bei rheumatischen Erkrankungen, die mit Stoffwechselstörungen einhergehen.
Rheuma-Pasc **Wirkstoffe:** Urtinktur von Berberitze, Zaunrübe, Herbstzeitlose D1, Jasmin D2, Lithium D1, Chinabaum D3, Bittersüß D3, Sumpfporst D3, Bärlappsporen D3, Natronsalpeter D3, Ulme D3. **Wirkung:** Entgiftet, entsäuert, lindert Schmerzen.	**Tonikum:** Man nimmt 3mal täglich ½ bis 1 Eßlöffel. **Hinweis:** Erleichtert bei Arthrose, hilft bei Rheuma und Gicht.
Splenubene Vitaplex s. Mittel bei Halsschmerzen (S. 70)	**Tropfen:** ebd. **Hinweis:** Weil dieses Mittel Blut und Lymphe gleichermaßen reinigt, hat es sich in der Rheumatherapie bestens bewährt.

Zuerst achtet man nicht so recht darauf: Wie schon in jüngeren Jahren scheint man wieder einmal einen Schnupfen und Husten eingefangen zu haben. Die Beschwerden sind keineswegs schlimm. Kein Fieber, nicht die üblichen Kopfschmerzen, kein Krankheitsgefühl. Es ist eigentlich gar kein richtiger Schnupfen, eher eine Heiserkeit. Man räuspert sich, versucht, mit Hüsteln und Husten die Atemwege freizubekommen. Man schneuzt sich häufiger und wartet darauf, die lästige »Störung« eines Tages los zu sein.

Doch diesmal wollen die Beschwerden nicht aufhören. Der Schleim wird zähflüssiger. Vor allem morgens hat man viel Mühe, ihn loszuwerden. Tagsüber hustet man inzwischen fast schon gewohnheitsmäßig. Nachts wacht man auf, weil man keine Luft bekommt. Statt etwas zu unternehmen, schwankt man zwischen Selbstberuhigung: »Das hat nichts zu bedeuten. Die Erkältung dauert nur etwas länger« – und schlimmsten Befürchtungen: »Vielleicht habe ich Lungenkrebs?«

Tatsächlich hat sich in neunzig von hundert Fällen ein typisches Altersleiden angekündigt, das einen für den Rest des Lebens begleiten wird und dieses Leben dramatisch verkürzt und verdirbt, wird nicht energisch gegen die ersten Anfänge angegangen: chronische Bronchitis.

Der Hintergrund: Die Luft, die wir einatmen, streicht durch Nase und Mund in die Luftröhre und von dort in immer winzigere Verästelungen der Bronchien hinein. Erst ganz am Ende dieses Weges kann der Sauerstoff durch feine Membranen hindurch in das Blut gelangen. Weil die Luft aber tausendfältige Verunreinigungen, Krankheitserreger, Gift- und Schadstoffe mitbringt, hat die Natur ein wunderbares Reinigungssystem eingerichtet: Der ganze Weg von der Nase bis zu den Lungenbläschen ist mit einem klebrigen Schleim ausgekleidet, an dem die unreinen Substanzen aus der Luft haftenbleiben. Die Innenwände der Bronchien selbst sehen aus wie eine dichtbewachsene Wiese. Millionen feinster Härchen sind ständig in Bewegung. Sie flimmern mit hoher Geschwindigkeit zum Ausgang hin, so daß der Schleim ständig aus den Bronchien herausbefördert wird – und mit ihm Schadstoffe und Krankheitserreger. Unter normalen Bedingungen funktioniert das so perfekt, daß kaum eine Verunreinigung in die Lungenbläschen gelangt. Eine unrühmliche Ausnahme bildet Zigarettenrauch. Seine Schadstoffe sind so leicht, daß sie großenteils mit den klebrigen Wänden erst gar nicht in Berührung kommen. Damit sie die Membranen der Lungenbläschen nicht zukleistern, müssen sie von weißen Blutkörperchen vernichtet werden. Bei einem starken Raucher bedeutet das eine große zusätzliche Belastung. Durch starkes Rauchen oder beim Aufenthalt in zu trockenen Räumen wird der Schleim in Bronchien und Luftröhre zu trocken. Er verliert dabei seine Klebrigkeit, so daß Schmutz und Krankheitserreger nicht zurückgehalten werden. Es steigt die Gefahr einer Infektion. Ähnliches ereignet sich bei ungewohnter Kälte: Die Schleimhäute sind unzureichend durchblutet, die Drüsen bilden zuwenig Schleim. Wieder können sich Krankheitserreger ansiedeln. Eine zusätzlich verhängnisvolle Rolle spielt das Nikotin: Es dämpft das Tempo der Bewegung der Flimmerhärchen. Der Schleimfluß wird deutlich langsamer. Schadstoffe und Krankheitserreger werden nicht mehr rasch genug aus den Bronchien befördert.

Bei häufigen Entzündungen der Schleimhäute nun und bei groben Verschmutzungen wird die »Wiese« in den Bronchien nach und nach löchrig und bekommt immer mehr Stellen, an denen keine Flimmerhärchen mehr existieren. Hier gerät der Schleim ins Stocken. Das ist dann der Anfang der chronischen Bronchitis.

Mit der akuten Bronchitis, dem energischen Aufbäumen des Körpers gegen Entzündungen und Fieber, hat dieses Leiden nichts zu tun. Hier liegt eine Schädigung vor, und man muß alles tun, damit sie fortschreitend nicht größer wird. Denn wenn der Schleim nicht mehr ausreichend abgehustet werden kann, weiten sich unter dem Druck der Atmung vor allem die feinsten Bronchienästchen, und es wird immer schwieriger, verbrauchte Luft auszuatmen. Wo sie sich aber festgesetzt hat, kann kein Sauerstoff mehr hingelangen. Die Folgen sind zunächst große Müdigkeit infolge mangelhafter Sauerstoffversorgung, dann Blähungen, Venenstau in der Lunge, Herzschwäche (Rechtsinsuffizienz). Im schlimmsten Fall erstickt der Betroffene regelrecht.

Die Verhaltensregeln zur Vermeidung einer chronischen Bronchitis heißen:

▷ Jede »Erkältung« muß gründlich ausgeheilt werden. Es wäre sinnlos, bei einem Schnupfen, Husten, der länger als drei Wochen andauert, darauf zu warten, daß er von selbst besser wird. Das gilt vor allem für Männer und Frauen um fünfundvierzig, fünfzig Jahre: Je »leichter« die scheinbare Erkältung sich zeigt, desto größer ist die Wahrscheinlichkeit, daß es sich um den Beginn einer chronischen Bronchitis und nicht um eine akute »Erkältung« handelt.

▷ Man muß darauf achten, daß die Luft in Arbeits-, Wohn- und vor allem Schlafräumen ausreichend Feuchtigkeit besitzt. Normalerweise ist die Luft draußen feucht genug, so daß es ausreicht, mehrfach am Tag zu lüften. Die Zimmerluft saugt die Feuchtigkeit auf wie ein Schwamm. Während der Heizperiode muß sie zusätzlich feuchtgehalten werden.

▷ Ein gelegentliches Dampfbad (Inhalation) darf nicht erst dann zur Regel werden, wenn sich die Beschwerden einer chronischen Bronchitis unübersehbar eingestellt haben, sondern schon wesentlich früher. Eigentlich sollte man sich ab dem fünfunddreißigsten Lebensjahr angewöhnen, im Frühjahr und Herbst eine Bronchienkur mit regelmäßigen Inhalationen zu machen (s. *Wasseranwendungen und Wickel*).

Bei einer chronischen Bronchitis, die sich einschleichen konnte, weil man die ersten Beschwerden nicht ernst nahm, gilt es, dafür zu sorgen, daß der Schleim leicht abhustbar bleibt, also nicht zu zähflüssig wird, die Bronchien gut durchblutet sind und nicht durch zu trockene Luft und Rauch zusätzlich belastet werden.

Der französische Arzt Michel Nostradamus empfahl bei chronischer Bronchitis ein sehr einfaches Mittel: »Man legt jeden Abend vor dem Schlafengehen fünf Stengel Brunnenkresse in ein Glas handwarmes Wasser. Das Glas wird zugedeckt und auf das Nachtkästchen gestellt. Am nächsten Morgen trinkt man vor dem Aufstehen dieses etwas bittere Wasser (ohne die Kresse).« Von den heute angebotenen Kressekeimlingen, die wir zum Salat verwenden, müßte man wohl die doppelte Menge nehmen.

Heilmittel	*Anwendungsweise*
Dost s. **Mittel bei Allergien der Atemwege** (S. 207)	**Tee:** ebd. **Badezusatz:** ebd. **Hinweis:** In der Schwangerschaft sollte nur das Bad genommen werden, sonst empfiehlt sich, beides zusammen anzuwenden.
Honig s. **Mittel bei Juckreiz** (S. 178)	**Honigkur:** s. **Mittel bei zu niedrigem Blutdruck** (S. 269) **Hinweis:** Die Kur sollte 1- bis 2mal jährlich durchgeführt werden. Sie verhindert weitgehend das Gefühl der Engbrüstigkeit.
Huflattich s. **Hustenmittel** (S. 61)	**Tee:** ebd. **Hinweis:** Man trinkt morgens nach dem Aufstehen nüchtern 1 Tasse, um das Abhusten zu erleichtern – doch nicht länger als 3 Wochen.
Knoblauch s. **Mittel bei Einschlafstörungen** (S. 188) **Hinweis:** Besonders hilfreich bei Kurzatmigkeit.	**Saft:** ebd. **Wein:** 2 Knoblauchzwiebeln werden zerschnitten und mit 1 Liter Weißwein zum Sieden gebracht. 3 Tage stehen lassen. Man trinkt täglich 1 Likörglas.
Lungenkraut s. **Hustenmittel** (S. 61) **Hinweis:** Die Kur sollte nicht länger als 1 Woche gemacht, dann durch ein anderes Mittel ersetzt werden.	**Pulver:** Das getrocknete Kraut wird pulverisiert. 1 Eßlöffel davon gibt man in 1 Glas lauwarme Milch. Man trinkt sie 2mal täglich.
Quitte s. **Aufbau- und Stärkungsprodukte** (S. 27) **Hinweis:** Hilft besonders gut bei fortgeschrittener Bronchitis in Erkältungszeiten.	**Quitten-Spitzwegerich-Sirup:** 5 Gramm zerstoßene Quittenkerne werden mit 100 Gramm Wasser und 100 Gramm Spitzwegerich-Sirup (S. 369) gemischt. Davon nimmt man täglich 1 Teelöffel.
Schlüsselblume s. **Hustenmittel** (S. 62) **Hinweis:** Empfiehlt sich speziell älteren Menschen, da dieses Mittel den Kreislauf entlastet und den Altershusten dämpft.	**Tee:** ebd. **Sirup:** 1 Teelöffel zerkleinerte Wurzeln wird mit wenig Wasser 5 Minuten lang ausgekocht. Nach dem Abseihen gibt man so viel Honig hinzu, daß eine sirupartige Masse entsteht. Man nimmt davon täglich 1 bis 2 Teelöffel.

Heilmittel	*Anwendungsweise*
Spitzwegerich s. Schnupfenmittel (S. 51) **Hinweis:** Gutes, bewährtes Mittel bei jeder Art von Bronchienverschleimung.	**Sirup:** Frische Spitzwegerichblätter werden sauber gewaschen und durch den Fleischwolf gedreht. 1 Pfund Honig und 2 Pfund Zucker werden in Wasser aufgelöst, die zerdrückten Blätter hinzugegeben. Das läßt man so lange bei schwacher Flamme sieden, bis daraus ein Sirup geworden ist. Davon nehmen Kinder täglich 1 bis 2 Teelöffel, Erwachsene 1 bis 2 Eßlöffel.
Thymian s. Schnupfenmittel (S. 51)	**Tee:** ebd. **Badezusatz:** s. Mittel bei zu niedrigem Blutdruck (S. 269) **Hinweis:** Löst die Verkrampfungen, lindert den Hustenreiz.
Ysop s. Mittel bei Herzinfarkt und Schlaganfall (S. 284)	**Tee:** ebd. **Hinweis:** Der Tee muß in diesem Fall mit gut 2 Teelöffeln Honig gesüßt werden. Reinigt die Bronchien, heilt.
Zinnkraut s. Mittel bei Zahnschmerzen (S. 141)	**Tee:** 3 Teelöffel des Krautes werden mit 1 Tasse kaltem Wasser angesetzt, zum Sieden gebracht und 1 Minute gekocht. Man trinkt 1 bis 2 Tassen täglich. **Hinweis:** Sollte kurmäßig 2 Wochen lang getrunken, dann durch einen anderen Tee ersetzt werden. Nimmt die nächtlichen Schweißausbrüche.

Mittel bei chronischer Bronchitis

Fertigpräparate	*Anwendungsweise*
Aquarobal forte s. Mittel bei zu leichtem Schlaf (S. 194)	**Tropfen:** ebd. **Hinweis:** Besonders Patienten zu empfehlen, die mit Kortison behandelt werden oder wurden.
Bronchobal **Wirkstoffe:** Compretumstrauch D4, Stinkasant D4, Klapperschlange D4, Schamblume D4, Centellakraut D6. **Wirkung:** Auswurffördernd, schleimlösend.	**Tropfen:** Man nimmt 3mal täglich 30 bis 40 Tropfen in Wasser, und zwar vor dem Essen. **Hinweis:** Hat sich bei chronischer Bronchitis und Lungenentzündung bewährt. Auch für Kinder geeignet.

Fertigpräparate	*Anwendungsweise*
Chinesische Bronchitis-Dragees s. Mittel bei »Grippe« (S. 82)	**Dragees:** ebd. **Hinweis:** Besonders hilfreich, wenn eine Bronchitis in Asthma übergeht.
Echinacea compositum **Wirkstoffe:** Schmalblättrige Kegelblume D2, Eisenhut D3, Kanadische Blutwurz D4, Schwefel D8, Wilder Indigo D4, Buschmeister D10, Zaunrübe D6, Wasserhanf D6, Kuhschelle D8, Quecksilberchlorit D4, Lebensbaum D8, Grippe-Nosode D13, Phosphor D8, Kortisonacetat D13, Streptococcinum D18, Staphylococcinum D18, Kermesbeere D6, Osterluzei D4, Pyrogenium D198, Zink D10, Jasmin D6, Kalkschwefelleber D10, Giftsumach D4, Arnika D4, Weißarsenik D8, Silbernitrat D8, Euphorbium D6. **Wirkung:** Steigert die Abwehr.	**Ampullen:** Man nimmt 2mal in der Woche 1 Ampulle in 1 Tasse Wasser; über den Tag verteilt trinken. **Hinweis:** Reiztherapie, die zuerst eine Verschlimmerung herbeiführen kann, dafür aber um so gründlicher heilt.
Euphorbium compositum Nasentropfen *(Dosierspray)* s. Mittel bei »Grippe« (S. 82)	**Spray:** ebd. **Hinweis:** Das einzige Nasenspray, das bedenkenlos empfohlen werden kann (ohne Treibgas).
Gripp-Heel s. Mittel bei »Grippe« (S. 83)	**Tabletten:** ebd. **Hinweis:** Empfiehlt sich bei starkem Krankheitsgefühl.
Horvi AB 3 **Wirkstoffe:** Gift der Korallenotter, der Kobra, der Kröte, Extrakt von Zahnstocherammei, Ephedra, Teestrauch. **Wirkung:** Löst die venösen Stauungen und Lymphstauungen auf.	**Tropfen:** Am Vormittag und am Nachmittag je 5 bis 6 Tropfen pur. **Hinweis:** Besonders hilfreich, wenn die Bronchitis schon zu Herzstau geführt hat.
Jsephca-Hustensirup s. Hustenmittel (S. 63)	**Sirup:** ebd. **Hinweis:** Darf über längere Zeit eingenommen werden. Besonders für Kinder geeignet, da keinerlei Nebenwirkungen oder Begleiterscheinungen.

Fertigpräparate	*Anwendungsweise*
Latensin schwach **Wirkstoffe:** Erreger des Bakterium-subtilis-Stammes. **Wirkung:** Reinigt die Bronchien und Lungen von allen Bakterien.	**Kapseln:** 1- bis 2mal wöchentlich 1 Kapsel nüchtern einnehmen und 3 bis 4 Stunden nüchtern bleiben. **Hinweis:** Ist angezeigt, wenn Atemwegs- und Lungeninfektionen nicht besser werden wollen.
Lymphomyosot s. Mittel bei Allergien der Atemwege (S. 211)	**Tropfen:** ebd. **Hinweis:** Heilt Entzündungen in den Lymphdrüsen aus. Auch für Kinder geeignet.
Mucor racemosus **Aspergillus niger** **Wirkstoffe:** Krankheitserreger in homöopathischer Verdünnung D5. **Wirkung:** Heilt die Atemlymphdrüsen.	**Tropfen:** Täglich 3 bis 8 Tropfen in ½ Tasse Wasser trinken. **Hinweis:** Besonders geeignet für Kinder mit Polypen im Nasen-Rachen-Raum, mit Mandelentzündungen, immer wiederkehrendem Fieber.
Penicillium notatum **Wirkstoffe:** Penicillin-Nosode. **Wirkung:** Löst Penicillin- und Antibiotikagifte aus dem Körper.	**Tabletten:** Täglich 1 Tablette etwa 10 oder 20 Tage lang. **Tropfen:** Bei Kindern bis zu 4 Jahren täglich bis zu 10 Tropfen in die Ellenbeuge einreiben. **Hinweis:** Sollte unbedingt nach Antibiotikabehandlungen angewendet werden.
Remedium Bronchiale EKF **Wirkstoffe:** Lungenflechte D2, Brechwurzel D4, Zinn D6, Tollkirsche D4, Bilsenkraut D4, Weiße Zaunrübe D6, Kupfer D6, Mangan D6. **Wirkung:** Beruhigt die überreizten Schleimhäute und Nerven.	**Tropfen:** In akuten Fällen Erwachsene stündlich 15 Tropfen, Kinder 5 Tropfen mit etwas Wasser. Sonst Erwachsene 3mal 15 Tropfen auf Wasser vor dem Essen, Kinder 3mal 5 bis 10 Tropfen. **Hinweis:** Besonders geeignet bei Bronchitis, durch äußere Reize verursacht.
Traumeel s. Mittel bei »Grippe« (S. 84)	**Tabletten:** ebd. **Tropfen:** ebd. **Hinweis:** Gilt als das »natürliche Kortison«.
Utilin schwach **Wirkstoffe:** Mycobakterium. **Wirkung:** Reinigt die Bronchien und Lungen von allen Bakterien.	**Kapseln:** 1- bis 2mal wöchentlich 1 Kapsel nüchtern einnehmen und 3 bis 4 Stunden nüchtern bleiben. **Hinweis:** Ist angezeigt, wenn Atemwegsinfektionen nicht besser werden wollen.

Asthmadragees Fides (Dragees). Homöopath., hilft gut bei Bronchialasthma.
Atmulen Fides (Saft, speziell für Kinder). Kräuterauszüge, hilft vorzüglich.
Cefabronchin (Tropfen). Kräuterauszüge, lindert sehr rasch die Beschwerden.
Cefapulmon (Tropfen). Kräuter-, Mineralienauszüge, verschaffen Luft.
Chinesischer Hustensaft (Saft). Kräuterauszüge, hilft sehr gut bei Entzündungen.
DS 4 Bronchial-Tabletten (Tabletten). Homöopath., gut bei schwerer Erkrankung.
Gelomyrtol forte (Kapseln). Myrtol, Limonen, löst auch sehr zähen Schleim.
Heumann Bronchialtee Solubifix (Tee). Lösliche Kräutermischung, löst, erleichtert.
Hewert Brust-Husten-Tee (Tee). Kräutermischung, gut bei Stauungsbronchitis.
Husten-Tee Bronchiflux (Vollöslicher Tubentee). Kräutermischung, löst den Schleim.
Hyperpulmon Saft (Saft). Homöopath., gutes zusätzliches Mittel bei Atemwegsleiden.

Das eigentliche Wunder des Lebens ereignete sich vor drei Millionen Jahren. Bis dahin hatte es nur einzellige Lebewesen gegeben. Doch dann schlossen sich diese Zellen erst zu einfachen, nach und nach zu immer komplizierteren Organismen zusammen. Bei diesem Schritt mußten sich die einzelnen Zellen auf bestimmte Aufgaben in der Gemeinschaft spezialisieren. Sie gaben damit aber nicht nur ihre Freiheit auf – sondern auch ihre Unsterblichkeit. Hatten sie bis dahin durch einfache Teilung unbegrenzt leben und sich mit jeder neuen Vervielfältigung erneuern, verjüngen können, so waren dem Organismus nun Grenzen gesetzt. In ihm durfte sich die Zelle nur noch dem Plan und dem Wohl der Gemeinschaft entsprechend reproduzieren. Ihr Eigenleben war dem Ganzen untergeordnet.

Damit ist das Krebsproblem aufgezeigt: Krebs entsteht in einem Körper dann, wenn eine Zelle – aus welchem Grund auch immer – sich nicht mehr an die Ordnung des Organismus hält, sondern rücksichtslos, egoistisch draufloswächst, ihre Umgebung erdrosselt, vernichtet, gegen sie vielleicht sogar aggressiv, feindselig vorgeht und im ganzen Körper neue »Kolonien« gründet, die sich ebenso gemeinschaftsschädlich verhalten.

Der Fehler in der Krebstherapie bisher besteht im verzweifelten Suchen nach Stoffen, die Krebs verursachen können – als gäbe es eine Chance, sie aus der Nahrung, aus der Umwelt auszuschalten. Diese Bemühungen müssen allein schon deshalb zum Scheitern verurteilt sein, weil nahezu jede harmlose Substanz beim Zusammentreffen mit einer anderen, ebenso harmlosen, oder bei chemischen Prozessen mit einer dritten im Körper zur sogenannten krebserregenden Substanz werden kann. Auch kosmische, radioaktive Strahlungen lassen sich nicht gänzlich vermeiden. Sie sind immer gegenwärtig. Und sie können Krebs auslösen – ebenso wie manche Viren. Mit den mit großem Aufwand betriebenen Forschungen ist in den letzten Jahrzehnten nicht mehr erreicht worden als die Verbreitung von Angst. Sollte es heute tatsächlich mehr Krebserkrankungen geben als früher, dann müßte man wohl auch die Angst vor dem Krebs mitverantwortlich machen. Sehr wahrscheinlich aber sind die Zahlen nur deshalb angestiegen, weil einfach mehr Menschen als früher das Alter erreichen, in dem sich die »Alterskrebse« offenbaren. Wären die sogenannten Karzinogene, also die krebserregenden Stoffe, tatsächlich so gefährlich, wie gelegentlich dargestellt, müßte früher oder später jeder von uns an Krebs erkranken. Doch das ist nicht der Fall.

Der gesunde, abwehrstarke Körper ist jederzeit in der Lage, mit Krebs fertig zu werden. Schon 1934 hat der Wiener Arzt Dr. E. Freund entdeckt, daß sich im Blut gesunder, krebsfreier Menschen eine Substanz befindet, die Krebszellen auflöst, während das Blut Krebskranker diese Fähigkeit nicht mehr besitzt.

Manche Krebsforscher sind der Meinung, daß bei der unvorstellbar hohen Zahl an Zellteilungen täglich in jedem Körper eine Zelle zur Krebszelle entartet. Die Abwehrkräfte erkennen den Fehler und beseitigen ihn. Sie tun das gründlich und sorgfältig – bis sie eines Tages müde werden oder selbst entarten. Dann kann der Krebs zum Tumor heranwachsen, den Körper verseuchen. Wenn der Körper nicht selbst die alte Ordnung wiederherstellt, kann man die Tumoren wegschneiden, bestrahlen, mit chemischen Mitteln vergiften, sooft man will – es wird immer wieder ein neuer Krebs heranwachsen.

Deshalb werden hier Krebserkrankungen auch unter die chronischen Erkrankungen eingereiht. Denn oft kommt es ja nach der ersten scheinbaren Heilung zum befürchteten Rückfall – manchmal erst Jahre nach der Ersterkrankung.

Und da setzt der zweite schwere Fehler in der modernen Krebstherapie ein: Zum Rückfall kommt es in den meisten Fällen nicht deshalb, weil bei der ersten Behandlung etwas zurückgeblieben wäre, weil also nicht radikal genug operiert, bestrahlt, mit Chemotherapie behandelt wurde, sondern weil der Körper nach wie vor nicht in der Lage ist, gegen neuentstehende Krebserkrankungen wirksam anzugehen. Bei den Versuchen, speziell mit Bestrahlungen und Zellgiften auch wirklich die letzten Metastasen zu vernichten, wird das Abwehrsystem des Körpers massiv geschädigt und damit ein neues Krebswachstum geradezu begünstigt. Zum Rückfall kommt es also nicht, weil nicht energisch genug behandelt, sondern weil zu viel getan wurde.

Niemand soll davon abgehalten werden, einen Tumor operativ entfernen zu lassen. Man wird sich allerdings einen Arzt suchen, der so schonend wie nur irgend vertretbar schneidet. In aller Regel dürften radikale Brustoperationen bei Patientinnen, die rechtzeitig zum Arzt kommen, heute nicht mehr gerechtfertigt sein. Auch eine massive Behandlung bei Leukämie ist in den meisten Fällen wohl unumgänglich. Nach solchen ersten Schritten allerdings gibt es heute biologische Hilfen, die weit mehr versprechen und wesentlich schonender sind als Bestrahlungen und Chemotherapie. Am Anfang jeder Vorbeugung und jeder Behandlung steht der Appell, die Angst vor dem Krebs zu bewältigen. Sie blockiert die Selbstheilungskräfte des Körpers (s. *Streß*). Also keine Angst vor jedem Bissen; kein banges In-sich-Hineinhorchen, ob vielleicht ein Krebs im Entstehen sei. Angst vor Krebs ist ein gewaltiger Risikofaktor. Wer ihn ausschalten kann, besitzt gute Aussichten, verschont zu bleiben oder wieder ganz gesund zu werden (s. *Auto-Heilhypnose*).

Der nächste wichtige Schritt heißt: Lösung der bestehenden Konflikte. Es stimmt zwar nicht, daß hinter jeder Krebserkrankung ein ungelöster Konflikt steht. Doch unbewältigte Probleme (vor allem Haß- und Neidgefühle, das nicht Fertigwerden mit dem Verlust eines geliebten Menschen, Probleme am Arbeitsplatz) lassen mitunter einen bisher schlummernden, ungefährlichen Krebs, von dem man vielleicht nie etwas erfahren hätte, aggressiv werden.

Daneben gibt es auch handfeste »natürliche Krebsursachen«, die man kennen und möglichst ausschalten sollte. So weiß man erst seit kurzem, daß auffallend viele Krebspatienten unter Vitamin-A-Mangel leiden. Er läßt sich – unter Kontrolle des Heilpraktikers oder Arztes – »auffüllen«. Ein weiterer Hinweis: 74 Prozent aller Patienten haben die Blutgruppe A. Für sie scheint eine genetische Anfälligkeit für Krebs zu bestehen. Das bedeutet entsprechende Vorsicht, Vorsorge. Schließlich scheint immer deutlicher zu werden, daß das Herpes-Virus etwas mit Krebs zu tun hat. Wer immer wieder unter Lippenbläschen oder unter Herpes-Erkrankungen im Genitalbereich zu leiden hat, muß energisch dagegen angehen (s. *Herpes-Infektionen*).

Die Art der Krebserkrankung muß nicht notwendigerweise mit einem Fehlverhalten zusammenhängen. Wer einen Darmkrebs bekommt, hat nicht unbedingt falsch gegessen, wer an Lungenkrebs (Bronchialkrebs) erkrankt, braucht nicht geraucht zu haben. Der Krebs wird sich immer an der persönlichen Schwachstelle ansiedeln. Das kann ein Hinweis zu seiner rechtzeitigen Erkennung sein: Wenn man sich selbst – und die Geschichte der Familienkrankheiten (mit welchen Leiden hatten Eltern, Großeltern, Urgroßeltern zu tun?) – kennt, wird man sein Augenmerk auf den eigenen »schwachen Punkt« richten und ihn stärken. Mit gesunder »Antikrebskost«, etwa dem Saft der roten Bete, enzym- und vitaminreicher Nahrung, Mistelprodukten und dergleichen, sollte man nicht warten, bis ein Krebs ausgebrochen ist, sondern sie werden spätestens ab dem vierzigsten, fünfzigsten Lebensjahr in den Speiseplan eingebaut. Eine Möglichkeit, die erlahmenden Abwehrkräfte nachzuschulen, bilden Thymusextrakte (s. *Abwehrschwäche*).

Achten Sie auch auf folgende Hinweise: Altersflecke, Warzenbildung, chronische Erkrankungen, die ohne deutliche Reaktionen des Körpers (Fieber, Entzündungen) verlaufen. Lassen Sie sich jede »Erkältung« möglichst »austoben«. Bremsen Sie akute Erkrankungen nicht ab. Senken Sie vor allem Fieber nicht unnötig: Es ist eines der wirksamsten Mittel gegen junge Krebszellen. Malariapatienten, die regelmäßig ihre Fieberschübe durchstehen müssen, bekommen keinen Krebs.

(Bei Strahlenschäden nach einer Krebsbehandlung s. *Geopathien/Umweltgifte* und *Massage/Lymphdrainage*).

Fertigpräparate	*Anwendungsweise*
Actovegin forte s. Mittel bei Durchblutungskopfschmerzen (S. 113)	Dragees: In diesem Fall nimmt man 3mal 4 Dragees. Hinweis: s. Thymus »Mulli« (S. 378)
Carbonylgruppen compositum SSR Ampullen Wirkstoff: Polyketon D6. Wirkung: Reinigt den Körper von Viren und Giften anderer Krankheitserreger.	Ampullen: Man nimmt jeden 2. Tag eine Ampulle pur, dazu 2 bis 3 Liter Wasser täglich. Hinweis: s. Rhodizonsäure (S. 378)
Esberitox N s. Schnupfenmittel (S. 52)	Tabletten: Man nimmt in diesem Fall 3mal 8 Tabletten, über den Tag verteilt lutschen. Hinweis: s. Thymus »Mulli« (S. 378)
Horvi-Krebskur Horvi – C 33 Wirkstoffe: Gift der Lachesis, der Lochotter, Vitamin B_1, Magnesiumchlorid. Horvi C 300 Wirkstoffe: P-oxypropiophenon, Magnesiumchlorid. Horvityl Wirkstoffe: Vitamin B_1, B_2, Vitamin A, C, E, PP, Phenyldimethylpyrazol, Acetylcholin. Horvi-Nukleozym Wirkstoffe: Gift der Lachesis, der Kobra, Klapperschlange, DNS, Vitamin B_1, C. Horvi-Oricid-Tabletten Wirkstoffe: Orotsäure, Aneurin, Vitamin PP, Cholin, Inosit, Traubenzucker, Cytochrom. Horviton Dragees s. Mittel bei Herzschwäche, vegetativer Dystonie (S. 294) Wirkung: Totale Zellentschlackung.	Injektion: Man spritzt in der Mitte der Woche *C 33*, am Anfang und Ende der Woche *C 300*. Tropfen *(Horvityl):* Abends vor dem Schlafengehen auf 1 Teelöffel Wasser 15 Tropfen. Tropfen *(Horvi-Nukleozym):* 3mal täglich 5 bis 6 Tropfen pur ½ Stunde vor den Mahlzeiten. Tabletten *(Horvi-Oricid):* Täglich 2 Tabletten vor dem Schlafengehen mit etwas Wasser. Dragees *(Horviton):* 3mal täglich 2 Dragees nach dem Essen mit etwas Wasser. Hinweis: Besonders geeignet zur Behandlung vor und nach Tumoroperationen, jedoch nur in enger Zusammenarbeit mit Arzt oder Heilpraktiker.
Latensin schwach s. Mittel bei chronischer Bronchitis (S. 371) Hinweis: Sollte im Wechsel mit *Utilin schwach* angewendet werden (3 Wochen das eine, 3 Wochen das andere Präparat).	Kapseln: In diesem Fall nimmt man täglich 1 Kapsel nüchtern ein und bleibt 3 bis 4 Stunden nüchtern. Dazu trinkt man auf den Tag verteilt 3 bis 4 Liter Flüssigkeit.

Fertigpräparate	*Anwendungsweise*
NeyTumorin **Wirkstoffe:** Organlysate. **Wirkung:** Tumorhemmend, abwehrsteigernd.	**Tropfen:** Man nimmt täglich 3 bis 5 Tropfen pur. **Hinweis:** Besonders geeignet zur Dauertherapie des Alterskrebses. Spritzen (bei Arzt oder Heilpraktiker) sind noch wirksamer.
Phytolacca Vitaplex **Wirkstoffe:** Kermesbeere D3, Arnika D29, Kupfersulfat D4, Mistel D4, Stiefmütterchen D2, Ölbaum D4, Bibernell D2. **Wirkung:** Entgiftet Gewebe, Blut und Drüsen.	**Tropfen:** Man nimmt 3mal täglich vor dem Essen 30 bis 40 Tropfen in Wasser. **Hinweis:** Besonders geeignet zur Krebsvorbeugung und als zusätzliches Mittel zu jeder anderen Therapie.
Phytolacca Vitaplex forte s. Mittel bei Migräne (S. 124)	**Tropfen:** Man nimmt 3mal täglich vor dem Essen 40 bis 60 Tropfen in Wasser. **Hinweis:** Empfiehlt sich, wenn das Lymphsystem stark angegriffen ist.
Rabjuven Ampullen **Wirkstoffe:** Mistel D4, Schöllkraut D4, Gelbwurzel D3, Eisen D6, Ameise D6, Kaliumsulfat D6, Magnesiumphosphat D6, Natriumphosphat D6, Glaubersalz D6, Brechnußbaum D6, reiner Feuerstein D10. **Wirkung:** Reinigt Blut und Gewebe.	**Ampullen:** Täglich 1 Ampulle in etwas Wasser vor dem Frühstück. **Hinweis:** Bewährt bei allen Tumor- und Zellstoffwechselerkrankungen.
Resistocell **Wirkstoffe:** Fetales Mesenchym, Heparin. **Wirkung:** Stärkt die Abwehrkräfte.	**Ampullen:** Werden in Abständen von 2 bis 4 Wochen vom Arzt oder Heilpraktiker gespritzt, später in größeren Zeitabständen. **Hinweis:** Ein Krebsbehandlungsmittel, das sich immer mehr durchsetzt, das vor allem neben Chemotherapie und Bestrahlung angewendet werden soll. Darf nicht bei akuten Entzündungen und Infektionen gegeben werden.

Fertigpräparate	*Anwendungsweise*
Rhodizonsäure-compositum-Ampullen Wirkstoffe: Rhodizonsäure D6, Trichinoyl D6, Para-Benzochinon D6, Glyoxal D6, Methylglyoxal D6. Wirkung: Reinigt den Körper von Giften der Krankheitserreger.	Ampullen: Man nimmt jeden 2. Tag eine Ampulle pur, dazu 2 bis 3 Liter Wasser täglich. Hinweis: Kann vorbeugend gegen Krebs eingenommen werden. Kur einmal im Jahr mit 10 bis 20 Ampullen. Während der Therapie muß vegetarische Kost eingenommen werden. Löst auch Zysten auf. Empfiehlt sich in der Anwendung bei Krebs im Wechsel mit *Carbonylgruppen compositum SSR Ampullen.*
Thymus »Mulli« s. Mittel bei »Grippe« (S. 84)	Dragees: Man nimmt in diesem Fall täglich 3mal 3 bis 5 Dragees. Hinweis: Dieses Mittel, zusammen mit *Esberitox*-Tabletten und *Actovegin*-Dragees, ist in dieser Kombination bestens geeignet zur Vorbereitung einer nötigen Operation.
TL 90-loges Wirkstoffe: Urtinktur von Sonnenhut und Wundsanikel, Boldo D3, Silber D6, Waldrebe D4, Schierling D4, Kalium D4, Wintergrün D3, Lebensbaum D4, Kümmel D1, Rechtsmilchsäure. Wirkung: Normalisiert Verbrennungs- und Vergiftungsvorgänge im Stoffwechsel, schafft Zerfallsprodukte des Krebses aus dem Körper.	Sirup: Man nimmt 3mal täglich 1 bis 2 Teelöffel in einem Getränk. Hinweis: Sollte neben jeder anderen Behandlungsmethode zusätzlich angewendet werden.
Utilin schwach s. Mittel bei chronischer Bronchitis (S. 371) Hinweis: Hat sich in der Therapie der verschiedensten Krebsformen gut bewährt. Sollte im Wechsel mit *Latensin schwach* angewendet werden (S. 376).	Kapseln: In diesem Fall nimmt man täglich 1 Kapsel nüchtern ein und bleibt 3 bis 4 Stunden nüchtern (auch 4 Stunden nach dem Abendessen ist man nüchtern). Täglich müssen zudem 3 bis 4 Liter Wasser oder Tee getrunken werden.

KREBSTEE

Krallendorn *(Uncaria tomentosa)*

Wirkstoffe: Alkaloide, Gerbstoffe.
Wirkung: Entzündungshemmend, infektabwehrend.
Hinweis: Uraltes, von den Indianern verwendetes Kraut, das ganz neu in der Krebstherapie eingesetzt wird.

Tee: Inhalt eines Säckchens mit 1 Liter kaltem Wasser in emailliertem Gefäß ansetzen und soweit erhitzen, daß es gerade noch nicht kocht. Man läßt den Tee 45 Minuten bei dieser Temperatur am Herd stehen. Anschließend muß er noch 10 Minuten ziehen. Nach dem Abfiltern füllt man die braune, leicht trübe Flüssigkeit mit heißem Wasser auf 1 Liter auf. Nach dem Abkühlen muß man den Tee im Kühlschrank aufbewahren. Man trinkt morgens vor dem Frühstück täglich 1/16 Liter (verdünnt mit der gleichen Menge heißem Wasser), und zwar in kleinen Schlucken.

Behandlungsmethoden bei Krebs

Die Wärmetherapie
Zur lokalen Behandlung legt man auf die zu behandelnde Stelle ununterbrochen, bei Tag und bei Nacht, heiße Umschläge aus Leinsamenbrei, so heiß, wie es eben noch ertragen werden kann. Je höher und je länger die Hitzeeinwirkung erfolgt, desto besser.

Die Ozontherapie *(Haematogene Oxidationstherapie)*
Ozon, ein höherwertiger Sauerstoff (O_3), wird seit Jahrzehnten mit großem Erfolg in der Krebstherapie eingesetzt. Man sollte sich mit Arzt oder Heilpraktiker darüber unterhalten. (*Ozontherapie,* S. 461)
Das Ionozonbad
Im Ionozonbad sind Wärmetherapie und Ozontherapie kombiniert. Man sitzt in einem Dampfbad (ionisierter Dampf), der sehr angenehm empfunden wird und in dem Temperaturen bis zu 60 Grad auf den Körper einwirken. Man sollte Arzt oder Heilpraktiker danach fragen.

Akupressur
s. Behandlungsmethoden bei chronischen Schmerzen (S. 172)

Wir wissen, daß falsche Ernährung ab einem gewissen Grad ein wichtiger Faktor bei der Entstehung oder beim Nichtverhindern schwerer Krankheiten ist. Dazu gehören beispielsweise der Herzinfarkt und Erkrankungen des Magen-Darm-Bereichs. Mehr und mehr Anzeichen sprechen dafür, daß falsches Ernährungsverhalten auch bei Krebs eine Rolle spielt. Eine Diät, die Krebs gezielt zum Verschwinden bringt, gibt es nicht. Doch es gibt bestimmte Verhaltensregeln, die eine Therapie unterstützen, die Krebs auch mit Messer und Gabel bekämpfen. Hier einige Vorschriften nach Prof. Dr. Dr. W. F. Koch:

Geboten ist: Langsam essen und gut kauen. Lieber kleinere, aber häufigere Mahlzeiten. Nicht heiß und nicht kalt essen. Viel Rohkost. Täglich eine Darmspülung durch einen Einlauf mit drei Viertel bis einem Liter warmem Wasser (etwa 40 Grad), dem ein halber Teelöffel Natron beigegeben wird.

Verboten sind: Nikotin, Alkohol, Bohnenkaffee (auch coffeinfreier), schwarzer Tee, Kakao, Schokolade, tierisches Eiweiß (also kein Fleisch, auch nicht von Wild oder Geflügel, kein Fisch, keine Krustentiere, keine Eier, keine Milch, keinen Käse, nichts Geräuchertes und nichts Gebratenes).

Erlaubt sind: Pflanzliches Eiweiß von Erbsen (frische und getrocknete), Bohnen (grüne und getrocknete, auch als Salat), Linsen, Nüssen, Kohl, Kohlrabi, Kopfsalat, Möhren, roten Beten, Rüben, Spinat, Sellerie, Mairüben, Mangold, Meerrettich, Melonen, Kürbis, Radieschen, Rettich, Gurken, Zwiebeln, Schwarzwurzeln, Teltower Rübchen. (Gemüse kann auch wie Salat mit pflanzlicher Milchsäure, Zitrone, Weinessig oder Apfelessig zubereitet werden.) Erlaubt sind ferner Äpfel, Bananen, Birnen, Kirschen, Erdbeeren, Mirabellen, Pflaumen, Quitten, Zwetschgen, Zitronen sowie Beerenobst aller Art. Die Produkte sollen immer gut mit warmem Wasser gewaschen werden und möglichst ungespritzt sein.

In besonderen Fällen, zum Beispiel bei Eiweißmangelschäden, ist auf ärztliche Anordnung eine Ausnahme erlaubt. Dann kann tierisches Eiweiß in Form von Magerquark verabreicht werden.

Hier das Rezept: 100 bis 125 Gramm werden mit 2 bis 3 Eßlöffel frischem, kaltgepreßtem Leinöl gut verrührt; zur Geschmacksverbesserung entweder 2 Teelöffel Honig und 2 bis 3 Teelöffel Zitronensaft natur dazugeben oder Dill, Schnittlauch bzw. Gewürzkräuter (Tagesmenge).

Pflanzliche Öle wie frisches Leinöl, Sonnenblumenöl, Olivenöl sollten bevorzugt werden; erlaubt sind aber auch bis zu 60 Gramm Sauerrahmbutter täglich und Pflanzenfette. (Kein gebratenes Fett, auch Butter soll nicht über 50 Grad erhitzt werden.)

Kohlehydrate werden in Form von Kartoffeln, Roggenbrot, Schwarzbrot oder Graubrot (möglichst Vollkornbrot) oder Leinsamenbrot zugeführt. Weizenbrot ist auch erlaubt und ab und an ein Brötchen (ohne Milch).

Empfohlen werden außerdem Reis, Grieß, Haferflocken, Hafermehl, Buchweizen, Nudeln (ohne Eizusatz), Sago, Graupen. Kuchen werden ohne Ei und ohne Milchzusatz gebacken. Zucker wird vorwiegend in Form von Honig zugeführt. Als Getränke bieten sich Honigwasser an (1 Teelöffel Bienenhonig und etwas Zitronensaft auf 1 Tasse warmes Wasser), Sanddornsaft, andere Fruchtsäfte mit abgekochtem Leitungswasser, Blätter- oder Früchtetee sowie Malzkaffee und natürliches Mineralwasser.

11 Geopathien/Umweltgifte

Seit es Leben auf der Erde gibt, ist die Umwelt, in der es gedeiht, nicht das große schützende Treibhaus, das alle Gefahren und Unbilden abhält, sondern das fordernde, unerbittliche, ja gnadenlose Gegenüber. Nur in sehr eng gesteckten Grenzen ist auch menschliches Leben möglich. Es ist abhängig von bestimmten Gasen (Sauerstoff), von Temperaturen (die lebenswichtigen Organe im Innern unseres Körpers haben nur einen winzigen Spielraum von drei bis vier Grad Schwankung nach oben und unten), von Wasser (ohne Wasser gibt es überhaupt kein Leben), von Nährstoffen (von denen die wichtigsten ebenfalls nicht fehlen dürfen), von der Sonne und von einer funktionierenden Pflanzen- und Tierwelt (die letztlich die Lebensgrundlage bildet).

In dieser Umwelt aber ist vieles geradezu lebensbedrohend: Die Temperaturen auf unserer Erde schwanken um rund 100 Grad. Nur ein Viertel der Atemluft besteht aus Sauerstoff. Daneben gibt es schädliche und tödliche Gase. Im Wasser lösen sich neben lebenswichtigen Stoffen auch giftige. Von einer bestimmten Dosis an wird auch der gesündeste Nährstoff für unseren Körper ebenfalls giftig. Manche Pflanzen und Substanzen sind es schon in geringsten Mengen. Einen Teil der sonst so wichtigen Mikroorganismen stellen Krankheitserreger dar. Manche von ihnen können unseren Organismus zerstören. Die Sonne wirkt nicht nur mit wohltätiger Wärme auf uns ein, sondern zugleich mit gefährlichen, gegebenenfalls tödlichen Strahlen. Es ist ein Wunder, daß sich das Leben bei so vielfältigen Bedrohungen überhaupt derart vielgestaltig und großartig entwickeln konnte.

Doch man muß es gerade umgekehrt formulieren: Nur weil die engen Grenzen und die massiven Gefahren gegeben waren, konnte sich das Leben überhaupt so entfalten. Denn alles, womit wir in dieser Umwelt konfrontiert werden, erfordert Anpassung, Reaktion auf das Gegebene, Abwehr des Lebensbedrohlichen – hält den Motor der Evolution in Schwung. Niemals hat es ein Leben ohne Risiko gegeben. Gewiß, wir modernen Menschen haben manches durch Erfindungen und Mißbrauch deutlich verstärkt. Dafür waren andere Bedrohungen in vergangenen Zeiten weit größer. Denken wir nur an den fast vollständigen Sieg über die großen Epidemien, die früher zwei von drei Kindern hinweggerafft oder fürs ganze Leben verkrüppelt haben: Diphtherie, Scharlach, Masern, Keuchhusten, Kinderlähmung, Tuberkulose. Denken wir an die schlimmen Seuchen, die die Menschheit bedrohten: Pest, Pocken, Cholera. Vergessen wir auch nicht die schlechteren Lebensbedingungen wie feuchte, zugige Wohnungen mit ihren Folgen, den rheumatischen Erkrankungen. Wieviel schlechter war die Ernährungslage: schimmelige Nahrungsmittel mit krebserregenden Stoffen, unzureichende, einseitige Kost mit zahllosen Mangelerscheinungen. Das Leben war vor Jahrzehnten keineswegs sicherer oder weniger gefährlich als heute. Und die Menschen waren den Risiken vielfach hilfloser ausgeliefert, als wir es sind.

Doch die Gefahren durch die Umwelt haben sich grundlegend verändert, und wir Menschen haben vielfach verlernt, richtig auf sie zu reagieren. Hießen die menschlichen Schwächen früher Not und Unwissenheit, so heißen sie heute Verlust des gesunden Instinkts und unbedachter, rücksichtsloser, übermütiger Umgang mit den Kräften der Natur.

Betrachtet man heute alte Siedlungen, wundert man sich, warum sich unsere Vorfahren gerade dort niedergelassen haben, an Hängen oder Plätzen, die zum Bauen und Wohnen denkbar ungünstig waren, wo sich doch unmittelbar daneben geeigneteres Gelände angeboten hätte. Des Rätsels Lösung: Sie haben den gesünderen, nicht den bequemeren, schöneren Ort gewählt, die Stelle, die frei war von krankmachenden Einflüssen. Ihr Gespür hat sie geleitet. Erst die Klimaforscher unserer Tage haben wiederentdeckt, daß beispielsweise eine Hanglage viel gesünder ist als das Wohnen in der Talsohle oder auf dem Hügel. Noch im ausgehenden Mittelalter schickte man, ehe man eine Siedlung, ein Kloster, ein Schloß baute, ein Tier in die vorgesehene Gegend. Dort, wo es sich niederlegte, wurde dann gebaut, weil die Stelle seiner Wahl ein gesunder Ort war. Der französische Arzt Michel Nostradamus riet im 16. Jahrhundert: »Wo Pflanzen verkümmern und auch Tiere sich fernhalten, da sollten auch Sie nicht leben. Der Platz ist ungesund. Sie werden die Disharmonie verspüren und selbst aus dem Gleichgewicht geraten. Wenn Sie dagegen einen Ort finden, an dem viele heitere, vitale, gesunde Menschen leben, an dem es auch viele gesunde Alte gibt, dann sollten Sie dort verweilen. Sie werden bald keine Medizin, keinen Arzt mehr nötig haben. Die Kräfte der Natur machen Sie gesund.«

Wer ein Haustier besitzt, weiß, daß es in jeder Wohnung gute und weniger gute Plätze gibt. Ein Hund streift oft minutenlang durch ein Zimmer, legt sich bald hierhin, bald dorthin, bis er seinen Platz gefunden hat. Aber es ist ein ganz anderer als der, an dem sich die Katze wohl fühlt. Der Hund flieht »Störungen«, die Katze sucht sie. Beide legen sich nicht auf den bequemsten Platz, sondern oft direkt neben das Kissen oder den Teppich aus Kunststoff. Anders gesagt: Nicht nur das Wetter, Temperaturen, Luftfeuchtigkeit, Luftdruck, Reinheit der Luft, sauberes Wasser und viel Grün machen einen Platz zum Kurort, sondern auch elektromagnetische Verhältnisse, Kraftfelder, Strahlungen, die vom Boden ausgehen – oder eben das Fehlen solcher Voraussetzungen. Der Fehler unserer Tage: Wir zerstören nicht nur mutwillig unsere Umwelt, verändern sie unbedacht durch

 Abschirmungen oder durch zusätzliche ungesunde Felder mit Stromleitungen. Wir haben uns gleichzeitig von ihr distanziert, halten uns für unabhängig von ihr. Wir schaffen uns unser eigenes künstliches Klima und prallen dann untrainiert auf Klimaveränderungen vor der Haustür. Die Not unserer Vorfahren war es, Wettereinflüssen, klimatischen Bedingungen und Umweltgiften vielfach ungeschützt ausgeliefert zu sein! Unsere Not ist es, mit unserer Umwelt nicht mehr vertraut zu sein, in einer Kunstwelt zu leben, die krank macht. Nicht das Wetter schafft Probleme, sondern unsere mangelnde oder übertriebene Reaktion darauf. Und besäßen wir noch das rechte Gespür für das, was an Nahrungsmitteln bekömmlich oder schädlich ist, an welchem Ort wir uns wohl oder unwohl fühlen, dann wären auch Erdstrahlen kein Übel, sondern könnten sogar ein Segen sein.

»Zurück zur Natur« heißt in diesem Fall Rückkehr zum natürlichen Lebensrhythmus, neues Vertrauen zum naturgegebenen Gespür, Einsehen, daß wir selbst ein Stück Natur sind, eingebunden in die Schöpfung.

Wetter und Gesundheit

50 bis 70 Prozent der europäischen Bevölkerung »spüren« das Wetter, viele werden bei bestimmter Witterung sogar richtig krank. Dabei scheinen Kopfschmerzen, lähmende Müdigkeit, Depressionen bei Föhn in den Gebieten nördlich der Alpen noch die harmlosesten Wetterauswirkungen auf die Gesundheit zu sein. Das Wetter beeinflußt die Neigung zu Blutungen und Thrombose, zu Krampfanfällen, zu Herzinfarkten, zu Entzündungen. 78 Prozent aller Blinddarmentzündungen werden bei Wetterwechsel akut. Ganz zu schweigen vom massenhaften Aufflammen der »Erkältungskrankheiten« bei naßkaltem Wetter. Neben Temperaturschwankungen, wechselnder Luftfeuchtigkeit, Luftdruckveränderungen, Luftverschmutzung, Winden, Regen und Nebel scheinen auch Lichtfülle und elektrische Ladung der Luft eine bedeutsame Rolle zu spielen. An sonnigen, wolkenlosen Tagen gibt es weit weniger kranke Menschen als bei schlechtem Wetter. Und die Krankheiten werden an solchen Tagen nicht als so drückend und schmerzhaft empfunden.

Man sagt gewöhnlich: »Wetterfühligkeit ist der Gradmesser unserer Gesundheit.« Je heftiger sich jemand von Wettereinflüssen belastet fühlt, desto stärker ist seine Gesundheit angegriffen. Das ist sicherlich richtig. Föhn beispielsweise verspürt man bei ersten Erfahrungen als anregend, aufmunternd. In aller Regel lähmt er, sobald man zwei Jahre in einer Föhngegend wohnt. Das ist wohl ein Zeichen dafür, daß die ständige Antwort des Körpers auf einen Reiz zu einer Erschöpfung geführt hat. Man nimmt heute an, daß es sich vor allem um eine Erschöpfung der Hormonproduktion in der Nebennierenrinde handelt. Die Wetterfühligkeit muß also als Notsignal des Körpers verstanden werden. Wetter kann Streß bedeuten – mit all seinen Folgen. Doch das ist nicht alles. Bergbauern, die in etwa 2000 Metern Höhe leben, brauchen keinen Herzinfarkt zu befürchten. Bluthochdruck kennen sie nicht. Drei »Wetterfaktoren« schützen sie davor: Erstens die dünne Luft. Sie zwingt zu kräftigerem Atmen, und das ist das natürlichste Herztraining. Zweitens enthält sie weniger Schadstoffe als anderswo. Damit wird das Blut weniger belastet. Und drittens ist das Klima reizarm. Das Wetter und die Temperaturen verändern sich im Hochgebirge nicht so rasch und nicht so grundlegend wie im Flachland. Dadurch entfällt der Wetterstreß.

Und noch ein anderes Beispiel: Nervöse Menschen reagieren auf Wind ab Windstärke 3 (etwa 20 Stundenkilometer) mit einer erheblichen Verschlechterung des Befindens. Sie sind dann stark erregbar. Deshalb sollten nervöse Menschen nicht an die Nordsee fahren, auch nicht im Urlaub.

Es kann keinen Zweifel daran geben, worauf schon Hippokrates hingewiesen hat: Wetter und Klima beeinflussen nicht nur Stimmung und Wohlbefinden. Wetterfaktoren können nicht nur als Barometer der Gesundheit herangezogen werden. Sie formen auch den Menschen, schützen ihn vor bestimmten Krankheiten oder machen ihn anfällig dafür. Deshalb müssen wir wieder lernen, mit dem Wetter zu leben.

Zuerst sollte man in Erfahrung bringen, ob man eher ein K-Typ oder ein W-Typ ist. Der K-Typ, meist großgewachsen, schlank, feingliedrig, blaß, ist hauptsächlich kälteempfindlich. Er friert sehr rasch und braucht lange, ehe er sich nach einer Abkühlung wieder erwärmt hat. Im Urlaub erholt er sich besser im warmen Süden als im Gebirge oder im Norden. Beschwerden bekommt er vornehmlich dann, wenn die Temperaturen fallen. Er fröstelt vor allem in den Abendstunden, hält die Fenster verschlossen und kleidet sich warm.

Der W-Typ, von molliger Statur, kleingewachsen besitzt eine gut durchblutete Haut, ist wärmeempfindlich. Hitze macht ihm sehr zu schaffen und verstärkt seine Beschwerden. Er erholt sich besonders gut im Winter und in den Bergen. Er reißt immer die Fenster auf, kleidet sich sehr luftig und hält sich gern im Wasser auf.

Der K-Typ neigt eher zu Krämpfen, Koliken, Phantomschmerzen, Infarkt, Rheuma, der W-Typ zu Schlafstörungen, Kopfschmerzen, Migräne, Entzündungen, Neurosen, Depressionen, Blutungen, Thrombosen. Der eine ist häufiger Hypertoniker, der andere besitzt meistens einen zu niedrigen Blutdruck.

Für beide könnte der fachkundige Blick auf die Wetterkarte im Fernsehen hilfreich sein, vor allem dann, wenn sie stark unter dem Wetter zu leiden haben. Paracelsus mahnte: »Wer Wind, Donner und Regen kennt, weiß, woher die Krankheiten kommen!« Hier die wichtigsten Hinweise:

Hochdruck: Das bedeutet im allgemeinen, Sonne, wolkenloser Himmel signalisiert Heilwetter. Die Luft ist negativ aufgeladen und damit offensichtlich bakterien- und virenfeindlich. Es gibt, von der »Sommergrippe« abgesehen, kaum »Erkältungen«. Wunden heilen schneller, Krankheiten verlaufen verkürzt. Im Sommer macht sich mit langandauernder, gleichbleibender Hitzebelastung Ermüdung, Mattigkeit bemerkbar, die sich auf die geistigen Leistungen ebenso wie auf die körperlichen auswirkt. Im Winter kann sich kalte Luft über die warme Bodenluft legen und sie wie eine Glocke festhalten. Dabei kommt es rasch zu smogähnlichen Situationen, die sich bei Erkrankungen der Atemwege (Asthma, Bronchitis) und bei Herz-Kreislauf-Beschwerden nachteilig bemerkbar machen. Vor allem Menschen mit sehr niedrigem Blutdruck fühlen sich krank. Bei solchem Wetter müssen manche Medikamente schon vorbeugend eingenommen, eventuell auch höher dosiert werden. Betroffene sollten sich mit dem Heilpraktiker oder Arzt beraten. Für Infarktgefährdete kann das Hochdruckwetter gefährlich werden, wenn die Nächte sehr kalt sind oder sie sich im Hochgefühl des schönen Wetters überschätzen.

Übergang von schönem zu schlechtem Wetter: Ein Tiefdruckgebiet nähert sich dem Wohnort. Manche Menschen spüren die Wetterveränderung schon zwei Tage vor dem Wechsel (Narbenschmerzen, Kopfschmerzen). Kinder sind häufig an solchen Tagen besonders aufgekratzt. Menschen mit Kreislaufstörungen und/oder zu niedrigem Blutdruck leiden oft erheblich. Sie sollten nicht warten, sondern rechtzeitig den Kreislauf stabilisieren. Ein *Aspirin* kann an solchen Tagen gute Dienste leisten. In dieser Wetterphase (bei Südwestwinden) ereignen sich die meisten Verkehrsunfälle.

Wetterverschlechterung: Der Himmel bewölkt sich, erst mit hohen, dann mit niedrigen Wolken. Es beginnt zu regnen. Kopfschmerzen, Narbenschmerzen, die typischen »Wetterleiden« sind vorbei, doch Kreislaufstörungen, Krankheitsgefühl infolge eines zu niedrigen Blutdrucks verstärken sich. Dazu kommt eine erhöhte Neigung zu Thrombosen, Embolien, verstärkten Blutungen und zu Herzinfarkten. Gefährdete Personen, aber auch Heilpraktiker, Ärzte und Heilpersonal müssen sich darauf einrichten.

Durchzug einer Warmfront: Auf der Wetterkarte sieht man eine Linie mit Halbkreisen vom Zentrum eines Tiefs quer über den Wohnort ziehen. Beschwerden und Krankheitsrisiken lassen deutlich nach. Man fühlt sich wieder wohler. Das ist vor allem ein gutes Wetter für geistige Arbeiter.

Durchzug einer Kaltfront: Sehr oft folgt der Warmfront mit deutlicher Erwärmung die Kaltfront mit Abkühlung unmittelbar nach. Polare Luft wird über den Wohnort hinweggeführt. Auf der Wetterkarte sieht man die »Front« mit Zacken ausgestattet. Im Sommer bringt sie schauerartige Niederschläge, Gewitter, Hagel. Bei solchem Wetter häufen sich Koliken, Krampfleiden (epileptische Anfälle), Asthma, Angina pectoris. Auch Herzinfarktgefährdete müssen erhöhte Vorsicht walten lassen. Treten in dieser Phase Kopfschmerzen auf, nützen Schmerztabletten wie *Aspirin* so gut wie nichts. Hypertoniker müssen mit einem Anstieg ihrer Blutdruckwerte rechnen. Wieder gilt für den betroffenen Patientenkreis: Medikamente besonders sorgfältig, eventuell vorbeugend einnehmen und gegebenenfalls etwas höher dosieren.

Übergang zu Hochdruck: Das Wetter bessert sich, die Wolken lösen sich auf. Zunächst halten die Neigungen zu Koliken und Krämpfen noch an, dann klingen sie rasch ab. Dafür melden sich wieder deutliche »Wetterleiden« wie Kopfschmerzen, Migräne, Schlafstörungen, nervöse Reizbarkeit, Depressionen, Abgeschlagenheit. Man muß sich darauf einstellen und vorbeugen, damit gesundheitliche Störungen im Keim erstickt werden.

Für unsere Heimat gelten folgende regionale Wettereinflüsse: In Norddeutschland ändert sich das Wetter am häufigsten. Doch wird es weniger deutlich verspürt als im Süden. Die Norddeutschen haben stärker unter den Auswirkungen der Kälte (Koliken, Krampfneigung) als unter Wärmeeinflüssen zu leiden.

Im Südwesten macht den Menschen am häufigsten das feuchtschwüle Wetter zu schaffen. Betroffen sind vor allem jene mit zu niedrigem Blutdruck und labilem vegetativen Nervensystem. Wettereinflüssen am wenigsten unterworfen ist man in Ostbayern, in Franken und in der Oberpfalz, weil sich dort das Wetter am wenigsten verändert.

Im Alpengebiet und im Alpenvorland bis hinauf zur Donau ist man dem Föhn ausgeliefert. Er sorgt zwar für viel Sonne, zeigt aber besonders deutlich, wie stabil oder labil die Gesundheit ist. Die heftigsten Beschwerden treten im Vorföhnstadium auf. Für das Föhnwetter gilt dasselbe wie für das Herannahen einer Warmluftfront. An Föhn kann man sich nicht gewöhnen oder anpassen.

Wer das Klima als Heilmittel sucht, der muß sich in das Mittel- oder Hochgebirge begeben. Alle heilklimatisch günstigen Kurorte liegen in der Bundesrepublik über 500 Meter hoch. Am gesündesten wohnt man zwischen 400 und 700 Metern, und zwar wenigstens 50 Meter über der Talsohle am Hang.

Wer unter Herz-Kreislauf-Störungen leidet, sollte soweit wie möglich die am stärksten belasteten Klimagebiete meiden: die Oberrheinebene, das Rhein-Main-Becken, das Rheintal von Bonn bis Düsseldorf, die Donauniederung bei Regensburg.

Heilmittel	*Anwendungsweise*
Johanniskraut s. Mittel bei Vergiftungskopfschmerzen (S. 105)	**Tee:** ebd. **Tinktur:** Man nimmt 2 Handvoll frische Blüten und setzt sie in 1 Liter Branntwein an. Man stellt die Flasche 3 Wochen lang an einen warmen Ort. Mit dieser Tinktur reibt man schmerzende Stellen (Kopf, Glieder) ein. **Hinweis:** Den Tee trinkt man bei depressiven Verstimmungen, auch bei Nachtwandeln. Die Tinktur wendet man bei wetterbedingten Schmerzen (Kopfschmerzen, Narbenschmerzen) an.
Raute s. Mittel bei Durchblutungskopfschmerzen (S. 112)	**Tee:** ebd. **Hinweis:** Hilft bei Schwindel, Kreislaufstörungen, Schwäche. Nicht für Schwangere geeignet.

Mittel bei Wetterfühligkeit

Fertigpräparate	*Anwendungsweise*
Cefaktivon s. Mittel bei Vergiftungskopfschmerzen (S. 106)	**Tropfen:** Man nimmt in diesem Fall 3mal 15 Tropfen. **Hinweis:** Sollte möglichst schon vorbeugend vor Wetterveränderungen eingenommen werden, falls Neigung zu Kopfschmerzen und Depressionen.
Chinesisches Geriatricum s. Mittel bei Abwehrschwäche (S. 351)	**Kapseln:** In diesem Fall nimmt man morgens 2 Kapseln mit lauwarmem, abgekochtem Wasser. **Hinweis:** Stabilisiert die körperliche und seelische Verfassung.
Chinesisches Magen-Darm-Tonikum **Wirkstoffe:** Lyciumfrüchte, Knöterichwurzel, Achyranthiswurzel, Zitronenschale, Periploca. **Wirkung:** Regt die Nierentätigkeit an.	**Tonikum:** Man nimmt 3mal täglich 1 Eßlöffel voll. **Hinweis:** Hilft bei nervlicher Überreizung, Verstimmungen.

Fertigpräparate	*Anwendungsweise*
Föhntropfen EKF **Wirkstoffe:** Schwefelcarbonit D4, Ammoniumcarbonit D4, Alpenrose D3 und D12, Nitroglyzerin D6, Arsentrijodid D12, Brechwurzel D6, Jod D15, Herbstzeitlose D4, Jasmin D200, Nachtschatten D4, Arnika D30, Arterie D6, Nebenniere D6, Serotonin D12, Coxsackie-Virus D12, Hirn D6. **Wirkung:** Blutdruckausgleichend, stimmungshebend, schmerzstillend.	**Tropfen:** Man nimmt bei Beschwerden und Schmerzanfällen 10 bis 20 Tropfen bis zum Verschwinden. **Hinweis:** Hilft gegen alle Wetterbeschwerden.
Horviton Dragees s. Mittel bei Herzschwäche, vegetativer Dystonie (S. 294)	**Dragees:** ebd. **Hinweis:** Hilft besonders bei wetterbedingten Kreislaufproblemen.
Nierenkomplex s. Mittel bei Diabetes (S. 336)	**Tropfen:** In diesem Fall nimmt man stündlich 10 Tropfen. **Hinweis:** Wirkt stabilisierend auf die Gefäße. Hilft gut bei Kreislaufproblemen.
Propolis-Komplex s. Mittel bei Allergien der Atemwege (S. 211)	**Kapseln:** In diesem Fall nimmt man 3mal täglich 1 Kapsel. **Hinweis:** Zur stärkeren Behandlung kann man noch zusätzlich 3mal 1 Ampulle »Traumeel« einnehmen (s. **Mittel bei »Grippe«**, S. 84).
Prunus Padus Vitaplex forte **Wirkstoffe:** Urtinktur von Traubenkirsche, Quecksilbercyanat, Milchsäure D2, Hornisse D2, Frauenmantel D4, Eisenphosphat D8. **Wirkung:** Steigert die Abwehr, entgiftend, gefäßstabilisierend.	**Tropfen:** Man nimmt 3mal täglich 60 Tropfen. **Hinweis:** Kann vorbeugend 1 Tag vor den zu erwartenden Beschwerden eingenommen werden.
Thymus »Mulli« s. Mittel bei »Grippe« (S. 84)	**Dragees:** Man nimmt morgens 2 Dragees. **Hinweis:** Empfiehlt sich bei starker Müdigkeit, Unlust.
Venorobal s. Mittel bei Durchblutungsstörungen (S. 281)	**Tropfen:** Man nimmt stündlich 40 Tropfen. **Hinweis:** Ist angebracht bei wetterbedingten Durchblutungsstörungen.

Schon alte Felsenzeichnungen, vor circa 12000 Jahren angefertigt, beweisen, daß die Menschen zu allen Zeiten um gesunde und ungesunde Orte auf unserer Erde wußten. Und um das Jahr 2300 vor Chr. hat der chinesische Kaiser Kuang-Jü angeordnet, daß in seinem Reich kein Haus gebaut werden darf, bevor nicht Grund und Boden von einem Priester oder einem Arzt auf das Vorhandensein von »bösen Erdgeistern« abgesucht seien. Diese Verordnung gilt in Teilen Mittelchinas heute noch. Der Kaiser ließ nach den schädlichen Mächten mit demselben Gerät suchen, mit dem auch heute noch hauptsächlich nach Erdstrahlen und Störfeldern gefahndet wird: mit der Wünschelrute. Auch Paracelsus hat mehrfach von der Existenz von Störzonen gesprochen und seine Zeitgenossen aufgefordert, sie aufzuspüren.

Bis vor wenigen Jahren ist das Thema »Erdstrahlen« – so wie alles, was mit Wünschelrute oder Pendel zu tun hat – von den Medizinern in den Bereich des Zauberkults verwiesen und ziemlich einhellig und ebenso entschieden abgelehnt worden. Inzwischen gibt es aber gravierende Beweise für die Existenz solcher Strahlen und Störfelder. Unzählige Untersuchungen haben nachgewiesen, daß manche Krankheiten eben doch an bestimmten Orten auffällig häufig vorkommen, und daß Patienten gesund werden, ihre Beschwerden los sind, sobald sie ihre Schlafstelle, ihren Sitzplatz im Büro verändern oder »entstören«. Es kann heute nicht mehr daran gezweifelt werden, daß unser Befinden wie unsere Gesundheit durch Kraftfelder oder Strahlungen oder durch beides beeinflußt werden. Sie gehen aber nicht nur von unterirdischen Wasserläufen und elektromagnetischen Feldern aus, sondern resultieren auch aus Lagerstätten von Erzen, Mineralien, Kohle und anderen Stoffen oder aus Erdverwerfungen, Bruchzonen, Spalten und anderen Hohlräumen im Boden.

In früheren Zeiten dürften die Menschen noch den Standortinstinkt besessen haben, der Tieren eigen ist, so daß sie spürten, ob ein Platz gesund oder ungesund ist. Wahrscheinlich haben sie gewisse Plätze sogar aufgesucht, um sich dort mit Erdstrahlen zu heilen. Denn es ist ein Irrtum, anzunehmen, von der Erde gingen nur krankmachende Einflüsse aus. Vermutlich verdanken viele Menschen ihre stabile Gesundheit einem energetisch »aufladenden« Standort, ohne davon eine Ahnung zu haben. Selbst radioaktive Grundstrahlung kann der Gesundheit förderlich sein, solange sie ein gewisses Quantum nicht überschreitet. Und diese Strahlung gab es schon lange vor dem Bau von Kernkraftwerken.

Man kann also davon ausgehen, daß unsere Erde überzogen ist mit einem Gitter von Orten mit entladendem Effekt und Orten mit aufladendem Effekt, vergleichbar den Energieströmen *Yin* und *Yang* und ihren Akupressurpunkten im Organismus. Völlig neutral in seiner Wirkung wäre ein Ort nur dann, wenn sich beide Effekte an einer Stelle treffen und sich gegenseitig aufheben. Die Strahlungszonen können sich verändern, stärker oder schwächer werden oder sich sogar »umpolen«, etwa durch Erdbewegungen, Erdbeben, durch die Schneeschmelze im Frühjahr oder eine Überschwemmung, aber auch durch Sonnenfleckenaktivitäten, durch Mondphasen, durch kosmische Einstrahlung, durch künstliche, von Menschen erzeugte Kraftfelder.

Intensive Studien haben nun herausgefunden, daß Menschen, die über geopathisch abladenden Strahlungszonen wohnen, eher sehr blaß aussehen, häufig erschöpft und depressiv wirken. Sie haben glanzlose Augen, stumpfes Haar, eine welke, unelastische Haut. Energielosigkeit kann selbstverständlich auch andere Ursachen haben. Doch der erfahrene Praktiker wird bei einem solchen Patienten immer auch an die Möglichkeit einer Geopathie denken.

Menschen, die über aufladenden Zonen leben, haben eher eine rote Gesichtsfarbe, scheinen vor Gesundheit zu strotzen, sind vielleicht besonders aggressiv und überaktiv. Sie kommen anscheinend mit einem Minimum an Schlaf aus.

Angaben über den Schlaf sind für Geopathen überhaupt typisch, denn in den meisten Fällen ist die Schlafstelle gestört. Bei Standorten mit abladendem Effekt klagen die Betroffenen über besonders schlechten oder todähnlichen Schlaf. Sie fühlen sich morgens zerschlagen, frieren ständig, auch in geheizten Räumen und im Bett. Zugedeckt bis zum Hals, glauben sie selbst da noch einen Luftzug zu verspüren. Bei ihnen reiht sich eine »Erkältung« an die andere. Ihr Blutdruck liegt unter der Norm. Und wenn sie krank werden, verschlimmert sich das Leiden stets nachts.

Der Patient, der an einem Ort mit aufladendem Effekt schläft, schwitzt in der Nacht und findet deshalb keinen rechten Schlaf. Er hat oft eine Entzündung am Körper, einen Abszeß oder ein Furunkel, und neigt zur Hypertonie. Auch bei ihm verschlimmern sich Leiden während der Nacht.

Besonders befähigte Menschen können geopathische Störzonen mit der Wünschelrute oder dem Pendel finden. Doch ist es nicht unbedingt nötig, bei Beschwerden, wie sie eben beschrieben wurden, unbedingt einen Wünschelrutengänger zu engagieren. Die Störfelder oder Strahlungen beschränken sich meistens auf wenige Meter oder auf enge Bänder, die quer durch die Wohnung verlaufen. Es genügt daher oft, das Bett an eine andere Stelle des Schlafzimmers zu rücken, es notfalls ein paarmal zu verrücken, bis man wieder gesund schläft. Ein Zeichen dafür, daß man die gesunde Stelle gefunden hat, kann das Aufflammen einer alten Krankheit oder eine akute Entzündung sein – der Hinweis, daß die lahmgelegten Abwehrkräfte wieder zu ihrer alten Aktivität zurückgefunden haben. Eine plötzlich auftretende Mandelentzündung, eine Blindarmreizung oder ein Herd in den Kieferhöhlen signalisieren also nicht eine Verschlechterung, sondern im

 Gegenteil eine Verbesserung: Der Körper ist wieder in der Lage, sich kräftig zur Wehr zu setzten.

Es gibt auch Geräte, etwa Kupferpyramiden, mit denen man Störfelder abschirmen kann. Doch dabei muß man sich auf einen erfahrenen Praktiker verlassen können, der genau angibt, wie und wo sie aufgestellt werden müssen. Besser wäre es, man würde sich wieder mehr auf das eigene Gespür besinnen und in seiner Wohnung den Platz suchen, an dem man sich am wohlsten fühlt. Wer einen Hund besitzt, weiß sehr schnell, wo die gesündesten Stellen sind: dort, wo er sich hinlegt. Er ist ein »Strahlenflüchter«. Wer eine Katze hat, der sollte die Plätze, die sie bevorzugt, meiden. Sie mag Störfelder.

Menschen, die unter Strahlenbelastung leiden oder litten, sollten sich zur Harmonisierung auf eine bestimmte Kost umstellen, sich »makrobiotisch« ernähren. Hier einige Hinweise von Dr. Helmut W. Schimmel, welche Nahrungsmittel bei Geopathien zu bevorzugen sind: Wer unter einer abladenden Störzone leidet, für den sind Lebensmittel mit einem positiven *Yang*-Effekt (s. u.) hilfreich: Meersalz, Buchweizen, Haferflocken, Weizen, Gerste, Roggen, Hochseefische, Eier, Wild, Rindfleisch, Sonnenblumenöl, Distelöl, Äpfel, Kirschen, Karotten, Schwarzwurzeln, Meerrettich, Rettich, Zwiebeln, Knoblauch, Petersilie, Löwenzahn, Feldsalat, Spinat, Grünkohl, Weißkohl, Linsen, Schweizerkäse, Camembert, Roquefort, Kürbiskerne, Honig, Sauerkraut, rote Bete.

Bei aufladenden Geopathien helfen zur Harmonisierung Lebensmittel mit *Yin*-Effekt (s. u.): Zucker, Süßigkeiten, Schokolade, Tomaten, Auberginen, Kartoffeln, Bohnenkaffee, süße Alkoholika (Wein, Sekt, Likör), Ananas, Bananen, Pampelmusen, Zitronen, Gurken, Spargel, Artischokken, Wasser.

Yin und *Yang* sind bei den Chinesen die beiden Elemente oder Pole des Universums. *Yang* ist dabei der positive, *Yin* der negative Pol. Beide Kräfte stehen in ständiger Wechselwirkung und müssen im Gleichgewicht sein, damit die natürliche und harmonische Ordnung nicht gestört wird. Da nach chinesischer Auffassung beim Menschen *Yin* und *Yang* die Basis seines Organismus sind, darf es zu keiner Disharmonie zwischen beiden kommen, will er gesund bleiben. Alle Krankheiten sind auf eine Störung des Gleichgewichts von *Yin* und *Yang* zurückzuführen. Einer der besten Wege, diese Ordnung herzustellen, ist die Ernährung. Denn nach der makrobiotischen Lehre gibt es Nahrungsmittel, die *Yin*, und solche, die *Yang* sind.

	Anwendungsweise
Bei *Yin*-Strahlung (kaltes Kopfweh)	**Melisse-Stirnband:** 10 Gramm Melisse werden angeröstet und mit einigen Tropfen Schnaps versehen. Das gibt man unter ein Stirnband und läßt es, solange Beschwerden bestehen, einwirken.
Bei *Yang*-Strahlung (heißes Kopfweh)	**Holunderbeermilch:** 10 Holunderbeeren werden in lauwarme Milch gegeben. Davon trinkt man täglich 1 Glas.

Störfelder können nicht nur von »Wasseradern« unter dem Haus verursacht werden, sondern auch durch Stromleitungen in der Wohnung, durch Abschirmung der natürlichen elektromagnetischen Felder, durch statische Aufladung in synthetischem Material. Als der Mensch vor rund hundert Jahren den Strom als Licht- und Energiequelle, als Antriebskraft für Motoren und als Transportmittel für Gespräche und Bilder (Telefon, Rundfunk, Fernsehen) entdeckte und in unglaublicher Geschwindigkeit nutzbar machte, ahnte noch kaum einer, daß auch in unserem Körper Strom fließt, daß Elektrizität eine wichtige Naturkraft ist, die unsere organischen Funktionen auch von außen steuert.

Jeder fließende Strom baut ein elektromagnetisches Feld auf, das Energien oder Signale an unseren Organismus abgibt. Unglücklicherweise wählten die Techniker für Stromschwingungen seinerzeit ausgerechnet die Frequenzen, die in unserem Körper auch von Natur aus existieren, fünfzig Hertz. Sie konnten das damals nicht wissen. Doch heute sehen wir uns der Tatsache konfrontiert, daß wir pausenlos falsche Signale bekommen, Signale, die wir weder hören noch sonstwie wahrnehmen können, die aber in unserem Körper permanent Fehlsteuerungen verursachen.

Sie wirken sich besonders in der Nacht störend aus, wenn man an seinem Bett ein Gerät stehen hat, das an die Steckdose angeschlossen und in Betrieb ist, etwa ein elektrischer Wecker, das Fernsehgerät, das zwar ausgeschaltet ist, aber unter Strom steht, oder auch ein Telefon, in dem ständig Strom fließt, auch dann, wenn man nicht telefoniert. Auch Leitungen in der Wand, die über dem Kopf zu einem laufenden Gerät, etwa dem Kühlschrank in der Küche , führen, können die Ursache dafür sein, daß man keinen Schlaf findet, unruhig ist, am nächsten Morgen mit heftigen Kopfschmerzen oder völlig zerschlagen aufwacht. Ob solche Störungen eventuell auch krank machen können, ist bislang zu wenig erforscht, doch spricht vieles für eine solche Vermutung. Wenn man Bienenhäuser unter Starkstromleitungen aufstellt, drehen die Bienen regelrecht durch. Sie gehen aufeinander los, stechen sich gegenseitig tot, verkleistern alle Ritzen ihres Stocks, selbst das Flugloch, und ersticken. Was für Bienen gilt, muß für Menschen noch lange keine Bedeutung haben. Doch es stimmt nachdenklich, daß Kaninchen, Hasen, Rehe, die sich vorwiegend in der Nähe von Hochspannungsleitungen aufhalten, besonders anfällig sind für Infektionskrankheiten, deutlich weniger weiße Blutkörperchen und eine verkürzte Lebenserwartung haben. Hühnereier, unter Hochspannungsleitungen gelegt, werden nur selten ausgebrütet: Die Küken sind dann mißgebildet, kränklich, kleiner als andere.

Wieviel Nervosität, Aggressivität, wie viele Depressionen resultieren aus solchen künstlichen elektromagnetischen Feldern? Der Münchner Professor Herbert L. König ist davon überzeugt, daß viele chronische Beschwerden wie Kopf- und Gliederschmerzen, Nervosität, Schlaflosigkeit in direktem Zusammenhang damit stehen. Er gibt beispielsweise den Rat, nach Möglichkeit mindestens zweihundert Meter entfernt von Hochspannungsleitungen und Bahnleitungen sowie Transformatorenhäuschen zu wohnen. Wer nicht gut schlafen kann oder sich morgens arg gerädert fühlt, muß zuerst dafür sorgen, daß an seinem Bett kein Strom fließt: weg mit dem Telefon, mit elektrischen Weckern, die ans Stromnetz angeschlossen sind, und ähnlichen Geräten.

Wer baut, sollte darauf achten, daß dort, wo einmal das Bett stehen wird, keine Stromleitungen verlegt werden. Auch Verlängerungskabel haben in der Nähe des Bettes nichts zu suchen. Heizdecken, falls sie überhaupt verwendet werden, müssen die Nacht über aus der Steckdose gezogen werden.

Ein weiteres Problem stellen synthetische Stoffe in der Wohnung dar. Wer länger in einem Sessel mit Kunststoffbezug gesessen hat, weiß, wie unangenehm die Hitze ist, die in ihm aufsteigt, wie sich Nervosität und Zerschlagenheit steigern. Er hat sich elektrostatisch aufgeladen. Greift er zur Türklinke, verursacht das einen elektrischen Funken. Auch diese statische Ladung kann das körpereigene Energiegleichgewicht zum Kippen bringen und organisch Steuerbefehle verändern und stören: Beim Sitzen oder Liegen auf Kunststoffmöbeln werden Puls und Atmung schneller, die Hautfeuchtigkeit steigt bis zu 10 Prozent an. Das heißt, man lebt völlig grundlos hektisch. Auf der einen Seite heizt sich der Körper ein, auf der anderen Seite muß er vermehrt kühlen – beides ist unsinnig. Kunststoffe können vor allem erschöpfte und labile Menschen krank machen. Deshalb muß, wer wirklich gesund leben will, synthetische Stoffe zumindest bei Sitzmöbeln, ganz sicher aber im Schlafzimmer (Bettwäsche, Nachtkleidung) meiden.

Das dritte Problem ist die Abschirmung des natürlichen elektromagnetischen Feldes durch Wände und Mauern, die mit Eisen bewehrt sind. Autofahrer wissen es nur zu gut: Nirgendwo »kracht« und »funkt« es so rasch wie im Auto. Die harmloseste Bemerkung kann zu heftigen Auseinandersetzungen führen. Der Hintergrund ist seine »Käfigbauweise«. In ein Auto kann kein Blitz einschlagen, weil es ein Faradaykäfig ist. Die Atmosphäre im Auto ist von der draußen hermetisch abgeschlossen. Das beeinträchtigt die Leistung, macht aber auch nervös, explosiv.

Eine ähnliche Situation scheint heute in modernen Wohnungen gegeben zu sein, die in Eisenbetonkonstruktionen errichtet wurden. Auch sie sind abgeschirmt.

Wissenschaftliche Untersuchungen sprechen dafür, daß Schulen in modernen »Betonburgen« die Schüler anfälliger machen für Infektionen und sie in ihrer Leistung beeinträchtigen. Umgekehrt gibt es aber auch

 Hinweise dafür, daß man in Eisenbetonbauten Wettereinflüsse wie etwa den Föhn weniger spürt.

Nicht jeder kann sich eine gesunde Wohnung, einen gesunden Arbeitsplatz aussuchen. Die wenigsten von uns leben ohne Umweltbelastung, ohne schädliche Einflüsse und Nebenwirkungen. Welcher Arbeitnehmer hätte schon die Möglichkeit, zum Beispiel die Klimaanlage auszuschalten, den Kunstfaserteppich herauszureißen? Selbst die gesunde Einrichtung der eigenen Wohnung stellt uns vor Probleme. Entweder man muß für natürliche Materialien sehr viel Geld hinlegen oder es gilt, auf Bequemlichkeit zu verzichten.

Die Lösung heißt wie immer, wo es um die Gesundheit geht: Eine gelegentliche Störung, einen Fehler, der nicht zur Lebensgewohnheit wird, kann unser Körper verkraften. Man sollte sich also auch in diesem Fall keine übertriebenen Sorgen machen. Den Maßstab, ob etwas bekömmlich oder krankmachend ist, liefert letztlich unser Wohlbefinden. Wir müssen wieder lernen, auf die Signale des Körpers zu achten. Wenn er uns zu verstehen gibt, daß ihm seine Umgebung nicht behagt, wäre es falsch, sie zu unterdrücken, zu dämpfen oder nach anderen Ursachen zu forschen. Denken wir also im Fall von Befindensstörungen immer auch an Geopathien und Umweltgifte. Versuchen wir, so gut es geht, störende Einflüsse aus unserer Umgebung auszuschalten oder unserem Körper zumindest viel Abwechslung und Erholung von den Belastungen anzubieten.

Wer in einem Hochhaus wohnt, der muß besonders häufig hinaus in die freie Natur – aber möglichst nicht in den Wald. Denn auch im Wald, unter Bäumen, ist das natürliche elektromagnetische Feld der Erde abgeschirmt. Die Rast unter dem Baum wäre also in diesem Fall nicht die ideale Erholung, sondern eher das Rudern über einen See, das Ausruhen auf einer Wiese oder die Wanderung im Hochgebirge.

Lärm und Licht

Lärm ist mehr als nur eine Belästigung, mehr als eine Schädigung, die zu Taubheit führen kann. Er wirkt auf das vegetative Nervensystem wie ein Aufputschmittel: Die peripheren Blutgefäße verengen sich, Blutdruck und Pulsfrequenz steigen an, die Hauttemperatur sinkt ab, der Stoffwechsel wird beschleunigt, die Nebennierenrinde scheidet vermehrt Hormone (Adrenalin, Kortisone) aus, und die elektrische Muskelaktivität erhöht sich spontan.

Zu solchen Körperreaktionen auf Lärm und Geräusche kommt es etwa nicht nur dann, wenn man hellwach ist und sich mehr oder weniger bewußt gestört fühlt, sondern auch während des Schlafs. Starke Geräusche wie Straßenlärm können die Tiefschlafphase verhindern – und zwar ohne daß man des Lärms wegen aufwachen müßte. Die Folgen sind chronische Müdigkeit, Leistungsschwäche, erhöhte Anfälligkeit für Infektionen, Verdauungsstörungen. Lärm, wesentlich am Zustandekommen von Bluthochdruck beteiligt, ist mittlerweile die Berufskrankheit Nummer eins: Rund fünftausend Menschen werden jährlich in der Bundesrepublik Deutschland am Arbeitsplatz taub, Zehntausende hörgeschädigt. Im Tierversuch wurde sogar nachgewiesen, daß Lärm unfruchtbar macht und Krebs hervorruft.

Denn das hat nun auch wieder der Lärm an sich: Man kann sich nicht an ihn gewöhnen. Ob die aufgefangenen Geräusche sehr laut, vielleicht sogar schmerzhaft grell sind, ober ob sie das Ohr nur umschmeicheln: Signale für das Nervensystem sind sie immer. Und bedenkt man, wie heftig wir uns pausenlos mit Musik berieseln, von Diskosound beschallen lassen, wieviel wir uns an Straßen- und Flugzeuglärm, Geschrei, Geschirrklappern, Maschinenschreiben zumuten, dann dürfen wir uns nicht wundern, wenn wir entsprechend zerschlagen sind. Das »Dauerstörungsfeuer« schafft uns alle – vor allem dann, wenn noch andere nervenbelastende Einflüsse von außen, etwa Lichtreize, aufregende Erlebnisse, Ärger, Streß, hinzukommen.

Ähnliche Auswirkungen auf den Körper wie Lärm hat zu helles Kunstlicht. Über die Augen steuert jedes Licht das Tempo der Stoffwechselvorgänge. Im Gegensatz zum natürlichen Sonnenlicht aber wirkt Kunstlicht auf die Steuerzentrale, die Hypophyse, nachteilig. Das läßt sich am erhöhten Kortisonspiegel im Blut nachweisen. Kunstlicht bedeutet Streß. Aus Untersuchungen geht hervor, daß die geistige Leistungsfähigkeit bei zu starkem Licht absinkt. Vor allem Lichtröhren mit bläulich-kaltem Licht können übernervös machen. Pulsierende Lichtquellen, wie man sie in Diskotheken antrifft, vermögen so stark aufzuputschen, daß für Stunden kein Schlaf möglich ist.

Zu den wichtigsten Maßnahmen einer gesunden Lebensführung gehören deshalb heute auch die Reduzierung von Lärm und das Meiden zu greller Kunstlichtquellen. Das heißt, es empfehlen sich Schallschutzfenster zur Straße hin auch dann, wenn der Verkehr nicht übermäßig stark sein sollte. Noch besser wäre es, man könnte das Schlafzimmer auf die der Straße abgewandte Seite verlegen. Denn ungestörter Schlaf ist besonders wichtig. Wer stark gestreßt ist oder unter Bluthochdruck leidet, darf sich tagsüber nicht pausenlos von Musik berieseln lassen. Abends muß er das Fernsehen einschränken. Denn zur Schallüberreizung kommt es dabei auch noch zum Flimmerlichteffekt und zu Aufregung. Am Arbeitsplatz muß man sich dafür einsetzen, daß zumindest unnötiger Lärm abgestellt wird (zu schrille Telefone, Türenschlagen, zu laute Schreibmaschinen, Böden und Wände, die den Schall nicht dämpfen). Wer mit unvermeidlichem Lärm zu tun hat, darf nicht leichtsinnig auf den Hörschutz verzichten. Es geht dabei nicht nur um das Gehör, es geht um die Gesundheit.

Wir alle aber, die wir im modernen Leben in verstärktem Maß dem Lärm ausgesetzt sind, müssen dafür sorgen, daß es wenigstens ein paar Minuten am Tag absolut ruhig ist. Der Lärmbelastung muß die Lärmerholung folgen. Kurzer, auch sehr lauter Krach ist verkraftbar, nicht aber Dauerlärm.

Chemische Umweltgifte

Es hat keinen Sinn, darum herum zu reden oder die Augen davor zu verschließen: Unsere Welt ist durchsetzt mit gefährlichen Giften. Gift befindet sich als Rückstand von Dünger und Insektenvertilgungsmitteln in der Nahrung, auch Verpackungsmaterial hinterläßt dort seine Spuren. Es strömt aus Farben, Lacken, Holzschutzmitteln, Klebstoffen, Putzmitteln, Spanplatten, Sperrholz und erfüllt unsere Wohnungen. Wer mit Ziegelsteinen besonders gesund bauen will, riskiert unter Umständen, mit dem gefährlichen Dioxin in Berührung zu kommen. Eine scheinbar harmlose Gipsdecke kann, ebenso wie die bunten Kacheln im Bad, die ganze Wohnung radioaktiv verseuchen. Man bräuchte aufwendige, empfindsame Meßgeräte, um die Gasausscheidungen der neuen Kücheneinrichtung messen zu können, und einen Geigerzähler, um zu erfahren, ob die Farben der Bodenfliesen radioaktiv sind. Schadstoffe wie Formaldehyd, Dioxin, Pentachlorphenol (PCP) haben traurige Berühmtheit erlangt. Doch daneben gibt es noch mindestens achttausend gefährliche Chemikalien, mit denen wir auch bei größter Vorsicht in Berührung kommen.

Das Tückische an diesen Giften: Würden sie sofort eine heftige Erkrankung oder zumindest das Gefühl schwerer Übelkeit auslösen, dann wären wir gewarnt, könnten sie meiden und verbieten lassen. Doch sie schleichen sich fast unbemerkt in unseren Körper und verursachen allgemeine, untypische Beschwerden, die uns gar nicht an eine Vergiftung denken lassen: Kopfschmerzen, Nervosität, Atembeschwerden, »Erkältungen«, leichte Lähmungen, Durchfall, Ausschlag. Wer kommt schon auf die Idee, daß solche Befindensstörungen von einem neuen Anstrich oder dem eben erworbenen Schrank stammen, weil Holz oder Farbe giftige Gase verströmen können.

Viele dieser Gifte sammeln sich im Körper an. Er ist ihnen weithin hilflos ausgeliefert, kann sie weder unschädlich machen noch neutralisieren, noch ausscheiden. Er muß sie ablagern. Auch wenn wir gelegentlich nur minimale Spuren aufnehmen, füllt sich mit der Zeit in Knochen, Bindegewebe und Organen ein Giftlager an, das immer bedrohlicher wird.

Weil aber nicht nur das eine oder andere Gift in unseren Körper gelangt, sondern unzählig viele, die sich gegenseitig sogar noch potenzieren, bleibt ihm auch keine Chance, Spezialabwehrkräfte zu mobilisieren. Viele Wissenschaftler sind heute überzeugt davon, daß ein hoher Prozentsatz von

Krebserkrankungen, vor allem Lungenkrebs, Magen- und Darmkrebs, Asthma, chronische Bronchitis, Pseudokrupp und Leiden wie die multiple Sklerose, rheumatische Erkrankungen und Nervenleiden von solchen Vergiftungen ausgehen.

Die Aufzählung der Bedrohungen ist damit aber noch nicht zu Ende. Sollte man tatsächlich entdecken, daß ein Einrichtungsgegenstand Gift absondert, dann genügt es nicht, ihn zu entfernen, die Farbe abzukratzen oder zu überpinseln. Die Gifte sind längst in Wände, Decken, Kissen, Stoffe eingedrungen und setzen von dort ihre verhängnisvollen Angriffe fort. Jemand schläft beispielsweise unmittelbar neben einer frischgestrichenen Holzwand und wird krank. Wenn er den Verdacht hegt, von der Wand vergiftet zu werden, braucht er sie nicht herauszureißen, um sie zur Analyse in ein chemisches Institut zu schicken. Es genügt eine Probe der Kopfkissenfüllung. Es hat auch wenig Sinn, bei Erkrankungen durch Umweltgifte beim Arzt Bluntersuchungen oder Urinanalysen machen zu lassen. Die Ergebnisse wären immer negativ, weil der Körper die Gifte aus dem Blut herausfiltert. Aufschluß könnte nur die genaue Untersuchung einer Fett- oder Knochenprobe geben.

Wir haben hier bewußt vor allem von Vergiftungsgefahren in Wohnräumen gesprochen, weil sie dort – speziell in Schlaf- und Arbeitsräumen, wo man sich am längsten aufhält – am nachhaltigsten auf den Körper einwirken können. Hier die wichtigsten Symptome, die einen Hinweis für eine Umweltvergiftung geben können:

▷ Unerklärliches Zahnfleischbluten, Nasenbluten, Defekte an den Schleimhäuten.
▷ Körperliche Erschöpfung, die sich bis hin zu Lähmungserscheinungen steigert.
▷ Atemnot, Asthma, Bronchitis, das Gefühl, keine Luft mehr zu bekommen, Zustände, die an eine Allergie denken lassen.
▷ Schweißausbrüche vor allem während der Nacht.
▷ Starker Haarausfall, Hautunreinheiten, Hautausschläge.
▷ Abmagerung, stechende Bauchschmerzen.
▷ Bindehautentzündungen, tränende Augen.
▷ Unerklärliche Nervosität, Konzentrationsschwäche, starke Vergeßlichkeit, ständige Kopfschmerzen.

Solche Symptome deuten vor allem dann auf eine Umweltvergiftung hin, wenn mehrere Familienmitglieder oder Arbeitskollegen, die in denselben Räumen arbeiten, davon betroffen sind. In der Regel reagieren Kinder zuerst. Es kann aber Monate, vielleicht sogar ein Jahr oder noch länger dauern, bis man nach einer Neuanschaffung oder einer Renovierung die ersten Beschwerden deutlich spürt, so daß es nicht immer ganz leicht ist, noch einen Zusammenhang herzustellen. Sodann sind die Folgen einer Vergiftung nicht in Tagen oder Wochen zu beseitigen. Es dauert oft Jahre, ehe man sich danach wieder richtig wohl fühlt. Das zeigte die Seveso-Katastrophe – und das war das Schrecklichste an ihr. Man darf also nicht davon ausgehen, daß mit dem Umzug in eine gesündere Wohnung alles überstanden ist.

Eine besondere Warnung ist für Besitzer von Wohnwagen und Wohnmobilen angebracht: Sie bestehen zum großen Teil aus formaldehydhaltigen Materialien wie Sperrholz, Spanplatten, Schaumstoffen. Dann nützt es relativ wenig, solche Kleinwohnräume ständig gut durchlüftet zu halten. Die Giftkonzentrationen können – je nach Verarbeitung – selbst dann noch zu hoch sein, wenn die Fenster niemals verschlossen werden. Es gilt also, besonders sorgfältig auf erste Anzeichen einer Gesundheitsstörung zu achten. Besondere Vorsicht ist auch beim Kauf von farbigen Kacheln geboten: Es gibt, vor allem in Italien, Hersteller, die radioaktive Farben verwenden, so daß ein mit solchen Kacheln ausgestattetes Badezimmer mehr radioaktive Strahlung abgibt als ein Atommeiler. Die Behörden versichern, daß Fliesen, die man über den deutschen Handel bezieht, solche Gefahren nicht besitzen. Doch wer im Süden kauft, sollte seine Ware überprüfen lassen.

Die immer drängender werdende Frage lautet nun: Wie kann man einer Gefährdung möglichst von vornherein ausweichen und was muß man tun, hat man sich erst einmal vergiftet? Zunächst müssen wir dafür sorgen, daß gefährliche Gifte so schnell wie möglich verboten werden. Es dürfen keine Möbel, Farben, Klebstoffe, Tapeten mehr hergestellt werden, die Giftstoffe abgeben. Der Untergang des alten Rom wird von Wissenschaftlern in Zusammenhang gebracht mit einer systematischen Bleivergiftung durch Trinkgefäße. Ähnliches sollte uns nicht passieren.

Mit Sicherheit läßt sich heute beim Kauf neuer Möbel oder bei einer Wohnungsrenovierung nicht feststellen, ob die verwendeten Materialien giftig sind oder nicht. Wissen sollten Sie, daß Sie Gifte um so schneller aus Wänden und Möbeln herausbekommen, je wärmer es ist. Ziehen Sie also in eine neue Wohnung ein oder renovieren Sie die alte, müssen Sie diese zwei-, dreimal acht Stunden lang ordentlich durchheizen, und zwar bei verschlossenen Fenstern. Die Luft sollte sich auf 40 Grad erwärmen. Sorgen Sie danach einen Tag lang für Durchzug. Wer sich vergiftet hat, muß sich systematisch – und zwar über viele Wochen hin – entgiften.

In den Listen zu diesem Kapitel finden Sie spezielle Mittel gegen Umweltgifte. Suchen Sie den Stoff aus, der in Ihrer Wohnung, am Arbeitsplatz zu finden ist oder den Sie beispielsweise mit Medikamenten eingenommen haben. Das Heilmittel dagegen enthält das entsprechende Gift in homöopathischer Potenzierung. Oft hilft die Einnahme eines solchen Mittels innerhalb weniger Tage.

Gegen jedes Gift, das aus der Umwelt, am Arbeitsplatz oder im eigenen Heim in den Körper gelangen kann, gibt es eine spezielle Nosode (s. *Homöopathie*). Durch die Einnahme dieser Medikamente lassen sich die entsprechenden Gifte über die Nieren aus dem Körper herausfiltern. Oft verschafft das schon innerhalb von zwei Tagen deutliche Besserung.

Wenn man das Gift kennt, besorgt man sich in der Apotheke die entsprechende Nosode der Firma Staufen-Pharma, Göppingen. Man nimmt in jedem Fall bis zur Besserung täglich 10 bis 12 Tropfen, Kinder die Hälfte.

Hier die wichtigsten Gifte und wo sie auftreten können:

Gifte – Vorkommen	*Nosode – Mögliche Giftschäden*
Acrylharz In Zahnprothesenmaterial, Lacken, Farben, Klebstoffen, Tesafilm, Kunststoffen, Textilien.	**Acrylat** D12, Tropfen **Symptome:** Kopfschmerzen, Übelkeit, Schwindel.
Anilin In Haarfärbemitteln, Wäschetinte, Schuhputzmitteln, Photochemikalien, Pharmazeutika, Tapeten.	**Anilinum** D12, Tropfen **Symptome:** Haarausfall, starke Nervosität, schlechtes Blutbild, Energieverlust durch Sauerstoffmangel, Appetitmangel, Gewichtsverlust. Kinder reagieren besonders empfindlich. Alkohol erhöht die Wirkung um das 7- bis 20fache.
Arsen In Holzschutzmitteln (auch Kinderspielplätze!), Legierungsbestandteil in Glasindustrie und Zinkhütten.	**Arsenicum** D12, Tropfen **Symptome:** Starke Magen- und Darmbeschwerden, Durchfall, Erbrechen, Hornschichtbildungen und Pigmentflecken auf der Haut.
Asbest In Dachplatten, Fassadenelementen, Feuerschutzwänden, Rohrleitungen, Blumenkästen, Fußbodenbelägen, Spachtelmassen, Fensterkitten, Dichtungsmaterialien, Haartrocknern, Fließenklebern, Heizgeräten.	**Asbeststaub** D12, Tropfen **Symptome:** Lungenschäden, kann Krebs erregen.

Gifte – Vorkommen	*Nosode – Mögliche Giftschäden*
Benzin In Kraftstoff, Lösungsmitteln, Reinigungsmitteln.	**Benzinum petrolei** D12, Tropfen **Symptome:** Erregungszustände, Benommenheit, Kopfschmerzen, Erbrechen, Schädigung des Nervensystems, Leber- und Nierenvergrößerungen.
Benzol In Lösungs- und Entfettungsmitteln, beim Lackieren, in Putzmitteln, Mitteln zum Abbeizen, zur Lack- und Farbentfernung, in Klebstoffen.	**Benzolum** D12, Tropfen **Symptome:** Schon die kleinste Menge führt beim Einatmen zu Schleimhautreizungen, Schädigung des Knochenmarks mit entsprechenden Blutbildveränderungen bis hin zum Blutkrebs. Leber, Nieren und Milz werden in Mitleidenschaft gezogen, erbgutschädigend.
Benzopyren In Steinkohlenteer, Karbolineum, Tabakrauch, Abgas, Ruß.	**Benzopyren** D12, Tropfen **Symptome:** Gilt als der Lungenkrebsverursacher Nummer eins.
Bichlorethan Lösungsmittel für Harze, Asphalte und Kautschuk, in Fleckwasser, Abbeizmitteln, wird bei der Herstellung von PVC verwendet.	**Kl 1** D12, Tropfen **Kl 9** D12, Tropfen **Symptome:** Kopfschmerzen, Übelkeit, Erregungszustände, Magen-Darm-Störungen mit Übelkeit, Erbrechen, Leber- und Nierenschäden, Dauerschäden des zentralen Nervensystems (multiple Sklerose).
Blei In Lack, Kitt, Rostschutzfarben, Kabelummantelung, Strahlenschutz, Batterien, Benzin.	**Plumbum metallicum** D12, Tropfen **Symptome:** Beeinträchtigung der Blutbildung und des Nervensystems, lagert sich vornehmlich in Leber, Niere, Knochenmark, danach auch im Blut. Die Folgen sind starke Müdigkeit, Schwäche, Kopfschmerzen, Appetitlosigkeit, Magen- und Darmkoliken. Besonders gefährdet sind Kinder und Schwangere.
Cadmium In Farben, speziell Rot, Orange, Gelb (Kinderspielzeug, Kochgeschirr), PVC, Fensterrahmen.	**Cadmium metallicum** D12, Tropfen **Symptome:** Fieberattacken, teilweiser Ausfall des Geruchssinns, Nieren- und Lungenschäden, Knochenveränderungen, mögliche Krebsgefährdung.

Gifte – Vorkommen	*Nosode – Mögliche Giftschäden*
Chlor Lösungs- und Bleichmittel, Desinfektionsmittel in Schwimmbädern, Trinkwasser, Sanitärreinigung.	**Chlorum** D12, Tropfen **Symptome:** Starkes Lungengift, Hustenanfälle, Lungenentzündung, Akne.
Chlornaphthalin In Holzschutzmitteln, Imprägnier- und Grundiermitteln, Lösungsmitteln, Schädlingsbekämpfungsmitteln.	**Naphthalium** D12, Tropfen **Symptome:** Pustelbildung, Hautausschläge, Akne, Schläfrigkeit, Brechreiz, Müdigkeit, Lebervergrößerung.
Chlorophorm In Lösungsmitteln, Abbeizfarben.	**Chlorophormium** D12, Tropfen **Symptome:** Entfettung der Haut, Rißbildung der Haut, Schleimhautreizung.
Chromate und Bichromate In Chrom- und Kunststoffverbindungen, Holzimprägnierung.	**Chromium metallicum** D12, Tropfen **Chromium obsydatum** D12, Tropfen **Chrom-Kobalt-Molybdänlegierung** D12, Tropfen **Symptome:** Allergische und asthmatische Reaktionen; erzeugt Krebs, zersetzt Haut und Schleimhäute.
Epoxidharze In Lack und Gießharzen, hochwertigen Zweikomponenten-Klebstoffen, Beschichtungen und Imprägnierungen von Beton und Fußböden; Bindemittel zur Herstellung von Kunstharzbeton und Kunstharzmörtel.	**Phenolum** D12, Tropfen **Symptome:** Krebserregend.
Fluor In Holzschutzmitteln, Abgasen von Ziegeleien und Keramikbetrieben, in Ärosol, Treibgasen, Styropor, in allen Spraydosen, Mottenschutzmitteln, Rostentfernern, Kleistern, Klebstoffen.	**Fluoresceinum** D12, Tropfen **Symptome:** Reizung der Schleimhäute, allgemeine Schwäche, Husten, Atemnot, bei langdauernder Anwendung können Knochen-, Zahn-, Nieren- und Hautveränderungen auftreten. Überfunktion der Schilddrüse, Schädigung der Muskulatur. Holzschutzmittel geben die Gifte sehr lange Zeit ab.

Gifte – Vorkommen	*Nosode – Mögliche Giftschäden*
Formaldehyd In Desinfektionsmitteln, Haushaltsreinigungsmitteln, Spanplatten, Hausisolierung, Preßmassen, Lacken, Klebstoffen, Klebefolien, Faserplatten, Textilien, Farben, Lösemitteln, Schaumstoffen, Tapeten, Medikamenten, Badezusätzen, Filzstiften, Schuhcremes, Lebensmitteln, empfängnisverhütenden Schäumen, in Kosmetika, Tabakrauch.	**Formaldehyd solutus** D12, Tropfen **Formalinum** D12, Tropfen **Symptome:** Absterben der Zellen, Blockierung der Zellatmung, Kopfschmerzen, Schlaflosigkeit, Gedächtnisschwund, Nervosität, Depressionen, Aggressivität, erbgutschädigende Wirkung, Augenreizungen, Übelkeit, Krebsverdacht.
Lindan In Schädlingsbekämpfungsmitteln für den Haushalt, Holzschutzmittel.	**Lindan KJ2** D12, Tropfen **Symptome:** Benommenheit, Erbrechen, Kopfschmerzen, Durchfälle, Krämpfe, Atemlähmung, Schleimhautreizung, Schädigung des Nervensystems, Nachweis in der Muttermilch, karzinogen, Knochenmarksschwund, Blutarmut.
Natrium, Natriumverbindungen In Bleichmitteln, Waschmitteln, Reinigungsmitteln.	**Natriumcarbonicum** D12, Tropfen **Symptome:** Bei Trinken oder Einatmen von Waschpulver, Waschpulverdämpfen kommt es zu starken Schmerzen, Erbrechen, Geschwüren, Kreislaufkollaps.
Pentachlorphenol (PCP) Vor allem in Holzschutzmitteln und Anstrichmitteln zur Pilzbekämpfung, in Tapeten, Klebstoffen, Lacken, Farben, Textilien, Gardinen, Möbeln, Teppichen, Hausstaub, Lebensmitteln.	**Phenolum** D12, Tropfen **Symptome:** Leberzirrhose, Knochenmarksschwund, Nervenschädigungen, Kopfschmerzen, Übelkeit, Erbrechen, Akne, Furunkel, Nierenschäden, Blutkrankheiten.
Phosphate In Waschmitteln, Reinigungsmitteln, Weichmachern, Flammenschutzmitteln, Schädlingsbekämpfungsmitteln.	**Phosphorus** D12, Tropfen **Phosphorsäure E** D12, Tropfen **Phosphat-Zement** D12, Tropfen **Symptome:** Schleimhautreizung, Verätzungen des Verdauungstrakts mit Erbrechen, Hornhautzerstörungen, Nervenreizungen, starkes Schwitzen, Stoffwechselstörung der Leber.

Gifte – Vorkommen	*Nosode – Mögliche Giftschäden*
Quecksilber und -verbindungen In Fieberthermometern, Thermosflaschen, Schaltern und Leuchtstoffröhren, Holzschutzmitteln, PVC, Farben und Batterien, in der Papierproduktion.	Mercurialis D12, Tropfen **Symptome:** Reizung der Schleimhaut der Atemwege, Schädigungen des Nervensystems, Zittern, Verhaltensstörungen, Hautausschläge, Reizbarkeit, Nierenschäden. Bei Kindern können Krankheitsbilder mit Kopfschmerzen, Schwindel, Lockerung der Zähne auftreten.
Terpentinöl, Terpentinersatz, Toluol In Lösungsmitteln für Lacke, Farben, Harze, in Ölen, Polituren, in Reinigungs- und Anstrichmitteln, Nitroverbindungen, Kunstleder.	Toluol D12, Tropfen **Symptome:** Reizerscheinungen, Bauchschmerzen, Übelkeit, Erregungszustände mit eventueller Bewußtlosigkeit, Kopfschmerzen, Benommenheit, Hautausschläge, Atemstörungen, Schädigung der Leber und Nieren, des Nervensystems.
Trichlorethan, Trichlorethylen In Reinigungsmitteln, Lösemitteln für Lakke, Abbeizmitteln.	Trichlorethylen D12, Tropfen **Symptome:** Verdacht auf Krebserzeugung. Bindehautreizung, Schleimhautreizung, Hautentfettung, Hautausschläge, Rauschzustände. Leber- und Nierenschäden, Schädigung der Sehnerven, Atemlähmungen, Schlafsucht, Desorientiertheit.
Xylol In Lösungsmitteln, in Reinigungsmitteln, Schädlingsbekämpfungsmitteln.	Xylol D12, Tropfen **Symptome:** Kopfschmerzen, Schwindel, Brechreiz, Reizung der Atemwege und der Augen.

Mittel gegen chemische Umweltgifte

Weitere wichtige Nosoden für Vergiftungen mit Medikamenten, Chemikalien etc. im Beruf

Acetessigsäureaethylester (D12, Tropfen)
Acetonum (D12, Tropfen)
Acetylcholinum chloratum (D12, Tropfen)
Acidum acetylosalicylicum (D12, Tropfen)
Acidum agaricinicum (D12, Tropfen)
Acidum alpha-ketoglutaricum (D12, Tropfen)
Acidum arsenicosum, metallicum, album, Gefion (D12, Tropfen)
Acidum asparagicum (D12, Tropfen)
Acidum benzoicum e resina (D12, Tropfen)
Acidum boricum (D12, Tropfen)
Acidum botyricum (D12, Tropfen)
Acidum bromicum (D12, Tropfen)
Acidum camphoricum (D12, Tropfen)
Acidum carbolicum = Phenolum (D12, Tropfen)
Acidum chromicum (D12, Tropfen)
Acidum citricum (D12, Tropfen)
Acidum cis-aconitum (D12, Tropfen)
Acidum DL-malicum (D12, Tropfen)
Acidum fluoricum (D12, Tropfen)
Acidum foricicum (D12, Tropfen)
Acidum hydrobromicum (D12, Tropfen)

Weitere wichtige Nosoden für Vergiftungen mit Medikamenten, Chemikalien etc. im Beruf

Acidum hydrochloricum (D12, Tropfen)
Acidum hydrocyanicum (D12, Tropfen)
Acidum hydrofluoricum (D12, Tropfen)
Acidum metallicum (D12, Tropfen)
Acidum muriaticum (D12, Tropfen)
Acidum nicotinicum (D12, Tropfen)
Acidum nitricum (D12, Tropfen)
Acidum nitro-muriaticum (D12, Tropfen)
Acidum oxalaceticum (D12, Tropfen)
Acidum oxalicum (D12, Tropfen)
Acidum paraaminosalicylicum = PAS = Paraaminosalicylsäure (D12, Tropfen)
Acidum phenylaethylbarbituricum (D12, Tropfen)
Acidum phosphoricum (D12, Tropfen)
Acidum picrinicum (D12, Tropfen)
Acidum pyruvicum (D12, Tropfen)
Acidum salicylicum (D12, Tropfen)
Acidum silicicum (D12, Tropfen)
Acidum sorbicum (D12, Tropfen)
Aether (D12, Tropfen)
Aethylenglykol (D12, Tropfen)
Aethylenoxyd (D12, Tropfen)
Alumina (D12, Tropfen)
Aluminium aceticum (D12, Tropfen)
Aluminium chloratum (D12, Tropfen)
Aluminium metallicum (D12, Tropfen)
Aluminium muriaticum (D12, Tropfen)
Aluminium phosphoricum (D12, Tropfen)
Aluminium sulfuricum (D12, Tropfen)
Aminophenazonum (D12, Tropfen)
Aminotriazol (D12, Tropfen)
Ammoniacum (D12, Tropfen)
Amylium nitrosum (D12, Tropfen)
Antikeimmittel A= Isopropyl-N-phenylcarbamat (D12, Tropfen)
Antimonit (D12, Tropfen)
Antracinum (D12, Tropfen)
Apfelsinenallergien (D12, Tropfen)
Argentum metallicum (D12, Tropfen)
Azobenzol (D12, Tropfen)
Barium aceticum (D12, Tropfen)
Barium carbonicum (D12, Tropfen)
Basileum (Holzschutzmittel) **HSM** (D12, Tropfen)
Benzaldehyd (D12, Tropfen)
Benzanthrazen (D12, Tropfen)
Benzidin (D12, Tropfen)
Benzinum crudum (D12, Tropfen)
Bromdiaethylactylcarbamid = Carbromal (D12, Tropfen)
Carboxylat-Zement (D12, Tropfen)
Chlortetracyclin (D12, Tropfen)
Cobaltum chloratum (D12, Tropfen)
Cobaltum metallicum (D12, Tropfen)
Cobaltum nitricum (D12, Tropfen)
Cortison (D12, Tropfen)
Cuprum metallicum (D12, Tropfen)
DDVP – Dichlorvos (D12, Tropfen)
Dehydrocortison (D12, Tropfen)
Deospray (D12, Tropfen)
Diazepam (D12, Tropfen)
Diazetylaminoazotoluol (D12, Tropfen)
Diazinon (D12, Tropfen)
Dimethylsulfid = Thioaether (D12, Tropfen)
Dimethylterephthalat (D12, Tropfen)
Dinitrokresol (D12, Tropfen)
Dinitrophenol-alpha (D12, Tropfen)
Dinitrophenol-arsentrioxyd-fluornatrium (D12, Tropfen)
Diphenyl (D12, Tropfen)
Diphenylhydantoin (D12, Tropfen)
Fünfkantbasalt (D12, Tropfen)
Haar-Spray (D12, Tropfen)
HCH (D12, Tropfen)
Hexachlorbenzol (D12, Tropfen)
Hexamethylendiamin (D12, Tropfen)
Hexamethylentetramin (D12, Tropfen)
Manganum metallicum (D12, Tropfen)
Methoxychlor (D12, Tropfen)
Methylaethylketon (D12, Tropfen)
Methylbromid (D12, Tropfen)
Methylenblau (D12, Tropfen)
p-Dichlorbenzol (D12, Tropfen)
p-Hydroxybenzoesäuremethylester (D12, Tropfen)
Pentazocin (D12, Tropfen)
Petrolium (D12, Tropfen)
Phenacetinum (D12, Tropfen)
Polystyrol (D12, Tropfen)

Weitere wichtige Nosoden für Vergiftungen mit Medikamenten, Chemikalien etc. im Beruf

Polyvenylpyrrolidon (D12, Tropfen)
Promethazin (D12, Tropfen)
Tetracyclin (D12, Tropfen)
Tetrahydro-oxazin (D12, Tropfen)
Thallium metallicum (D12, Tropfen)
TMTD = Tetramethylthiuramdisulfid (D12, Tropfen)
Vinblastinsulfat (D12, Tropfen)
Vinylpolymerisat (D12, Tropfen)
Zahngold (D12, Tropfen)
Zahnprothesenmaterial (D12, Tropfen)
Zahnschmelz (D12, Tropfen)
Zahnsteinkonkremente (D12, Tropfen)
Zement (D12, Tropfen)

Seit der Entdeckung der Röntgenstrahlen im Jahre 1895 steht der Medizin eine äußerst wertvolle, unverzichtbare Diagnosemethode zur Verfügung. Aus den bitteren Erfahrungen der Anfangszeit und der Erkenntnis, daß Röntgenstrahlen auch Zellgewebe zerstören können, hat die Medizin eine Waffe gegen den Krebs gemacht, die Bestrahlung. Zur Krebsbehandlung gehört heute neben der operativen Entfernung des Tumors und der Chemotherapie auch die Bestrahlung mit Röntgenstrahlen, Neutronenstrahlen oder radioaktivem Material. Die Strahlen werden vor allem zur Vernichtung inoperabler Geschwülste und zur Metastasenbekämpfung etwa nach Brustkrebs eingesetzt. Dabei geht man davon aus, daß vor allem sehr junge Krebszellen auf solche Strahlen empfindlich reagieren. Man nimmt in Kauf, daß mit jeder Bestrahlung auch gesundes Gewebe zerstört wird, vertraut aber darauf, daß es sich rasch wieder regeneriert.

Bis heute ist freilich nicht einwandfrei nachgewiesen, ob damit tatsächlich auch das Leben der Patienten verlängert werden kann und Rückfälle seltener sind. Sicher aber ist, daß die Lebensqualität der Betroffenen erheblich vermindert wird. Zudem wird immer deutlicher, daß Bestrahlungen nicht nur das Abwehrsystem des Körpers schädigen, vielleicht sogar ganz zerstören, sondern selbst Krebs, vor allem Leukämie, auslösen können. Und noch ein Punkt, der für eine äußerst sparsame Dosierung von Strahlen spricht: In Versuchen ist erst neuerdings festgestellt worden, daß Tiere Strahlungen bis zu einer bestimmten Dosis scheinbar unbeschadet überstehen – die eigentlichen Schäden dann aber in der fünften, sechsten Generation offenbar werden. Es kommen verkrüppelte Junge zur Welt. Nicht auszudenken, was geschieht, sollte sich dies auch auf den Menschen übertragen lassen.

Zu den Bestrahlungen in der Medizin – die Reihenuntersuchungen zur Früherkennung von Tuberkulose sind glücklicherweise abgeschafft worden – kommen noch Strahlenbelastungen, die es in früheren Zeiten nicht gegeben hat. Auf einem längeren Flug, zum Beispiel nach Amerika, sind die Passagiere kosmischer Strahlung ausgesetzt, die die Belastung einer Röntgenuntersuchung mehrfach übertrifft. Manche Fluggesellschaften verpflichten deshalb ihr fliegendes Personal, vor allem die Stewardessen, auch noch zwei, drei Jahre nach dem Ausscheiden aus dem Flugdienst, keine Kinder zu bekommen. Auch wer sich im Urlaub drei, vier Wochen lang im Hochgebirge aufhält, bekommt vermehrt kosmische Strahlen ab, die etwa einer Röntgenuntersuchung entsprechen. Sie müßte einkalkuliert werden, wird eine Röntgenographie geplant. Grundsätzlich sollte man sich, wenn es sich einigermaßen verantworten läßt, höchstens einmal im Halbjahr röntgen lassen. Man muß deshalb dem Arzt, der es für nötig hält, immer angeben können, wann die letzte Aufnahme gemacht wurde.

Beschwerden nach einer Strahlenbehandlung nennt man stark verharmlosend »Strahlenkater«. An die Bevölkerung rund um Atomkraftwerke ließ man für den Notfall Jodtabletten verteilen, in der Hoffnung, über die Schilddrüse radioaktive Substanzen vor dem Eindringen in den Körper abfangen zu können. Beides ist Augenwischerei. Die Schäden nach Bestrahlungen haben absolut nichts mit einer vorübergehenden, rasch behobenen »Vergiftung«, vergleichbar den Kopfschmerzen nach Alkoholmißbrauch, zu tun. Und die Jodtabletten können in einer Katastrophe mit Sicherheit niemanden retten. Es wäre auch töricht darauf zu hoffen, im Ernstfall von ärztlicher Seite wirksame Hilfe zu erfahren. Es gibt keine. Doch soviel sollte jeder über Strahlengefahren und Strahlenschäden wissen: Eine natürliche Strahlung aus irdischen und kosmischen Quellen ist immer vorhanden. Würde uns die Gashülle der Erde nicht schützen, wäre der Strahlungsbeschuß aus dem Weltall tödlich. Man muß davon ausgehen, daß es sich mit der radioaktiven Strahlung ebenso verhält wie mit anderen Umweltbedingungen: Die Natur gibt die Grenzen vor, innerhalb derer gesundes Leben möglich ist. Die natürliche Strahlung liegt dicht unterhalb der Höchstmarke des Erträglichen und Bekömmlichen. Schon winzige Erhöhungen der Strahlenbelastung können freilich dazu führen, daß diese Grenze überschritten wird. Deshalb dürfen zusätzliche Belastungen nicht an dem gemessen werden, was sowieso schon gegeben ist. Wenn ein Liter Wasser in einen Topf paßt, dann kann der berühmte Tropfen mehr ihn zum Überlaufen bringen. Alle bisher festgesetzten Grenzen des Zumutbaren müssen allein schon deshalb fragwürdig sein, weil sich viele, auch tödliche Folgen erst nach Jahren oder gar Jahrzehnten zeigen.

Die sogenannte »kritische Dosis« von 100 R (Röntgen, Maßeinheit zur Messung der Strahlendosis) berücksichtigt solche Spätfolgen (etwa Leukämie) nicht, sondern nennt nur die Grenze, an der der Tod durch Bestrahlung sofort, also innerhalb weniger Stunden, eintreten kann. Bei 400 R sterben erfahrungsgemäß die Hälfte der Bestrahlten, ab 600 R gibt es für keinen eine Überlebenschance mehr.

Die eigentlichen Tragödien massiver Strahlenbehandlungen spielen sich in der Medizin heute weit unterhalb solcher Grenzen ab: Strahlenschäden der Haut, die schlimmsten Verbrennungen gleichkommen; Verschmoren der Lymphgefäße, was zum Lymphstau, etwa der sogenannten Elephantitis, führt; Schädigung oder Zerstörung des Knochenmarks mit den bösen Folgen von Abwehrschwäche, Leukämie und Krebs ganz allgemein; Schädigung der Keimzellen und damit Unfruchtbarkeit oder Verkrüppelung der Nachkommen, schlimmste Mißbildung über Generationen.

Nach einer Bestrahlung sollte die Haut wie nach einer Verbrennung behandelt werden (s. *Schmerzen bei Verletzungen*). Es gilt außerdem, sofort das Abwehrsystem zu stärken, für eine Auffrischung des Blutes und eine Verbesserung der Lymphe zu sorgen (s. *Abwehrschwäche*).

Ist jemand gar von einem Reaktorunfall oder von radioaktivem Niederschlag betroffen und wird er nicht sofort versorgt, sollte er sich umgehend seiner Kleidung entledigen und diese verbrennen, sich unter die heiße Dusche stellen, möglichst eine Stunde lang, für Durchfall sorgen und sich mit Naturheilmitteln entgiften (s. *Liste*). Nicht übersehen werden darf, daß alles, was Strahlen abbekommen hat, strahlt – je nach Art der Strahlen über Monate oder Jahre. Es muß radikal vernichtet werden.

Spätestens seit der Reaktorkatastrophe von Tschernobyl wissen wir, daß radioaktive Strahlung Spätfolgen haben kann, und zwar sowohl die natürliche Strahlung als auch die erhöhte Strahlung nach einem Störfall. Diese Folgen, die im schlimmsten Fall als Krebserkrankungen, vor allem Leukämien, und Mißbildungen auftreten und sich erst viele Jahre nach der Bestrahlung bemerkbar machen, hängen nicht von einer bestimmten Strahlendosis ab. Für sie gibt es keine »Untergrenze«. Glücklicherweise ist unser Körper in der Lage, Zellschäden weitgehend zu reparieren – vorausgesetzt, er verfügt über die dazu nötigen »Baustoffe«. Das bedeutet, daß der am besten vor Spätfolgen geschützt ist, der nicht an Vitamin- und Enzymmangel leidet, keinen Jod- und Kalkmangel und kein Defizit an Spurenelementen hat. Wenn der Körper beispielsweise ausreichend über Jod verfügt, dann nimmt er weniger radioaktives Jod auf. Ist der Kalkbedarf gedeckt (das ist vor allem bei Heranwachsenden wichtig), lagert sich weniger Strontium in den Knochen ab. Die Vitamine E und A, die B-Vitamine, dazu Spurenelemente, speziell Selen, benötigt der Körper, um zerstörte Zellen wieder aufzubauen und zu schützen.

Zur Vorbeugung von Spätfolgen zählt aber auch das konsequente Auskurieren aller Erkältungskrankheiten und sonstigen Infektionen, um den Körper nicht zusätzlich durch Viren, Bakterien und Pilze zu belasten und ihm die Möglichkeit zu geben, Strahlenschäden zu reparieren. Und das Abwehrsystem muß intakt sein und immer wieder gestärkt werden, denn es ist maßgeblich daran beteiligt, Spätfolgen zu verhindern. (Mehr zu diesem Thema in unserem Ergänzungsbuch *Strahlenbelastet*, das ebenfalls im Mosaik Verlag erschienen ist.)

Heilmittel	*Anwendungsweise*
Brennessel s. Mittel bei Koliken (S. 146)	**Preßsaft:** s. **Mittel bei Abwehrschwäche** (S. 348) **Hinweis:** Der Preßsaft gilt sowohl als Vorbeugungsmittel als auch als Heilmittel gegen die Schäden radioaktiver Verseuchung. Im Fall radioaktiver Strahlung (auch Röntgenbestrahlung) trinkt man täglich 3 bis 4 Gläschen frischen Brennesselsaft.
Johanniskraut s. Mittel bei Vergiftungskopfschmerzen (S. 105)	**Öl:** s. **Mittel bei Trigeminusneuralgie** (S. 118) **Hinweis:** Nach jeder Röntgenbestrahlung und chemotherapeutischen Bestrahlung sollte man nach Möglichkeit den ganzen Körper, zumindest aber die bestrahlten Körperstellen mit Johanniskrautöl einreiben.
Labkraut s. Mittel bei Kontaktallergie (S. 218)	**Bettunterlage:** Das Labkraut hat eine erdstrahlenabwehrende Wirkung. Zu diesem Zweck wird es direkt unter das Leintuch gelegt. **Hinweis:** Hilft nur bei *Yin*-geladener Erdstrahlung und sollte nur übergangsweise verwendet werden. Für den Dauergebrauch empfiehlt sich **Melisse-Stirnband** bzw. **Holunderbeermilch**, s. **Mittel bei Erdstrahlen und Störfeldern** (S. 393).
Rote Bete s. Aufbau- und Stärkungsprodukte (S. 28)	**Roher Saft:** ebd. **Hinweis:** Die rote Bete ist ein wertvolles Heilmittel gegen alle Röntgen- und radioaktiven Strahlungsschäden.

12 Frauen- und Männerleiden

Die Unterschiede beginnen schon im Säuglingsalter und sie zeigen sich völlig anders, als man eigentlich annehmen sollte: Das zarte Geschlecht sind die Buben, den gesundheitlich robusteren Mädchen deutlich unterlegen. Mögen Frauen später auch viel häufiger krank sein als Männer, letztlich sind sie ihnen dann doch überlegen: Sie überleben die Männer im Durchschnitt um mehr als drei Jahre.

Während Männer häufiger als Frauen mit Gicht, Herzinfarkt, Bluthochdruck, Krebs zu tun haben, sind Leiden wie Blutarmut, Migräne, Zellulitis, Rheuma und natürlich die Wechseljahre geradezu typische Frauenkrankheiten. Die unterschiedlichen Anfälligkeiten für bestimmte Krankheiten auf der einen oder anderen Seite resultieren aber nicht in erster Linie aus vielleicht unterschiedlicher Lebensführung. Sie sind vor allem geschlechtsspezifisch. Das heißt, die weiblichen oder männlichen Geschlechtshormone schaffen nicht nur abweichende Körperformen, unterschiedlichen Haarwuchs, andere Stimmlagen, andere Muskelkräfte, eine psychisch divergente Grundverfassung, weichere oder härtere Linien. Die Sexualhormone greifen in sämtliche Körperfunktionen ein und haben somit einen Einfluß auf alle Organe, auf das ganze Leben. Dabei entfalten sie Schutzfunktionen, bergen aber auch Risiken.

Die weiblichen Östrogene beispielsweise gelten in gewissem Maße als wirksames Mittel gegen Arteriosklerose, so daß sich bei Frauen Gefäßablagerungen und deren Folgen meist erst dann einstellen, wenn die Östrogenquelle mit den Wechseljahren langsam versiegt. Dieselben Östrogene sorgen für eine weiche, gesunde Haut, für schönes, glänzendes Haar. Frauen mit hohem Östrogenspiegel wirken sehr »weiblich«, mit niedrigem Östrogenspiegel eher »knabenhaft«. Wenn der Östrogenspiegel in den Wechseljahren absinkt, bekommen manche Frauen eckigere, »männliche« Gesichtszüge. Gelegentlich beginnt sogar ein Bart zu wachsen. Die Knochen werden brüchiger.

Zu den positiven Errungenschaften moderner Frauen gehört der enorme Gewinn an »goldenen Jahren«. Noch vor hundert Jahren bekam ein Mädchen frühestens mit Achtzehn die Periode. Schon mit Vierzig, oft noch früher, kam die Frau in die Wechseljahre. Im besten Fall bedeutete das zwanzig, fünfundzwanzig Jahre Fruchtbarkeit und gesteigerte Vitalität. Heute bekommen Mädchen ihre erste Regel schon mit zwölf, dreizehn Jahren, die Wechseljahre stellen sich im Durchschnitt erst im fünfundfünfzigsten Lebensjahr ein. Das sind beinahe doppelt so viele »goldene Jahre« wie früher. Und mit den Wechseljahren ist das Leben keineswegs zu Ende. Der Östrogenausfall läßt sich bei Beschwerden obendrein behandeln.

Den Östrogenen verdanken Frauen sehr viel. Sie fördern die periphere Durchblutung und senken den Cholesterinspiegel im Blut, um nur zwei ganz wichtige Wirkungen zu nennen. Doch selbstverständlich haben diese weiblichen Sexualhormone auch ihre »Kehrseite«. Bekommt ein Mädchen beispielsweise zu früh die »Pille«, kann das Wachstum abgestoppt werden, so daß es bis zu fünf Zentimeter kleiner bleibt. Östrogene bilden auch »Gegenspieler« zu den Thymushormonen. Immer dann, wenn der Östrogenspiegel vorübergehend nach oben oder unten aus dem Gleichgewicht gerät, in der Pubertät, in der Schwangerschaft, in den Wechseljahren, ist damit auch eine erhöhte Anfälligkeit für Infektionen gegeben.

Der Verdacht, Östrogen könnte Krebs verursachen, war sicher falsch. Diskutiert freilich wird ein mögliches erhöhtes Krebsrisiko im Fall einer massiven, längerfristigen hormonellen Ersatztherapie. Man sollte also – wie immer und überall in der Heilkunst – nicht einseitig und ohne Rücksicht auf das Kräftegleichgewicht ein an sich natürliches Mittel im Übermaß nehmen.

Der männliche Körper produziert auch Östrogene. Doch bei ihm spielen sie eine untergeordnete Rolle. Dominierend sind die Androgene. Vielleicht noch deutlicher als bei der Frau zeigt sich beim Mann die Bedeutung dieser Sexualhormone auf Körperbau und Entwicklung: Fehlen bei einem Jungen die Keimdrüsen, wird er keinen Stimmbruch, keinen Bart bekommen. Seine Gestalt bleibt »unmännlich«. Er altert schneller, wird dick, schwammig und ist selten aggressiv. Dafür suchen ihn typische Frauenkrankheiten heim. Winzige Mengen dieses Hormons können also ein ganzes Leben verändern.

Anhand typischer Geschlechtsmerkmale läßt sich auf den Hormonspiegel eines Menschen rückschließen und damit auf bestimmte Anfälligkeiten. Eine Glatze kann auf zuviel männliche Sexualhormone hindeuten. Damit stiege das Infarktrisiko. Fehlender Bartwuchs könnte zu wenige männliche Hormone, unter Umständen zu viele weibliche anzeigen. Damit wüchse das Risiko für rheumatische Erkrankungen, Kopfschmerzen, eventuell für Potenzprobleme. Dünne Haare, kleine Brüste, nur andeutungsweise ausgebildete weibliche Formen sprechen für einen zu niedrigen Östrogenspiegel bei der Frau. Damit stiege das Risiko für Arteriosklerose und Herzinfarkt. Hormondefizite lassen sich relativ leicht ausgleichen. Doch geschlechtsspezifische Anfälligkeiten für bestimmte Krankheiten werden immer bestehen bleiben, mögen sich die Geschlechter in Lebensweise und Auftreten einander auch noch so sehr angleichen.

Darüber hinaus gibt es im Zusammenhang mit den Geschlechtsorganen Frauenleiden und Männerkrankheiten, wobei Frauen weit mehr belastet sind als Männer – was sich allein schon durch den monatlichen Zyklus ergibt. Dazu kommt noch ein höherer Anteil an Unterleibsinfektionen, kommen Gebärmuttererkrankungen, Eierstock- und Eileiterprobleme.

Beim Mann ist es mit zunehmendem Alter vor allem die Prostata, durch die ernste Gefährdungen entstehen können. Man muß darum wissen, schon bei den ersten Anzeichen einer Störung etwas tun, dann kann Schlimmeres fast immer verhindert werden, und zwar auf ganz natürliche Weise.

Regelstörungen

Monat für Monat spielt der weibliche Organismus seine Rolle für eine mögliche Schwangerschaft durch, richtet der Körper in Erwartung einer befruchteten Eizelle einen frischen, zarten, besonders gut durchbluteten »Nährboden« her, damit sich die Eizelle in ihm festsetzen und gesund entwickeln kann. Monat für Monat muß die Gebärmutterschleimhaut wieder abgetragen werden, weil sie für die nächste Eizelle schon nicht mehr tauglich ist. Sie löst sich und geht in mehr oder weniger starken Blutungen ab. Das dauert rund vier Tage. Schon bei ganz normalem Verlauf bedeuten diese »Tage« körperliche und seelische Belastung, so daß man nicht zu unrecht von den »kritischen Tagen« spricht. Hinzu kommt der Blutverlust, die Hauptsache für die unter Frauen so weit verbreitete Eisenmangelanämie: Nehmen sie mit der Nahrung schon weniger Eisen auf als Männer – weil sie weniger und weniger kräftig essen –, so kommt der hohe Verlust an Eisen durch die Blutungen hinzu. Tatsächlich dürfte es nur sehr wenige Frauen geben, die nicht wenigstens zeitweise unter Eisenmangel leiden. Er ist besonders dann groß, wenn der Magen über zuwenig Salzsäure verfügt, so daß das Eisen aus der Nahrung nicht voll verwertet werden kann.

Doch darf man auch hier nicht nur die negative Seite sehen: Der regelmäßige Blutverlust kann zu einem regelrechten Jungbrunnen werden. Wie beim Ansetzen von Blutegeln und beim Aderlaß wird der Körper gezwungen, verbrauchtes, vielleicht sogar verschmutztes Blut abzugeben und in verstärktem Maß neues herzustellen. Hier liegt mit Sicherheit einer der Gründe für die höhere Lebenserwartung der Frau.

Die starke seelische Belastung vor und während der Regel kommt von der doch recht massiven Hormonumstellung, die den ganzen Körper in Mitleidenschaft zieht: Die Sexualhormone, die eine Schwangerschaft vorbereiteten, werden abgelöst durch solche, die alles rückgängig machen. Dem Aufbau, der Erwartung folgt der Abbau, die Enttäuschung. Das hat seine Auswirkungen auf Herzschlag, Durchblutung, Abwehrkräfte, Verdauung, Wärmeregulierung, Wasserhaushalt und damit auch auf die Stimmung und auf Beschwerden, die sich dann verstärkt melden.

Die eigentlichen Regelstörungen lassen sich in drei Gruppen einteilen:

Beschwerden, Schmerzen während der Tage (Dysmenorrhö), zu starke Monatsblutungen (Menorrhagie) und Ausbleiben der Regel (Amenorrhö).

Die Beschwerden während der Tage können sich nur in einem leichten Ziehen, verbunden mit Rückenschmerzen, äußern, was völlig normal wäre. Manche Frauen allerdings – es sind vor allem sehr junge, die noch kein Kind geboren haben – leiden unter sehr heftigen, krampfartigen Schmerzen, die sie mitunter sogar ins Bett zwingen. Seelische Ursachen sind sicherlich nicht so oft dafür verantwortlich zu machen, wie gemeinhin angenommen wird. Es wäre falsch, solche Frauen leichtfertig als »hysterisch« oder »überspannt« abzustempeln und sie in psychotherapeutische Behandlung zu schicken. Sehr oft besitzen sie eine noch unterentwickelte, zu kleine Gebärmutter. Die Schmerzen entstehen beim Ablösen der Schleimhaut und durch Verkrampfungen infolge der Hormonumstellung. Angst und zusätzliche Verkrampfungen kommen als »Verstärker« hinzu und machen aus leichten Beschwerden große Schmerzen. In nahezu allen Fällen verlieren sich solche Menstruationsbeschwerden nach der ersten Geburt. Man behandelt sie am wirksamsten mit Wärme, etwa einem krampflösenden Vollbad (s. *Liste*), und vorbeugend mit Entspannungsübungen. Wenn die Regel ganz ausbleibt und keine Schwangerschaft vorliegt, kann es sein, daß der Körper aus Hormonmangel gar keine Schleimhaut aufgebaut hat, so daß auch keine abgebaut werden muß. Vor allem Frauen, die schon in sehr jungen Jahren und ohne Pause die »Pille« genommen haben, müssen oft feststellen, daß ihr Körper derart auf die »Täuschung« reagiert. Abhilfe verschafft eine Hormonkur, wobei man wiederum auf natürliche Mittel zurückgreifen kann. Besonders hilfreich sind Moorbäder und Hopfenkuren.

Gelegentlich beobachten Frauen, die plötzlich ihren Partner verlieren, ein abruptes Ausbleiben der Regel: ein Zeichen dafür, daß sie durch den Schock vorzeitig in die Wechseljahre gekommen sind. Auch in diesem Fall ist eine sofortige Hormonkur mitunter hilfreich.

Wenn Regelblutungen zu stark sind und zu lange andauern, kann es sein, daß das Blut zuwenig gerinnungsfähig ist. Möglicherweise sind auch Medikamente wie etwa *Aspirin* daran schuld. Weit häufiger ist die Ursache in Polypen, kleinen Verletzungen oder gutartigen Geschwülsten, in Myomen, zu suchen. Wer eine Spirale trägt, muß ebenfalls mit verstärkten Blutungen rechnen. Manche Frauen überanstrengen sich auch kurz vor den kritischen Tagen (Putzfimmel, der viele unmittelbar vor der Menstruation befällt!), so daß eine verstärkte Blutung auf diese Weise zustande kommt.

Solche Störungen, sofern sie nicht einmalig bleiben, erlauben kein eigenmächtiges Herumdoktern, sondern gehören zur Abklärung in die Hand des Frauenarztes. Erst wenn es sich herausgestellt hat, daß nichts Ernstes vorliegt, darf man sich selbst weiterhelfen, sonst ist möglicherweise die Chance einer echten Behandlung verpaßt.

 Jede Frau sollte den Rhythmus ihrer Regel, das damit verbundene körperliche, geistige und seelische Auf und Ab genau kennen und ihre Leistungen und ihren Einsatz diesem Rhythmus anpassen. Für 85 Prozent aller Frauen ist beispielsweise die sogenannte »prämenstruelle Phase«, das sind die letzten acht Tage vor dem Einsetzen der Monatsblutung, weit problematischer als die kritischen Tage selbst. Zumindest fühlen sie sich in dieser Zeit nicht in Hochform. Häufig kommen aber auch noch massive Beschwerden hinzu. Je nach Typ und Veranlagung sind das mitunter Durchblutungsstörungen, Hitzewallungen, Schweißausbrüche, Herzklopfen, Nervosität, Konzentrationsschwäche, so als befände sich die Frau bereits in den Wechseljahren, oder Migräne, Verdauungsbeschwerden, Spannungen und Schmerzen in der Brust. Die Stimmung ist schwankend. Es ist ein Vorurteil, Frauen seien in den kritischen Tagen besonders aggressiv und streitsüchtig. Die meisten fühlen sich eher abgespannt, müde, vielleicht auch depressiv.

Die alten Ägypter haben, wie später Hippokrates und Galenos, immer wieder darauf hingewiesen, daß der Unterleib einer Frau so gut wie alles verkraften kann – außer Unterkühlung. In der altägyptischen medizinischen Sammelhandschrift, dem *Papyrus Ebers*, gehört der große letzte Teil den Frauenleiden. In vielen Rezepten wird den Frauen empfohlen, sich auf vorgewärmte Kissen zu setzen, noch besser über einen dampfenden Topf, in dessen Wasser Heilkräuter gekocht wurden. Man stellte seinerzeit den Topf auf den Boden unter einen Stuhl mit geflochtener Sitzfläche. Auf diese setzte man sich und legte eine dicke Decke über die Knie, damit der Dampf nicht entweichen konnte.

Hier zwei Rezepte aus dem *Papyrus Ebers* zur Behandlung von Menstruationsbeschwerden: »Nimm zerschnittene und gut zerdrückte Zwiebeln und mische sie unter frisches Sägemehl von Tannen oder Fichtenholz. Binde diese Mischung auf die schmerzende Stelle des Unterleibs.« Man hat solche Unterleibswickel während der Nacht gemacht und darauf geachtet, daß das Sägemehl nicht zu kalt war. Und: »Das getrocknete Kraut von Sanikel wird in Wein oder Wasser, je nach Geschmack, gekocht und abgeseiht. Davon trinkt man morgens und abends schön warm drei, vier Schluck.« Das Sanikelkraut war auch in unserer Heimat früher als »Bauchwehkraut« speziell für Frauen bekannt und hochgeschätzt.

Heilmittel	*Anwendungsweise*
Amerikanischer Schneeball *(Viburnum prunifolium)* **Wirkstoffe:** Uteruswirksame Beruhigungssubstanz, Arbutin, Saponine, Flavone, Gerbstoffe. **Wirkung:** Entkrampfend, schmerzlindernd.	**Tee:** 1 Teelöffel der Rinde wird mit 1 Tasse kaltem Wasser angesetzt, zum Sieden gebracht und gleich abgeseiht. Man trinkt 1 bis 2 Tassen täglich. **Hinweis:** Empfehlenswert bei krampfartigen, starken Periodenschmerzen. **Homöopath. Zubereitung:** *Viburnum prunifolium,* Urtinktur aus frischen Früchten 1/3.
Bärlapp s. **Mittel bei Juckreiz** (S. 178) **Hinweis:** Hilft bei Unwohlsein in den kritischen Tagen.	**Tee:** 1 gehäufter Teelöffel Kraut wird mit ¼ Liter kaltem Wasser angesetzt und zum Sieden gebracht. Man trinkt 3 Tassen täglich.
Beinwell s. **Mittel bei Halsschmerzen** (S. 68) **Hinweis:** Allgemein stärkendes Mittel bei zu starken Blutverlusten.	**Tee:** ebd. **Wein:** Man nimmt, je nach Größe, 2 bis 5 frische oder getrocknete Beinwellwurzeln, übergießt sie mit 1 Liter gutem Weißwein und läßt die Flasche 6 Wochen stehen. Davon trinkt man während zu starker Periode oder auch hinterher zur Stärkung täglich 1 bis 2 Gläschen.
Brennessel s. **Mittel bei Koliken** (S. 146)	**Tee:** ebd. **Preßsaft:** s. **Mittel bei Abwehrschwäche** (S. 348) **Hinweis:** Hilft bei zu starker und mit Schmerzen verbundener Periode.
Frauenmantel s. **Mittel bei Kreuzschmerzen** (S. 155)	**Tee:** s. **Mittel bei Einschlafstörungen** (S. 188) **Hinweis:** Empfiehlt sich bei zu starker Monatsblutung und bei Ausfluß. Man trinkt den Tee, kann zusätzlich den Unterleib damit waschen.
Gänsefingerkraut *(Potentilla anserina)* **Wirkstoffe:** Gerbstoffe, Bitterstoffe, Flavone, Sterine, Cholin, organischeSäuren. **Wirkung:** Entkrampfend, schmerzstillend, stuhlgangregulierend. **Hinweis:** Empfiehlt sich bei Menstruationskoliken. Kann auch vorbeugend 1 bis 2 Tage vor der Regel getrunken werden.	**Tee:** 2 gehäufte Teelöffel des Krautes werden mit ¼ Liter kochendem Wasser überbrüht, 10 Minuten ziehen lassen. Davon trinkt man 2 bis 3 Tassen täglich ungesüßt. **Homöopath. Zubereitung:** *Potentilla anserina*, Urtinktur aus frischer, blühender Pflanze 1/3.

Heilmittel	*Anwendungsweise*
Heublumen s. Mittel bei Trigeminusneuralgie (S. 118)	**Sitzbad:** s. **Kreuzschmerzen** (S. 155) **Hinweis:** Hilft bei Unterleibsentzündungen, wenn die Periode ausgeblieben ist.
Hopfen s. Mittel bei Einschlafstörungen (S. 188)	**Tee:** ebd. **Hopfenschuppen:** Man besorgt sich (in der Apotheke, im Reformhaus) Hopfenschuppen und nimmt davon 2- bis 3mal täglich eine Messerspitze. **Hinweis:** Wirkt anregend auf den Zyklus, nimmt Verstimmung und Depressionen.
Kamille s. Schnupfenmittel (S. 49)	**Sitzdampfbad:** 150 Gramm Kamillenblüten werden mit 5 Liter kochendem Wasser überbrüht, zugedeckt 10 Minuten ziehen lassen. Man gießt den Absud ins Bidet o. ä. und setzt sich über den Dampf. (Gut zudecken, damit er nicht entweicht, s. *Wasseranwendungen/Wickel.*) **Hinweis:** Besonders gut beim Wochenfluß und bei entzündlichen Prozessen im Unterleib.
Ringelblume s. Mittel bei Vergiftungskopfschmerzen (S. 105)	**Tee:** ebd. **Hinweis:** Der Tee sollte schon 1 Woche vor Beginn der Regel täglich (1 bis 4 Tassen) getrunken werden. Er kann Periodenschmerzen verhindern.
Römische Kamille *(Athemis nobilis)* **Wirkstoffe:** Kamillenöl, Bitterstoff, ätherisches Öl mit Azulen, Cholin, Salicylsäure, Flavone, Glykoside. **Wirkung:** Krampflösend, schmerzlindernd, magenstärkend. **Hinweis:** In der Wirkung etwas kräftiger als die gewöhnliche Kamille, empfiehlt sich besonders bei unregelmäßiger oder mangelnder Periode.	**Tee:** 1 Teelöffel der Blüten wird mit 1 Tasse kochendem Wasser überbrüht, 10 Minuten ziehen lassen. **Sitzbad:** s. **Kamille** **Homöopath. Zubereitung:** *Chamomilla romana,* Urtinktur aus frischer, blühender Pflanze 1/3.

Heilmittel	*Anwendungsweise*
Schafgarbe s. Mittel bei Leibschmerzen (S. 151)	**Tee:** ebd. **Badezusatz:** ebd. **Hinweis:** Tee und Bad empfehlen sich besonders für sehr junge Frauen mit Beschwerden in den kritischen Tagen. Gleicht die Blutung aus. Während der Regel wendet man am besten beides nebeneinander an.
Schwertlilie *(Iris versicolor)* **Wirkstoffe:** Ätherisches Öl, Harze, taninartige Stoffe, Iridin. **Wirkung:** Entwässernd, regt die Funktion der Bauchspeicheldrüse an.	**Tee:** ½ Teelöffel getrocknete und gepulverte Wurzel wird mit 1 Tasse kaltem Wasser angesetzt, 8 Stunden ziehen lassen. Man erwärmt auf Trinktemperatur und trinkt 1 bis 2 Tassen täglich. **Hinweis:** Hilft bei ausbleibender Regel infolge übermäßigem Streß und bei Regelstörungen auf Reisen.
Storchenschnabel *(Geranium robertianum)* **Wirkstoffe:** Gerbstoffe, Bitterstoffe, ätherisches Öl, organische Säuren. **Wirkung:** Blutstillend, stimmungsaufhellend, reguliert die Abwehrstoffe. **Hinweis:** Besonders gut bei zu starker Periode und bei Kinderwunsch.	**Tee:** 2 Teelöffel getrocknetes Kraut oder 1 Teelöffel getrocknete Wurzel werden mit ¼ Liter kochendem Wasser überbrüht, das Kraut 5 Minuten, die Wurzel 15 Minuten ziehen lassen. Davon trinkt man 2mal täglich 1 Tasse. **Homöopath. Zubereitung:** *Geranium robertianum,* Urtinktur aus frischer, blühender Pflanze 1/2.

Heilmittel	*Anwendungsweise*
BEWÄHRTE KRÄUTERMISCHUNG	
Krampftee: Römische Kamille 10 Gramm, Gänsefingerkraut 35 Gramm, Melisse 30 Gramm, Gänseblümchen 15 Gramm, Benediktenwurz 10 Gramm.	**Teemischung:** Alle Kräuter werden gemischt und möglichst klein gemahlen. Von diesem Pulver nimmt man 3mal täglich ¼ Teelöffel voll ein. Mit 1 Eßlöffel Weißwein wird nachgespült.
Mischung für hormonbedingte Regelstörung: Sonnenblumensamen, Sesam, Safran, Anis, Johannisbrot, Kümmel, Leinsamen.	**Mischung:** Eine Tasse der Samen wird mit 1 Tasse kaltem Wasser, 1 Eßlöffel echtem Honig und 1 Prise Meersalz gemischt. Dieser Ansatz wird über den Tag verteilt getrunken oder ins Müsli gerührt.
Tee für zu starke Blutungen: Mistel 20 Gramm, Blutwurz 20 Gramm, Knöterich 5 Gramm, Frauenmantel 35 Gramm, Kamille 15 Gramm, Gänseblümchen 5 Gramm.	**Teemischung:** 4 Eßlöffel dieser Mischung werden mit 1 Liter Wasser kalt angesetzt und zum Kochen gebracht. Man läßt den Tee 10 Minuten ziehen und seiht ab. Über den Tag verteilt trinkt man den Absud schluckweise.
Tinktur für zu schwache Blutungen: Melisse 40 Gramm, Römische Kamille 45 Gramm, Meisterwurz 55 Gramm.	**Tinktur:** Die Kräutermischung wird mit 600 Gramm Branntwein (68%) angesetzt. Man stellt die Flasche bei Zimmertemperatur 2 Wochen an einen ruhigen Ort. Nach dem Auspressen nehmen vor allem Mädchen während der Pubertät 5mal täglich 10 Tropfen. Ältere Frauen können 5mal täglich bis zu 20 Tropfen einnehmen.

Mittel bei Regelstörungen

Fertigpräparate	*Anwendungsweise*
Cefasabal **Wirkstoffe:** Sägepalme, Goldrutenkraut, Roßkastanie. **Wirkung:** Heilt Entzündungen voll aus, entgiftend.	**Tropfen:** 3- bis 4mal täglich nimmt man 20 bis 40 Tropfen. **Tabletten:** Man nimmt 4mal täglich 2 Tabletten mit etwas Wasser. **Hinweis:** Hilft bei Regelstörungen, die ihre Ursache in Entzündungen haben.
Gelee Royale s. **Mittel bei Streß** (S. 259)	**Ampullen:** Man trinkt in diesem Fall täglich 1 Ampulle. **Pillen:** Man nimmt morgens 1 Pille. **Hinweis:** Empfiehlt sich bei allen Schwächen des Unterleibs als zusätzliches Mittel.

Fertigpräparate	*Anwendungsweise*
Gynäcoheel Wirkstoffe: Honigbiene D4, Ammoniumbromid D4, Tigerlilie D4, Goldjodid D12, Hornisse D4, Falsche Einhornwurzel D4, Paladium D12, Platin D12, Brillenschlange D12, Steinklee D3, Schneeball D2. Wirkung: Beruhigend, durchblutungsfördernd, stärkt den Unterleib, entzündungshemmend, funktionsregulierend.	Tropfen: Man nimmt zwischen 16 und 18 Uhr 10 bis 15 Tropfen. Hinweis: Empfiehlt sich bei allen Unterleibsschmerzen infolge Verkrampfungen.
hepa-loges s. Mittel bei Vergiftungskopfschmerzen (S. 106)	Dragees: ebd. Hinweis: Hilft bei hormonbedingten Störungen, vor allem, wenn die Leber nicht voll funktioniert.
Hypophysis cerebri D9 s. Mittel bei Einschlafstörungen (S. 190)	Tropfen: Man nimmt 3mal 6 Tropfen über 3 Monate. Hinweis: Empfiehlt sich bei hormonbedingten Regelstörungen. Regt die Hypophyse an.
Metro-Adnex-Injeel Wirkstoffe: Honigbiene D10, D30, D200, Schlangengift von Lachesis D10, D30, D200, D1000, Tigerlilie D10, D30, D200, Bärlapp D10, D30, D200, D1000, Quecksilberchlorit D10, D30, D200, Kuhschelle D10, D30, D200, D1000, Hornisse D10, D30, D200, Cimifuga D10, D30, D200, Natriumchlorid. Wirkung: Unterleibsstärkend, regt die Leber an, entkrampfend, entzündungswidrig.	Ampullen: Man nimmt bis zur Besserung täglich 1 Ampulle in 1 Tasse Wasser. Hinweis: Ist angezeigt bei zu später und von Krampfschmerzen begleiteter Periode.
Thalamus Wirkstoffe: Seeigel D8, Epiphyse D8, Nebenniere D10, Mistel D10, Monophosphorsäure. Wirkung: Stimuliert die Hormonsteuerungszentrale, regt die Nieren an.	Ampullen: Über 30 Tage lang nimmt man nachmittags 1 Ampulle in 1 Glas Wasser. Dann braucht man nur noch 1 Ampulle 2mal wöchentlich. Hinweis: Hilft bei hormonell bedingten Zyklusstörungen.

Fertigpräparate	*Anwendungsweise*
Thyreobal **Wirkstoffe:** Urtinktur der Bärlappsporen, Kalziumfluorat D6, Schierling D6, Meerschwamm D3, Calciumkarbonat D8, Epiphyse D4, Weißarsenik D6, Chininarsenit D6, Schlangengift von Lachesis D12, Küchenschelle D15, Arsenjodid D8. **Wirkung:** Reguliert die Schilddrüsenfunktion, beruhigt die Nerven.	**Tropfen:** 2mal 2 bis 3 Tropfen mit etwas Wasser einnehmen. **Hinweis:** Hilft vor allem, wenn die Regelstörungen durch nervliche Überlastungen oder Fehlfunktionen der Schilddrüse bedingt sind.
Thyriozyl **Wirkstoffe:** Weißarsenik D6, Arsentrijodid D8, Kalziumkarbonat D12, Chinin D6, Schlangengift von Lachesis D12, Bärlappsporen D3, Küchenschelle D6. **Wirkung:** Normalisiert die Schilddrüse.	**Tropfen:** 2mal 2 bis 3 Tropfen mit etwas Wasser einnehmen. **Hinweis:** Reguliert die Funktion der Eierstöcke; ist besonders geeignet für junge Mädchen.
Traumeel s. **Mittel bei »Grippe«** (S. 84) **Hinweis:** Spezielles Notfallmittel, das sich bei sehr schmerzhafter Regel empfiehlt.	**Tabletten:** Man nimmt in akuten Fällen bis zu 15 Tabletten täglich. **Tropfen:** Man nimmt in akuten Fällen bis zu 60 Tropfen.
Trichomonaden-fluor-Injeel **Wirkstoffe:** Krankheitserreger in homöopathischer Verdünnung. **Wirkung:** Beseitigt Trichonomadeninfektionen und deren Reste.	**Ampullen:** Man nimmt 3 Wochen lang 2mal wöchentlich 1 Ampulle mit 1 Tasse Wasser. **Hinweis:** Falls eine Infektion festgestellt wurde, ist es ratsam, bei jeder Regelstörung diese Nosode zusätzlich anzuwenden.
MISCHUNG FÜR DEN UNTERLEIB	
Haemorobal forte **Wirkstoffe:** Aeschynomene D3, Röhrenkassie D4, Elefantenlaus D3, Schamblume D3. **Wirkung:** Heilsam für Unterleib und Brust.	**Tropfenmischung:** Alle diese Mittel läßt man in der Apotheke mischen. Davon nimmt man vor dem Essen 3mal 20 Tropfen mit etwas Wasser. **Hinweis:** Allgemein kräftigendes Mittel für den Unterleib (Sexualorgane). Beseitigt Störungen, fördert die Fruchtbarkeit.
Lymphorobal s. **Mittel bei »Grippe«** (S. 83)	**Tropfen:** ebd.

Fertigpräparate	*Anwendungsweise*
Memorobal s. Mittel bei Durchblutungskopfschmerzen (S. 114)	Tropfen: ebd.
Mensobal s. Mittel bei Einschlafstörungen (S. 114)	Tropfen: ebd.
Toxorobal Wirkstoffe: Milchsäure D4, Eisenphosphat D8, Enzian Urtinktur, Hornisse D3, Toxoplasmose D4.	Tropfen

Weitere empfehlenswerte Mittel

Bei zu starker Periode:
Hamamelis-Echtroplex (Tropfen). Kräutertinkturen, blutstillendes Mittel.
Senecion (Tropfen). Greiskrautextrakt, stillt Blutungen.

Bei zu schwacher Periode:
Hormonal-Kpl.-Tropfen (Tropfen). Homöopath., hilft bei Unterleibsschwäche.

Allgemein regulierende Mittel:
Haemorobal (Tropfen). Homöopath., regt die Hormonproduktion an.
Haemorobal forte (Tropfen). Bei leichteren Störungen eher angebracht.
Ovarium-suis-Injeel (Ampullen). Eierstockextrakt, hilft auch bei Sterilität.
Placenta compositum (Ampullen). Homöopath., fördert die Durchblutung, reguliert.
Placenta-suis-Injeel (Ampullen). Placentaextrakt, fördert die Durchblutung, heilt.
Salpinx uteri suis-Injeel (Ampullen). Organpräparat, stärkt den Unterleib.

Bei Krämpfen:
Adnex-Komplex (Tropfen). Homöopath., hilft bei Unterleibsentzündungen.
Aesculus (Tropfen). Roßkastanienpräparat, fördert die Durchblutung, entkrampft.
Aranidolor (Dragees). Homöopath., gutes biologisches Schmerzmittel.
Dextro-Gastreu R38 (Tropfen). Homöopath., entkrampft, beruhigt.
Dysmenorrhoe-Gastreu R75 (Tropfen). Homöopath., gute Regelkrampf-Tropfen.
Echtrofem (Tropfen). Homöopath., hilft bei schmerzhaften Monatsblutungen.
Hormeel (Tropfen). Homöopath., gut bei schmerzhaften Zyklusstörungen.

Bei Ausfluß:
Fluor-Zäpfchen (Cosmochema) (Zäpfchen). Homöopath., hilft vor allem bei Weißfluß.

Niemand will behaupten, es gäbe keine Angst mehr vor den Wechseljahren. Doch hat ein erstaunlicher Wandel stattgefunden: Frauen sind heute länger attraktiv, schön und begehrenswert als zuvor. Dafür gibt es vor allem zwei gute Gründe: Einmal leben sie viel bewußter, achten auf erste Anzeichen des Alterns und nehmen das Altwerden nicht einfach hin, sondern tun etwas dagegen. Zum anderen leben sie intensiver und nutzen damit Kraftquellen, die geradezu automatisch länger jung halten.

Es wurde schon wiederholt darauf hingewiesen: Was nicht gebraucht wird, muß verkümmern. Das biologische Grundgesetz gilt auch für Hormondrüsen. Die Natur hat es so eingerichtet, daß die Eierstöcke ab dem fünfunddreißigsten Lebensjahr die Hormonproduktion langsam drosseln, um sie dann nach und nach ganz einzustellen. Doch dieser Prozeß läuft nicht ab wie ein Uhrwerk, das man nicht aufhalten könnte. Auch lassen sich diese Drüsen nicht überfordern und werden so auch nicht vorzeitig verbraucht. Denn es stimmt nicht, daß ein reges Liebesleben schneller altern läßt. Das Gegenteil ist der Fall: Sex hält jung. Die weiblichen Hormondrüsen bleiben um so länger aktiv, auch über die Wechseljahre hinaus, je regelmäßiger und selbstverständlicher sie gerade in älteren Tagen gefordert werden. Immer dann, wenn sie »abgerufen« werden, überschwemmen sie den ganzen Körper. Ein Verjüngungsforscher formulierte es einmal so: Könnte man diese Hormone sehen, würden sie, ähnlich wie Blutwallungen die Haut rot verfärben, diese etwa grün werden lassen, dann wäre der Körper einer Frau im Augenblick sexueller Erregung stärker als der des Mannes und wesentlich umfassender grün verfärbt. Nirgendwo gäbe es eine Stelle, die nicht grün wäre.

Doch das ist nur dann so, wenn die Hormone auch ins Blut gelangen. Solange sie in den Drüsen gespeichert bleiben, sind sie für den Körper wertlos.

Es gibt für die Frau also zwei Möglichkeiten, ihren Körper jung zu halten: Die Hormonversorung von innen durch das Intakthalten der Drüsen und, falls das nicht mehr ausreichen sollte, die Hormonversorgung von außen. Jede Frau ab fünfunddreißig Jahren braucht Östrogene. Sie finden sich in der Natur in großer Fülle.

Mit einer rechtzeitig einsetzenden maßvollen Östrogenversorgung lassen sich auch Beschwerden der Wechseljahre deutlich mildern. Denn diese Störungen sind um so heftiger, je plötzlicher sich der Körper auf den Hormonausfall einstellen muß. Es gilt also, für ein möglichst langsames Absinken des Hormonspiegels zu sorgen. Dabei muß beachtet werden: Wechseljahre bringen nicht nur Stimmungsschwankungen, Reizbarkeit, Depressionen, Hitzewallungen, Schlafstörungen, Verdauungsbeschwerden, sondern auch ein Brüchig- und Weichwerden der Knochen mit sich.

Bekannt ist der sogenannte »Witwenrücken«, die Verbiegung der Wirbelsäule bei älteren Frauen (s. *Osteoporose*). Von solchen Deformierungen werden aber gerade jene Frauen heimgesucht, die scheinbar beschwerdefrei durch die Wechseljahre gekommen sind. Und noch eins: Wer in späteren Jahren unbedacht Abmagerungskuren macht, verbannt die Sexualhormone aus seinem Körper. Östrogene speichert er nämlich im Fettgewebe, um sie auch nach dem Versiegen der Eierstöcke von dort abrufen zu können.

Deshalb bleiben etwas molligere Frauen im allgemeinen länger jung als sehr schlanke.

Wenn nach dem Ausbleiben der Menstruation wieder Blutungen auftreten, ist es sehr wohl möglich, daß sich noch einmal eine Regel eingestellt hat. Doch es kann auch sein, daß die Blutung mit einer Menstruation überhaupt nichts zu tun hat, sondern eine Erkrankung der Gebärmutter anzeigt. Deshalb ist es ratsam, in einem solchen Fall lieber einmal zuviel als einmal zuwenig zur Kontrolle zum Arzt zu gehen.

In die Wechseljahre kommen übrigens auch Männer – für sie ein Vorgang ohne größere Begleiterscheinungen. Bei ihnen hört die Produktion der Sexualhormone um das sechzigste Lebensjahr langsam auf. Damit wird ein Mann freilich nicht impotent, ebensowenig wie die Frau nach den Wechseljahren keinen Spaß mehr an der Liebe hat.

Heilmittel	*Anwendungsweise*
Frauenmantel s. Mittel bei Kreuzschmerzen (S. 155)	**Tee:** s. Mittel bei Einschlafstörungen (S. 188) **Hinweis:** Hilft bei Stoffwechselstörungen, bedingt durch das Klimakterium.
Hirtentäschel s. Mittel bei Durchfall (S. 321)	**Tee:** ebd. **Hinweis:** Gut bei Blut- und Hitzewallungen in den Wechseljahren und bei Gebärmuttermuskelbeschwerden.
Johanniskraut s. Mittel bei Vergiftungskopfschmerzen (S. 105)	**Tee:** ebd. **Hinweis:** Bei allen Beschwerden des Unterleibs, Schwindelerscheinungen und Depressionen während der Wechseljahre.
Nordamerikanische Schlangenwurzel *(Cimicifuga)* **Wirkstoffe:** Cimicifugin, Glykoside, Phytohormon, Gerbstoff, ätherisches Öl. **Wirkung:** Entgiftend, hormonregulierend, aufbauend.	**Tee:** ½ Teelöffel des Wurzelstocks wird mit 1 Tasse kaltem Wasser angesetzt, zum Sieden gebracht und gleich abgeseiht. Man trinkt 1 Tasse täglich. **Hinweis:** Hat sich bei allen Ausfallserscheinungen, speziell in den Wechseljahren bewährt.
Rosmarin s. Mittel bei Durchblutungskopfschmerzen (S. 112)	**Tee:** ebd. **Hinweis:** Der Tee bewährt sich bei Kreislaufstörungen und Appetitlosigkeit, die durch das Klimakterium verursacht werden.
Schafgarbe s. Mittel bei Leibschmerzen (S. 151)	**Tee:** ebd. **Schnupfmittel:** Die frischen Blätter und Blüten werden zwischen Daumen und Zeigefinger verrieben. Anschließend führt man die verriebene Pflanze in die Nase ein. Eventuelles Nasenbluten löst den Blutandrang im Kopf und nimmt den Schwindel. **Hinweis:** Der Tee reguliert die Blutzirkulation im Unterleib. Das Schnupfmittel wird gegen Schwindelerscheinungen verwendet.

Fertigpräparate	*Anwendungsweise*
Cefadysbasin s. Mittel bei Herzschmerzen (S. 162)	Tropfen: In diesem Fall nimmt man 3mal 20 bis 30 Tropfen, bis sich eine deutliche Besserung eingestellt hat. Hinweis: Beseitigt Hitzewallungen, wirkt regulierend auf die Gefäße.
Cefakliman Wirkstoffe: Schlangengift von Lachesis D6, Eisenphosphat D8, Kaliumphosphat, Frauenmantel, Faulbaumrinde. Wirkung: Regt die Hormondrüsen an.	Tropfen: Man nimmt täglich 3mal 20 bis 30 Tropfen bis zur Beendigung des Klimakteriums. Hinweis: Hat sich bei allen vegetativen Beschwerden während der Wechseljahre bewährt. Darf nicht bei Darmverschluß genommen werden.
Gelee Royale s. Mittel bei Streß (S. 259) Hinweis: Eines der hilfreichsten Mittel bei Hitzewallungen und ähnlichen Beschwerden.	Ampullen: ebd.
Menozyl Wirkstoffe: Kamille D2, Weißdorn D2, Yamswurzel D4, Jaborandistrauch D4, Kaliumkarbonat D4, Blutwurzel D2, Tintenfisch D8, Mistel D6. Wirkung: Reguliert den Hormonhaushalt.	Tropfen: Man nimmt täglich 3mal 15 Tropfen.
MISCHUNG **Mensobal** s. Mittel bei Einschlafstörungen (S. 190)	Tropfen
Prunus Padus Vitaplex s. Mittel bei Vergiftungskopfschmerzen (S. 107)	Tropfenmischung: Man läßt sich die Medikamente in der Apotheke mischen. Davon nimmt man 3mal täglich 10 bis 30 Tropfen mit etwas Wasser vor dem Essen. Hinweis: Wichtiges Entgiftungsmittel, speziell für die Zeit der Wechseljahre, lindert die Beschwerden.

Weitere empfehlenswerte Mittel

APIA-Klimak-Komplex-Tropfen. Homöopath., lindert Hitzewallungen, muntert auf.
Cefagyn (Tropfen). Homöopath., reguliert die Unterleibsfunktionen.
Chinesisches Frauentonikum (Tonikum). Kräuterauszüge, gut bei Abgeschlagenheit.
Hydrosis Gastreu R32 (Tropfen). Homöopath., lindert die Beschwerden (Schwitzen).
Klimaktoklant (Tabletten). Homöopath., gut auch zur Vorbeugung, lindernd.
Kneipp Schafgarbe Pflanzensaft (Saft). Gutes zusätzliches Mittel, auch vorbeugend.
Nettigyn (Tabletten). Homöopath., hilft bei Erschöpfungszuständen, Depressionen.
Remifemin (Tabletten, Tropfen). Schlangenwurzelextrakt, wirkt auf die Hormonbildung.

Bei Menschen unter Vierzig gibt es diese Krankheit kaum. Von den Fünfzigjährigen sind bereits zehn Prozent betroffen. Man findet kaum einen über Achtzigjährigen, der nicht damit zu tun hätte. Während die Männer mit dieser Degenerationserscheinung meist einigermaßen zurechtkommen, wird sie für Millionen Frauen in älteren Tagen zum großen Leiden: Ihre Knochen werden brüchig. Sie verbiegen sich, schrumpfen, bauen sich ab. 85 Prozent aller älteren Patienten mit Knochenbrüchen sind Frauen, so daß man bereits von einem Frauenleiden sprechen kann. Die Sechzig-, Siebzigjährigen stolpern, stürzen und brechen sich dabei vorwiegend den Oberschenkelhals. Doch auch die Wirbelsäule deformiert sich. Der Rücken wird rund, die Beine werden O-förmig. Der Körper schrumpft.

Bei der Osteoporose schwindet das Knochengewebe. Zuerst werden die feinen Verstrebungen im Knocheninnern immer dünner und weniger. Es entstehen in dem ursprünglich dichten Geflecht richtige Löcher. Dann verliert nach und nach auch der Knochenschaft seine Festigkeit. Der Organismus baut das Alte, Verbrauchte wie eh und je ab, ist aber nicht mehr in der Lage, die Lücken zu schließen, verlorenes Gewebe zu ersetzen. Deshalb wollen Knochenbrüche im Alter auch nicht mehr so recht heilen.

Bezeichnungen wie »Witwenrücken« deuten darauf hin, daß die Osteoporose ähnlich wie die Beschwerden in den Wechseljahren mit dem Schwund der weiblichen Sexualhormone zu tun haben muß. Und so ist es auch. Knochen sind lebendiges Gewebe, das regelmäßig mit Blut versorgt werden muß, eine Aufgabe, die der Kreislauf, bedenkt man die Struktur dieser Gebilde, allein nicht schaffen kann. Er braucht zusätzlich den Muskeldruck. Nur wer sich viel bewegt, bleibt vor solchen Beschwerden weitgehend verschont, hat auf Dauer stabile Knochen.

Nötig für gesunde und stabile Knochen ist außerdem das Vitamin D. Und hier kommen wieder die Östrogene ins Spiel: Sie fördern nicht nur die Durchblutung, sondern sind auch maßgeblich am Transport der Kalkbausteine für die Knochen beteiligt. Das ist wissenschaftlich erwiesen: Bekommt eine Frau während und nach den Wechseljahren vorbeugend Östrogene, dann kann die Osteoporose verhindert werden. Leidet eine Frau bereits unter der mitunter recht schmerzhaften Krankheit, kann diese abgestoppt werden. Die Erfolge einer solchen Behandlung sieht man sogar mit bloßem Auge: Der Rücken rundet sich nicht weiter ab, die Körpermaße sinken nicht mehr.

Es gilt deshalb schon vor den Wechseljahren, vor allem aber während des Klimakteriums zu beachten:

▷ Wer jung und elastisch bleiben und feste Knochen behalten möchte, der muß sich viel bewegen. Der beste Sport für die Knochen ist das Schwimmen, weil die Gelenke bei der Bewegung entlastet werden und eine kühle Wassertemperatur außerdem für gute Durchblutung sorgt.

▷ Wenn man älter wird, darf man sich nicht im Haus verkriechen, sondern muß bei jedem Wetter an die frische Luft. Die Sonne bildet unter der Haut das wichtige Vitamin D, das die Knochen stabil hält. Bei trübem Wetter sollte man, soweit möglich, etwas mehr Fleisch als üblich essen.

▷ Der Östrogenausfall kann und darf korrigiert werden. Was dem Körper vierzig Jahre guttat und ihn jung hielt, ist sicherlich ab dem fünfzigsten nicht plötzlich schädlich – vor allem dann nicht, wenn man das Hormon aus natürlichen Quellen schöpft. Auch der Arzt kann statt künstlicher Östrogene natürliche verschreiben. Sie werden in der Regel besser vertragen.

Mittel bei Osteoporose

Heilmittel	*Anwendungsweise*
Spezielle Mischung für Tinktur: Beinwellwurzel 100 Gramm, Seifenkrautwurzel 50 Gramm, Mistel 50 Gramm, Arnikablüten 20 Gramm, Hirtentäschl 20 Gramm, Seifenkraut 10 Gramm, Löwenzahn 50 Gramm. **Hinweis:** Ein bewährtes Mittel, welches die Gelenke durchblutet und die Knochen stärkt.	**Einreibung:** Man vermischt alle Kräuter und setzt sie in 3 Liter 68prozentigem Branntwein an. Das bleibt 10 Tage bei ca. 20 Grad Zimmertemperatur stehen. Danach werden die Kräuter ausgepreßt und abgeseiht. Bei Bedarf reibt man sich 2mal täglich mit dieser Tinktur die Gelenke ein.

Mittel bei Osteoporose

Fertigpräparate	*Anwendungsweise*
Calcipot D3 **Wirkstoffe:** Colecalciferol, Calciumcitrat, Calciumhydrogenphosphat. **Wirkung:** Baut die Knochen auf.	**Tabletten:** Man nimmt 1 Woche lang täglich 7 bis 8 Tabletten. Dann wechselt man für eine Woche zu *Calcipot F* (s. u.). **Hinweis:** Wichtig besonders in sonnenarmen Zeiten (Herbst, Winter).
Calcipot F **Wirkstoffe:** Trinatriumhexafluoroferrat, Magnesiumfluroid, Calciumfluroid, Natriumfluorid, Calciumcitrat, Calciumhydrogenphosphat. **Wirkung:** Stärkt die Knochen.	**Tabletten:** s. o. **Hinweis:** Sollte vorbeugend und nicht erst bei auftretenden Beschwerden genommen werden.
E-Mulsin fortissimum **Wirkstoff:** Vitamin E. **Wirkung:** Beeinflußt den Kalkstoffwechsel.	**Tropfen:** Man nimmt täglich 40 Tropfen. **Hinweis:** Ohne Vitamin E wäre der Körper nicht in der Lage, Calcium zu verwerten.
Hormeel **Wirkstoffe:** Kreuzkraut D3, Salpetersäure D4, Berufskraut D3, Moschus D6, Schneeball D3, Küchenschelle D4, Tintenfisch D4, Alpenveilchen D4, Ignatiusbohne D6, Hirtentäschel D3, Austernschale D8, Akelei D4, Frauenschuh D8, Majoran D4, Muskatnuß D6. **Wirkung:** Stimuliert die Drüsen, kräftigt das Bindegewebe.	**Tropfen:** Man nimmt täglich 3mal 10 bis 15 Tropfen. **Hinweis:** Verbessert die Gesamtkonstitution.

Fertigpräparate	*Anwendungsweise*
JUGEND-KUR	
Calcoheel **Wirkstoffe:** Austernschale D8, Bittersüß D6, Kamille D4, Holzkohle D12. **Wirkung:** Drüsenreinigend.	**Tabletten:** Man nimmt um 9 Uhr, 13 Uhr und 17 Uhr je 1 Tablette.
Galium-Heel **Wirkstoffe:** Klebkraut D3, Labkraut D3, Mauerpfeffer D3, Hauswurz D4, Waldrebe D4, Lebensbaum D3, Sumpfdotterblume D3, Hauhechel D4, Wacholder D4, Efeu D4, Birke D2, Seifenkraut D4, Sonnenhut D5, Calciumflurorat D8, Phosphor D8, Gold D10, Silber D8, Honigbiene D12, Salpetersäure D6, Pyrogenium-Nosode D6, Brennnessel D3. **Wirkung:** Aktiviert die Abwehr, entgiftet, entkrampft.	**Tropfen:** Man nimmt um 8 Uhr, 12 Uhr, 16 Uhr jeweils 12 Tropfen.
Osteoheel **Wirkstoffe:** Lava D6, Kaliumjodid D4, Stinkasant D4, Stillingi D4, Kreuzspinne D6, Natriumsulfat D4, Rotes Quecksilberoxid D6, Calciumphosphat D6. **Wirkung:** Knochenaufbauend, schmerzstillend.	**Tabletten:** Man nimmt um 10 Uhr, 14 Uhr, 18 Uhr 1 Tablette. **Hinweis:** Die Kur mit der Kombination der 3 Medikamente sollte eigentlich jeder ab dem 60. Lebensjahr einmal im Jahr für 3 Monate machen.
Traumeel s. Mittel bei »Grippe« (S. 84)	**Tabletten:** Man nimmt in diesem Fall 3mal täglich 4 Tabletten. **Hinweis:** Gilt als das »homöopathische Kortison«.

Weitere empfehlenswerte Mittel

Asa Foetida cpl. 139 (Tropfen). Homöopath., stärkt Knochen, heilt Brüche.
Disci-Bamb. (Tropfen). Homöopath., kräftigt Knochen und Knorpelgewebe.
Oss-regen (Tropfen). Homöopath., hilfreiches Knochenaufbaustärkungsmittel.
Knochen-Drüsen-Salbe (Salbe). Homöopath., zum Einreiben schmerzender Glieder.

Wollen wir uns ein Bild davon machen, wie präzis und direkt unser Körper auf Sinneswahrnehmungen, Gedanken, seelische Vorgänge reagiert, brauchen wir uns nur das Beispiel der Sexualität zu vergegenwärtigen: Ein einziger kurzer Blick, ein bestimmter Duft, eine zärtliche Berührung, eine Wunschvorstellung – schon verändern sich schlagartig Blutdruck, Atemfrequenz, Herzschlag, Durchblutung und eine ganze Reihe anderer Funktionen. Doch umgekehrt sind die Reaktionen genauso perfekt: Ein unbedeutender falscher Gedanke, eine winzige Störung über eines der Sinnesorgane – und alles ist vorbei. Da nützen dann noch so viele Willensanstrengungen und Bemühungen nichts mehr. Der Körper verweigert sich, weil er ein falsches Signal bekommen hat, und ihm allein folgt er.

Mit Recht sprechen wir deshalb von »Sinnlichkeit«: Alle Reize empfängt der Körper über seine Sinne. Die Antwort darauf erfolgt aber nicht blind, nicht automatisch, sondern der Körper vergleicht den neuen Eindruck blitzschnell mit gleichen oder ähnlichen Erfahrungen, die er in seinem Gedächtnis gespeichert hat. Sind sie positiv vermerkt, reagiert er. Sind sie irgendwann einmal als negativ empfunden worden, unterläßt er die Reaktion. Bei diesen Kontrollen unmittelbar vor der Antwort handelt es sich aber nicht um bewußtes Abwägen, um ein Erinnern im üblichen Sinn. Dazu wäre gar keine Zeit. Zum Vergleich werden auch nicht nur Ereignisse herangezogen, an die wir uns erinnern, sondern auch solche, vermutlich vor allem die, die wir aus dem Gedächtnis verdrängt haben. Fast könnte man sagen: Bei jedem Bild, das unsere Augen aufnehmen, bei jedem Geruch, der durch unsere Nase steigt, wird unsere ganze persönliche Geschichte gegenwärtig und lebendig, ob wir wollen oder nicht. Das ist nicht nur in der Sexualität so, sondern bei allen Lebensäußerungen. Hier wird es uns nur besonders deutlich.

Wenn wir wollen, daß unser Körper gesund und in sich harmonisch funktioniert und auf jeden Reiz die passende Antwort gibt, brauchen wir vor allem eine gesunde Einstellung zum Leben, zu unseren Mitmenschen, nicht zuletzt zu uns selbst. Das heißt, wir dürfen mit übergroßen Befürchtungen, mit Haß und Neid, übertriebenem Ehrgeiz und Schuldgefühlen keine Barrieren errichten, die jedem Reiz von außen ein strenges »Halt!« entgegensetzen. Auf der anderen Seite wäre es unsinnig, etwas erzwingen zu wollen. Unser Körper läßt sich nicht kommandieren. Mit »Technik« allein ist wenig auszurichten.

Damit sind wir mitten in der Problematik: Vieles von dem, was bei Frauen als Gefühlskälte und bei Männern als Impotenz bezeichnet wird, ist das Ergebnis falscher Erziehung, aufgebauter Hemmungen, negativer Erfahrungen. Auch das weite Gebiet sogenannter Perversionen gehört hierher. Schließlich erfahren wir, warum das Neue, Neuartige in der Liebe so reizvoll und oftmals befriedigender ist als das Gewohnte: Es kann noch nicht durch negative Erfahrungen beeinträchtigt werden, so daß der Körper spontaner, ungehemmter zu reagieren vermag. Wenn heute noch vielfach behauptet wird, bis zu 98 Prozent aller Fälle von Impotenz und Frigidität seien derart psychisch bedingt, so ist das ganz sicher falsch.

Im Kapitel über Streß wurde klar, daß wir im Augenblick starker Anspannung für Dinge, die der Körper für momentan nicht lebenswichtig hält, keinen »Sinn« mehr haben. In gefährlichen, bedrohlichen Situationen (auch wenn sie nur vermeintlich gefährlich oder bedrohlich sind) gibt es keinen sexuellen Reiz mehr. Die Sinne registrieren dann auch die aufdringlichsten Impulse nicht – es sei denn, Sexualität ist durch entsprechende Erfahrung auf Gefahr programmiert worden und überhaupt nur noch in der Gefahr möglich.

Normalerweise sind bei übergroßem Streß mit der Verdauung, der Abwehr, der Kälteregulierung auch die sexuellen Empfindungen »abgeschaltet«, zumindest gedrosselt. Das heißt, der Unterleib ist nur notdürftig durchblutet. Bei Dauerstreß kann diese Mangeldurchblutung aber zu Verkümmerungen führen, deren Folgen ein Nachlassen, vielleicht sogar ein Versiegen der Sexualität bedeuten.

So haben es auch die Ärzte früher verstanden. Das Wort Frigidität heißt Kälte – und gemeint war ursprünglich nicht eine Gefühlskälte, sondern jene Kälte, die durch schlechte Durchblutung des Organs entsteht. Entsprechend verordneten sie bei sexuellen Problemen Medikamente, die Bauch und Unterleib wärmten, speziell Ingwer und Quitten.

Vor mehr als 2000 Jahren hat Hippokrates ein Lehrstück über Impotenz, Frigidität und mangelnden Kindersegen geschrieben, das sich jeder junge Arzt, der vorschnell auf psychische Störungen verweisen möchte, vergegenwärtigen sollte. Hippokrates erzählte seinen Schülern vom Volk der Skythen, das auf Wagen durch russische Steppen zog, in rauher, unfruchtbarer Gegend lebte und bissigen Nordwinden ausgesetzt war. Er sagte: »Dieses Volk besitzt die meisten impotenten Männer. Wenn sie zum erstenmal merken, daß sie nicht imstande sind, den Beischlaf zu vollziehen, machen sie sich noch nichts daraus, sondern verhalten sich ganz still. Wenn sie aber beim zweiten- oder drittenmal oder noch öfter bei ihren Versuchen keinen Erfolg haben, dann wähnen sie, sie hätten sich wider die Gottheit versündigt. Sie ziehen Frauenkleider an, weil sie sich zur Entmannung verdammt fühlen. Sie leben nun nach Weiberart und verrichten zusammen mit den Frauen dieselben Arbeiten wie diese. Man nennt sie »Anarier«. Ihre Landsleute verehren die armen Männer und beten sie an, weil jeder Angst hat, das gleiche Schicksal könnte auch ihn treffen.«

Hippokrates erklärt, daß die Impotenz dieser Männer nicht ein Fluch der Götter sein kann, denn krank werden ausgerechnet die Reichen, die den Göttern viel opfern und sich ein eigenes Pferd leisten können: »Wo man besonders viel und unter Bedingungen, wie sie die Skythen vorfinden, reitet, werden die meisten Männer von Gelenkschwellungen, Hüftleiden und Fußgicht befallen – und impotent ... Menschen, die so leben und solchen Umweltbedingungen ausgesetzt sind, können unmöglich viele Kinder bekommen. Der Mann hat infolge der Feuchtigkeit seiner Natur und der Weichheit und Kälte seines Unterleibs wenig Verlangen nach Liebe. Er ist dazu auch kaum in der Lage. Dazu kommt, daß er durch das ständige Reiten impotent wird. Bei der Frau aber steht die Körperfülle dem Kindersegen im Wege. Die monatliche Regel erfolgt unregelmäßig, spärlich und verzögert. Die Gebärmutter ist nicht in der Lage, den männlichen Samen aufzunehmen. Der Muttermund ist durch Fett verschlossen. Die Frauen sind naturgemäß bequem und fett, ihr Unterleib ist schlaff und kalt.«

Viel mehr Beachtung als noch vor wenigen Jahren schenkt man heute bei Impotenz und Frigidität auch Durchblutungsstörungen im Bauchraum. Bei vermutlich vielen Männern und Frauen, die um die Fünfzig Probleme in der Liebe haben, dürfte eine Arteriosklerose im Bauch gegeben sein. Die Probleme sind in solchen Fällen oft behoben, sobald für eine bessere Durchblutung gesorgt ist.

Heilmittel	*Anwendungsweise*
Ginseng s. **Mittel bei zu hohem Blutdruck** (S. 264)	**Rohe Wurzel:** ebd. **Hinweis:** Eine gute Möglichkeit zur Stärkung und Stimulierung beider Geschlechter.
Hafer s. **Aufbau- und Stärkungsprodukte** (S. 26)	**Getränk:** s. **Mittel bei Durchblutungsstörungen** (S. 279) **Hinweis:** Dieses Mittel hat sich besonders bewährt bei allgemeiner körperlicher Erschöpfung und sexueller Überforderung.
Kalmus s. **Mittel bei Zahnschmerzen** (S. 140) **Hinweis:** Für alle sexuellen Störungen der Männer im Anfangsstadium.	**Wein:** 20 Gramm Kalmuswurzeln werden in 1 Liter reinem Apfelmost angesetzt. Man läßt den Ansatz 10 Tage an einem warmen Ort stehen. Bei Bedarf kann man täglich bis zu ¼ Liter trinken.
Kleinblütiges Weidenröschen *(Epilobium palustre)* **Wirkstoffe:** Gallotanin, Gerbstoff, Sitosterin, Schleimstoffe, Pektin. **Wirkung:** Entzündungswidrig.	**Hochpotenz:** *Epilobium palustre LM 18.* **Hinweis:** Wirkt anregend, heilt Störungen im Unterleib.
Majoran s. **Schnupfenmittel** (S. 50) **Hinweis:** Der Majoranwein wirkt direkt auf das Zentralnervensystem. Er weckt die Kräfte und die Libido bei der Frau wie beim Mann. Nicht für den Dauergebrauch.	**Wein:** Man gibt 30 Gramm feinzerschnittenes Kraut in 1 Liter Weißwein. Die Flasche muß gut verkorkt und unter gelegentlichem Schütteln 2 Wochen an einem etwa 20 Grad warmen Ort gelagert werden. Bei Bedarf soll man 2- bis 3mal täglich ein Schnapsglas trinken.
Muira-Puama (Potenzholz) **Wirkstoffe:** Ester, Harze, Bitterstoffe, Sitosterin, Gerbstoffe. **Wirkung:** Fördert die Potenz. **Hinweis:** Zur sexuellen Stimulans für beide Geschlechter. Nicht für Dauergebrauch.	**Tee:** 1 Teelöffel der Rinde wird mit 1 Tasse kaltem Wasser angesetzt und zum Kochen erhitzt. Anschließend seiht man gleich ab. Bei Bedarf trinkt man 1 bis 2 Tassen täglich. **Homöopath. Zubereitung:** *Muira-Puama*, Urtinktur aus getrocknetem Holz und Wurzelrinde 1/10.
Sellerie s. **Mittel bei Streß** (S. 258) **Hinweis:** Der Tee und das Öl helfen, die durch Krankheit verlorene Sexualkraft wiederherzustellen.	**Tee:** ebd. **Öl:** Man besorgt sich aus der Apotheke oder aus dem Reformhaus Sellerieöl und nimmt 2mal täglich 6 bis 8 Tropfen in etwas Wasser gelöst ein.

Heilmittel	*Anwendungsweise*
Spargel s. Mittel bei Herzschwäche, vegetativer Dystonie (S. 291) **Hinweis:** Sowohl das Wasser als auch die Tropfen eignen sich bestens für Männer jeglichen Alters zur 4wöchigen Kuranwendung.	**Spargelwasser:** ebd. **Homöopath. Zubereitung:** *Asparagus dil D1.* Bei Impotenz im Anfangsstadium nimmt man täglich 3mal 10 bis 15 Tropfen.
Yohimbe *(Pausinystalia yohimbe)* **Wirkstoffe:** Alkaloid, Yohimbin. **Wirkung:** Erweitert Arterien der Genitalorgane, wirkt erregend auf die im Rückenmark gelegenen Genitalzentren.	**Hochpotenz:** *Yohimbinum LM 18* (Arkana). Man nimmt anfänglich 1 bis 2 Tropfen täglich, später wöchentlich. **Hinweis:** Steigert die Libido von Frau und Mann, bewirkt jedoch bei Überdosierung Herzschädigungen.
BEWÄHRTE TEEMISCHUNG Blutwurz 20 Gramm, Veilchen 20 Gramm, Bärlapp 30 Gramm, Bärentraube 10 Gramm, Koriander 20 Gramm, Knabenkrautwurzel 20 Gramm. **Hinweis:** Teemischung kann bei Bedarf auch über längere Zeit verwendet werden, kurmäßig bis zu 2 Monaten.	**Teemischung:** Die Kräuter werden gemischt. 3 Eßlöffel der Mischung setzt man mit 1 Liter kaltem Wasser an und bringt es zum Sieden. Nachdem die Mischung 3 Minuten gekocht hat, läßt man sie noch 10 Minuten ziehen. 1 Tasse täglich müßte genügen.

Mittel bei Frigidität und Potenzstörungen

Fertigpräparate	*Anwendungsweise*
Cefavenin s. Mittel bei Verletzungen (Stumpfe Verletzungen, S. 135)	**Tropfen:** Man nimmt in diesem Fall 4mal täglich 20 Tropfen. **Hinweis:** Fördert die venöse Durchblutung, frischt die Funktionen der Unterleibsorgane auf.
Chinesisches Stoffwechsel-Tonikum **Wirkstoffe:** Zimtbaumrinde, Angelikawurzel, Pomeranzenschale, Bocksdornkraut, Hülsenfrüchtler, Hornstrauch, Knöterichwurzel, Morindawurzel, Teufelszwirn. **Wirkung:** Regt die Galle an, entschlackend, entgiftend, harntreibend.	**Tonikum:** Man nimmt 3 bis 6 Monate lang täglich 3mal 3 Eßlöffel voll. **Hinweis:** Stärkt den Urogenitalbereich, eher für Frauen gedacht.

Fertigpräparate	*Anwendungsweise*
E-Mulsin fortissimum s. Mittel bei Osteoporose (S. 431)	Tropfen: Man nimmt täglich 3mal 10 bis 15 Tropfen. Hinweis: Verbessert die Gesamtsituation, steigert Fruchtbarkeit und Potenz.
Horvibidon s. Mittel bei Herzschwäche, vegetativer Dystonie (S. 293)	Dragees: Man nimmt 3mal 2 Dragees täglich. Hinweis: Empfiehlt sich bei sexuellen Störungen infolge nervlicher Überreizung und bei Frigidität, verbunden mit Depressionen.
Hypophysinum D15 Wirkstoffe: Hypophysenextrakt in homöopathischer Potenz. Wirkung: Stärkt die Libido.	Tropfen: Man nimmt 3mal täglich 18 Tropfen. Hinweis: Hat sich bei schweren Orgasmusproblemen bewährt.
KRAFTKUR	
Galium-Heel s. Mittel bei Osteoporose (S. 432)	Tropfen: Man nimmt um 10 Uhr und um 18 Uhr 12 Tropfen.
Gynäcoheel s. Mittel bei Regelstörungen (S. 421)	Tropfen: Man nimmt um 8 Uhr und um 16 Uhr 25 Tropfen mit Wasser.
Hormeel s. Mittel bei Osteoporose (S. 431)	Tropfen: Man nimmt um 12 Uhr und um 20 Uhr 12 Tropfen. Hinweis: Diese Kur sollte bei Potenzstörungen und Orgasmusproblemen zur allgemeinen Stärkung bis zur Besserung durchgeführt werden.
Sea-Horse-Genital-Tonic-Pills s. Mittel bei Leibschmerzen (S. 152)	Pillen: In diesem Fall nimmt man 3mal 10 Pillen täglich. Hinweis: Uraltes chinesisches Aphrodisiakum.
Wobenzym s. Schnupfenmittel (S. 54)	Dragees: ebd. Hinweis: Verbessert die Durchblutung der Sexualorgane.

Unterhalb der Blase des Mannes liegt wie ein Ring rund um die Harnröhre die Prostatadrüse. In ihr werden die Samenzellen mit alkalischem Sekret gemischt und, bisher durch Sauerstoffentzug und ein saures Milieu stillgelegt, »aktiviert«. Diese Drüse kann zum Alptraum älterer Männer werden. Bei nahezu allen wird sie im Alter größer, weil sich Wucherungen in ihr bilden, nutzloses Gewebe. Das ist deshalb so verhängnisvoll, weil der Ring durch sein Größerwerden die Harnröhre abdrückt. Der Abfluß des Harns aus der Blase wird dadurch mehr und mehr behindert. Zuletzt wird es unmöglich, sie ganz zu entleeren. Es bleibt immer ein Rest zurück, der langsam, aber sicher den Körper »vergiftet«. Die Giftstoffe aus diesem Harnrest belasten vor allem die Nieren und das Herz – und zwar so sehr, daß die Prostatadrüse letztlich am vorzeitigen Tod vieler Männer schuld ist.

Dazu kann es nur kommen, weil die ersten Anzeichen übersehen oder als vermeintlich vorübergehende Störung falsch eingeschätzt werden. Ist beim etwa sechzigjährigen Mann der Harnstrahl nicht mehr gleichmäßig stark, sondern bleibt er auch bei heftigem Druck schwach, dann sollte er alarmiert sein und Maßnahmen ergreifen. Denn alle späteren Hilfen bleiben unbefriedigend: Ob man ihm Östrogene verabreicht, die ihn »verweiblichen« und seine Libido einschränken, ob man ihm einen Katheter durch die Harnröhre setzt oder ihn operiert, was in der Regel impotent macht.

Probleme mit der Prostatadrüse lassen sich nur verhindern, wenn man Infektionen der Harnröhre rechtzeitig vermeidet oder zumindest vollständig ausheilt. Denn von der Harnröhre aus greifen sie leicht auf die Vorsteherdrüse über.

Sodann gilt es, Harnverhalten nicht zur Gewohnheit werden zu lassen, sondern die Blase immer rechtzeitig zu entleeren, damit von ihr aus keine Harngifte in die umliegenden Gewebe eindringen können. Dazu gehört es auch, für ein gutes Funktionieren der Nieren zu sorgen.

Die Wucherungen der Prostatadrüse haben nichts mit Überforderung zu tun. Es gibt sogar Hinweise dafür, daß regelmäßige sexuelle Aktivität im Alter für die Prostatadrüse gesund ist. Eine gute Durchblutung ist auch in diesem Fall die beste Medizin.

Da dieses Leiden auch vor Jahrtausenden schon bekannt war, gibt es auch die entsprechenden Naturheilmittel, wobei sich vor allem Kürbiskerne, vorbeugend angewendet, sehr bewährt haben.

Heilmittel	*Anwendungsweise*
Bärentraube *(Arctostaphylos uva-ursi)* **Wirkstoffe:** Gerbstoffe, Arbutin, Flavonglykoside, organische Säuren. **Wirkung:** Entgiftet die Niere, reinigt und entgiftet die Blase und die ableitenden Harnwege.	**Tee:** 1 Teelöffel der Blätter wird mit 1 Tasse kaltem Wasser 12 bis 24 Stunden gut verdeckt beiseite gestellt. Anschließend seiht man ab und erwärmt den Tee auf Trinktemperatur. Man trinkt 2- bis 3mal täglich 1 Tasse. **Hinweis:** Die Teeanwendung eignet sich gut bei Prostataentzündung. Man sollte während der Anwendung jedoch darauf achten, daß alles vermieden wird, was sauren Harn macht (Fruchtsäfte, Sauerkraut, Obst, Tomaten etc). **Homöopath. Zubereitung:** *Uva-ursi*, Urtinktur aus frischen Blättern 1/2.
Kleinblütiges Weidenröschen s. **Mittel bei Frigidität und Potenzstörungen** (S. 436)	**Hochpotenz:** ebd. **Hinweis:** Wirkt bei vergrößerter Prostata ebenso wie bei Entzündungen.
Kürbis *(Cucurbita pepo)* **Wirkstoffe:** Ätherisches Öl, Alkaloid, Phytosterin, Vitamine, hormonähnliche Stoffe, Eiweiße, Säuren. **Wirkung:** Harntreibend, kräftigend, beruhigend.	**Kerne:** Man ißt bei Bedarf 2- bis 3mal täglich 1 Eßlöffel Kürbiskerne. **Hinweis:** Vortreffliches Mittel für alle Prostataleiden. Sie helfen auch bei Blasenleiden, dann bedenkenlos auch für Kinder und Schwangere. **Homöopath. Zubereitung:** *Cucurbita pepo,* Urtinktur aus frischem Samen 1/3.
Liebstöckel s. **Mittel bei Migräne** (S. 123)	**Tee:** ebd. **Hinweis:** Der Tee sorgt für die Durchblutung der Beckenorgane und fördert somit vortrefflich die Heilung sämtlicher Prostataleiden.
Wintergrün s. **Mittel bei Diabetes** (S. 334)	**Tee:** ebd. **Hinweis:** Der Tee eignet sich besonders gut bei vergrößerter Prostata, kann jedoch auch bei Prostataentzündung als Zusatzmittel angewendet werden.

Fertigpräparate	*Anwendungsweise*
Cefasabal s. **Mittel bei Regelstörungen** (S. 420)	**Tropfen:** Man nimmt in diesem Fall bis zur Besserung 3- bis 5mal täglich 20 Tropfen. **Hinweis:** Entwässert und entstaut die Unterleibsorgane, hilft bei vergrößerter wie auch bei entzündeter Prostatadrüse.
Cefavenin s. **Mittel bei Verletzungen** (Stumpfe Verletzungen, S. 135)	**Tropfen:** s. **Mittel bei Phantomschmerzen** (S. 175) **Hinweis:** Durchblutet die Organe des Unterleibs und bewährt sich so bei Prostataleiden mit Potenzproblemen.
Prostamed **Wirkstoffe:** Kürbisglobulin, Kürbismehl, Kakao, Goldrute, Bitterpappel. **Wirkung:** Regt die Nierentätigkeit an, entzündungshemmend, potenzsteigernd.	**Tabletten:** Man nimmt 3mal täglich 2 bis 4 Tabletten mit etwas Flüssigkeit. **Hinweis:** Hilft recht gut bei Prostatabeschwerden und beseitigt auch Potenzprobleme, die damit in Verbindung stehen.
Prostata-suis-Injeel **Wirkstoffe:** Prostatadrüsenextrakt. **Wirkung:** Abschwellend, entzündungswidrig.	**Ampullen:** Man nimmt täglich 1 Ampulle in 1 Tasse Wasser. **Hinweis:** Empfiehlt sich bei starken Prostatabeschwerden, bei Vergrößerung und Entzündung.
Sea-Horse-Genital-Tonic-Pills s. **Mittel bei Leibschmerzen** (S. 152)	**Pillen:** ebd. **Hinweis:** Bei gleichzeitigen Potenzstörungen sollte die Dosis auf 3mal 10 Pillen erhöht werden.
Wobenzym s. **Schnupfenmittel** (S. 54)	**Dragees:** ebd. **Hinweis:** Hilft besonders bei Entzündungen.

Weitere empfehlenswerte Mittel

Asparagus cpl. 202 (Tropfen). Homöopath., hilft bei Vergrößerung, Entzündung.
Cubeba cpl. 198 (Tropfen). Homöopath., hilft vor allem bei Prostatavergrößerung.
Horvi-Nukleozym compositum 1 (Tropfen). Schlangengift, speziell für Entzündungen.
Horvi Orocid (Tabletten). Orotsäure, zur Verbesserung der Drüsenfunktion.
Nettisabal (Tropfen). Homöopath., stärkt Prostata, Blase, erleichtert Harnfluß.
Paraira cpl. 355 (Tabletten). Homöopath., bei altersbedingter Prostatavergrößerung.
Phönix Solidago II/035 B (Tropfen). Homöopath., stützt Nieren, Blase, Prostata.
Prostagutt (Kapseln). Tinkturen, empfehlenswert zur Vorbeugung.
Prosta-Liquidum Fink (Tropfen). Pflanzenextrakte, hilft bei Vergrößerung.
Prostata-Gastreu R 25 (Tropfen). Homöopath., hilft gut bei Harnverhalten.
Tumoglin (Tropfen). Kräuterextrakte, reinigt, stärkt die Drüse.

13 Naturkosmetik

Einführung

Die Haut ist nicht nur das größte, sondern auch das am stärksten belastete Organ des Menschen. Ungesunde Ernährung, Umweltgifte aus Luft und Wasser, chemische Reinigungsmittel, Kleidung aus synthetischen Materialien, die mit hautfeindlichen Substanzen gewaschen oder gereinigt wird, machen ihr zu schaffen.

Nachteilig auf ihre Gesundheit wirkt sich aber vor allem die unübersehbare Vielzahl von chemischen Substanzen aus, die sich in den täglich benutzten Kosmetika und Hautpflegemitteln befinden. Ein Blick ins Badezimmer zeigt uns eine Flut von Schönheitsmitteln synthetischer Herkunft.

Chemisch hergestellte Cremes stören nachweislich die biologischen Abläufe der Haut: Dauerhafte Anwendung solcher Produkte macht sie übersensibel. Der natürliche Säuremantel wird allmählich zerstört. Die Abwehrkräfte verringern sich, es kann zu Allergien kommen. So ist zum Beispiel das Problem der Haltbarmachung von Körperpflegemitteln ein kritischer Punkt. Die Kosmetikindustrie löst es mit einer Vielzahl von synthetischen Zusatzstoffen. Bei diesen Konservierungsstoffen handelt es sich um eiweißfeindliche Verbindungen. Sie haben die Aufgabe, die sich in Cremes, Lotions, Haarpflegemitteln rasch bildenden Bakterien und Keime abzutöten. Zu den bekanntesten gehören Formaldehyd, organische Quecksilberverbindungen, Sorbinsäure, Schwermetalle wie Blei, Cadmium und Arsen in Wimperntusche und Lidschatten oder Tenside in Duschbädern, Haarshampoos und Badezusätzen. Die durch sie angereicherten Produkte sind tatsächlich fast unbegrenzt haltbar. Dafür kommen aber auch aggressive Substanzen zur Anwendung. Diese aggressiven Stoffe können schon in ganz geringen Mengen Auslöser für schwere Allergien sein.

Ein weiterer Schwachpunkt industriell hergestellter Kosmetik- und Körperpflegeprodukte ist die mangelnde oder fehlende Kennzeichnung. Was bei Lebensmitteln seit 1984 Gesetz ist, nämlich die Deklarationspflicht aller Zutaten, liegt auf dem Sektor der Kosmetik und Körperpflegemittel noch in weiter Zukunft. So steigt die Zahl der Allergien unaufhörlich. Schon jeder Zehnte zeigt in irgendeiner Form allergische Hautreaktionen. Dabei ist es oft unmöglich, den Stoff festzunageln, gegen den unser größtes Körperorgan eine Abwehrschwäche entwickelt.

Die Reaktion auf ein Allergen tritt nicht sofort auf, sondern entwickelt sich über einen längeren Zeitraum. Wichtig ist es daher, von vornherein so viele Risikofaktoren wie möglich auszuschalten. Das erreicht man einmal, indem man möglichst hautfreundliche Wasch- und Reinigungsmittel benutzt. Vor allem aber der Rückgriff auf die Naturkosmetik ist ein wesentlicher Schritt auf dem Weg zu einer besseren und gesünderen Haut.

Außerdem sind wir alle Opfer einer übersteigerten Wasch- und Reinigungswut. Das betrifft nicht nur den maßlosen Umgang mit Haushaltsreinigern und Waschmitteln. Auch bei der Körperpflege haben wir jedes Gefühl dafür verloren, was Haut und Körper tatsächlich brauchen. Hier jedenfalls wäre weniger mehr.

Als Lösung vieler Hautprobleme bietet sich die Naturkosmetik an. Darunter versteht man Produkte, die aus möglichst natürlichen, hautverträglichen Substanzen ohne Zusatz chemischer Mittel fertig gekauft (Hersteller sind Spezialfirmen) oder selbst hergestellt werden können.

Noch um die Jahrhundertwende war es allgemein üblich, daß sich die Frauen ihre Körperpflegemittel selbst machten oder vom Apotheker zusammenstellen ließen. Mit der Überschwemmung der Märkte durch die Produkte amerikanischer Kosmetik-Konzerne nach dem Krieg ging dieses Wissen weitgehend verloren. Heute erlebt die Naturkosmetik eine Renaissance. Selbstgemachte Körperpflegemittel haben viele Vorteile. Sie werden aus natürlichen Substanzen hergestellt, ohne synthetische Konservierungsmittel und Farbstoffe. Ihre Bestandteile sind frisch und, vorausgesetzt, man verwendet nur diejenigen, die der individuelle Hauttyp verträgt, auch verträglich.

Wer seine Cremes, Körperöle, Haarshampoos selber herstellt, weiß genau, was darin enthalten ist. Zudem braucht er keine aufwendigen und überflüssigen Verpackungen mitzukaufen und leistet dadurch ein Stück praktischen Umweltschutz. Die Rohstoffe für die Herstellung gibt es in Apotheken, Reformhäusern, Spezialversandgeschäften. Vor allem Hautpflegemittel bieten sich an, aus natürlichen Rohstoffen selbst hergestellt zu werden.

Hautcremes sind vorwiegend Emulsionen aus Wasser und Öl. Da sich beides nur schwer mischen läßt, benutzt die Industrie künstliche Emulgatoren, welche die Oberflächenspannung zwischen den beiden Flüssigkeiten verändern und so eine Verbindung möglich machen. Die meisten industriellen Hautcremes werden zudem aus Kostengründen aus mineralischen Ölen hergestellt (Paraffin, Vaseline). Sie sind eigentlich nicht für die Hautpflege geeignet, weil sie nicht in die Haut eindringen können und an der Oberfläche bleiben. Sinnvolle Hautpflege ist nur mit Cremes möglich, die hautähnliche Stoffe als Grundlage haben. Das sind vor allem pflanzliche Öle: Olivenöl, Weizenkeimöl, Mandelöl, Avocadoöl usw.

Sie sind für die Hautpflege besonders geeignet, weil ihr Fettsäuremuster dem menschlichen Hautfett sehr ähnlich ist. Doch eines ist auch bei der Verwendung von Naturkosmetik unbedingt zu beachten: Kein anderes menschliches Organ zeigt so viele individuelle Unterschiede wie die Haut. Was für den einen Hauttyp gut ist, kann bei dem anderen ausgesprochen negative Wirkungen haben. Deshalb müssen auch selbsthergestellte Hautpflegemittel genau auf den individuellen Hauttyp abgestimmt werden. Eine fette Haut sollte nicht noch mehr Fett zugeführt bekommen. Trockene Haut nicht noch weiter austrocknen.

Bevor man mit der Zubereitung eines Mittels aus natürlichen Rohstoffen beginnt, muß deshalb unbedingt der eigene Hauttyp bestimmt werden. Das geschieht entweder durch Eigendiagnose oder mit Hilfe einer gründlichen Hautanalyse bei der Kosmetikerin.

Die wichtigsten Hauttypen

Normale Haut: Straff, gut durchblutet. Je nach Alter glatt und weich, weder glänzend noch spannend.

Fettende Haut: Schlecht durchblutet, leicht fettglänzend, meist großporig. Infolge verstärkter Talgproduktion bilden sich leicht Hautunreinheiten.

Trockene Haut: Glanzlos, empfindlich gegen Umwelteinflüsse, feinporig, neigt zu vorzeitiger Faltenbildung.

Mischhaut: Trockene als auch fettende Stellen. Typisch die T-Zone im Gesicht: Stirn, Nase, Kinn leicht fettend, Augen- und Mundpartie sowie Hals eher trocken.

Ganz wichtig: Wo der Verdacht einer Hauterkrankung besteht, hat auch Naturkosmetik nichts zu suchen. Dann sollte unbedingt ein Hautarzt konsultiert werden.

Ein weiterer Punkt, der auch bei Naturkosmetik beachtet werden muß: Auch auf natürliche Stoffe kann eine Haut allergisch reagieren. Bevor man sie verwendet, sollte unbedingt ein Test auf eine solche Reaktion gemacht werden, indem man sich an die Innenseite des Unterarms eine Probe tupft und abwartet. Zeigt sich eine Rötung oder Hautreizung, sollte der Stoff nicht verwendet werden.

Wie die Haut ist auch das Haar außerordentlich empfindlich. Handelsübliche Shampoos werden heute überwiegend auf chemischer Grundlage hergestellt. Selbst Baby-Shampoos sind auf synthetischer Basis aufgebaut.

In fast allen Industrie-Shampoos sorgen Tenside für ein gutes Schäumvermögen. Sie haben allerdings eine radikal entfettende Wirkung auf Haar und Kopfhaut. Mit dem Schmutz wäscht man sich also viel natürliches Haut- und Haarfett ab. Dadurch werden die Talgdrüsen gereizt, was zu erhöhter Fettabsonderung, zu vermehrter Schuppenbildung und chronisch fettem Haar führen kann. Industrie-Shampoos enthalten außerdem synthetische Farb- und Duftstoffe, die genauso wie chemische Konservierungsmittel die Kopfhautflora angreifen und zu Allergien und Pigmentschäden führen können. Viele Shampoos werden in der Bundesrepublik mit Formaldehyd konserviert, dessen schädliche Auswirkungen hinlänglich bekannt sind.

Auch bei selbsthergestellten Körperpflegemitteln taucht das Problem der Konservierung auf. Da man auf Konservierungsstoffe meistens völlig verzichtet, verderben sie besonders schnell. Deshalb ist es wichtig, sie möglichst kühl aufzubewahren. Sie sollten sofort nach der Herstellung in Porzellantiegel (erhältlich in Geschäften für Laborbedarf) abgefüllt werden, die luftdicht abschließen.

Vor dem Einfüllen empfiehlt es sich, die Tiegel mit hochprozentigem Alkohol auszuwischen, um Keime abzutöten. Länger als drei bis vier Wochen sollen selbsthergestellte Cremes oder Lotions nicht benutzt werden. Wichtig ist es auch, die Cremes niemals mit dem Finger, sondern immer mit einem sauberen Prozellanspatel aus der Dose zu holen und auf das Gesicht aufzutragen, damit die Hände keine Keime übertragen.

Nach dem Verfalldatum sollten selbsthergestellte Produkte am besten weggeworfen und neue angerührt werden. Die Kosten sind, verglichen mit industriell hergestellten Cremes, minimal. Auch wer selbstgerührte Naturkosmetik verschenkt, sollte den Empfänger unbedingt auf die beschränkte Haltbarkeit aufmerksam machen. Am besten bringt man das Verfalldatum auf einem kleinen Aufkleber auf dem Tiegel an.

Keine Haut ohne ganzheitliche Hautpflege! Neben der äußeren ist auch die innere Pflege wichtig. Dazu gehört eine gesunde Lebensführung mit natürlicher Ernährung, ausreichend Schlaf, viel Bewegung an frischer Luft und maßvolle Sonneneinwirkung – eine Regel, die dieses Buch auch an anderen Stellen immer wieder betont.

Die wichtigsten natürlichen Zutaten

Alkohol Reiner Alkohol von 96 Prozent hat tonisierende, entfettende, antiseptische Eigenschaften. Außerdem hat er eine konservierende Funktion. Durch die Verdünnung mit destilliertem Wasser bringt man ihn auf niedrigere Volumenprozente.

Allantoin Kommt in der Natur als Bestandteil der Beinwellwurzel vor. Soll der Haut ein gesundes und zartes Aussehen verleihen. Gut hautverträglich. Wird für Akne-Cremes eingesetzt.

Aloe vera Eine Wüstenpflanze, die wie eine kleine Agave aussieht. Ihr Saft heilt besonders bei Brandwunden. Schon die ägyptischen Königinnen benutzten ihn zur Körperpflege. Man sagt der Aloe vera nach, sie beschleunige die Bildung neuer Hautzellen. Wissenschaftliche Untersuchungen darüber gibt es noch nicht. Aloe vera hat nachweislich eine antibiotische

 Wirkung. Sie soll auch bei Akne helfen und außerdem die Haut weich machen.

Ätherische Öle Pflanzenessenzen von enormer Duftintensität. Werden vor allem durch Destillation gewonnen. Dabei wird das Pflanzenmaterial in einen Behälter gegeben, durch den Dampf strömt. Dann wird das Wasser gekühlt. Die nicht wasserlöslichen Substanzen können vom Wasser getrennt werden. In der Hautpflege verwendete ätherische Öle sollten immer rein und natürlichen Ursprungs sein. Synthetische Öle riechen zwar genauso, sind aber lange nicht so duftintensiv.

Avocadoöl Bräunlich bis grünliches, aus der Avocadofrucht gewonnenes Pflanzenöl. Gleicht in seiner Zusammensetzung dem Hautfett. Wird in Hautpflegemitteln für trockene, schuppige und alternde Haut verwendet. Avocadoöl hat für die Hautpflege sehr interessante Eigenschaften. Es verteilt sich gut, zieht schnell ein und ist vitaminreich. Außerdem soll es die Feuchtigkeit besonders gut halten. Leider glänzt es sehr stark auf der Hautoberfläche. Deshalb wird es vorwiegend in Nachtcremes verwendet. Es enthält pflegende Vitamine und Mineralstoffe: Vitamin A zur Zellneubildung wirkt der Verhornung und Verschuppung der oberen Hautschichten entgegen, Vitamin B sorgt für einen funktionierenden Zellstoffwechsel, der die Durchblutung unterstützt, Vitamin F wirkt dem Rissigwerden der oberen Hautschichten entgegen.

Bienenwachs Bestandteil vieler Cremes, weil es geschmolzen eine leicht emulgierende Wirkung besitzt, was die Produkte geschmeidig macht. Die Emulgierung kann man durch Zugabe von Borax verstärken. Bienenwachs ist sehr hautverträglich. Es kommt gebleicht (weiß) oder ungebleicht (gelb) in den Handel.

Bierhefe fällt bei der Herstellung von Bier an. Enthält viele B-Vitamine. Zur innerlichen und äußerlichen Anwendung bei unreiner Haut und Akne.

Borax Aus dem Mineral Borax gewonnenes wasserlösliches weißliches Pulver. In Cremes verwendet, unterstützt es die emulgierende Wirkung von Bienenwachs.

Calendula Auszüge und Mazerate aus frischen oder getrockneten Calendulablüten glätten trockene, rauhe Haut. Deshalb enthalten Cremes, Badeöle und Sonnenschutzmittel häufig Calendula.

Efeublätter Auszüge aus getrockneten Efeublättern werden Haarpflegemitteln zugesetzt. Im Efeu enthaltene Inhaltsstoffe sind wirksam gegen

Schuppen und fettendes Haar. Wegen seiner antibakteriellen Wirkung benutzt man Efeu auch für Deodorants.

Eigelb Hat eine pflegende und glättende Wirkung. Wird nur Masken und Packungen zugesetzt, die sofort verbraucht werden. Man sollte nur Eier von natürlich aufwachsenden, mit Getreide gefütterten Hühnern verwenden.

Emulgator Hilfsstoffe ermöglichen es, daß sich Wasser und Öl (Fette) miteinander verbinden. In der Naturkosmetik werden nur natürliche Emulgatoren verwendet, die zwar keine pflegende Wirkung haben, wohl aber helfen, daß Wirkstoffe besser von der Haut aufgenommen werden.

Gänseblümchenblüten Soll die Talgproduktion der Haut normalisieren. Auszüge oder Mazerate werden Pflegemitteln für fettende Haut beigegeben.

Geraniumöl Aus Pelargonien gewonnenes natürliches Parfümöl. Wird Körperölen zur Parfümierung beigegeben.

Gurke Besitzt eine reinigende und klärende Wirkung auf die Haut. Kann aber nur frisch verwendet werden. Nur ungespritzte Gurken verwenden.

Hafer Enthält hautverträgliche und glättende Wirkstoffe. Gemahlener Hafer (Getreidemühle, Kaffeemühle) läßt sich gut zu Masken verwenden.

Hamamelis Aus der Virginischen Zaubernuß (Nordamerika) gewonnen, wirkt gewebefestigend und zusammenziehend.

Honig Altbewährtes Hausmittel der Naturmedizin. Er wird zur Haar- und Hautpflege verwendet. Honig ist nicht nur hautverträglich, sondern enthält viele Inhaltsstoffe, die die Haut glatt und geschmeidig machen. Durch seinen hohen Gehalt an Enzymen und organischen Säuren besitzt er konservierende und antiseptische Eigenschaften. Bei der Zubereitung von Naturkosmetik mit Honig sollte man darauf achten, daß die Temperatur von 35 Grad nie überschritten wird, da seine Wirkstoffe sonst zerstört werden. Nur naturreinen Honig verwenden!

Johanniskraut Wird wegen seiner wundheilenden Wirkung Cremes und Masken für Akne und unreine Haut zugesetzt.

Jojobaöl Chemisch gesehen handelt es sich bei dem aus den Nüssen des Jojobabaumes gepreßtem Öl um ein Wachs, das allerdings wie Öl aussieht.

 In den letzten Jahren ist es in der Naturkosmetik sehr wichtig geworden. Das liegt an seiner großen Ähnlichkeit mit natürlichem Walrat (s. Walratersatz). Es läßt sich leicht auftragen und macht die Haut geschmeidig.

Kakaobutter Hochwertiges, natürliches Fett aus der Kakaobohne. Im Normalzustand fest und spröde. Schmelzbereich liegt bei 32–34 Grad. Wird langsam ranzig. Idealer Konsistenzgeber für pflegende Kosmetik. Zieht sofort in die Haut ein. Da sie die Haut auch glänzend macht, ist sie vor allem als Nachtcreme geeignet.

Kamillenblüten Das ätherische Öl der Kamille ist hautverträglich und heilend. Es wird vor allem Cremes für unreine, empfindliche Haut zugesetzt.

Karotte Wegen ihrer hautpflegenden und glättenden Wirkung bei unreiner Haut verwendet. Karottensaft wird zusammen mit Pflanzenöl verwendet. Nur so können seine Wirkstoffe von der Haut aufgenommen werden.

Kräuterextrakte Werden in der Naturkosmetik selbstgerührten Cremes und anderen Pflegemitteln meist tropfenweise zugefügt. Es gibt eine sehr große Auswahl. Allerdings empfiehlt es sich, einen Allergietest auf der Haut zu machen, um festzustellen, ob man den Extrakt verträgt oder nicht. Die wichtigen Kräuterextraktauszüge sind:
Ackerschachtelhalm: Gegen unreine Haut, leicht straffend.
Brennessel: Durchblutungsfördernd, gegen Ekzeme.
Brunnenkresse: Gegen fettige und unreine Haut.
Feldstiefmütterchen: Heilend, entzündungshemmend bei Akne.
Hamamelis: Durchblutungsfördernd, entzündungshemmend, straffend, gegen spröde übermäßig trockene Haut.
Johanniskraut: leicht straffend, gut gegen unreine Haut, zerstört Bakterien, heilt Wunden.
Schafgarbe: Bakterienhemmend, gut für strapazierte Haut.
Salbei: leicht straffend, bakterienhemmend.
Ringelblume (Calendula): Bakterientötend, heilend, anregend gegen unreine Haut.
Walnußblätter: Leicht straffend, nicht für trockene Haut geeignet.

Lanolin Aus Schafwolle gewonnenes bernsteingelbes Fett mit sehr intensivem, etwas unsympathischem Eigengeruch. Sehr klebrig. Kann Wasser an sich binden. Wegen seiner pflegenden und schützenden Eigenschaften wird Lanolin gern in Cremes verwendet. Es wird leicht ranzig und sollte nur kühl und gut verschlossen aufbewahrt werden. Als Naturkosmetikprodukt nur zu verwenden, wenn das Lanolin mit Sicherheit von nicht mit Pestiziden (zum Schutz vor lästigem Ungeziefer) behandelten Schafen stammt. Sonst können sich allergische Hautreaktionen zeigen.

Mandelkleie Fällt bei der Herstellung von Mandelöl ab. Durch ihre feste Konsistenz ist die als Gesichtsmaske mit Wasser angerührte und aufgetragene Mandelkleie ein schonendes Peeling für jede Haut.

Mandelöl Aus den Früchten des süßen Mandelbaums gewonnenes klassisches Kosmetik-Pflanzenöl von mittlerem Fettgehalt. Glättet und pflegt auch fettende Haut und gibt ein schönes, weiches Hautgefühl. In vielen Cremes, Reinigungs- und Badeölen enthalten. Stabil gegen Ranzigwerden.

Melissenöl Melisse hat eine beruhigende Wirkung auf jede Haut. Sie kann deshalb besonders gut in Cremes und Lotions für Mischhaut verwendet werden. Melissenöl wird auch gern als Badezusatz verwendet.

Nußöl Die milde Lichtschutzwirkung von Nußölen wird in der Naturkosmetik für die Herstellung natürlicher Sonnenschutzpräparate genutzt.

Obstessig Gut für Haarspülungen. Löst den beim Spülen mit hartem Wasser zurückbleibenden Kalk.

Orangenöl Wird wegen seines Duftes gern Cremes und Badeölen zugefügt.

Pflanzenöle Der Fettgehalt eines Pflanzenöls ist abhängig von der Frucht, aus dem es gepreßt wird. Pflanzenöle sind in ihrer Zusammensetzung dem natürlichen Hautfett sehr ähnlich und können deshalb von der Haut leicht aufgenommen werden, ohne daß sie die Poren verstopfen. In der Naturkosmetik Basis für viele Rezepte.

Sheabutter Pflanzenfett aus der Nuß des Sheanußbaumes, der wild in Afrika wächst. Sheabutter ist besonders gut für kosmetische Zwecke geeignet, weil sie eine weichmachende Wirkung auf die Haut hat. Sie beschleunigt die Heilung bei Hautverletzungen und -entzündungen und soll einen gewissen Sonnenschutz bieten. Sheabutter hat außerdem einen hohen Gehalt an natürlichem Allantoin (s. dort).

Walratersatz Walrat ist ein besonders hautfreundliches Wachs aus der Stirnhöhle des Pottwals, das man früher zu kosmetischen Zwecken verwendete. Heute ein synthetisch hergestelltes Pulver, das wie Bienenwachs schon lange in der Naturkosmetik gebräuchlich ist. Walratersatz bewirkt bei frisch gerührten Cremes eine sehr gute Konsistenz.

 Weizenkeimöl Sehr vitaminreich. Wird gern Cremes und Masken für trockene, alternde, schuppige Haut beigegeben. Die fertige Creme hat einen sattgelben Farbton.

Zitronenöl Hergestellt aus ungespritzten Zitronenschalen. Zitronenöl hat eine erfrischende Wirkung. In selbsthergestellten Hautpflegemitteln wirkt es keimtötend.

Reinigungsmittel, Lotions

Aloe-vera-Reinigungsemulsion mit Zitrone

Klärt und erfrischt.

Bestandteile:
1 EL Aloe-vera-Gel (Apotheke, Drogerie)
1 TL Zitronenöl

Herstellung: Beides gleichmäßig verrühren.
Die Emulsion reichlich mit beiden Händen über Gesicht und Hals verteilen. Anschließend lauwarm abwaschen.

Avocado-Reinigungsmilch mit Rosenwasser

Reinigt schonend.

Bestandteile:
1 EL Avocadoöl
1 EL Honig
½ TL Milchpulver
1 TL Trockenmilch

Herstellung: Alle Zutaten in 1 Tasse warmem Rosenwasser auflösen, gut mischen, abfüllen. Auf Gesicht und Hals auftragen, warm abwaschen. Die Menge reicht für 10 Anwendungen.

Englisches Honigwasser

Für normale und trockene Haut.
Das milde, aromatische Gesichtswasser wirkt belebend auf die zarte, trockene Haut und ist auch zur Pflege der normalen Haut zu empfehlen.

Bestandteile:
3 g Bienenhonig (½ Kaffeelöffel)
50 g Rosenwasser
50 g Orangenblütenwasser
25 g Alkohol (70prozentig)
3 Tropfen Melissenöl

Herstellung: Rosenwasser und Orangenblütenwasser miteinander vermischen. Das Ganze leicht erwärmen und den Bienenhonig darin auflösen. Melissenöl dazugeben. Alles miteinander vermischen. In eine dunkle Glasflasche abfüllen. Großzügig auf Gesicht und Hals auftragen.

Honig-Reinigungsmilch mit Mandelöl

Reinigt gründlich, auch für Körpermassagen verwendbar.

Bestandteile:
½ TL Honig
½ Tasse lauwarme Milch
½ TL Mandelöl

Herstellung: Honig in der Milch auflösen. Mandelöl hinzufügen. Gut umrühren. Gesicht damit reinigen, gut nachwaschen.

Kampferwasser für fette, unreine Haut

Kampferwasser wirkt mild, desinfizierend, schützt den Hautsäuremantel, wirkt Hautunreinheiten entgegen.

Bestandteile:
100 g Hamameliswasser
1 TL Kampferspiritus
1 TL Bienenhonig
5 Tropfen Melissenöl

Herstellung: Hamameliswasser erwärmen und den Bienenhonig darin auflösen. Melissenöl im Kampferspiritus auflösen. Alles zusammen in eine lichtdurchlässige Glasflasche abfüllen. Mit einem Wattepad auf Gesicht und Hals auftragen.

Malvenblüten-Lotion

Für trockene Haut

Bestandteile:
4 EL Malvenblütenblätter
200 g destilliertes Wasser
30 g Alkohol (70prozentig)
2 TL Melissentinktur

Herstellung: Getrocknete Malvenblütenblätter in eine Porzellanschale legen. Mit dem destillierten Wasser und dem Alkohol übergießen. Zudecken, über Nacht stehenlassen. Die Flüssigkeit durch eine Kaffeefiltertüte geben und die Pflanzen kurz auspressen. Nochmals klarfiltern. Mit der Melissentinktur vermischen. In Glasflaschen abfüllen. Mit einem Wattepad auf Gesicht und Hals auftragen.

Avocadocreme

Tagespflege für alternde Haut.

Bestandteile:
5 g ungebleichtes Bienenwachs
7 g Kakaobutter
5 g Stearinsäure
20 ml Avocadoöl
10 ml Sojaöl
30 ml Wasser
1 Messerspitze Borax
3 Tropfen Lavendelöl

Herstellung: Bienenwachs, Kakaobutter, Sterarinsäure, Avocado- und Sojaöl in ein Gefäß geben. Im Wasserbad langsam erhitzen, bis alles geschmolzen ist. 30 ml kochendes Wasser in ein kleines Gefäß geben. Borax unter Rühren darin auflösen. Schmelze und Borax zusammengießen. Mit dem elektrischen Handrührer (Stufe 2) kräftig rühren. In die milchige Flüssigkeit Lavendelöl geben. Weiterrühren, bis die Creme dickflüssig geworden ist. Bei niedriger Geschwindigkeit die Masse kalt rühren. Fertige Creme in eine saubere, trockene Cremedose füllen. Im Kühlschrank aufbewahren.
Haltbarkeit: 4 Wochen.

Avocadoöl-Regenerationscreme

Tages- oder Nachtcreme für strapazierte Mischhaut. Regelmäßig angewendet, trägt sie sichtbar zur Verbesserung des Hautbildes bei.

Bestandteile:
30 Avocadoöl
10 g Adeps Lanae anhydricus
3 g Kakaobutter
3 g Bienenwachs
40 g Orangenblütenwasser
3 Tropfen Melissen- oder Lavendelöl

Herstellung: Lanolin, Bienenwachs und Kakaobutter im Wasserbad schmelzen. Avocadoöl hinzufügen. Alles auf 60 Grad Celsius erwärmen. In einem feuerfesten Töpfchen Orangenblütenwasser auf 60 Grad erwärmen. Vom Herd nehmen und die Fettschmelze unter Zugabe des Orangenblütenwassers mit elektrischem Mixer rühren, bis die Creme handwarm ist. Nach Wunsch mit Melissen- oder Lavendelöl parfümieren. Danach die Creme kalt rühren. In Cremetöpfchen abfüllen.

Erfrischungscreme

Für normale und trockene Haut.

Bestandteile:
5 g Bienenwachs
16 Lanolin ahydrid
40 g Traubenkernöl
40 g Hamameliswasser
4 Tropfen Pfefferminzöl

Herstellung: Bienenwachs, Lanolin, Traubenkernöl in einen Tiegel geben. Im Wasserbad langsam erhitzen, bis alles geschmolzen ist. Dann das Hamameliswasser dazugeben. Vom Feuer nehmen. Mit dem elektrischen Handrührgerät erst auf Stufe 1, dann auf Stufe 2 so lange schlagen, bis eine cremige Konsistenz erreicht ist. Pfefferminzduftöl dazugeben. Weiterschlagen. Die Masse bei niedriger Geschwindigkeit kalt rühren. In eine saubere trockene Cremedose füllen. Im Kühlschrank aufbewahren.
Haltbarkeit: 4 Wochen.

Fettcreme, einfache

Als Witterungsschutz für jede Haut geeignet.

Bestandteile:
5 g Bienenwachs
50 Weizenkeimöl
5 g Tropfen Duftöl

Herstellung: Diese Creme braucht nur mit einem Spatel zusammengerührt werden. Duftöl erst zum Schluß dazugeben.

Kamillencreme

Zur Pflege und Heilung unreiner Haut (Akne).

Bestandteile:
23 g Avocadoöl
13 g Mandelöl
6 g Lanolin
14 g Bienenwachs
40 g Alkohol (20prozentig)
1 g Kampfer
1 g Borax
1 g Kamillenöl

Herstellung: Avocadoöl, Mandelöl, Lanolin, Bienenwachs in einen Porzellantiegel geben und im Wasserbad schmelzen. Wenn alles geschmolzen ist, den Kampfer dazugeben. Alkohol erwärmen und Borax darin auflösen. Alkohol in die Fettschmelze geben. Mit dem Kamillenöl aromatisieren. Die so entstandene Creme unter ständigem Rühren abkühlen lassen. Mit dem Mixer gut durchrühren. In Tiegel abfüllen. Bei Lagerung im Kühlschrank etwa zwei Monate haltbar.

Melissencreme

Zur Beruhigung und Pflege normaler und trockener Haut.

Bestandteile:
5 g Bienenwachs
2 g Kakaobutter
15 g Lanolin
30 Mandelöl
40 g Rosenwasser
10 Tropfen Melissenöl

Herstellung: Bienenwachs, Kakaobutter, Lanolin, Mandelöl in einen Tiegel geben. Im Wasserbad langsam erhitzen, bis alles geschmolzen ist. Rosenwasser dazugeben. Vom Feuer nehmen. Mit dem elektrischen Handrührgerät erst auf Stufe 1, dann auf Stufe 2 schlagen, bis eine cremige Konsistenz erreicht ist. Melissenduftöl dazugeben. Die Masse bei niedriger Geschwindigkeit kalt rühren (ca. 5 Minuten). In eine saubere, trockene Cremedose füllen. Im Kühlschrank aufbewahren.
Haltbarkeit: 4 Wochen.

Reinigungsöl für fette, unreine Haut

Bestandteile:
80 g Weizenkeimöl
10 g süßes Mandelöl
10 g Tween-80-Emulgator (Apotheke)
4 Tropfen Melissenöl

Herstellung: Weizenkeimöl, Mandelöl und Tween 80 in eine Glasflasche abfüllen und gut schütteln. Dann das Melissenöl einträufeln lassen. Etwas Reinigungsöl in die mit Wasser befeuchteten Hände geben und gleichzeitig Gesicht und Hals, Dekolleté damit massieren. So lange mit warmem Wasser nachspülen, bis das Öl entfernt ist.

Thymiancreme 1

Durch ihre stark antiseptische Wirkung vor allem für fette und unreine Haut geeignet. Dünn auftragen.

Bestandteile:
17 g Weizenkeimöl
29 g Mandelöl
14 g Bienenwachs
24 g Thymianalkohol (20prozentig)
15 Hamameliswasser
3 g Kampferöl
4 g Borax

Herstellung: Eine Handvoll Thymian (frisch oder getrocknet) in 100 ml Alkohol ansetzen. Drei Wochen im verschlossenen Gefäß stehenlassen. Danach mit der 1,5fachen Wassermenge verdünnen. Weizenkeimöl, Mandelöl und Bienenwachs in einem Porzellangefäß unter Rühren im Wasserband erhitzen und einschmelzen. Kampferöl in die Schmelze geben. Thymianalkohol und Hamameliswasser zusammengießen, erwärmen und Borax einrühren. Fettschmelze mit dem Thymianalkohol-Hamamelis-Gemisch zusammengeben. Rühren, erkalten lassen. Im Kühlschrank aufbewahren.
Haltbarkeit: 4 Wochen.

Thymiancreme 2

Für normale und trockene Haut.

Bestandteile:
10 g Bienenwachs
30 g Lanolin ahydrid
50 g Traubenkernöl
40 g Hamameliswasser
5 Tropfen Thymianöl

Herstellung: Bienenwachs, Lanolin, Traubenkernöl in einen Tiegel geben. Im Wasserbad erhitzen, bis alles geschmolzen ist. Vom Feuer nehmen. Hamameliswasser dazugeben. Mit dem elektrischen Handrührgerät auf Stufe 1 und dann Stufe 2 schlagen, bis eine cremige Konsistenz erreicht ist. Thymianduftöl dazugeben. Weiterschlagen. Die Masse bei niedriger Geschwindigkeit kalt rühren. In eine saubere, trockene Cremedose füllen. Im Kühlschrank aufbewahren.
Haltbarkeit: 4 Wochen.

Waschöl für jeden Hauttyp

Bestandteile:
90 g Avocadoöl
10 g Tween-80-Emulgator (Apotheke)

Herstellung: Zutaten in eine Flasche füllen und alles kräftig durchschütteln. Etwas Waschöl in die mit Wasser befeuchteten Hände geben, Gesicht, Hals, Dekolleté damit abmassieren. Mit reichlich warmem Wasser nachspülen. Gut abtrocknen. Mit Gesichtswasser nachreinigen.

Lip Gloss

Bestandteile:
1 erbsengroßes Stück Bienenwachs
1 knapper EL Rhizinus- oder Mandelöl
1 EL Vaselineöl

Herstellung: Alle Zutaten in einen Tiegel geben. Im Wasserbad auflösen. Noch flüssig abfüllen.

456 Das älteste und wirksamste Mittel der Naturkosmetik: die Zitrone

Eines der billigsten und zugleich effektivsten Pflegemittel für Naturkosmetik gibt es mit Sicherheit in jedem Haushalt: Zitronen. Die Zitrusfrucht wird seit Jahrtausenden für die Schönheits- und Körperpflege geschätzt. Der Saft zieht die Poren zusammen, strafft, bleicht und reinigt die Haut. Obwohl die Zitrone ätherisches Öl enthält, das Allergien auslösen könnte, treten sie bei äußerer Anwendung so gut wie nie auf.

Trotzdem ist es empfehlenswert, Zitronenprodukte vor der Anwendung zunächst auf einer kleinen Fläche am Unterarm zu testen. Zeigt sich keine Rötung, besteht keine Gefahr der Unverträglichkeit. Selbstverständlich sollten nur ungespritzte Zitronen aus biologischem Anbau verwendet und der Saft stets frisch gepreßt werden. Die fettlösenden Eigenschaften der Zitrone beruhen auf ihrem Gehalt an ätherischen Ölen. Diese Öle haben nicht nur einen angenehm frischen Duft, sondern sind auch wirksam bei Hautproblemen, wie beispielsweise fetter und unreiner Haut. Außerdem wird die Elastizität der kleinen Blutgefäße in der Haut günstig beeinflußt.

Zitronenreinigung mit Hafermehl

Porentiefe Reinigung für alle Hauttypen.

Bestandteile:
1 TL feingemahlene Zitronenschale
1 TL Hafermehl
3 feingemahlene Mandeln (oder 1 TL fertige Mandelkleie)

Herstellung: Zitronenschale, Hafermehl, gemahlene Mandeln vermischen, zu dem weichen Brei Wasser hinzufügen. Das Gesicht damit sanft kreisend 2 Minuten massieren. Lauwarm abwaschen.

Zitronenlotion mit Gurke

Reguliert die Talgproduktion.

Bestandteile:
Saft von 2 Zitronen
Saft 1 Orange
2 EL Rosenwasser
1 EL 10prozentiger Alkohol
1 Gurke
1 Apfel

Herstellung: Zitronen- und Orangensaft, Rosenwasser und Alkohol vermischen. Gurke und Apfel schälen, raspeln und zerdrücken. Durch ein Küchentuch drücken. Diesen Saft zum Rosenwasser geben. In eine Flasche füllen und vor dem Abreiben des Gesichts gut durchschütteln. Auch nach Sonnenbädern gut anwendbar.

Zitronencreme mit Avocadoöl

Morgens und abends auf das gereinigte Gesicht auftragen. Beruhigt und normalisiert gereizte Haut.

Bestandteile:
1 EL Zitronensaft
1 EL Wasser
etwas Zitronenöl
1 TL Bienenwachs
2 EL Avocadoöl

Herstellung: Zitronensaft filtern. Mit dem Wasser erwärmen. Bienenwachs und Avocadoöl im Wasserbad schmelzen. Zitronensaft mit dem Schneebesen langsam unterrühren. Aus dem Wasserbad nehmen. 2 Tropfen Zitronenöl hinzufügen. Bis zum Erkalten rühren.

Zitronenmaske mit Avocado

Für jede Haut geeignet. Nährend und straffend.

Bestandteile:
1 TL Zitronensaft
1 reife Avocado
1 Eiweiß
bei trockener Haut zusätzlich 1 Eigelb

Herstellung: Zitronensaft, Fleisch der Avocado, Eiweiß (Eigelb, falls nötig) mit einer Gabel zu einer glatten Paste verrühren. Auf Gesicht und Hals auftragen. Nach 15 Minuten wieder lauwarm abwaschen.

Zitronenmilch mit Orangenschale

Belebend, feuchtigkeitsspendend. Über Nacht auf Gesicht, Hals und Körper auftragen.

Bestandteile:
Saft ¼ Zitrone
2 TL geriebene, ungespritzte Grapefruit- oder Orangenschale
½ Tasse Milch

Herstellung: Zitronensaft mit Grapefruit- oder Orangenschale und Milch vermischen. 24 Stunden lang im verschlossenen Gefäß im Kühlschrank aufbewahren. Zwischendurch mehrfach schütteln.

Zitronen-Bleichcreme

Natürliches Mittel zur Aufhellung und Bleichung von Pigmentflecken und Sommersprossen. Bei Akne und Hautentzündungen die Paste nicht anwenden. Augenpartie aussparen.

Bestandteile:
Saft 1 Zitrone
1 TL Salz

Herstellung: Zitronensaft und Salz zu einer streichfähigen Paste rühren. Direkt auf die Sommersprossen auftragen. Nach 15 Minuten mit lauwarmem Wasser gut abwaschen.

Zitronen-Badeöl mit Mandelöl

Pflegend und erfrischend. Als Ganzkörper-Massageöl geeignet.

Bestandteile:
1 TL Zitronenöl
1 EL Mandelöl
1 TL Weizenkeimöl
6 EL Sojaöl
3 EL Tween 80 (Apotheke)

Herstellung: Die Öle und Tween 80 (Emulgator) miteinander verrühren. In eine trokkene, saubere Flasche füllen. Für ein Vollbad reichen 2 Eßlöffel. Vor Gebrauch jedesmal gut schütteln.

Zitronen-Handlotion mit Glyzerin

Hervorragendes Handpflegemittel. Auch für die Fußmassage geeignet.

Bestandteile:
1 EL Zitronensaft
3 TL Glyzerin
1 TL Kartoffelkochwasser
10 Tropfen Benzoetinktur (Apotheke)

Herstellung: Zitronensaft mit Glyzerin verrühren. Kartoffelwasser hinzugeben. Die Benzoetinktur tropfenweise unterrühren. In eine saubere Flasche füllen. Gut verschlossen halten. Vor Gebrauch schütteln.

Zitronen-Shampoo mit Lavendel

Hellt die Haare auf und läßt sie glänzen.

Bestandteile:
Saft von 2 Zitronen
2 TL Lavendelblüten
2 Eier

Herstellung: Zitronensaft mit 2 Teelöffel Lavendelwasser (dafür die Lavendelblüten mit ½ Tasse Wasser aufbrühen, ziehen lassen, filtern) und den Eiern vermischen. Haare waschen, ein zweites Mal auftragen. 10 Minuten einwirken lassen. Gut spülen.

Zitronen-Haarspülung mit Lindenblüten

Entfettend, gibt blonden Haaren Glanz. Auch als Kuranwendung geeignet. Eine Woche lang jeden Abend 1 EL der Flüssigkeit in Haar und Kopfhaut einmassieren.

Bestandteile:
Schale und Saft von 4 Zitronen
1 TL Lindenblüten
¼ l Wasser

Herstellung: Zitronenschale und Lindenblüten mit dem Wasser aufkochen. Zugedeckt 10 Minuten köcheln lassen. Durch ein Haarsieb geben. Den Saft der 4 Zitronen hinzugeben. In einer verschlossenen Flasche 2 Tage stehenlassen. Bei der Haarwäsche jeweils ein Viertel der Flüssigkeit ins letzte Spülwasser geben.

Eine Creme, eine Lotion, ein Badeöl wird von den meisten Verbrauchern nach ihrem Duft beurteilt. Deshalb legt die Kosmetikindustrie auch großen Wert auf die richtige Parfümierung ihrer Produkte. Doch auch selbsthergestellte Naturkosmetik ist mit einigen Tropfen ätherischen Öls schnell und angenehm zu aromatisieren. Solche Öle sind für wenig Geld in Apotheken und Geschäften, die Produkte für Kosmetikherstellung führen, zu beziehen. Die kleinen Fläschchen enthalten im allgemeinen etwa 10 ml. Allerdings kann man auch gegen ätherische Öle Allergien entwickeln. Bevor man eine Creme mit dem Duft seiner Wahl parfümiert, sollte man deshalb den Hauttest am Oberarm machen und bei einer Rötung auf einen anderen Duft umsteigen. Sonst ist man hinterher der Meinung, man reagiere allergisch auf das selbsthergestellte Produkt. Folgende ätherische Öle sind für Parfümierung geeignet:

Bergamotte: Duftet herrlich. Nicht in Tages- oder Sonnencremes verwenden, da sonnenlichtempfindlich (2–3 Tropfen).
Geraniumöl: Rosenähnlicher, süßlicher Duft (1–2 Tropfen).
Jasminöl: Sehr teuer. Duftet betörend (3–4 Tropfen).
Lavendelöl: Herrlich entspannender Duft (3–4 Tropfen).
Mandarinenöl: Duftessenz aus der Mandarinenschale. Angenehmer, frischer Duft (3–4 Tropfen).
Melissenöl: Herrlich entspannender Duft (3–5 Tropfen).
Nelkenöl: Strenger Geruch (2–3 Tropfen).
Orangenöl: Herrlich frischer Duft (3–4 Tropfen).
Patschouli: Herber, typisch indischer Duft (2–3 Tropfen)
Pfefferminzöl: Frischer Duft, kühlt (1–2 Tropfen).
Rosenöl: Duftet verschwenderisch (1–2 Tropfen).
Salbeiöl: Eher herber Duft, heilt gleichzeitig (2–3 Tropfen).
Sandelholzöl: Indischer Duft, milder als Patschouli (2–3 Tropfen).
Zitronenöl: Duftet frisch, wie ungespritzte Zitronenschale (2–3 Tropfen).

Aloe-vera-Maske mit Gurkensaft

Durchblutet und klärt.

Bestandteile:
½ Salatgurke
1 EL Gurkensaft
2 EL ALoe-vera-Gel

Herstellung: Die Salatgurke raspeln und ausdrücken. Gurkensaft mit dem Aloe-vera-Gel mischen. Auf Gesicht und Hals auftragen. Nach 20 Minuten lauwarm abwaschen.

Aloe-vera-Maske mit Mandelöl

Bestandteile:
1 EL Aloe-vera-Gel
2 Tropfen Mandelöl

Herstellung: Aloe-vera-Gel mit Mandelöl verrühren und auf Gesicht und Hals auftragen. Nach 15 Minuten warm abwaschen.

Avocadoemulsion mit Kamille

Regt den Stoffwechsel an. Für jede Haut geeignet.

Bestandteile:
1 EL Avocadoöl
2 EL Sahne
1 Beutel Kamille
½ Tasse Wasser

Herstellung: Avocadoöl mit Sahne cremig rühren. Die Kamille mit dem Wasser aufbrühen, 10 Minuten ziehen lassen. 1 Eßlöffel abgekühlten Kamillentee unter die Masse rühren. Auf Gesicht und Hals auftragen. Über Nacht einwirken lassen.

Avocado-Honig-Maske

Bestandteile:
½ reife Avocado (Schale muß auf Druck nachgeben)
1 TL Honig
1 TL Fettcreme/Hautcreme (keine Emulsion)
eventuell etwas Sahne

Herstellung: Fruchtfleisch einer halben Avocado mit einer Gabel fein zerdrücken oder im Mixer pürieren. Mit dem Honig und der Fettcreme gut vermischen, bis die Maske sich gut verstreichen läßt. Zur besseren Streichfähigkeit eventuell noch etwas Sahne hinzugeben. Auf das gut gereinigte Gesicht und den Hals auftragen. Augenpartie frei lassen. Nach 20 Minuten Einwirkzeit die Maske mit lauwarmen Kompressen oder lauwarmem Wasser abnehmen.

Avocadomaske mit Sahne

Macht die Haut geschmeidig.

Bestandteile:
1 reife Avocado
1 EL Sahne

Herstellung: Die Avocado mit einer Gabel pürieren. Sahne unterrühren. Auf Gesicht und Hals auftragen. Nach 20 Minuten warm abwaschen.

Erdnußölmaske

Wohltuend für trockene Haut.

Bestandteile:
1 Eigelb
2 EL Erdnußöl
½ TL Honig
1 paar Tropfen Zitronensaft

Herstellung: Erdnußöl leicht erwärmen und mit dem Eigelb im Elektromixer eine Mayonnaise anrühren. Zitronensaft und Bienenhonig hinzufügen. Gründlich verrühren. Auf Gesicht und Hals auftragen. 20 Minuten einwirken lassen. Danach lauwarm abwaschen.

Erfrischungsmaske

Für jeden Hauttyp geeignet. Erfrischend und straffend.

Bestandteile:
1 Eiweiß
1 Zitrone
100 g Haferflocken (aus biologisch-dynamischem Anbau)

Herstellung: Zitronensaft mit Eiweiß und Haferflocken zu einer Paste verrühren. Auf Gesicht (nicht um die Augen) und Hals auftragen. 10 Minuten trocknen lassen. Lauwarm abwaschen.

Honigmaske mit Eiweiß

Hautstraffende Wirkung.

Bestandteile:
3 EL Honig
1 Eiweiß
1 EL Weizenmehl

Herstellung: Den Honig mit dem steifgeschlagenen Eiweiß vermischen. Das Weizenmehl hineinrühren. Auf Gesicht und Hals auftragen. Nach 30 Minuten heiß, anschließend kalt abwaschen.

Honigmaske mit Quark

Nährend, beruhigend.

Bestandteile:
2 EL Bienenhonig
1 EL Quark

Herstellung: Honig in einem sauberen Gefäß im Wasserbad flüssig machen. Aus dem Waserbad nehmen und Quark unterrühren, bis eine streichfähige Maske entsteht. Großzügig auf Gesicht und Hals auftragen. 20 Minuten einwirken lassen. Danach lauwarm abwaschen.

Honigpackung mit Quark

Glättet spröde Haut.

Bestandteile:
1 EL Honig
2 EL Quark

Herstellung: Den warmen Honig mit Quark verrühren. Auf Gesicht und Hals auftragen. Nach 30 Minuten lauwarm abwaschen.

Sonnenblumenmaske

Durchblutend und reinigend.

Bestandteile:
1 Handvoll Sonnenblumenkerne
1 TL Honig
1 TL Mandelöl

Herstellung: Sonnenblumenkerne mahlen (Getreidemühle). Dann durch ein Haarsieb rühren, damit die Überreste der Schalen entfernt werden. Honig in ein paar Tropfen heißes Wasser einrühren. Honig-Wasser-Mischung mit dem Öl verrühren. Im Wasserbad erwärmen; gut heiß auf Gesicht und Hals auftragen. Nach 20 Minuten lauwarm abwaschen.

Weizenpackung mit Honig

Kann regelmäßig angewendet, die Faltenbildung verzögern. Für alle Hauttypen geeignet. Glättet auch die Hände.

Bestandteile:
2 EL Weizenvollkornmehl
½ Tasse Milch
1 TL Honig
1 TL Weizenkeimöl

Herstellung: Weizenvollkornmehl mit Milch verrühren. Honig und Weizenkeimöl daruntermischen. Auf Gesicht und Hals auftragen. Nach 20 Minuten warm abwaschen.

Weizenkeimölmaske mit Joghurt

Beruhigt und kühlt die Haut. Nach Sonnenbädern zu empfehlen.

Bestandteile:
1 EL Weizenkeimöl
½ Becher Magermilch-Joghurt (75 g)

Herstellung: Weizenkeimöl unter Joghurt rühren. Auf Gesicht und Hals auftragen. Nach 20 Minuten lauwarm abwaschen.

Weizenkleiepackung mit Banane

Reinigend und nährend. Für alle Hauttypen geeignet. Kann auch als Handpackung verwendet werden.

Bestandteile:
3 EL Weizenkleie
1 Tasse Wasser
1–2 EL Kleie
1 Banane

Herstellung: Weizenkleie mit Wasser aufbrühen. 6 bis 8 Stunden ziehen lassen. Abgießen. Kleie mit zerdrückter Banane mischen und auf Gesicht und Hals auftragen. Nach 20 Minuten warm abwaschen.

Aggressive Shampoos, Festiger, Sprays für alle Formen und Lebenslagen, Farben, Dauerwellen: chemische Substanzen in konzentrierter Form! Was Wunder, wenn sich einem die Haare sträuben oder die Kopfhaut empfindlich reagiert. Hier erscheint eine Rückbesinnung auf natürliche Pflegemittel besonders angebracht. So helfen Heilkräuter auch bei Haarproblemen: Spülungen zum Beispiel halten den Haarboden gesund und wirken sich positiv auf die Struktur des Haares aus. Dazu bereitet man einen Kräuteraufguß: 1 Teelöffel Blätter auf 1 Tasse Wasser. Man übergießt die Blätter mit dem kochenden Wasser, läßt den Aufguß abkühlen, bis er lauwarm ist, und seiht ihn ab. Damit spült man das Haar nach dem Waschen und trocknet es möglichst bei Zimmertemperatur.

Für blondes Haar

Kamillenblüten: Reinigen, klären, beruhigen. Bei leicht fettendem Haar als Spülung hervorragende Wirkung. Verursacht eine sanfte Aufhellung des natürlich blonden Haares.

Löwenzahnblüten: Zählen zu den regenerierenden Heilpflanzen. Man sammelt und trocknet sie am besten selbst. Haarspülungen helfen bei Schuppen.

Für brünettes, rotes, dunkles Haar

Brennesselblätter: Gehören zu den besten Heilpflanzen in der Haarpflege. Spülungen wirken gegen Schuppen und fette Kopfhaut.

Salbeiblätter: Nur für dunkelbraunes Haar geeignet, weil Salbei leicht aufbleicht. Gegen Schuppen und leicht entzündliche Kopfhaut.

Für graues Haar

Rosenblütenblätter: Klassische Heilpflanzen der Haarpflege. Spülungen lassen Haar und Kopfhaut gesunden und geben schönen Glanz.

Kornblume: Besonders gut geeignet für graues Haar. Der Aufguß bewirkt eine sanfte Grautönung und hilft gegen spröde und trockene Kopfhaut.

Rosenknospenlotion

Erfrischend und belebend für fettige und Mischhaut.

Bestandteile:
100 Rosenknopsen
1 EL getrockneter Rosmarin
5 getrocknete Kamillenblüten
1 EL Minze
5 Tropfen Zitronensaft
2 Tassen 70prozentiger Alkohol

Herstellung: Zutaten mischen. In einem verschlossenen Behälter 1 Woche ziehen lassen. Täglich schütteln. Danach durch ein Haarsieb geben und die Pflanzenbestandteile absondern. Flüssigkeit im verschlossenen Gefäß aufbewahren.

Rosenwasser

Als Lotion und zur Verwendung bei der Herstellung von Hautcremes geeignet. (Kann auch zum Backen verwendet werden.)

Bestandteile:
Rosenblütenblätter (Hundsrose)
Wasser

Herstellung: 1 Tasse Rosenblätter mit Wasser bedecken und 45 Minuten in einem verschlossenen Topf kochen. Durch ein Haarsieb geben. In die Flüssigkeit eine weitere Tasse Rosenblätter zufügen. Kochen. Filtrieren. Das Ganze insgesamt 3- bis 4mal wiederholen. Rosenwasser abkühlen lassen. In eine gereinigte Flasche füllen. Gut verschlossen im Kühlschrank aufbewahren und schnell verbrauchen.

Haarglanzpackung für jedes Haar

Bestandteile:
1 Eigelb
3 EL Pflanzenöl (Olivenöl)
1 Spritzer Zitronensaft

Herstellung: Pflanzenöl tropfenweise ins Eigelb einrühren. In die feste Mayonnaise Zitronensaft unterrühren. Auf dem vorgewaschenen Haar verteilen, während der Einwirkungszeit (30 Minuten) warm halten (Frotteehandtuch). Verleiht dem Haar Glanz, Griffigkeit, gute Frisierbarkeit.

Das Färben der Haare ist, wie erwähnt, nicht ungefährlich. So stehen einzelne Substanzen sogar im Verdacht, Krebs zu verursachen. Viele von ihnen haben allergieauslösende Wirkungen. Haarfarben enthalten mitunter mehr als 20 verschiedene Substanzen, so auch Ammoniak und Wasserstoffperoxid. Beide Stoffe schädigen und strapazieren das Haar. Die Natur bietet eine kleine Auswahl von natürlichen Farbstoffen an. Das bekannteste Haarfärbemittel ist Henna. Es ist ein rotgelber Farbstoff aus den Blättern und Stengeln der »Lawsonia inermis«.

Inzwischen ist allerdings auch bekannt, daß diese Pflanze in ihren südasiatischen Anbaugebieten kräftig mit DDT gespritzt wird. Wie hoch der DDT-Gehalt in Hennapulver ist, hängt von der jeweiligen Anbauzone ab. Beim Einkauf in Europa wird es nicht auf der Packung ausgewiesen.

Für das Haar ist Henna völlig unschädlich. Die darin enthaltenen Gerbstoffe wirken leicht zusammenziehend. Dadurch wird das Haar fester und glänzender. Wegen seiner austrocknenden Wirkung kann man auch Hennaspülungen vornehmen, um fettes Haar zu bekämpfen. Von Henna sind verschiedene Sorten im Handel. Durch Zugabe von anderen Pflanzen ergeben sie unterschiedliche Färbungen.

Henna natur: Pulver aus reinen gemahlenen Hennablättern erzeugt bei hellem Haar eine kräftige rostrote Farbe. Dunkles Haar bekommt eine leicht kastanienbraune Tönung.

Henna hellrot: Mit Rhabarberwurzel und Kamille vermischtes Henna. Färbt blonde Haare leuchtend hellrot.

Henna dunkelrot: Mischung aus Henna, Walnußschalen und Indigo. Färbt Haare wunderschön dunkelrot.

Henna neutral: Eignet sich als Packung für fettendes Haar, keine färbende Wirkung.

Körperpflege durch natürliche Badezusätze

Fertige Schaum-, Kräuter- oder Cremeschaumbäder sind für die ständige Körperpflege nicht zu empfehlen, da sie die Haut leicht austrocknen. Sehr viel schonender sind dagegen Kräuterbäder, die man ohne große Mühe selbst herstellen kann. So ein Bad ist nicht nur eine Schönheitskur. Ganz nach den individuellen Wünschen und Bedürfnissen kann es auch beruhigend und heilend oder erfrischend und anregend wirken. Es kann die Haut zart machen, nähren und sogar kleine Unreinheiten zum Verschwinden bringen. Kräuterbäder sind schnell zuzubereiten. Entweder man füllt kleine Baumwoll- oder Nesselsäckchen mit den getrockneten Kräutern, bindet diese mit einer Schnur zu und läßt das heiße Wasser darüberlaufen. Der Zusatz von Haferflocken oder Kleie macht das Wasser gleichzeitig weich. Oder man setzt dem Badewasser einen (abgeseihten) konzentrierten Aufguß aus Kräutern oder einer Kräutermischung zu. Für ein Vollbad benötigt man etwa einen Liter. Generell nimmt man ca. 200 g Kräuter. Mit dieser Dosierung erzielt man die optimale Wirkung der Pflanzen. Will man nur ein duftendes Bad nehmen, dann genügen schon 100 g getrocknete Kräuter. Hier einige Anregungen:

Heublumenbad: Ein wohltuendes Bad, das vor allem den Stoffwechsel anregt und krampflösend wirkt.

Hopfenblütenbad: Ideal bei Schlafstörungen, kräftigt außerdem die Nerven.

Lavendelbad: Getrocknete Lavendelblüten ergeben ein duftendes, wohltuendes Bad durch ihren Gehalt an ätherischen Ölen. Ein Lavendelblütenbad wirkt entspannend, krampflösend und erfrischend.

Rosenblütenbad: Rosenblüten sind reich an heilkräftigen Substanzen wie Gerbstoffen, Fett, Zucker, Zitronensäure, ätherischen Ölen. Ein Bad mit frischen oder getrockneten Rosenblüten wirkt belebend, erfrischend, anregend auf Körper und Geist.

Zitronenbad: Wasser in die Wanne lassen. Sechs Zitronen (ungespritzt!) hineinlegen. Das wirkt erfrischend und strafft die Haut.

Belebendes Morgenbad

5 Tropfen Rosmarinöl
5 Tropfen Wacholderöl
2 Tropfen Pfefferminzöl

In das Badewasser geben.

Beruhigendes Abendbad

5 Tropfen Lavendelöl
2 Tropfen Kamillenöl
2 Tropfen Orangenblütenöl

In das Badewasser geben.

Erfrischungsbad 1

Saft ½ Zitrone
5 Tropfen Zitronenöl
2 Tropfen Geranienöl

In das Badewasser geben.

Erfrischungsbad 2

115 ml Avocadoöl
10 ml Weizenkeimöl
60 Tropfen ätherisches Pfefferminzöl

Reicht für 10–15 Wannenbäder; pro Bad 1 Eßlöffel.

Hautfunktionsbad

100 ml Avocadoöl
25 ml Weizenkeimöl
50 Tropfen ätherisches Lavendelöl

Reicht für 10–15 Wannenbäder; pro Bad 1 Eßlöffel.

Pflegebad (für ein Bad)

2 l Karottensaft
1 TL Weizenkeimöl

Karottensaft in das Badewasser gießen. Dann das Öl dazugeben.

Es ist nicht nötig, fertiges Massageöl zu kaufen, das meist recht teuer ist. Man kann genausogut Pflanzenöle verwenden, etwa Sonnenblumenöl, Mandel-, Distel- oder Kokosöl, die man mit einigen Tropfen Zitronensaft oder Duftölen nach Wunsch und Bedarf aromatisiert. Hier ein Beispiel für ein herrliches Massageöl zur allgemeinen Hautpflege:

Johanniskrautöl

Bestandteile:
5 Handvoll Johanniskrautblätter und Blüten
½ Liter Olivenöl (1. Pressung)
2 EL Weizenkeimöl

Herstellung: Eine Handvoll Johannisblüten mit dem Öl in ein weithalsiges Glas füllen, fest verschließen. 14 Tage an einem warmen Platz in die Sonne stellen. Dann das Öl in ein anderes Gefäß durchseihen. Kräuterrückstände ausdrücken und wegwerfen. Eine Handvoll des Krautes hinzufügen. 14 Tage stehenlassen, umgießen, eine neue Handvoll Johanniskraut hinzugeben, nach etwa 2½ Monaten ergibt das ein tief dunkelrotes, herrlich duftendes Öl. Zur Konservierung Weizenkeimöl hinzugeben.

Duftwasser kann man mit einfachen Mitteln selbst herstellen. Je nach gewünschter Duftrichtung können getrocknete Blüten oder Kräuter verwendet werden, zum Beispiel Lavendelblüten, Veilchenblüten, Liebstökkel-, Flieder-, Rosen- und Jasminblüten, Melissen- oder Johanniskraut. Männer ziehen wahrscheinlich den Duft von Koriander, Zimt oder den von Nelken vor. Duftwasser sind so einfach herzustellen, daß man es sich ruhig leisten kann, verschwenderisch damit umzugehen.

Grundrezept

Bestandteile:
¼ l 90prozentiger Alkohol
ca. 10 EL getrocknete Blüten oder Kräuter
destilliertes Wasser

Herstellung: Blüten oder Kräuter in ein dicht verschließbares Gefäß füllen. Mit dem Alkohol übergießen, so daß sie bedeckt sind. Mindestens 6–8 Wochen stehenlassen. Während dieser Zeit entzieht der Alkohol den Blüten die Duftstoffe. Durch ein Filterpapier abfiltern. Das gefilterte Duftwasser mit dem destillierten Wasser (Verhältnis höchstens 1 : 4) vermischen. Nur in gut verschließbaren Gefäßen aufbewahren.

Kamillen-Deodorant

Bestandteile:
40 g Rosenwasser
40 g Hamameliswasser
20 g Kamillentinktur
1 g Alaun (kleine Prise)

Fein nach Kamille duftendes Deodorant mit sanft desinfizierender oder erfrischender Wirkung, ohne die Haut zu reizen

Herstellung: Ein wenig Rosenwasser erwärmen. Das Alaunpulver darin auflösen. Alle Flüssigkeiten zusammenrühren und in eine Flasche mit Zerstäuber umfüllen.

Hamamelis-Rasierwasser

Bestandteile:
100 g Hamameliswasser
50 g Pfefferminzwasser
50 g Hamamelistinktur
0,5 g Menthol
2 g Alaun

Herstellung: Die Mentholkristalle durch leichtes Schütteln in der Hamamelistinktur auflösen. 1 Eßlöffel Hamameliswasser erhitzen und darin das Alaunpulver auflösen. Alles miteinander vermischen und gut durchschütteln. Durch Kaffeefilterpapier klarfiltern.

Anhang

Akupressur

Akupressur dürfte die natürlichste und älteste aller Heilmethoden überhaupt sein. Sie ist nicht nur den Chinesen bekannt, sondern jedem Naturvolk, zumindest bruchstückhaft. Ein Kind wendet sie ganz instinktiv im Notfall an. Wenn es Schmerzen oder Angst hat oder sich nicht konzentrieren kann, drückt es, ohne zu überlegen, einen bestimmten Punkt an der Stirn, den Schläfen, im Nacken, auf dem Bauch – was zumindest für den Augenblick hilft. Das Interessante daran ist: Das Kind drückt nicht etwa da, wo es weh tut, sondern an einer Stelle, die scheinbar mit dem Schmerz nichts zu tun hat.

Das, was wir als »nervöses Zupfen« am Ohrläppchen, an der Nase oder am Kinn peinlich zu vermeiden suchen, weil wir meinen, es handle sich um einen Tick, ist Rest eines instinktiven Wissens um die Kunst der Akupressur.

Man könnte die Akupressur auch als sanftere Schwester der Akupunktur bezeichnen. Ihr gegenüber, die nur vom erfahrenen Praktiker angewendet werden darf, besitzt die Akupressur den Vorteil, daß sie keine Nadeln benötigt. Sie kann überall und von jedermann in jeder Situation vorgenommen werden. Man drückt mit den Fingern, massiert, reibt, ohne daß irgendein Mittel oder ein Werkzeug nötig wäre. Man braucht keine langen Sitzungen mit Einstichen zu erdulden. Sie kostet nichts. Und sie ist letztlich fast noch sicherer als die Akupunktur: Kennt man die Lage der in Frage kommenden Punkte auf der Haut auch nur ungefähr, kann man sie kaum mehr verfehlen. Der pressende oder massierende Finger trifft mehr als die feine Nadelspitze. Die Gefahr, den Punkt zu verfehlen, ist also weit geringer als bei der Akupunktur. Aus der ursprünglichen instinktiven Akupressur, die selbst Tiere beherrschen, haben die Chinesen vor vielen Jahrtausenden schon ein Heilsystem entwickelt, das auf denselben Vorstellungen wie die Akupunktur basiert: Der Körper leidet, schmerzt, wird krank, wenn die Harmonie der beiden Energieströme *Yin* und *Yang* aus dem Gleichgewicht geraten ist. Diese Ströme fließen in insgesamt zweiunddreißig sogenannten Meridianen. Durch die Reizung (Stich, Druck, Massage) bestimmter Punkte auf diesen Meridianen kann das verlorene Gleichgewicht wiederhergestellt werden: Ein Energiestau wird abgebaut, eine Blockade durchbrochen, ein Energieloch aufgefüllt. Heute gibt es wissenschaftlich abgesicherte Beweise dafür, daß diese Akupressurpunkte – es sind dieselben wie bei der Akupunktur – tatsächlich existieren. Der elektrische Hautwiderstand in ihnen ist gegenüber Stellen unmittelbar daneben deutlich verändert. Der Experte kennt heute weit über tausend Akupressurpunkte. Die chinesische Akupressur ist im Westen weiterentwickelt worden. So kam beispielsweise die Ohr-Akupressur hinzu, die den Chinesen unbekannt war.

Wer die Akupressur nun zum eigenen Wohlergehen anwenden will, der braucht keine tausend Punkte zu erlernen, sondern nur die wichtigsten Punktpaare: Es sind einundzwanzig. Man muß wissen, welche von ihnen anregen, welche dämpfen und welche zum inneren Ausgleich führen. Das Schöne dabei: der Körper hilft mit, die gesuchten Punkte zu finden. Sie sind empfindsamer als ihre Umgebung, so daß man sehr schnell spürt, ob man die gewünschte Stelle drückt oder nicht. Mit jedem weiteren Versuch aber wächst die Sicherheit. Schließlich geht das richtige Drücken im Notfall in Fleisch und Blut über.

Man darf sich vom ersten Versuch nicht entmutigen lassen. Der Erfolg wird zwar spürbar, aber relativ bescheiden bleiben, weil der Akupressurpunkt gleichsam »eingerostet« ist. Schon die Wiederholung bringt besseren Erfolg. Schließlich wird die Akupressur so perfekt funktionieren, daß man den entsprechenden Punkt nur noch knapp fünf Sekunden zu berühren braucht, um sich augenblicklich schmerzfrei, innerlich ruhig und entspannt oder mit neuer Energie versorgt zu fühlen.

Wer sich mit der Akupressur vertraut machen möchte, darf nicht damit beginnen, kräftig zu drücken, zu zerren, zu kneifen. Je leichter, gefühlvoller man sich an einen gesuchten Punkt herantastet, desto rascher hat man ihn gefunden und desto wirksamer stellt sich der Erfolg ein.

Man läßt die Kuppe des Zeigefingers, des Mittel- oder des Ringfingers, in manchen Fällen auch des Daumens mit leichtem Druck über der gesuchten Stelle kreisen. Später, wenn sich die Sicherheit eingestellt hat, darf man schon auch einmal kräftiger zupacken, bei manchen Schmerzen sogar energisch kneifen. Vor jeder Akupressur sollte man versuchen, sich zu lockern und zu entspannen. Vielleicht schüttelt man die Arme aus. Oder man macht auch nur ein paar tiefe, gleichmäßige Atemzüge. Sollte trotz aller Versuche die Akupressur keine Wirkung zeigen, dann könnte das ein Zeichen dafür sein, daß doch eine gesundheitliche Störung vorliegt, die massiverer Behandlung bedarf. Fassen Sie in diesem Sinne die Akupressur auch als Gradmesser Ihres Gesundheitszustandes auf: Haben Sie mit ihr Erfolg, waren die Beschwerden oder Störungen mit hoher Wahrscheinlichkeit harmloser Natur. Kehren Sie jedoch ständig und an der selben Stelle wieder, oder lassen sie sich überhaupt nicht wegdrücken, sollten Sie Arzt oder Heilpraktiker konsultieren. Akupressur ist keine Heilmethode bei schweren Erkrankungen, obwohl sie dem Kranken als Begleitmaßnahme neben anderen Behandlungen wertvolle Dienste leisten kann – nicht zuletzt in der Schmerzbekämpfung. Ihr eigentlicher Wert liegt jedoch in der Möglichkeit, Unpäßlichkeiten zu beseitigen, Harmonie zurückzugewinnen, Leistungen zu steigern, damit man erst gar nicht krank wird. Eine besondere Bedeutung kommt der Akupressur in der Suchtbekämpfung zu. Wer nicht von Hungergefühlen geplagt werden will und von der Zigarette wegkommen möchte, findet kaum eine bessere Hilfe.

Wer darf nicht akupressieren? Es gibt nur drei Einschränkungen: Bei schweren organischen Herz- und Kreislauferkrankungen heißt es, Finger weg. Die Möglichkeiten eines unliebsamen Zwischenfalls sind zwar äußerst gering, sie können jedoch nicht ganz ausgeschlossen werden. Manche Akupressuren sollte man außerdem nicht vornehmen, wenn man sehr erschöpft ist. Schließlich darf ein Punkt nicht gedrückt werden, wenn er sich entzündet oder während der Akupressur deutlich verändert. Nur eine völlig gesunde Hautstelle darf akupressiert werden.

Augentraining

Schlechtes, unscharfes, verzerrtes Sehen kann verschiedene Ursachen haben. Entweder ist die Hornhaut, die sonst glasklare Wölbung vor der Augenöffnung, trüb geworden, weil sie geschädigt wurde oder weil sich Stoffwechselschlacken in ihr ablagerten. Oder die Muskeln, die wie bei einem Fotoapparat die Schärfe einzustellen haben, sind chronisch verkrampft oder erschlafft. Die Linse bleibt starr und läßt sich durch Verformung nicht mehr auf »weit« oder »nah« einstellen. Dasselbe kann bei den Muskeln des Irisrings gegeben sein. Dann wird die »Blende« nicht mehr den Lichtverhältnissen angepaßt. Oder die Sehnerven sind stumpf geworden, reagieren auf die Lichtreize nicht mehr so, wie das sein sollte. Oder das Sehzentrum im Gehirn verarbeitet die gelieferten Impulse nicht mehr zu einem einwandfreien Bild.

Muskelschwäche, Muskelverkrampfungen, Ablagerungen, weil der Ordnungsdienst im Organismus nur noch mangelhaft funktioniert, Abstumpfung der Sinne: Sollte sich das nicht alles beheben lassen? Kann man müde, schlaff gewordene Muskeln nicht trainieren? Ablagerungen nicht wegräumen? Abgestumpfte Sinne nicht schärfen?

Solche Überlegungen waren der Ansatzpunkt für das Augentraining, eine Heilmethode, die heute vor allem in den USA mit großem Erfolg betrieben wird. »Brillen«, so sagen die Naturmediziner, »sind Prothesen.« Viel zu schnell wird danach gegriffen und die nachlassende Sehkraft als Schicksal hingenommen. Die Alternative dazu heißt Augentraining. Mit ihm läßt sich die Sehkraft nicht nur erhalten – selbst dann, wenn die Augen bei ständigem Lesen besonderen Belastungen ausgesetzt sind –, sondern sogar zurückgewinnen.

Augentraining ist zunächst Augenmuskeltraining. Die Muskeln, die die Linse strecken oder wölben müssen, je nachdem, ob etwas in der Ferne oder ganz in der Nähe scharf erfaßt werden soll, brauchen Übung, Bewegung. Das heißt beispielsweise: Wer nicht kurzsichtig werden will – oder wer seine Kurzsichtigkeit infolge vielen Lesens beheben will, der muß möglichst oft und intensiv in die Ferne blicken und immer wieder rasch von kurz auf lang umschalten. Er sollte also von seinen Büchern oder Papieren in regelmäßigen Abständen aufblicken und durchs Fenster sehen – nicht träumend, nicht verloren blickend. Vielmehr müssen ganz bewußt möglichst ferne Ziele ins Auge gefaßt und in möglichst vielen Details wahrgenommen werden.

Ein ganz spezielles Training zur Stärkung und Rückgewinnung der Sehkraft stammt von südamerikanischen Naturheilern. Besorgen Sie sich das Plakat für das Augentraining (*Adresse:* Irene Zandanel, Reichenberger Straße 30, 8209 Haidholzen). Die Augenkarte kostet DM 18,– zuzüglich Versandkosten (insgesamt DM 25,–). Hängen Sie sie an die Wand. Stellen Sie sich genau nach Anweisung davor auf und fahren Sie mit den Augen ganz langsam die geschwungene Linie herauf – noch einmal und noch einmal. Die Übung sollte zehn Minuten dauern.

Wenn Sie sie beendet haben, blicken Sie ebensolang in die Ferne, auf etwas Grünes. Schauen Sie auf einen Baum und versuchen Sie ganz ohne Anstrengung jeden Zweig, jedes Blatt zu erkennen. Ihre Augen werden schon beim ersten Versuch, mehr noch beim zweiten, zu tränen beginnen. Nach einigen Übungen – man sollte sie täglich und zwar morgens vornehmen – wird es Ihnen vorkommen, als habe man einen Schleier von Ihren Augen weggezogen, so klar und deutlich können Sie jetzt alles erkennen.

Zum Augentraining gehört aber auch, daß Sie Ihre Augen nicht vor jedem Sonnenstrahl schützen. Im Gegenteil. Das Auge braucht Licht. Seine Wärme fördert die Durchblutung. Der Körper braucht Licht, das über die Sehnerven den Organismus ankurbelt. Das Auge braucht aber auch die Übung, sich verschiedenen Helligkeiten anzupassen. Und noch etwas gehört zum Sehen: Vorstellungskraft. Sehen heißt nicht einfach wahrnehmen. Das Bild entsteht erst durch die Vorstellungskraft. Wenn Sie also etwas nur verschwommen erkennen können, dann stellen Sie es sich zuerst bei geschlossenen Augen vor – und nun blicken Sie noch einmal hin.

Dieses Augentraining birgt keinerlei Risiken. Wenn Sie merken, daß Ihre Sehkraft besser wird, passen Sie gegebenenfalls die Stärke Ihrer Brille dieser Verbesserung an, bis sie die Brille vielleicht sogar ganz weglegen können.

»Sie sind organisch völlig gesund. Ihre Beschwerden stammen lediglich von funktionellen Störungen.« Vor allem junge Menschen bekommen solche Befunde oft vom Arzt zu hören – und beginnen zu rätseln: Was ist nun wirklich mit mir los? Ich bin kerngesund? Habe ich mir die Schmerzen, die Übelkeit, die Schweißausbrüche, den Druck in der Herzgegend nur eingebildet? Was heißt »lediglich« funktionelle Störungen? Sind sie harmlos? Muß man sie als etwas ganz Natürliches hinnehmen wie etwa Müdigkeit? Oder können sie womöglich Folgen haben? Wie lassen sie sich beheben?

Ein ganzes Bündel wichtiger Fragen, worauf es vielfach nur lakonische Ratschläge gibt: »Treiben Sie halt etwas mehr Sport.« Oder: »Versuchen Sie sich abzuhärten.« Womit das Ganze nur noch mehr bagatellisiert wird. Wer weiß schon, und wem wird unmißverständlich gesagt, daß funktionelle Störungen direkt in chronische Leiden und zu organischen Schäden führen? »Organisch gesund« – diese Diagnose kann in dem Moment, in dem man einen Leberschaden, einen Herzfehler oder ein Magengeschwür befürchtet, wie eine Erlösung wirken. Ein Zertifikat für Gesundheit ist es nicht. Tatsächlich gesund ist erst der, dessen funktionsfähige, gesunde Organe auch bestimmungsgemäß funktionieren – und zwar in reibungslosem Zusammenspiel mit allen anderen Organen.

Die einzelnen Organe stehen miteinander in enger Beziehung. Jedem ist ein eigenes Kontrollsystem übergeordnet; die einzelnen Kontrollsysteme aber sind eng miteinander verflochten. Nur wenn jedes System selbst und in seiner Beziehung zu den anderen richtig funktioniert, sind die Voraussetzungen für Leistungsfähigkeit und Anpassung an unterschiedliche Belastungen gegeben.

Eine wichtige Rolle bei der Koordination der verschiedenen Funktionen spielt der Blutkreislauf. Neben der allgemeinen Versorgung mit Nährstoffen und dem Abtransport von Stoffwechselprodukten ist er auch für die Wärmeregulierung und die Aufrechterhaltung des Säurewertes zuständig. Steuerfunktionen innerhalb des Organismus besitzen auch die Hormone. Von zentraler Bedeutung aber ist das gesamte Nervensystem. Es leitet Empfindungen weiter, übermittelt Impulse zur Muskeltätigkeit, macht Schmerzreize bewußt. Es selbst besitzt wiederum Zentren, die hemmenden oder fördernden Einfluß auf die Erregungskreise des Nervensystems nehmen. Über das Rückenmark sind die Organe mit dem Gehirn verbunden.

Wichtig dabei ist die Tatsache, daß viele Lebensvorgänge reflektorisch ablaufen: Ein Reiz löst einen Reflex aus. Denken wir etwa an den Hustenreflex, an Muskelreflexe. Das vegetative Nervensystem steuert und reguliert die Tätigkeit der Organe, indem es Reize aufnimmt und Reflexe auslöst. Das läuft normalerweise ab, ohne daß wir bewußt etwas dazu beitragen müßten. Andererseits bieten aber gerade die Reflexzonen in der Haut die

 Möglichkeit, auf die vegetativ gesteuerten Organe willkürlich Einfluß zu nehmen. Über sie können der Arzt und der Therapeut beispielsweise durch Massage oder ähnliche Reize kranke Organe behandeln. So wie ein Kind lernt, Blasen- und Darmentleerung zu beherrschen, so ist es auch möglich, Atmung, Herzschlag und andere organische Funktionen zu beeinflussen, funktionelle Störungen zu regulieren. Das ist deshalb so wichtig, weil wiederholt auftretende oder anhaltende Störungen des vegetativen Nervensystems – etwa eine falsche Lebensweise – zu chronischen Störungen führen. Die Folgen sind echte Erkrankungen. Chronisch gewordene funktionelle Störungen sind zum Beispiel nervöse Herzleiden mit Herzjagen oder Herzschmerzen, viele Gallenkoliken, Verstopfung, Kreislaufstörungen, Blasenkatarrh mit ständigem Harndrang, sexuelle Störungen, Blutdruckveränderungen, Störungen der Wärmeregulierung, wobei der eine nur noch friert, der andere stets schwitzt, Schlafstörungen oder auch krankhaftes Über- oder Untergewicht.

Der Fachmann spricht bei solchen Krankheitsbildern von vegetativer Dystone (s. *Herzschwäche*, *vegetative Dystonie*). Sie bilden den Boden für ernste Erkrankungen. So kann das asthmatische Leiden letztlich zur Blählunge führen, das nervöse Herzleiden zum Herzinfarkt, das nervöse Magenleiden zum Magengeschwür, um nur einige Beispiele anzuführen.

Das Verhängnisvolle dabei ist: Statt die funktionelle Störung zu beheben und damit das Risiko der schweren Erkrankung auszuschalten, nehmen viele Patienten bei Verstopfung Abführmittel, bei nervösen Herzleiden Beruhigungspillen. Wenn sie zu dick sind, geben sie viel Geld fürs »Abspekken« aus – um bald wieder genauso dick zu sein wie zuvor. Viel einfacher und zugleich heilsam wäre es statt dessen, mit Hilfe von Selbsthypnose Einfluß auf das vegetative Nervensystem zu nehmen, um das Gewicht auf ganz natürliche Weise zu regulieren und den inneren Zwang, essen zu müssen, aufzuheben. Das nämlich ist möglich. Ein weiteres Beispiel sind Durchblutungsstörungen. Abgesehen von Gefäßproblemen bei starken Rauchern und Diabetikern beruhen sie fast ausschließlich auf funktionellen Störungen. Eine bessere Durchblutung und Erwärmung der Gliedmaßen oder auch bestimmter Körperpartien sind durch Selbsthypnose geradezu spielend leicht zu erreichen.

Am Anfang der Heilhypnose stehen ein paar Entspannungsübungen aus dem Bereich des Autogenen Trainings, denn vollkommene Entspannung ist die wichtigste Voraussetzung für den Erfolg der Therapie. Sie erreichen Sie am besten im flachen Liegen auf dem Rücken, oder falls Sie keine Gelegenheit dazu haben, im Sitzen in der »Kutscherhaltung« (die Schultern fallen dabei entspannt nach vorn) oder in der etwas schwierigeren Meditationshaltung (Lotussitz) – und in einer ruhigen, ungestörten Umgebung.

Erste Übung: Schwere.
Versuchen Sie zunächst, die Muskeln zu entspannen, indem Sie bewußt empfinden, wie schwer der Körper, die Arme, die Beine sind. Lassen Sie sich richtiggehend fallen. Konzentrieren Sie sich auf jeden Teil des Körpers:

Meine linke Hand ist schwer... meine rechte Hand ist schwer... der linke Fuß ist schwer...

Lassen Sie sich Zeit, bis Sie das Schweregefühl, Ihr Eigengewicht, deutlich spüren. Schwere bedeutet – physiologisch gesehen – Muskelentspannung.

Zweite Übung: Wärme.
Konzentrieren Sie sich auf bestimmte Körperteile – nehmen Sie wahr, wie das Blut in Hände und Füße fließt, wie die Glieder warm werden. Konzentrieren Sie sich auf die Hand, den Fuß und denken Sie:

Meine linke Hand wird warm... meine rechte Hand wird warm...

Das gelingt vielleicht nicht auf Anhieb. Doch wenn Sie es täglich üben, funktioniert das schon nach vierzehn Tagen sehr gut. Sie brauchen nur noch an die Hand zu denken, schon beginnt sie zu kribbeln und wird warm.

Dritte Übung: Wohlbehagen.
Sie können es mit einiger Geduld schaffen, ein wohliges Gefühl in der Mitte des oberen Bauchs zu provozieren. Das ist zwar nicht so leicht, doch mit der Zeit gelingt Ihnen auch das ganz selbstverständlich – vorausgesetzt, Sie konzentrieren sich fest auf die Bauchmitte.

Vierte Übung: Organberuhigung.
Der Herzschlag soll ruhiger werden. Also konzentrieren Sie sich darauf:

Mein Herz schlägt ganz ruhig. Jede Nervosität ist verflogen...

Hand in Hand damit geht ein ruhiges, gleichmäßiges, tiefes Atmen. Verfolgen Sie konzentriert, wie die Luft in Ihre Lunge strömt und durch die Nase wieder entweicht.

Wenn Sie dank dieser Vorübung schließlich entspannt sind, sich wohl und innerlich ausgeglichen fühlen, kann die eigentliche Heilhypnose beginnen. Versuchen Sie, den Kopf von allen Gedanken zu befreien. Das ist nicht einfach. Immer wieder werden sich neue Bilder ins Bewußtsein drängen – Probleme, Sorgen, Erlebnisse, Begegnungen tauchen auf. Und wenn Sie glauben, sie endlich verdrängt zu haben, ergreifen sie schon wieder von Ihnen Besitz.

Der beste Weg, diese Gedankenflut zu bremsen, ist die Konzentration auf eine vertraute, friedliche Szene oder auch nur auf ein Bild. Versuchen sie beispielsweise, sich in diesem Augenblick selbst zu sehen – wie Sie diese Zeilen lesen. Schließen Sie die Augen und zeichnen Sie ein Bild von sich, möglichst in allen Details. Danach stellen Sie sich zunächst einen einfachen

Gegenstand vor, vielleicht die Blumenvase auf Ihrem Tisch oder den Stuhl neben Ihrem Schlafzimmerschrank. Wenn Sie alle Einzelheiten erfaßt haben, öffnen Sie in Ihrer Vorstellung eine Schranktür, um sie wieder zu schließen. Bleiben Sie bei diesem Bild und lassen Sie sich nicht von neuen Bildern ablenken, wenn es nicht sofort klappt. Nicht aufgeben: Erkennen Sie die Holzmaserung? Die Zierleiste über den Türen? Die Schlüssel in den Schlössern? Die abgerundeten Seitenwände? Bei den ersten Übungen dieser Art dürfte es Ihnen sehr schwer fallen, überhaupt ein vernünftiges Bild zustande zu bringen. Alles bleibt verschwommen, unklar, unfertig. Deshalb ist es gut, wenn Sie sich vor dem Autogenen Training einen bestimmten Gegenstand sehr genau und intensiv ansehen, um sich jedes Detail einzuprägen. Zu Beginn der Heilhypnose reproduzieren Sie das Bild mit geschlossenen Augen in Ihrem Kopf und üben, es immer klarer und immer länger zu sehen, es immer schneller »abrufen« zu können.

Dieses Training brauchen Sie unbedingt. Denn jetzt geht es darum, sich auf Ihr Befinden zu konzentrieren und den Weg zur Heilung zu finden, indem Sie erkennen, was Sie krank macht. Das Wissen darum liegt im Unbewußten. Dorthin müssen Sie Zugang finden. Und das ist möglich in der Hypnose. Sie bedeutet nicht Schlaf und nicht Bewußtlosigkeit, sondern Befreiung des Geistes und der Seele, die in ihr hellwach werden, so daß scheinbar längst Vergessenes und Verdrängtes zurück ins Bewußtsein gelangen können. Das ist die große Chance.

Wenn Sie sich also im Autogenen Training völlig entspannt haben und wenn es Ihnen gelingt, lästige Gedanken abzuschirmen und Gedankenbilder ganz deutlich zu sehen, dann sind die Voraussetzungen für die Auto-Heilhypnose geschaffen. Sie können den entscheidenen Schritt wagen und sich sagen:

Meine Ruhe ist tief und fest, ganz tief, ganz fest. Meine Augen werden schwer und schwerer. Sie sind jezt fest geschlossen, bis ich sie wieder öffnen werde. Mein Atem wird langsam und tief. Mein Herz schlägt ruhig und gleichmäßig. Mit jedem Atemzug sinke ich tiefer und tiefer. Das Tor des Unbewußten öffnet sich mir. Meine bildhaften Gedanken finden Eingang in das Reich des Unbewußten...

Warten Sie nun nicht darauf, in Bewußtlosigkeit zu fallen oder sich sonst spürbar verändert zu fühlen. Vergessen Sie diese falsche Vorstellung von Hypnose. Hier wird keine Zauberformel gesprochen, die Sie in Trance versetzt, vielmehr stoßen Sie in leichter Hypnose nahezu unmerklich ein Tor auf, das Ihnen das Zwiegespräch mit Ihrer Seele erlaubt.

Das können Sie jetzt führen. Tragen Sie vor, was Sie auf dem Herzen haben – und lauschen Sie auf die Antwort. Der eine Teil ist eine Art Selbstsuggestion, der andere der Weg zur Einsicht. Sie werden bald merken, daß sich Ihre beschwörenden Texte dieser Einsicht entsprechend verändern.

Beachten Sie, daß alles, was Sie in der Auto-Hypnose vorbringen, ein Wunsch, kein Befehl sein soll. Ein Wunsch, der die starke Gewißheit in sich trägt, daß er in Erfüllung gehen wird.

Anhand einiger Beispiele soll versucht werden, Ihnen dies zu erklären und zu erleichtern. Sie haben *Übergewicht* und wollen es loswerden. Also könnte Ihre Formel heißen:

Ich esse zu den Mahlzeiten nur eine Kleinigkeit und bin dann sofort satt. Es macht mir auch nichts aus, noch etwas hungrig vom Tisch aufzustehen. Zwischen den Mahlzeiten esse ich nichts mehr. Je mehr ich an Gewicht abnehme, desto wohler fühle ich mich. Das Leben macht mir wieder mehr Freude. Ich spüre einen starken Widerwillen gegen Süßigkeiten – oder was immer Ihre Schwäche ist. (Setzen Sie die entsprechende Verlockung ein.) Von Tag zu Tag wird dieser Widerwille stärker. Jedesmal, wenn ich Süßigkeiten nur sehe, verstärken sich in mir Abneigung und Widerwillen. Ich werde jeden Tag etwas abnehmen, bis ich das gewünschte Gewicht erreicht habe. Von Tag zu Tag geht es mir besser...

Sie können nicht einschlafen oder leiden unter einer anderen *Schlafstörung*. Sorgen Sie zunächst für kühle Luft im Schlafzimmer und für warme Füße; auch die Stellung des Bettes und seine Beschaffenheit sind wichtig. Versuchen Sie, sich mit den Gedanken vertraut zu machen, daß es Ihnen völlig gleichgültig ist, ob Sie Schlaf finden oder nicht. Lassen Sie noch einmal den Tagesablauf vor Ihren Augen vorbeiziehen. Schalten Sie alle sorgenvollen Gedanken an den kommenden Tag ab, vertiefen Sie sich in angenehme, friedvolle Bilder – etwa Schönwetterwolken über einer grünen Wiese. Sollten Sie damit keinen Erfolg haben, gehen Sie in Hypnose nach folgendem Text vor:

Immer, wenn ich abends zu Bett gehe, fühle ich mich geborgen. Alle störenden Einflüsse und Gedanken sind weit weg. Alle Sorgen und Gedanken lösen sich in Wohlgefallen auf. Ich weiß, daß die Lösung meiner Tagesprobleme während des Schlafs vorbereitet wird – im Unbewußten. Ich schlafe sofort ein. Ich schlafe tief und fest, die ganze Nacht hindurch. Am Morgen erwache ich frisch und erholt. Ich fühle mich heiter und entspannt, den ganzen Tag über...

Sie leiden unter *Verstopfung*. Rohkost, ballaststoffreiche Nahrung schaffen keine Abhilfe. Versuchen Sie folgende bildhafte Vorstellung:

Jeden Morgen nach dem Aufstehen trinke ich ein Glas Wasser auf nüchternen Magen. Sobald ich das Wasser trinke, spüre ich den Drang, zur Toilette gehen zu müssen. Bin ich auf der Toilette, habe ich leichten Stuhlgang. Mein Darm entleert sich ohne Schwierigkeiten. Meine Verdauung arbeitet von Tag zu Tag besser, ich habe bald keine Probleme mehr. Ich bin jetzt gelöst und entspannt. Ich fühle mich immer wohler. Auch auf Reisen ist meine Verdauung ungestört. Ich fühle mich den ganzen Tag über ausgeglichen und entspannt...

Wenn Sie unter *Angstzuständen* leiden, dann wissen Sie, daß das auch den Körper belastet. Falls Sie in Ihrer Meditation erkennen, warum Sie Angst haben und woher sie kommt, dann bauen Sie dies in den bildhaften Text ein. Etwa so:

Jedesmal, wenn ich in einer Prüfung vor mehreren Leuten stehe und sprechen muß, bin ich ruhig und gelassen. Nichts kann mich erschrecken oder verunsichern. Gedanken und Worte fliegen mir nur so zu. Ich vermag sie geordnet und überzeugend vorzutragen. Meine Sicherheit und mein Selbstvertrauen wachsen von Mal zu Mal und von Anforderung zu Anforderung. Ich freue mich, daß ich zu Menschen sprechen und ihnen meine Gedanken darlegen darf. Es ist mir eine Genugtuung, mit ihnen zusammen zu sein. Dabei bin ich immer ganz ruhig und gelöst …

Der Vorteil der Selbsthypnose liegt darin, daß Sie die bildhafte Darstellung ganz der Realität anpassen können. Je genauer Sie den Ort und die Gesichter der Personen visualisieren, desto erfolgreicher ist ihre Wirkung. Schließlich noch eine Hilfestellung für *Streßsituationen*, damit sie nicht krank machen:

Alle Aufgaben, die auf mich zukommen, nehme ich mit Ruhe und Gelassenheit an und erledige sie mit Freude. Dinge, die besonderen Ärger machen, erledige ich sofort und empfinde darüber Genugtuung. Ich werde mit jeder Situation fertig. Ich erledige Punkt für Punkt. Meine Schaffenskraft ist unerschöpflich. Sie wird von Tag zu Tag stärker. Ich fühle mich wohl dabei und bin entspannt. Ich finde immer Zeit, meine Vitalität positiv zu beeinflussen. Jede Belastung empfinde ich als Anreiz für Geist und Kreislauf. Mein Herz schlägt stets ruhig und gelöst, so daß es keine beklemmenden Gefühle geben kann. Ich freue mich auf jeden Tag, an dem ich mich neu einsetzen kann …

Formulieren Sie Ihre Texte nach diesen Beispielen. Achten Sie darauf, daß sie immer positiv sind. Sparen Sie alles Unangenehme aus, überspringen Sie bei den Übungen keinen Schritt, machen Sie lieber kleinere Schritte. Haben Sie Geduld. Geben Sie nicht nach, so lange nicht, bis die bildhaften Vorstellungen klar umrissen und deutlich vor Ihrem geistigen Auge stehen. Verstärken Sie die Wirkung, indem Sie immer wieder Pausen einlegen, um die notwendige Tiefe des Eindrucks zu erreichen. Machen Sie nach wichtigen Bildern eine längere Pause. Gleiten Sie nicht von einem Bild ins andere. Versuchen Sie Bilder unbedingt festzuhalten, bis sie langsam verschwimmen. Nun beenden Sie die Hypnose:

Ich fühle eine wunderbare Ruhe und Entspannung. Ich fühle mich sehr wohl. Neue Energie durchströmt meinen ganzen Körper. Ich zähle jetzt bis drei, dann öffne ich die Augen: eins, zwei, drei. Meine Beine und Arme sind wieder frei beweglich, locker. Ich bin hellwach, voller Kraft und Energie. Ich fühle mich wohl und frisch. Herz und Atmung sind neu belebt. Herz und Leber und Nieren und Lunge sind stark durchblutet.

Sie haben nun die Auto-Heilhypnose in ihren Schritten kennengelernt und können Sie an jedem Ort und zu jeder Zeit selbst durchführen. Ihre Tiefe selbst ist nicht von ausschlaggebender Bedeutung für den Erfolg. Setzen Sie Hypnose nicht mit Bewußtlosigkeit oder Willenlosigkeit gleich. Hypnose ist ein Bewußtseinszustand zwischen Wachsein und Schlafen. Bereits ein ganz leichtes Eintauchen in diesen Bewußtseinszustand verschafft Ihren bildhaften Vorstellungen Zugang zum Unbewußten. Und nur darauf kommt es an.

Der eigentliche Erfolg liegt in der häufigen Wiederholung der Anwendung. So wäre der Aufwand einer täglichen Viertelstunde für Entspannung und Konzentrationsübungen keine verlorene Zeit. Sie bringt Ihnen körperliches Wohlbefinden und geistige Frische zurück.

Selbsthypnose ist in keiner Weise gefährlich. Haben Sie keine Angst, Sie könnten vielleicht nicht mehr daraus erwachen. Vermeiden Sie im gelösten Zustand eines anderen, befreiten Bewußtseins lediglich negative Formulierungen und jede Fixierung von Angst oder Ablehnung anderen Menschen gegenüber. Lassen Sie die bildhafte Darstellung Ihrer Wünsche auf sich einwirken – und Sie werden bald erleben, daß sie sich erfüllen.

Sollten sie allein mit Ihrem Problem nicht fertig werden, dann wenden Sie sich an einen erfahrenen Hypnosetherapeuten. Er wird Ihnen bei der Einübung der richtigen Technik behilflich sein.

Chiropraktik

Die Schwachstelle sehr vieler Menschen ist der Rücken. Bei den meisten Maßnahmen zur Stärkung der Gesundheit wird er ganz einfach übersehen. Er kommt viel zu wenig mit Wasser als Wärme- und Kältereiz in Berührung. Durch das viele Sitzen ist er verspannt und unterkühlt. Die Folgen sind mangelhafte Durchblutung und geschwächte Rückenmuskeln. Damit aber lastet das ganze Körpergewicht auf der Wirbelsäule, die ihre natürliche S-Form mehr und mehr einbüßt, ihre Elastizität verliert, steif und krumm wird. Derart malträtiert kann es leicht vorkommen, daß sich ein besonders belasteter Wirbel verschiebt, dabei Nerven verspannt und auf sie drückt. Das kann nicht nur heftige Schmerzen verursachen, sondern zahllose gesundheitliche Störungen bewirken – bis hin zu schweren Herzstörungen, Verdauungsbeschwerden, ja sogar Blindheit und Taubheit. Im Grunde gibt es kaum eine Krankheit, die nicht von einem verschobenen Wirbel ausgelöst werden kann.

So war es kein Zufall, daß das »Rückeneinrenken«, vor Jahrtausenden schon bekannt und geübt, um die Jahrhundertwende mit einer besonders dramatischen Wirkung wiederentdeckt wurde: Der amerikanische Heiler Daniel David Palmer rückte einem Patienten einen verschobenen Halswirbel ein. Fortan konnte der seit siebzehn Jahren taube Mann wieder hören.

Die Chiropraktik, ursprünglich eine entschieden abgelehnte Außenseitermethode, hat längst Anerkennung von seiten der Schulmedizin gefunden, obwohl sich bald herausgestellt hat, daß nicht jede Krankheit, wie anfänglich angenommen, kurzerhand mit dem Einrenken eines Wirbels geheilt werden kann. In vielen Fällen ist die Chiropraktik aber doch die einzig richtige und sofort hilfreiche Maßnahme.

Voraussetzung dafür ist allerdings, daß sie von einem erfahrenen Fachmann ausgeübt wird. Er vermag zu ertasten, wo ein Wirbel falsch sitzt, und er kennt die Griffe, die ihn schmerzlos in die richtige Lage zurückbringen.

Er weiß auch, wann eine Chiropraktik nicht zur Anwendung kommen darf (etwa bei entzündlichen Prozessen im Rücken, bei akuten infektiösen Erkrankungen, bei bereits stark deformierten oder verwucherten Rückenwirbeln, beim Bandscheibenvorfall). Der Patient muß wissen, daß mit dem Einrenken nicht alles getan ist. Denn bleibt die übermäßige Belastung für den entsprechenden Wirbel weiter bestehen, werden die Muskeln nicht gekräftigt, dann springt er bei der nächsten Gelegenheit wieder heraus. Mit der Chiropraktik muß deshalb eine gute Rückenmassage verbunden sein, und es gilt, gymnastische Übungen zu machen, die die Rückenmuskeln kräftigen.

Die neuerdings angebotenen Spezialschuhe, mit denen man sich mit den Füßen an einer Stange aufhängen kann, um so die Wirbelsäule zu dehnen – in der Hoffnung, der verschobene Wirbel könne dabei von selbst in die richtige Position zurückrutschen –, sind für den Ungeübten nicht ganz unproblematisch und nur nach Rücksprache und Einübung mit dem Chiropraktiker zu empfehlen.

Fuß-Reflexzonen-Massage

Eigentlich sollte man täglich barfuß gehen, das wäre die beste und gesündeste Fuß-Reflexzonen-Massage. Da der moderne Mensch dazu aber kaum mehr Gelegenheit hat, bietet sich ihm eine Massage der Füße an, die aller Wahrscheinlichkeit nach schon vor vier-, fünftausend Jahren in indianischen und asiatischen Kulturkreisen bekannt war. Dabei geht es nicht nur um ein Aufwecken der Blutzirkulation und der ins Stocken geratenen Lymphe in den Füßen, also nicht nur um eine direkte Massage, sondern um eine positive Beeinflussung sämtlicher Körperorgane und damit um eine der wirksamsten Massagearten überhaupt. Seit Jahrhunderten weiß man, daß es über die Haut verteilt unzählige Reflexpunkte gibt. Das sind Stellen, die in einer direkten Beziehung zu dem Organ stehen. Wenn man sie massiert, wärmt, kühlt, also stimuliert, geht die Wirkung unmittelbar auf das entsprechende Organ über. Damit erklärt sich auch die segensreiche Wirkung vieler Auflagen und Kompressen: In den meisten Fällen ist die

»Isolierschicht« des Fettgewebes viel zu dick, als daß die Wärme eines Wickels beispielsweise durch die Haut hindurch zur Leber gelangen könnte. Das Organ verspürt sie über seine Reflexpunkte. Umgekehrt juckt, schmerzt oder verändert sich aber auch der Reflexpunkt, wenn das Organ leidet.

Immer schon haben die Menschen gewußt, daß die Füße eine ganz besonders enge und starke Verbindung zu den Organen des Körpers haben. Man denke nur an die Tatsache, daß kalte Füße geradezu automatisch zu Halsschmerzen führen.

Der amerikanischen Masseurin Eunice D. Ingham ist es zu verdanken, daß vor rund fünfzig Jahren aus noch ungesichertem Wissen eine äußerst wirksame Massagemethode wurde, die heute so weit entwickelt ist, daß der erfahrene Therapeut allein aus der Form der Füße, aus der Beschaffenheit der Haut, aus dem Geruch besondere Anfälligkeiten und bereits bestehende Leiden erkennen kann.

Der gesunde Fuß kann gedrückt und geknetet werden, ohne daß sich die geringsten Schmerzen melden. Ist er jedoch an einer Stelle druck- oder gar schmerzempfindlich – und zwar ohne, daß sich an ihr eine Verletzung oder etwa ein Hühnerauge befindet –, dann meldet sich über diese Reflexzone das zugehörende leidende Organ. Sobald die gesundheitliche Störung behoben ist, ist auch die Schmerzempfindlichkeit am Fuß wieder verschwunden. Das ist ganz wichtig. Man denke nur daran, wie sehr man mit falschem Schuhwerk unter Umständen Organe negativ beeinflussen, vielleicht sogar krank machen kann! Umgekehrt bietet sich durch die Massage der Füße aber auch die Möglichkeit, ein bedrängtes Organ oder eine gestörte Funktion positiv zu beeinflussen.

Nebeneinandergestellt muß man sich beide Füße als genaues Abbild des Körpers und seiner Organe vorstellen. Jeder Fuß stellt eine Körperhälfte dar. Die Reflexzonen für die Organe in der rechten Körperhälfte finden sich am rechten Fuß, die der Organe in der linken Körperhälfte am linken. Für das Herz ist also der linke Fuß, für die Leber der rechte zuständig. Organe, die doppelt vorhanden sind, wie etwa die Nieren, haben an jedem Fuß eine Reflexzone. Alle in der Körpermitte gelegenen Organe finden wir in Reflexzonen an der Innenseite beider Füße.

Bei der Massage übt der Therapeut auf die einzelnen Reflexzonen, deren Position er genau kennt, einen gezielten Gewebedruck aus. Dabei arbeitet der Daumen oder eine Fingerkuppe mit rhythmisch an- und abschwellendem Druck auf die entsprechende Reflexzone am Fuß. Der Daumen liegt ausgestreckt auf der Zone, wird langsam abgebogen und wieder gestreckt, wobei er gleichmäßig durch das entsprechende Gebiet wandert. Dabei muß man den Daumennagel aus dem Spiel lassen, da er als schmerzhaft empfunden würde.

Ein länger andauernder, gleichbleibender starker Druck auf eine Stelle kann bei akuten Schmerzen (Zahnschmerzen, Hexenschuß, Ohrenschmerzen, Koliken) als Sofortmaßnahme angebracht sein. Dieser Druck verstärkt gelegentlich die Schmerzen, die beseitigt werden sollen. Doch es dauert nicht lange, bis dann die gewünschte Linderung einsetzt. Ein deutliches Nachlassen der Beschwerden oder die Abschwächung der Krankheitssymptome ist das Signal für die Beendigung des Drucks. Das kann schon nach zehn bis zwanzig Sekunden oder erst nach einer bis zwei Minuten der Fall sein.

Obwohl bei der Fuß-Reflexzonen-Massage die Heilkräfte des Körpers aktiviert werden, kann sie in den meisten Fällen nicht die einzige Behandlungsmethode sein. Es müssen selbstverständlich die der Krankheit zugrundeliegenden Ursachen abgeklärt und behandelt werden.

Daß die Massage tatsächlich dramatische Wirkung erzielen kann, zeigt sich an Reaktionen, die sich bei einer zu intensiven Behandlung einstellen können, etwa starke Schmerzreaktionen, feuchte Hände oder Füße, eventuell auch ein allgemeines Kältegefühl: Die Grenze der individuellen Belastbarkeit wurde überschritten. Nach einer kurzen Ruhepause fühlt sich der Patient jedoch wieder wohl. Der erfahrene Therapeut kennt freilich auch eine Reihe wirksamer Griffe, die die Normalisierung des vegetativen Nervensystems in kürzester Zeit wieder erreichen. Andere Reaktionen auf die Fuß-Reflexzonen-Massage treten gelegentlich nach der Behandlung oder zwischen den Behandlungen auf. Sie können, müssen aber nicht sein und richten sich nach der Verfassung des Patienten und dem Grad beziehungsweise der Art seiner Erkrankung. Als wichtigste seien genannt: 1. Vermehrte und veränderte Ausscheidung der Giftstoffe über Stuhl und Urin. 2. Veränderungen an Haut und Schleimhäuten. Es kann vorübergehend mehr und übelriechender Schweiß festgestellt werden. Gelegentlich kommt es sogar zu Eiterbläschen oder einem leichten Ausschlag. 3. Starke Müdigkeit, erst unruhiger, später völlig entspannter Schlaf. 4. Bei manchen Frauen verschiebt oder verstärkt sich die Regel. 5. Existiert eine chronische oder nicht ganz ausgeheilte Krankheit, wird sie womöglich momentan aktiviert. 6. Manche Patienten reagieren auf die Massage auch mit seelischen Entgleisungen. Sie beginnen zu weinen oder werden für einen kurzen Augenblick aggressiv. All das verliert sich sehr rasch wieder.

Solche »Folgen« zeigen aber, wie wirkungsvoll die Fuß-Reflexzonen-Massage tatsächlich ist. Nicht umsonst sind ihr deshalb auch Grenzen gesetzt. Nicht behandelt werden darf bei Venen- und Lymphentzündungen, bei ansteckenden Krankheiten (dazu gehört auch der Fußpilz), Krampfadern, Risikoschwangerschaften, hochfieberhaften Erkrankungen und Krankheiten, die operativ behandelt werden müssen.

Damit wird deutlich: Die gezielte Fuß-Reflexzonen-Massage gehört in die Hände eines solid ausgebildeten Therapeuten. Der Laie sollte aber wissen, daß Schmerzen an den Füßen eine organische Erkrankung anzeigen können. Es kann nichts schaden, wenn er von Zeit zu Zeit seinen Füßen die nötige Aufmerksamkeit schenkt, sie mit leichtem Druck abtastet, um festzustellen, ob sie auf Druck an irgendeiner Stelle der Fußsohle mit Schmerzen reagieren. Wer zu Kopfschmerzen neigt oder zum Hexenschuß, der darf sich beim Therapeuten ruhig die entsprechende Reflexzone zeigen lassen und sie dann im akuten Notfall selbst drücken. Ganz allgemein aber sollten die Erkenntnisse der Fuß-Reflexzonen-Massage alle ermuntern, ihre Füße auf natürliche Weise zu massieren – durch möglichst häufiges Barfußgehen, durch Fußbäder, durch Sorge um warme, unbeengte Füße.

Homöopathie

Es gibt neben der Naturmedizin und der Schulmedizin eine dritte Heilmethode, die einen völlig anderen Weg einschlägt. Auch sie hat es schon immer gegeben. Es ist die von dem deutschen Arzt Dr. Samuel Hahnemann (1755–1843) wiederentdeckte Homöopathie. Sie trägt der Tatsache Rechnung, daß es eine Heilung auch ohne greifbare Pillen und spürbare Behandlungsmethoden gibt. Manche Menschen können durch Handauflegen, mit Segenssprüchen und Gebeten oder auch nur durch Gedankenverbindungen heilen – vermutlich durch geistige, energetische Einflußnahme. Das ist nun hinter vielen technischen Details das Grundprinzip der Homöopathie: Die Heilkraft besteht nicht im Wirkstoff der Pille, sondern, wie Paracelsus es nannte, im Arkanum, in der Seele des Wirkstoffs. Der Wirkstoff, so würde man heute sagen, ist nur der Träger einer Information, die der Körper zur Selbsthilfe braucht. Nur auf diese Information kommt es an.

Thorwald Dethlefsen hat dies mit einem treffenden Bild zu erklären versucht: Wenn jemand meine Telefonnummer benötigt, kann ich sie ihm auf einem Zettel oder auf Tonband zukommen lassen. Ich kann sie auch einem Boten mitteilen. Im Endeffekt ist es völlig bedeutungslos, welche Methode ich wähle. Wichtig ist für den, der die Telefonnummer sucht, nur die entsprechende Zahl, nicht das Papier, nicht die Tinte, mit der sie geschrieben wurde, nicht die chemische Zusammensetzung von Tinte und Papier.

Die Homoöpathie geht davon aus, daß sie diese Information mit Hilfe des Verschüttelns und Verreibens noch mehr vom Trägerstoff ablösen, sie befreien kann. Sie potenziert die Heilkraft, wie das im Fachausdruck heißt. In der Regel geschieht dies folgendermaßen: Man stellt beispielsweise von einer Heilpflanze eine Urtinktur her. Sie wird nun mit Wasser oder Weingeist im Verhältnis 1:10 unter kräftigem Schütteln verdünnt. Auf ein Gewichtsteil Tinktur kommen neun Teile Verdünnung. Das nennt man dann D 1. Wird eine Potenz D 1 erneut im Verhältnis 1:9 mit Verdünnung verschüttelt, hat man die Potenz D 2 (1:100). Und so fort. Es gibt Potenzen bis zu D 2000: Von einer Menge mit 2000 Nullen besteht nur ein Teil aus der Urtinktur. Diese unvorstellbare Verdünnung ist nach Meinung der Homöopathen zugleich die wirksamste.

Hier setzt die Kritik der Schulmedizin ein: Schon ab der Potenz D16 ist nachweislich kein einziges Molekül der Urtinktur mehr zu finden. Die chemische Analyse ergibt nur noch Wasser – mit tausend verschiedenen Verschmutzungen –, aber keine Spur des Heilstoffs mehr.

Dieses Argument kann den Homöopathen überhaupt nicht beeindrukken. Die chemische Analyse des Zettels mit der Telefonnummer ergäbe, so sagt er, auch nur die Bestandteile von Papier und Tinte. Mit einer Analyse läßt sich die Zahl nicht finden. Chemische Untersuchungen sind dabei die falsche Methode. In dieser Streitfrage dürfte es vorerst keine Entscheidung geben, auch keine wissenschaftlichen Beweise dafür oder dagegen. Doch Millionen Menschen schwören auf die Homöopathie, und ebensovielen hat sie geholfen, weil sie einem Arzt oder Heilpraktiker begegnet sind, der etwas davon versteht. Denn das eigentliche Problem der Homöopathie heißt ja nicht: »Was hilft bei Schnupfen?«, sondern: »Warum hat gerade dieser Patient einen Schnupfen bekommen?« In einem eingehenden Gespräch versucht der Homöopath nicht nur die Krankengeschichte zu klären, sondern zugleich möglichst viele Informationen über Lebensweise, private, berufliche Verhältnisse seines Patienten zu erfahren. Denn er muß ihm letztlich das richtige homöopathische Mittel in der passenden Potenz geben, das genau dieselbe »Information« für den Körper besitzt, wie die Ursache, die den Schnupfen ermöglicht hat.

Wie die Naturmedizin – die Homöopathie gehört zur Naturheilkunst – sucht die Homöopathie also nicht ein Mittel gegen etwas, sondern das, was fehlt. Nur: Diese Suche ist ganz auf die Individualität des Patienten abgestellt. Kamillen, um ein Beispiel zu nennen, können für einen, der Magenschmerzen hat, die richtige, für einen anderen die falsche »Information« besitzen. Im Grunde gibt es in der Homöopathie deshalb kein typisches Schnupfenmittel, kein allgemein wirksames Herzmedikament. Wenn in diesem Buch in den Listen der Heilpflanzen trotzdem homöopathische Zubereitungen genannt sind, dann handelt es sich durchweg nicht um hohe Potenzen, also nicht um das, was der Homöopath möglicherweise verordnen würde, sondern um gängige Zubereitungen, die der Patient ohne Bedenken im Notfall selbst anwenden kann. Wenn es in der Liste heißt 1/2, dann bedeutet das: Urtinktur oder Essenz aus frischen Pflanzen, aus dem Saft einer Pflanze, und 90prozentigem Alkohol. Halten Sie sich, wenn Sie eine solche Urtinktur anwenden, an die entsprechenden Dosierungsvorschriften oder lassen Sie sich vom Apotheker beraten.

1/3 bedeutet: Urtinktur oder Essenz aus frischer Pflanze, aus einem Gewichtsteil des berechneten Safts und zwei Gewichtsteilen 90prozentigem Alkohol.

1/10 bedeutet: Ein Gewichtsteil der Arzneisubstanz ist in neun Teilen destilliertem Wasser gelöst, also D1.

Homöopathische Verdünnungen gibt es aber nicht nur in wäßrigen oder alkoholischen Verdünnungen, sondern auch in Tabletten, Pillen, Dragees und in den sogenannten Globuli, kleinen Kügelchen. Dann wurde der Wirkstoff nicht mit Alkohol oder Wasser verschüttelt, sondern mit festen Trägersubstanzen, die selbst keinen Wirkstoff besitzen, verrieben. In Medikamenten mit höheren Potenzen ist also wiederum kein Wirkstoff mehr nachweisbar, sondern nur die »Information« gegeben.

Massage

Spitzensportler haben es ebenso deutlich erfahren wie Leute, die besondere Denk- und Konzentrationsleistungen vollbringen müssen: Kaum etwas anderes erfrischt so rasch und nachhaltig wie eine gute Massage. Bei dieser Heilmethode werden nicht nur die Haut und das darunterliegende Bindegewebe tüchtig »durchgewalkt«, werden nicht nur Verspannungen gelokkert, Blockaden, Blut- und Lymphstaus beseitigt, Blut- und Lymphkreislauf in Schwung gebracht und damit die Durchblutung gefördert und Stoffwechselschlacken rascher beseitigt (etwa bei einem Muskelkater). Über die Reflexzonen wirkt die Massage vielmehr auch auf die Funktion der Organe. Schließlich – und das ist keineswegs der unwichtigste Teil dieser Heilmethode – ist eine Massage geradezu Balsam für das gesamte Nervensystem. Was schläft, wird aufgeweckt, was überreizt ist, wird besänftigt. Nach einer Massage fühlt man sich entsprechend ausgeglichen, wach, ermuntert. Um so unverständlicher ist es, daß sie nicht viel häufiger als Therapie eingesetzt wird. Der Vorwurf richtet sich nicht nur an unsere Zeit. Obwohl die verschiedenen Formen größtenteils seit fast fünftausend Jahren bekannt sind, blieb Massage immer eine Art Luxus, von dem auch die großen Naturheiler wie Sebastian Kneipp nicht viel wissen wollten.

Das sollte sich heute, da man weniger Scheu hat, einen fremden Körper zu berühren oder sich von fremder Hand berühren zu lassen, ändern. Glücklicherweise gibt es inzwischen genug erfahrene Masseure und Masseurinnen, die auch bereit sind, dem Patienten einige Griffe und Striche beizubringen, damit dieser sie selbst anwenden oder seinem Partner, seinen Kindern zugute kommen lassen kann.

Jeder sollte beispielsweise wissen, wie man eine Verspannung der Nakkenmuskeln mit ein paar einfachen Griffen lösen kann. Damit würden viele Kopfschmerztabletten überflüssig. Die eigentliche Massage allerdings gehört in die Hand des tüchtigen Masseurs, der schon nach wenigen Handgriffen genau weiß, welche Muskelpartien verspannt sind; der die Reflexzonen des Körpers kennt, so daß er gezielt auf organische Störungen einwirken kann; der aus Erfahrung die richtige Intensität anwendet und somit keine Schmerzen zufügt.

Nicht verkennen darf, wer sich massieren läßt, daß diese Heilmethode dem Masseur viel Kraft und Energie abverlangt. Massieren ist mehr als nur eine körperliche Anstrengung. Man muß sich einen Masseur suchen, der Sympathie und Lebensfreude ausstrahlt. Denn er gibt – mag es auch noch so übertrieben klingen – mit jeder Massage ein Stück von sich, von seiner Energie.

Auf der anderen Seite verlangt dies vom Patienten völlige Entspannung und die Bereitschaft, sich auszuliefern. Alle unangenehmen, bedrückenden Gedanken, Ängste, Sorgen müssen verbannt werden. Während einer Massage sollte man sich nicht unterhalten. Die seelisch-geistige Konzentration ist besonders wichtig, das gegenseitige Aufeinandereingehen eine wesentliche Voraussetzung für den Erfolg – besonders bei der Partnermassage.

Massage unter Zwang hat keine entspannende, heilsame Wirkung. Der gute Masseur hat angenehm warme Hände. Er massiert nur im warmen Raum, damit es kein Frösteln oder Frieren gibt. Er gießt auch kein kaltes Öl auf den Rücken, sondern wärmt es zuerst in seiner Hand an.

Eine spezielle Form der Massage ist die *Lymphdrainage*. Sie wird praktisch nur mit den Fingerspitzen ausgeführt und ist mehr ein Streicheln als ein Massieren. Sie verfolgt das Ziel, die ins Stocken geratene Lymphe aus den angestauten Bereichen hinauszudrücken, damit sie vom Blut aufgenommen wird.

Eine Lymphdrainage wirkt also immer entwässernd – und zwar so stark, daß man im Verlauf einer mehrwöchigen Behandlung einige Kilogramm an Gewicht verlieren kann. Besonders hilfreich ist die Lymphdrainage nach Bestrahlungen, wenn sich etwa im Arm ein Lymphstau gebildet hat, der diesen immer dicker anschwellen läßt.

Manche Kosmetikerinnen beherrschen eine sanfte Form der Lymphdrainage. Sie vermögen Schwellungen im Gesicht (etwa nach einer Migräne) oder durch langes Stehen angeschwollene Beine wirksam zu behandeln.

Man selbst kann schließlich leichte Lymphstauungen in Fingern oder Augenlidern wegmassieren. Bei den oberen Augenlidern streicht man dabei leicht von innen nach außen, bei den unteren ebenfalls von innen nach unten, dem Backenknochen zu. Bei geschwollenen Fingern massiert man von den Fingerspitzen zum Handgelenk.

Die beste Selbstmassage ist die *Bürstenmassage*. Auch sie massiert nicht nur die Haut und fördert die Durchblutung, sondern wirkt sich auch positiv auf den Gesamtkreislauf aus und stimuliert über die Reflexzonen die Organfunktionen. Zusätzlich ist sie aber noch eine Form der Abhärtung.

Zur Bürstenmassage verwendet man eine trockene, nicht zu harte Bürste mit langem Stiel. Es gibt auch aufgerauhte Massagehandschuhe, die denselben Dienst erweisen. Vor dem Duschen bürstet man den ganzen Körper von den Zehenspitzen bis zum Hals ab. Man beginnt am rechten Fuß und streicht stets in Richtung Herz: Auf diese Weise wird diesem das versackte Venenblut wieder zugeführt. Partien unter dem Herzen werden also aufwärts, solche über ihm abwärts gebürstet. Die in die Höhe gestreckten Arme behandelt man zu den Schultern hin. Das Gesicht wird nicht gebürstet, auch nicht kranke, entzündete Haut. Nach einer Bürstenmassage – sie braucht nicht länger als fünf Minuten zu dauern – sollte man zuerst warm, dann kalt duschen.

Neuraltherapie

Der Zufall hat zur Entdeckung des sogenannten »Sekundenphänomens« geführt. Der Arzt Dr. Ferdinand Huneke gab seiner Schwester, die unter heftigen Migräneattacken litt, eine Spritze, in der sich versehentlich das örtliche Betäubungsmittel Procain befand. Damals, im Jahre 1925, ereignete sich das, was seither viele hunderttausend schmerzgeplagte Patienten erlebt haben: Wie durch ein Wunder waren die Schmerzen schlagartig weg, von einer Sekunde auf die andere.

Die spontane Heilung war kein medizinisches Wunder, sondern eine sensationelle Entdeckung. Die Gebrüder Ferdinand und Walter Huneke haben sie weiterverfolgt und dabei die Begründung gefunden, die heute noch Gültigkeit besitzt: Schmerzen entstehen bei einem Energiemangel oder einem Energiestau, also immer dann, wenn der natürliche Energiefluß irgendwo im Körper durch eine Barriere gestoppt und infolgedessen das Energiegleichgewicht gestört wird.

Barrieren, die den Energiefluß unterbinden können, sind vor allem Narben, Eiterherde, zerklüftete und mit Bakteriengiften angefüllte Mandeln, Verwachsungen und »Abfallhalden« im Körper. Wenn es gelingt, die »Verstopfung« zu lösen, damit die Energie fließen kann, sind die Schmerzen behoben. Die Spritze unter die Narbe oder in die Mandeln kann die Blockade tatsächlich lösen. Das ist vieltausendfach nachgewiesen.

Nicht immer gelingt dabei das Wunder des Sekundenphänomens, vor allem dann nicht, wenn der Praktiker vielleicht nur einen Stau gelöst hat, andere aber bestehen blieben. Und nicht immer ist auch eine offensichtliche Narbe die Energiebarriere. Gelegentlich wird das Suchen nach dem Störfeld zur wahren Detektivarbeit, bei der Arzt oder Heilpraktiker stark auf die Mithilfe des Patienten angewiesen sind. Denn oft genug ist die Barriere eine Narbe, die kaum mehr sichtbar und längst vergessen ist. Manchmal besteht sie schon seit Jahrzehnten, so daß man gar nicht auf die Idee kommt, die momentanen Beschwerden könnten mit ihr in irgendeinem Zusammenhang stehen, zumal die Schmerzen keineswegs immer an der Stelle des Störfeldes auftreten. Sie können weit entfernt davon spürbar werden.

Eines wußten die Gebrüder Huneke seinerzeit noch nicht: Was sie mit ihrer Spritze machten, war im Grunde genau das gleiche, was die Akupunktur seit Jahrtausenden mit dem Einstich von Nadeln in spezielle Energiepunkte entlang der sogenannten Meridiane versucht. Neuraltherapie und Akupunktur bestätigen sich gegenseitig. Sie haben beide auch dieselben Anwendungsgebiete: Ausschaltung von Schmerzen, speziell der Migräne und der Trigeminusneuralgie. Beseitigung von Rückenschmerzen, Ischias und der verschiedensten Krampfleiden.

Die Neuraltherapie verlangt als Heilmethode den erfahrenen Praktiker. Es empfiehlt sich, vor einer Behandlung die entsprechenden Erkundigungen einzuholen, damit man auch tatsächlich den Experten findet.

Wenn sich die sogenannte Schulmedizin nach wie vor dagegen sperrt, die Neuraltherapie als wirkungsvolle Heilmethode anzuerkennen, dann hat das den gleichen Grund wie ihre Ablehnung der Heilkräuter: Mit modernen naturwissenschaftlichen Methoden läßt sich ihre Heilwirkung nicht begründen. Schmerzen sind etwas subjektiv Empfundenes und letztlich nicht meßbar. Wer jedoch nach monatelangem, manchmal jahrelangem Martyrium von einer Sekunde auf die andere seine Qualen los wird, fragt nicht nach einem wissenschaftlichen Nachweis. Er ist dankbar, daß ihm geholfen wurde. Bei der Neuraltherapie wird heute übrigens nicht mehr von allen das Procain verwendet. Viele Praktiker spritzen homöopathische Medikamente und erzielen damit die gleiche positive Wirkung.

Ozontherapie

Die Überlegung ist uralt und höchst einfach: Sauerstoff bildet die Grundvoraussetzung für das Leben auf unserer Erde. Einem Großteil der Krankheiten liegt Sauerstoffmangel (Durchblutungsstörungen, Blutarmut) oder eine entartete Zellatmung (Krebs) zugrunde. Also, so die logische Schlußfolgerung, müßte man dem leidenden Körper doch wunderbar helfen können, indem man den Sauerstoff direkt ins Blut oder in das schlechtdurchblutete Gewebe gibt.

Der Umsetzung dieser Überlegungen in die Praxis stehen allerdings zwei wichtige Tatsachen im Weg: Zum einen kann man Luft oder auch reinen Sauerstoff nicht ohne weiteres direkt in die Blutgefäße geben. Ein solcher Versuch könnte sofort eine Embolie und mit hoher Wahrscheinlichkeit den Tod herbeiführen.

Zum anderen ist die zweite Sauerstoffart, Ozon (O_3), in ihrer Anwendung äußerst problematisch. Ozon entsteht bei Gewittern oder durch starke UV-Strahlung in hohen Luftregionen und bei der Höhensonne. Es ist so aggressiv, daß es selbst Silber oxidiert. Luft mit geringen Ozonbeimischungen ist sehr heilsam, weil Ozon die Krankheitserreger abtötet und dank seiner Oxidationskraft die Sauerstoffversorgung ganz erheblich verbessert. ▷ Und wahrscheinlich sind wir bei schönem Wetter nicht zuletzt des Ozongehalts der Luft wegen gesünder und weniger anfällig. Doch reines Ozon ist hochgiftig. Zuviel Ozon reizt die Schleimhäute der Atemwege, führt zu Übelkeit, Erbrechen und Schlaflosigkeit.

Die moderne Medizin hat angesichts solcher Probleme verschiedene Ozontherapien entwickelt, bei denen das Ozon stets mit reinem Sauerstoff gemischt wird. In einer solchen Sauerstoffmischung kann man gewissermaßen baden (in besonderen Vorrichtungen, im Sauerstoffzelt und dergleichen). Man spritzt das Gemisch sorgfältig dosiert und unter besonderen Vorkehrungen auch in den Unterschenkel, wenn ein »Raucherbein« droht; damit kann tatsächlich sehr oft die Amputation eines Fußes oder Beins vermieden werden. Zahlreiche »Kunstfehlerprozesse« machen allerdings deutlich, daß diese Methode, die von der Schulmedizin nicht anerkannt wird, nach wie vor zumindest in der Hand des unerfahrenen Praktikers nicht ohne Risiko ist.

Als weit unproblematischer, aber ebenso hilfreich, erwies sich in jüngster Zeit die sogenannte Hämatogene Oxidationstherapie, kurz HOT. Im Volksmund spricht man von der Blutwäsche. Der Heilpraktiker oder Arzt nimmt dem Patienten etwa 100 Kubikzentimeter Blut ab und schäumt es mit dem Sauerstoff-Ozon-Gemisch auf. Es wird eventuell noch ultraviolett bestrahlt und dann über eine Vene oder einen Muskel in den Kreislauf zurückgegeben. Diese Form der Ozontherapie hat sich speziell bei Angina pectoris, bei Leberschäden, bei allgemeiner Kreislaufschwäche und schneller Ermüdbarkeit bewährt. Auch in der Krebstherapie werden mit dieser Behandlungsmethode heute überzeugende Heilerfolge erreicht.

Nicht angewendet werden darf die Ozontherapie bei einem frischen Infarkt, unmittelbar nach einem Schlaganfall, bei akuten Blutungen und während der Schwangerschaft.

Wichtig ist in jedem Fall, daß man den erfahrenen Praktiker findet, der die Ozontherapie beherrscht.

Teezubereitung

Bei allen Teesorten, die in unseren Listen empfohlen werden, finden Sie den Hinweis über die Zubereitung. Man sollte sich sehr genau daran halten, weil die gewünschte Wirkung davon abhängt. Manche Heilstoffe werden beim Überbrühen aus der Pflanze gezogen, andere gehen erst beim Kochen ins Wasser über. Speziell Wurzeln kann man die Wirkstoffe im allgemeinen nur entlocken, wenn man sie lange in kaltem Wasser ansetzt. Heilkräuter wie beispielsweise das Zinnkraut besitzen vielartige Heilsubstanzen, die man nicht alle auf dieselbe Weise herauslösen kann. Manche würden beim

 Kochen zerstört, andere sind nur durch Kochen freizusetzen. Deshalb muß man in einem solchen Fall zwei Teesorten zubereiten und sie dann mischen, um die volle Wirkung der Heilpflanze zu erlangen.

Doch nicht nur die Frage des Überbrühens, Kochens, Kaltansetzens kann entscheidend sein, sondern auch die Dauer des Ziehenlassens. Es gibt Kräutertees wie beispielsweise den beliebten Lindenblütentee, die ihre Wirkung umkehren, wenn man sie statt kurz zu überbrühen, einige Minuten ziehen läßt. So kann bei falscher Zubereitung der Tee nicht zum Beruhigungsmittel, sondern zum Schwitzmittel werden.

Bei den meisten Heilkräutern spielt es keine entscheidende Rolle, ob sie frisch oder getrocknet verwendet werden. Wer sich nicht genau auskennt, der sollte sich die Kräuter sowieso nicht selbst suchen. Er könnte nicht nur falsche Pflanzen pflücken, sondern auch die richtigen zur falschen Zeit, so daß sie nur wenig oder gar keine Heilwirkung besitzen. Mit den Heilkräutern aus der Apotheke ist der Laie deshalb immer besser bedient. Sie haben auch die richtige Pflege erfahren, sind so getrocknet worden, daß die wichtigen Substanzen erhalten blieben.

Jeder Kräutertee ist ein eigenes Heilmittel mit spezifischer Anwendungsweise. Den einen trinkt man vielleicht nur ein einziges Mal oder nur im akuten Notfall, der andere hilft nur, wenn er kurmäßig, also über zwei, drei Wochen zur Anwendung gelangt. Wenn nicht eigens vermerkt, darf auch ein scheinbar harmloser Tee nicht ständig und regelmäßig getrunken werden, weil sonst mit unangenehmen oder gar schädlichen Nebenwirkungen gerechnet werden müßte. Betrachten Sie nach dem Trinken eines Tees zunächst verstärkt auftretende Beschwerden aber nicht als Fehler und setzen Sie deshalb das Heilmittel nicht vorzeitig wieder ab, sondern sehen Sie darin die Bestätigung, daß der Körper auf die Hilfe reagiert und die Heilung energischer als bisher angeht.

Wasseranwendungen und Wickel

Man spricht zwar von den »Kneipp-Methoden«, doch der Wörishofener Pfarrer hat die Wasser-Heiltherapie nicht erfunden. Sie ist so alt wie die Menschheit. Kneipp und schon vor ihm Vinzenz Prießnitz (1799–1851) sowie die Ärzte Johannes Hahn (1664–1742) und sein Sohn Johannes Siegmund Hahn (1696–1773) haben die positiven Wirkungen des kalten und warmen Wassers wiederentdeckt und sie für eine breite Öffentlichkeit anwendbar gemacht. Wasser in diesem Sinn ist keine Heilsubstanz – sondern lediglich ein besonders intensiver Übermittler von Kälte- oder Wärmereizen. In manchen Fällen dient es auch der Massage. Doch sein eigentlicher Vorteil: Durch Wasser wirken Temperaturveränderungen zweihundertmal intensiver auf die menschliche Haut ein als durch Luft.

Eigentlich sollte man nicht von Wasser-Heilmethoden sprechen, sondern von Wärme- und Kältetherapien. Denn darum geht es bei jeder äußerlichen Wasseranwendung, ob man sich an die Methoden von Kneipp oder an die von Prießnitz hält: Auf die Haut soll ein Temperaturreiz ausgeübt werden, der den Körper zur Reaktion zwingt. Gerade weil die Temperaturregelung vom Organismus besondere Sorgfalt und rasches Reagieren verlangt, kann man ihn über sie am wirkungsvollsten »reizen«. Und zwar antwortet er immer nach ganz bestimmten Regeln.

▷ *Wärme, Hitze von außen:* Der Körper öffnet die feinsten Blutgefäße unter der Haut, das fördert die sogenannte periphere Durchblutung. Er muß das tun, weil im selben Augenblick die bisherige Kühlung nicht mehr ausreicht. Da sich jeder Organismus bei der Verwertung der Kost und zusätzlich bei Muskeltätigkeit innerlich aufheizt – wir haben im Kapitel über die Erkältungen schon darauf hingewiesen –, bräuchte er eigentlich eine konstante Außentemperatur von 18 Grad, um die überschüssige Wärme über die Haut abstrahlen zu können. Wird diese nun aber von außen plötzlich und massiv erwärmt, muß er zusätzlich kühlen, und zwar sekundenschnell. Das Blut, bisher im Körperinnern zurückgehalten, damit es nicht zuviel Wärme abgeben kann, bekommt freie Bahn in die Außenbezirke. Das bedeutet bessere Durchblutung. Man kann es deutlich sehen: Die Haut wird rot. Herz und Kreislauf erfahren damit eine spürbare Entlastung, der Blutdruck sinkt ab, im Körper werden Staus und Verkrampfungen abgebaut, die Muskeln gelockert. Wärme gilt allgemein als schwacher, Hitze als starker Reiz. Der stärkste ist Kälte.

Wärme und Hitze werden überall dort gebraucht, wo eine bessere Durchblutung, eine Entkrampfung und eine Beschleunigung entzündlicher Prozesse angestrebt wird, also bei blasser, grauer, unreiner Haut, bei Durchblutungsstörungen, bei Bluthochdruck, bei Entzündungen, wenn Nährstoffe in den Organismus gebracht und Gifte aus ihm heraustransportiert werden sollen. Einen Sonderfall bildet das heiße Vollbad. In ihm kann die Körpertemperatur über die des Badewassers ansteigen, weil die natürlichen Kühleinrichtungen versagen. Im Wasser kann man nicht schwitzen, deshalb kommt es ziemlich rasch zum bedrohlichen Hitzestau, zu »Fieber« von 39 Grad und mehr. Das ist der große Unterschied zwischen dem Wasserbad und der Sauna, dem Heißluftbad: In 40 Grad heißem Wasser heizt sich der Körper rasch zu lebensbedrohlichen Temperaturen auf. In der Sauna verträgt der Körper 100 Grad Lufttemperatur, weil er dank des Schwitzens innerlich relativ kühl bleibt. Das heiße Vollbad wird angewendet, wenn man den Körper bewußt überhitzen, künstliches Fieber erzeugen will, das beispielsweise Viren vernichtet.

 ▷ *Bei Kälte von außen* riegelt der Körper die periphere Durchblutung blitzschnell ab, um zu verhindern, daß sich das Blut zu stark abkühlt. Die Haut wird blaß. Doch das ändert sich rasch. Kurz nach der Abkühlung rötet sie sich: Angenehme Wärme breitet sich mit dem zurückströmenden Blut in der Haut aus. Im Winter empfindet man das eher als schmerzhaftes Kribbeln.

Mit der Kälteanwendung läßt sich somit eine vorübergehende Durchblutungsdrosselung erreichen. Das kann bei stumpfen Verletzungen wie Blutergüssen sehr erwünscht sein. Kälte strafft aber auch die Muskeln, speziell die Muskeln der Blutgefäße, und macht munter. Mit einem Guß kalten Wassers ins Gesicht kann man selbst Ohnmächtige aufwecken. Kälte ist gut für Menschen mit zu niedrigem Blutdruck. Letztlich zielt also auch die Kaltwasseranwendung auf eine bessere Durchblutung, da sie eine Gegenreaktion auf die zuerst eingeleitete Kälteabwehr auslöst. Der Körper wird darin trainiert, auf sinkende Temperaturen nicht zu heftig zu reagieren und die Reaktion stets mit der Wiedererwärmung aus eigener Kraft abzuschließen. Er soll dahin gebracht werden, sich nicht nur bei idealen Temperaturverhältnissen wohl zu fühlen, sondern auf Schwankungen so zu antworten, daß allzu rasches Schwitzen, Frösteln oder Frieren überwunden werden und das gesunde Funktionieren des Körpers nicht beeinträchtigt wird.

Wer morgens die mollige Bettwärme konservieren möchte und sofort in die Kleider schlüpft, der wird bald frieren und vor allem kalte Füße bekommen, weil sich die Blutgefäße in der Haut automatisch verschließen, damit die Wärme nicht entweichen kann. Wer sich aber unter die Dusche stellt und kurz abkühlt, öffnet damit die Blutgefäße, weil der Körper sofort versucht, die kalte Haut zu wärmen.

Für welche Wasseranwendung man sich auch entscheidet, eine positive Wirkung wird nur dann erzielt, wenn die wichtigsten Regeln beachtet werden:

▷ Man fängt immer mit warmem Wasser an und hört mit kaltem auf. Sich gleich dem kalten Wasser auszusetzen, darf nur der bereits Trainierte.
▷ Warmes Wasser soll minutenlang auf den Körper einwirken, die Poren öffnen, damit die Stoffwechselschlacken ausgeschwemmt werden können.
▷ Kaltes Wasser dagegen soll überraschend und kräftig, aber nur sekundenlang angewendet werden. Es ist sinnvoll am Morgen, weil es munter macht; warmes Wasser eignet sich eher für den Abend, da es entspannt.
▷ Kaltes Wasser darf man niemals fröstelnd oder frierend anwenden. Der Raum, in dem man duscht, badet, Wickel macht, sollte immer angenehm warm sein.
▷ Gelegentliche Kraftakte, etwa im Urlaub, sind nicht sehr sinnvoll, sie überfordern nur und schaden eher; erst bei regelmäßiger Anwendung kann der Trainingseffekt zur Wirkung kommen. Bei Kaltwassergüssen darf man

schon einmal nach Luft schnappen, das ist sogar gut. Doch zur Schinderei oder Quälerei dürfen auch sie nicht werden. Nach jeder Wasseranwendung muß sich Wohligkeit einstellen, sonst wurde etwas falsch gemacht.

▷ Mit dem kalten Wasser beginnt man immer an dem Körperteil, der am weitesten entfernt vom Herzen liegt, also am rechten Fuß, und zwar von unten über das Bein nach oben. Es folgen der linke Fuß, der rechte Arm, der linke Arm, Bauch, Rücken, Brust. Gegossen oder abgekühlt wird immer zum Herzen hin.

Vollbäder

Das Kaltbad. Es darf nicht mehr als 15, höchstens 18 Grad haben, und nur zwischen 6 und 20 Sekunden dauern. Man nimmt es am besten gleich morgens nach dem Aufstehen, zieht sich danach umgehend an und verschafft sich, zur rascheren Aufwärmung, etwas Bewegung. Dieses Bad wird heute meistens durch die Dusche mit etwa derselben Wirkung ersetzt. Der Körper muß vor dem jähen Abkühlen gut warm sein, eventuell zuerst unter der warmen Dusche angewärmt werden. Kalte Bäder sind hilfreich zur Anregung, bei Übergewicht, Gicht, Rheuma, bei zu niedrigem Blutdruck und Blutstauungen in den Venen.

Das Warmbad. Es hat zwischen 32 und 37 Grad, dauert zwischen 15 und 20 Minuten, dient der Entspannung, der Beruhigung sowie der Erwärmung und eventuell der Aufnahme von Heilsubstanzen durch die Haut (Badezusätze). Man nimmt es abends vor dem Zubettgehen. Auch das Warmbad sollte mit einer kalten Dusche beendet werden. Es empfiehlt sich für Hypertoniker, für gestreßte Menschen, für Schlafgestörte und eignet sich nicht so sehr für Venenkranke und jene mit zu niedrigem Blutdruck.

Heiße Bäder. Sie haben zwischen 38 und 40 Grad und dauern zwischen 15 und 20 Minuten. Sie dienen der momentanen Überwärmung (künstliches Fieber), etwa zur Beschleunigung des Heilprozesses bei einer »Grippe«. Sie können des Hitzestaus wegen aber gefährlich werden. Für Herzkranke und Hypertoniker sind sie verboten. Auch Menschen mit labilem Kreislauf und Rheumatiker sollten vor der Anwendung ihren Arzt oder Heilpraktiker fragen. Wichtig ist auch für ganz Gesunde: Man muß immer einen kühlen Kopf behalten. Eventuell kühlt man ihn sogar mit einem kalten Waschlappen ab. Nach dem Bad kalt duschen.

Ansteigende Bäder. Sie beginnen als Warmbad (32 bis 37 Grad). Sobald man sich in dieses Vollbad gesetzt hat, läßt man heißes Wasser zufließen, bis die Temperatur des Badewassers auf 40 Grad angestiegen ist. Das darf 20 Minuten dauern. Dieses Bad ist schonender als das Heißbad, doch wie jenes kann es zum Hitzestau führen. Deshalb ist Vorsicht angebracht: Man wendet es an, etwa um eine Infektionskrankheit auszutreiben, noch bevor sie richtig »aufgeblüht« ist. Nach dem Bad kurz kalt duschen. Anschließend wäre Bettruhe das beste.

Das Armbad. Es kann je nach Zielrichtung kalt, warm, heiß oder auch als Wechselbad angewendet werden.

Das *kalte Armbad* dient der Kreislaufstabilisierung, ist angebracht bei nervösen Herzstörungen, zu hohem wie zu niedrigem Blutdruck. Man füllt das Waschbecken mit kaltem Wasser und taucht die Arme bis zur Mitte der Oberarme maximal 30 Sekunden hinein. Wird die Kälte als sehr unangenehm oder gar schmerzhaft empfunden, bricht man sofort ab. Es genügt, mit zwei, drei Sekunden zu beginnen und die Zeit langsam zu steigern. Nach der Anwendung werden die Arme gut warm gehalten. Mit einem solchen Bad läßt sich der Kreislauf ankurbeln, etwa in der Mittagspause; mehrfach am Tag angewendet, hilft es aber auch bei Wetterbeschwerden.

Das *warme Armbad* macht man heute relativ selten. Es hat 36 bis 38 Grad dauert zwischen 15 und 20 Minuten, ist angebracht bei Asthma und Herzbeklemmungen und hilft mit entsprechenden Zusätzen bei schlecht heilenden Wunden an Händen, Nagelbettvereiterungen oder Armen. Dem warmen Armbad muß ein ganz kurzes kaltes folgen (5 Sekunden).

Das *heiße Armbad* und das *ansteigende Armbad* (bis zu 41 Grad) wirken stärker als das Warmbad und haben eine entkrampfende Wirkung, vor allem auch auf das Herz. Man macht sie deshalb bei Angina pectoris und ähnlichen Leiden sowie mit den entsprechenden Zusätzen (Kamille, Kernseife) bei schlecht heilenden und eiternden Wunden an Händen beziehungsweise Armen. Diesen Bädern folgen jeweils ein ganz kurzes Kaltbad oder auch ein Kaltguß.

Das *Wechselwarmbad* ist eine leider fast vergessene Methode bei Durchblutungsstörungen (kalte Finger, kalt-feuchte Hände). Man braucht dazu zwei Waschbecken (oder große Schüsseln). Das eine wird mit 35 bis 38 Grad warmem Wasser gefüllt, das andere mit kaltem, so wie es aus der Leitung fließt. Man taucht die Arme bis zur Hälfte der Oberarme zuerst für 5 Minuten in das warme Wasser, anschließend für nur 5 bis höchstens 10 Sekunden in das kalte. Das wiederholt man noch zweimal und endet mit dem Kaltbad. Solche Wechselbäder lassen sich zu jeder Tageszeit nehmen und sollten regelmäßig (dreimal wöchentlich) angewendet werden.

Fußbäder

Sie werden ebenfalls in allen Formen angewendet.

Das *kalte Fußbad* dauert, je nach Konstitution und Training, zwischen 15 Sekunden und 2 Minuten. Im kalten Wasser, so wie es aus der Leitung kommt, badet man aber nicht nur die Füße, sondern auch die Unterschenkel bis zu den Waden hinauf. Dieses Bad, das vor allem abends genommen werden sollte, dient der guten Durchblutung der Beine. Es macht sie warm und fördert damit ein rasches Einschlafen. Es leitet Blutandrang vom Kopf ab und beseitigt so Kopfschmerzen (Wetterfühligkeit, Nasenbluten). Auch

Darmträgheit läßt sich mit dieser Heilmethode beheben. Wichtig dabei ist, daß man nicht mit frierenden Füßen ins kalte Wasser steigt, sondern sie vorher, eventuell durch ein warmes Fußbad, erwärmt. Bei Kälteschmerzen sollte man abbrechen. Eine besonders heilsame Form des kalten Fußbades ist das *Kneippsche Wassertreten*, das auch zu Hause in der Badewanne gemacht werden kann. Man füllt die Wanne 25 bis 30 Zentimeter hoch mit Wasser und stapft darin hin und her, wobei die Füße möglichst hochgehoben werden sollen, damit man mit den Sohlen jedesmal fest auf die Wasseroberfläche aufkommt. Man beginnt mit dieser Wasseranwendung bei 30 Sekunden und dehnt die Zeit allmählich bis auf 50 Sekunden aus. Dann steigt man aus der Wanne, streift das Wasser kurz mit den Händen ab (nicht abtrocknen), zieht warme Wollsocken an und läuft sich warm.

Das *warme Fußbad* ist angebracht zum Aufwärmen der Füße vor dem Kaltbad oder als Möglichkeit, bei schlecht heilenden Wunden und Durchblutungsstörungen heilsame Wirkstoffe über die Haut in die Beine zu bringen. Es hat zwischen 35 und 38 Grad und dauert etwa 10 Minuten, nicht länger. Es erwärmt allgemein, fördert rasch die Durchblutung und senkt den Blutdruck. Wer einen sehr niedrigen Blutdruck besitzt, sollte etwas aufpassen. Den Abschluß des warmen Fußbads bildet immer ein kalter Guß.

Das *heiße Fußbad* und das *ansteigende Fußbad* werden bei Halsinfektionen, »Grippe« und bei Hypertonie angewendet. Sie haben oder erreichen bis zu 45 Grad und dauern bis zu 20 Minuten. Man macht sie abends vor dem Zubettgehen. Sie enden stets mit rascher, aber intensiver Abkühlung der Beine und Füße. Bei Krampfadern und anderen Venenleiden dürfen sie nicht genommen werden.

Das *Wechselfußbad* ist die vielleicht beste Trainingsmethode für die Temperaturregulierung des Körpers und das wirkungsvollste Vorbeugungsmittel gegen Erkältungskrankheiten. Immer, wenn man in naßkalter Jahreszeit von unten her gefroren hat (beim Warten auf die Straßenbahn, beim Tragen nasser Schuhe), sollte man ein Wechselfußbad nehmen. Man braucht dazu zwei große Eimer. Der eine wird mit warmem Wasser (36 bis 38 Grad), der andere mit Leitungswasser gefüllt. Man beginnt mit dem Warmbad (5 Minuten), dann folgt das Kaltbad (10 Sekunden). Das wiederholt man zweimal, wobei die Zeiten des Warmbads auf 10 Minuten, die des Kaltbads auf höchstens 20 Sekunden erhöht werden. Hinterher zieht man sich rasch an, geht eine Weile tüchtig umher oder legt sich schlafen.

Sitzbäder

Man kann sie in der Badewanne nehmen, besser aber ist eine Sitzwanne. Gebadet wird der Unterleib, wobei man so weit bis in Nierenhöhe eintaucht, daß die Oberschenkel noch zur Hälfte aus dem Wasser ragen. Diese Bäder sind eine wirksame Methode zur Förderung der Durchblutung im Unterleib und Bauchraum. Sie sollten aber nicht häufiger als zweimal wöchentlich genommen werden.

Beim *kalten Sitzbad* kann der Oberkörper bekleidet bleiben. Man setzt sich nur ganz kurz, anfangs vielleicht nur 3 bis 4 Sekunden lang ins kalte Leitungswasser; später steigert man auf höchstens 20 Sekunden und zieht sich anschließend sofort warm an. Solche Bäder helfen bei Unterleibsbeschwerden, Regelstörungen, bei Verstopfung und Hämorrhoiden.

Das *warme Sitzbad* dauert bis zu 15 Minuten und hat eine Temperatur zwischen 35 und 38 Grad. Es dient der Entkrampfung und raschen Durchblutung des Darms und der Unterleibsorgane (etwa bei Regelschmerzen und Unterleibsinfektionen). Meistens gibt man dem Wasser Heilsubstanzen bei. Damit seine Wärme nicht entweichen kann, hüllt man sich mitsamt der Sitzbadewanne in eine große Decke. Dabei muß man sich ganz ausziehen, weil sonst die Kleidung den Dampf aufnimmt. Dem Bad folgt ein kalter Guß. Anschließend ist Bettruhe empfehlenswert.

Das *heiße Sitzbad* sollte Koliken und anderen Erkrankungen mit schweren Verkrampfungen und Schmerzen vorbehalten bleiben. Es wird gemacht wie das Warmbad, die Temperaturen liegen aber bei 40 Grad, die Dauer bleibt auf 10 bis 12 Minuten beschränkt.

Dampfbäder

Speziell dort, wo das Wasser nicht ohne weiteres hingelangen kann und Hitzestaus vermieden werden sollen, benutzt man die Temperatur des Wasserdampfes und den Dampf als Träger von Heilsubstanzen.

Das gebräuchlichste Dampfbad ist das *Kopfbad* zur Behandlung von Erkrankungen des Nasen-Rachen-Raums, der Stirnhöhle und der Nasennebenhöhlen. Man benötigt dazu einen großen Topf, in dem der Heiltee gekocht wird. Diesen Topf stellt man zugedeckt vor sich hin und beugt sich darüber. Über Kopf, Oberkörper und Topf legt man ein großes Badetuch, damit der Dampf nicht entweichen kann. Nun schiebt man den Deckel des Topfes zur Seite – so läßt sich der Dampf dosieren. Ihn atmet man durch Nase und Mund ein. Ein solches Dampfbad dauert 15 bis 20 Minuten. Danach muß man das erhitzte Gesicht kurz und kräftig abkühlen. Doch man darf sich nicht sofort an die frische Luft begeben und muß Zug vermeiden. Solche Kopfbäder sollte man sparsam, nicht häufiger als einmal in der Woche, anwenden.

Das *Sitzdampfbad* ist oft wirksamer als das normale Sitzbad – speziell für Frauen und vor allem dann, wenn dem Wasser Heilkräuter beigegeben sind –, weil mit dem Dampf die Heilstoffe in die Vagina aufsteigen können, ohne sie auszulaugen. In einem möglichst großen, stabilen Topf stellt man einen Kräuterabsud von etwa fünf Liter Wasser her. Ihn gießt man entweder ins Bidet, setzt sich darüber und legt eine Decke über die Oberschenkel, damit der Dampf nicht entweichen kann. Oder man stellt den Topf vorerst noch zugedeckt unter einen Stuhl mit geflochtener Sitzfläche, setzt sich darauf, legt wieder eine Decke über die Knie und zieht dann erst den Deckel des Topfes zur Seite. Dauer des Sitzbades etwa 15 Minuten. Hinterher wird der Unterleib kurz, aber kräftig abgekühlt. Am besten geht man anschließend sofort ins Bett. Solche Sitzdampfbäder empfehlen sich bei Unterleibsleiden, bei Beschwerden mit Darm und Stuhlgang, vor allem aber bei Unterleibsinfektionen und Blasenleiden.

Das *Fußdampfbad* ist angezeigt bei Fußschweiß und bei Durchblutungsstörungen der Füße, eventuell bei schlecht heilenden Geschwüren an den Zehen. Man kocht wiederum einen Kräutersud, legt über den Topf einen Lattenrost und stellt die Füße, gut zugedeckt, darauf. Dauer etwa 15 bis 20 Minuten. Nach dem Fußdampfbad müssen die Füße kurz, aber kräftig abgekühlt werden.

Das *Volldampfbad* nimmt man entweder im Spezialkasten beim Heilpraktiker oder Arzt, oder man geht in die Sauna. Dabei ist zu beachten: Man betritt die Sauna immer trocken und mit warmen Füßen. Eventuell muß man sich vorher unter der warmen Dusche aufwärmen. In der Sauna setzt man sich möglichst enstpannt zuerst auf die unteren, später auf die höheren Bankstufen. Nach 10, 15 Minuten ist der erste Durchgang beendet, auch wenn man bisher nicht sonderlich geschwitzt haben sollte.

Es folgt die rasche und sehr intensive Abkühlung. Im Wechsel von extrem heißer Luft (um die 100 Grad) und dem eiskalten Wasser besteht der hohe Wert der Sauna. Besser als die Dusche eignet sich zur kurzen Abkühlung der Schlauch. Man beginnt beim rechten Fuß und kühlt in Richtung Herz. Dabei darf das Gesicht nicht vergessen werden. Das Tauchbecken eignet sich nur für starke, trainierte Naturen. Falls man es benutzt, sollte man ebenfalls nur sehr kurz eintauchen.

Der dritte Schritt ist ein 5 Minuten dauerndes Ausruhen in ruhiger, warmer, luftiger Umgebung. Man darf weder frösteln noch schwitzen, es sollte weder Lärm noch sonstige Unruhe herrschen.

Dem Ausruhen folgt der zweite Saunagang. Er darf jetzt bis zu 20 Minuten dauern. Man wird feststellen, daß man diesmal heftiger schwitzt. Die Poren öffnen sich leichter und weiter. Einen guten Abschluß dieser zweiten Runde bildet der Aufguß. Man gießt mit der Kelle kaltes Wasser über die heißen Steine des Ofens, wobei die Hitze schlagartig deutlicher empfunden wird. Will man diese Wirkung erhöhen, wedelt man etwas mit dem Handtuch. Besonders günstig ist es, dem Aufgußwasser Heilkräuter oder Essenzen beizugeben, die mit dem Dampf in die Haut gelangen. Die Essenzen bekommt man fertig in der Apotheke, wobei man auswählen kann zwischen anregenden und beruhigenden Heilmitteln. Wählen Sie die Heilkräuter, die bei den entsprechenden Störungen und Beschwerden in unseren Listen zur Teezubereitung angegeben sind.

Den Abschluß der Sauna bilden wiederum Abkühlung und anschließendes Ausruhen. Wenigstens eine halbe Stunde sollte Ihnen dafür nicht zuviel sein.

Die Sauna ist ein vorzügliches Mittel zur Abhärtung des Körpers und zu seiner Entgiftung. Manche Ärzte sind sogar überzeugt davon, daß ein wöchentlicher Besuch vor jeder Erkältung bewahren kann. In die Sauna sollte man vor allem in kalten und regnerischen Jahreszeiten gehen und dann, wenn man einen »Kater« hat – es ist die beste Methode, ihn loszuwerden. Bei großer geistiger Übermüdung kann die Sauna augenblicklich erfrischen. Gut bewährt hat sie sich auch bei Erkrankungen der Wirbelsäule und bei Kreuzschmerzen ganz allgemein, bei manchen Nierenfunktionsstörungen und bei vegetativer Dystonie.

Nicht in die Sauna sollten Patienten mit schweren Herz- und Kreislauf-Erkrankungen, Schilddrüsenleiden und Leberleiden gehen. Auch bei fieberhaften Erkrankungen sollte man sie meiden.

Wickel

Bei Wickeln, Kompressen, Auflagen kommen Kälte und Wärme lokal und in besonders intensiver Weise zur Anwendung. Das kalte oder warme Wasser wird mittels eines durchtränkten Tuches auf die Haut gebracht, entweder, um Hitze aus anderen Körperteilen abzuziehen (naßkalter Wickel, vornehmlich um Füße und Unterschenkel), oder um Wärme im Körper auszulösen oder zu stauen (er wird ebenfalls kalt aufgelegt, doch diesmal dorthin, wo der Körper die Wärmereaktion auslösen soll, in der Regel um Leib, Brust und Hals); ein Umschlag wird auch noch zur Durchblutungsförderung und Entkrampfung oder zur Durchblutungsdrosselung und Schmerzlinderung angewandt (kalt bei verstauchten, geprellten Gliedmaßen und bei Blutergüssen, warm bei Koliken).

Achten Sie bei jedem Wickel darauf, daß er faltenlos auf der Haut aufliegt, daß das Tuch leicht ausgewrungen nicht mehr tropft, und daß er stets gewechselt wird, sobald er warm beziehungsweise kalt geworden ist.

Die einzelnen Wickelformen

Der wichtigste Wickel überhaupt ist der *Wadenwickel*. Er wird kalt angelegt und hilft, speziell bei Kindern, hohes Fieber zu senken, Kopfschmerzen, Halsschmerzen, Ohrenschmerzen zu beseitigen. Er empfiehlt sich bei »Grippe«, Angina, Bronchitis, Mittelohrentzündung. Am besten nimmt man ein Handtuch, das zur Hälfte in kaltes Wasser getaucht und leicht ausgewrungen wird. Man legt es in der ganzen Breite vom Knöchel bis zum Knie um die Wade, zuerst den naßkalten Teil, um ihn herum den trockenen. Immer werden beide Waden gleichzeitig eingewickelt. Der Wickel wird erneuert, sobald er warm geworden ist. Man kann ihn so lange wiederholen, bis sich das Fieber gesenkt, die Schmerzen nachgelassen haben.

Der *Fußwickel* dient der Erwärmung der Füße und dem besseren Einschlafen. Die einfachste Methode: Man zieht dünne nasse Socken an, darüber etwas längere wollene Strümpfe. Socken und Strümpfe behält man die ganze Nacht über an. Dieser Wickel hat sich auch bei Unterleibsbeschwerden bewährt.

Beim *Halswickel* verwendet man wieder ein dünnes Handtuch. Es wird zur Hälfte mit kaltem Wasser naß gemacht, einmal der Länge nach gefaltet und so um den Hals gelegt, daß der nasse Teil direkt auf der Haut, der trockene darum herum liegt. Dieser Wickel hilft bei Halsschmerzen, bei »Grippe« und Bronchitis.

Man läßt ihn bei Kindern nur eine halbe Stunde um. Danach wird der Hals lauwarm abgewaschen und in einen Wollschal gewickelt. Man darf den Wickel drei- bis viermal am Tag wiederholen. Er empfiehlt sich vor allem abends vor dem Schlafen. Erwachsene lassen den Wickel, bis er warm geworden ist. Eventuell wird er sofort wiederholt. Alle anderen Wickel sollten nur nach Absprache mit dem Arzt oder dem Heilpraktiker und nach dessen Anweisung gemacht werden.

Zur *Auflage* verwendet man ein kleineres Tuch (Serviette, großes Taschentuch aus Leinen, Geschirrtuch). Bei der *Leibauflage* zur Linderung von Gallen-, Nieren-, Blasen-, Darmkoliken breitet man zuerst ein großes Frotteetuch quer über das Bettuch, darüber ein nicht ganz so großes Handtuch. Der Patient legt sich auf diese glattgestrichene Unterlage. Dann plaziert man das heiße, nasse Tuch auf die schmerzende Stelle des Bauches oder Rückens, schlägt zuerst das Leinen-, dann das Frotteehandtuch über die Auflage und deckt den Patienten gut zu. Kontrollieren Sie aber vorher, daß das leicht ausgewrungene Tuch nicht zu heiß ist. Am besten drücken Sie es zuerst gegen Ihren Unterarm. Nur wenn Sie die Hitze dort ertragen können, kommt es nicht zu Hautverbrennungen. Die Auflage wird erneuert, sobald sie kalt geworden ist, also nicht mehr als warm empfunden wird. Man wiederholt sie, bis die Schmerzen nachgelassen haben oder bis ärztliche Hilfe eingetroffen ist.

Die *Quarkauflage* zählt zu den Kaltauflagen. Sie wird wie die Warmauflage vorbereitet. Auf ein kleines Tuch streicht man fingerdick den frischen Quark und legt das Tuch mit dem Quark nach unten auf die Haut. Diese Auflage bleibt so lange liegen, bis der Quark krümelig oder trocken geworden ist. Werfen Sie ihn anschließend weg, denn er hat sich mit Giftstoffen vollgesogen.

Register

Krankheiten